全国中医药行业高等教育"十三五"规划教材

全国高等中医药院校规划教材（第十版）

生 物 化 学

（新世纪第四版）

（供中医学、中药学、针灸推拿学、中西医临床医学、护理学等专业用）

主　审　王继峰（北京中医药大学）

主　编

唐炳华（北京中医药大学）

副 主 编（以姓氏笔画为序）

冯雪梅（成都中医药大学）　　　　孙　聪（长春中医药大学）
李爱英（河北中医学院）　　　　　何迎春（湖南中医药大学）
郑里翔（江西中医药大学）　　　　谭宇蕙（广州中医药大学）

编　　委（以姓氏笔画为序）

于　光（南京中医药大学）　　　　王　勇（北京中医药大学）
王艳杰（辽宁中医药大学）　　　　毛水龙（浙江中医药大学）
文朝阳（首都医科大学）　　　　　朱　洁（安徽中医药大学）
许言午（上海中医药大学）　　　　杨　云（云南中医药大学）
杨奕樱（贵州中医药大学）　　　　李素婷（承德医学院）
张春蕾（黑龙江中医药大学佳木斯学院）　张晓薇（山西中医药大学）
张捷平（福建中医药大学）　　　　武慧敏（河南中医药大学）
卓少元（广西中医药大学）　　　　罗洪斌（湖北民族学院医学院）
顾志敏（天津中医药大学）　　　　党　琳（陕西中医药大学）
徐安莉（湖北中医药大学）　　　　郭丽新（黑龙江中医药大学）
崔炳权（广东药科大学）　　　　　谢晓蓉（甘肃中医药大学）

中国中医药出版社
·北 京·

U0346292

图书在版编目（CIP）数据

生物化学/唐炳华主编.—4版.—北京：中国中医药出版社，2017.1（2019.11重印）

全国中医药行业高等教育"十三五"规划教材

ISBN 978-7-5132-3406-1

Ⅰ.①生…　Ⅱ.①唐…　Ⅲ.①生物化学-中医药院校-教材　Ⅳ.①Q5

中国版本图书馆 CIP 数据核字（2016）第 106242 号

请到"医开讲 & 医教在线"（网址：www. e-lesson. cn）
注册登录后，刮开封底"序列号"激活本教材数字化内容。

中国中医药出版社出版

北京经济技术开发区科创十三街 31 号院二区 8 号楼

邮政编码　100176

传真　010 64405750

赵县文教彩印厂印刷

各地新华书店经销

开本 850×1168　1/16　印张 27　字数 673 千字

2017 年 1 月第 4 版　2019 年 11 月第 6 次印刷

书号　ISBN 978-7-5132-3406-1

定价　79. 00 元

网址　www. cptcm. com

如有印装质量问题请与本社出版部调换（010 64405510）

社长热线　010 64405720

购书热线　010 64065415　010 64065413

微信服务号　zgzyycbs

书店网址　csln. net/qksd/

官方微博　http：//e. weibo. com/cptcm

淘宝天猫网址　http：//zgzyycbs. tmall. com

全国中医药行业高等教育"十三五"规划教材

全国高等中医药院校规划教材（第十版）

专家指导委员会

许二平（河南中医药大学校长）

孙忠人（黑龙江中医药大学校长）

孙振霖（陕西中医药大学校长）

严世芸（上海中医药大学教授）

李灿东（福建中医药大学校长）

李金田（甘肃中医药大学校长）

余曙光（成都中医药大学校长）

宋柏林（长春中医药大学校长）

张欣霞（国家中医药管理局人事教育司师承继教处处长）

陈可冀（中国中医科学院研究员　中国科学院院士　国医大师）

范吉平（中国中医药出版社社长）

周仲瑛（南京中医药大学教授　国医大师）

周景玉（国家中医药管理局人事教育司综合协调处处长）

胡　刚（南京中医药大学校长）

徐安龙（北京中医药大学校长）

徐建光（上海中医药大学校长）

高树中（山东中医药大学校长）

高维娟（河北中医学院院长）

唐　农（广西中医药大学校长）

彭代银（安徽中医药大学校长）

路志正（中国中医科学院研究员　国医大师）

熊　磊（云南中医药大学校长）

戴爱国（湖南中医药大学校长）

秘　书　长

王　键（安徽中医药大学教授）

卢国慧（国家中医药管理局人事教育司司长）

范吉平（中国中医药出版社社长）

办公室主任

周景玉（国家中医药管理局人事教育司综合协调处处长）

李秀明（中国中医药出版社副社长）

李占永（中国中医药出版社副总编辑）

全国中医药行业高等教育"十三五"规划教材

编审专家组

前　言

为落实《国家中长期教育改革和发展规划纲要（2010-2020年）》《关于医教协同深化临床医学人才培养改革的意见》，适应新形势下我国中医药行业高等教育教学改革和中医药人才培养的需要，国家中医药管理局教材建设工作委员会办公室（以下简称"教材办"）、中国中医药出版社在国家中医药管理局领导下，在全国中医药行业高等教育规划教材专家指导委员会指导下，总结全国中医药行业历版教材特别是新世纪以来全国高等中医药院校规划教材建设的经验，制定了"'十三五'中医药教材改革工作方案"和"'十三五'中医药行业本科规划教材建设工作总体方案"，全面组织和规划了全国中医药行业高等教育"十三五"规划教材。鉴于由全国中医药行业主管部门主持编写的全国高等中医药院校规划教材目前已出版九版，为体现其系统性和传承性，本套教材在中国中医药教育史上称为第十版。

本套教材规划过程中，教材办认真听取了教育部中医学、中药学等专业教学指导委员会相关专家的意见，结合中医药教育教学一线教师的反馈意见，加强顶层设计和组织管理，在新世纪以来三版优秀教材的基础上，进一步明确了"正本清源，突出中医药特色，弘扬中医药优势，优化知识结构，做好基础课程和专业核心课程衔接"的建设目标，旨在适应新时期中医药教育事业发展和教学手段变革的需要，彰显现代中医药教育理念，在继承中创新，在发展中提高，打造符合中医药教育教学规律的经典教材。

本套教材建设过程中，教材办还聘请中医学、中药学、针灸推拿学三个专业德高望重的专家组成编审专家组，请他们参与主编确定，列席编写会议和定稿会议，对编写过程中遇到的问题提出指导性意见，参加教材间内容统筹、审读稿件等。

本套教材具有以下特点：

1. 加强顶层设计，强化中医经典地位

针对中医药人才成长的规律，正本清源，突出中医思维方式，体现中医药学科的人文特色和"读经典，做临床"的实践特点，突出中医理论在中医药教育教学和实践工作中的核心地位，与执业中医（药）师资格考试、中医住院医师规范化培训等工作对接，更具有针对性和实践性。

2. 精选编写队伍，汇集权威专家智慧

主编遴选严格按照程序进行，经过院校推荐、国家中医药管理局教材建设专家指导委员会专家评审、编审专家组认可后确定，确保公开、公平、公正。编委优先吸纳教学名师、学科带头人和一线优秀教师，集中了全国范围内各高等中医药院校的权威专家，确保了编写队伍的水平，体现了中医药行业规划教材的整体优势。

3. 突出精品意识，完善学科知识体系

结合教学实践环节的反馈意见，精心组织编写队伍进行编写大纲和样稿的讨论，要求每门教材立足专业需求，在保持内容稳定性、先进性、适用性的基础上，根据其在整个中医知识体系中的地位、学生知识结构和课程开设时间，突出本学科的教学重点，努力处理好继承与创新、理论与实践、基础与临床的关系。

4. 尝试形式创新，注重实践技能培养

为提升对学生实践技能的培养，配合高等中医药院校数字化教学的发展，更好地服务于中医药教学改革，本套教材在传承历版教材基本知识、基本理论、基本技能主体框架的基础上，将数字化作为重点建设目标，在中医药行业教育云平台的总体构架下，借助网络信息技术，为广大师生提供了丰富的教学资源和广阔的互动空间。

本套教材的建设，得到国家中医药管理局领导的指导与大力支持，凝聚了全国中医药行业高等教育工作者的集体智慧，体现了全国中医药行业齐心协力、求真务实的工作作风，代表了全国中医药行业为"十三五"期间中医药事业发展和人才培养所做的共同努力，谨向有关单位和个人致以衷心的感谢！希望本套教材的出版，能够对全国中医药行业高等教育教学的发展和中医药人才的培养产生积极的推动作用。

需要说明的是，尽管所有组织者与编写者竭尽心智，精益求精，本套教材仍有一定的提升空间，敬请各高等中医药院校广大师生提出宝贵意见和建议，以便今后修订和提高。

国家中医药管理局教材建设工作委员会办公室

中国中医药出版社

2016 年 6 月

编写说明

生物化学在分子水平上研究生命物质的组成、结构、性质和功能，生命活动的化学机制及其规律，以阐明生命的本质，从而应用于医药、营养、农业、工业等领域，最终服务于人类社会。生物化学是一门重要的基础医学课程。它以化学、生物学、遗传学、解剖学、组织学、生理学为基础，同时又是病理学、药理学等后续课程和其他临床课程的基础，起着承前启后的作用。

《生物化学》（第四版）是根据国务院《中医药健康服务发展规划（2015—2020年）》《教育部等六部门关于医教协同深化临床医学人才培养改革的意见》（教研〔2014〕2号）的精神，在国家中医药管理局教材建设工作委员会宏观指导下，以全面提高中医药人才的培养质量、积极与医疗卫生实践接轨、为临床服务为目标，依据中医药行业人才培养规律和实际需求，由国家中医药管理局教材建设工作委员会办公室组织建设的，旨在正本清源，突出中医思维方式，体现中医药学科的人文特色和"读经典，做临床"的实践特点。

《生物化学》（第四版）是全国中医药行业高等教育"十三五"规划教材，可供全国高等院校中医学、中药学、针灸推拿学、中西医临床医学、护理学等专业使用，也可作为全国医师资格考试、全国硕士研究生统一入学考试的参考用书。

《生物化学》（第四版）力求保持第三版体系完善、特色突出、图表直观、叙述简洁、精益求精、方便读者的风格，在修订时一方面科学把握与细胞生物学、分子生物学、组织学、生理学、药理学、病理学、病理生理学、内科学、医学检验等其他课程的关系，另一方面有机结合新版全国医师资格考试大纲、全国硕士研究生统一入学考试大纲及历年考点。为此做以下修订：①增加临床病例及检验内容，增加色氨酸操纵子；②更新糖酵解、脂蛋白代谢、血浆蛋白内容；③构象病调整至蛋白质翻译后修饰，支链氨基酸代谢调整至氨基酸的一般代谢；④所有插图套色，充分利用套色、灰度、翻转色、渐变色，线条的粗细、虚实，字号、字体的不同，箭头的大小、形状，展示更多的信息；⑤为改善整体效果且便于阅读，将扩展内容用仿宋体编辑；⑥将部分扩展内容移至数字化云平台，突出纸质教材重点，并借助网络技术服务拓展教学资源。

本教材共分20章，涉及生命物质、生物催化剂、能量代谢、物质代谢、信息代谢、代谢调节、医用生化、生物化学与分子生物学常用技术等。

本教材同时编写配套《生物化学习题集》及《生物化学》数字化内容，以方便读者学好生物化学。

本教材编写分工如下：唐炳华编写绪论，杨云编写第一章，王艳杰编写第二章，郭丽新、郑里翔编写第三章，冯雪梅编写第四章，谢晓蓉、党琳编写第五章，李爱英编写第六章，毛水龙编写第七章，武慧敏、张捷平编写第八章，顾志敏编写第九章，崔炳权、张春蕾编写第十章，李素婷、杨奕樱编写第十一章，孙聪、谭宇蕙编写第十二章，卓少元、张晓薇编写第十三章，何迎春编写第十四章，于光编写第十五章，王勇、唐炳华编写第十六章，朱洁编写第十七章，文朝阳编写第十八章，徐安莉编写第十九章，许言午、罗洪斌编写第二十章。

本教材数字化工作是在国家中医药管理局中医药教育教学改革研究项目的支持下，由中国中医药出版社资助展开的。该项目（编号：GJYJS16029）由唐炳华负责，全体编委会共同参与完成。

本教材编写得到北京中医药大学及全国兄弟院校同道们的支持。北京中医药大学、浙江中医药大学先后承办《生物化学》（第四版）的编写会议和定稿会议。北京中医药大学生物化学教研室全体教师倾力支持本教材的编写。在此一并致以衷心感谢。

教材建设是一项长期工作。由于生物化学内容丰富、编者学识有限，加之生物化学发展迅速，本教材若存在遗漏或错讹，谨请读者提出宝贵意见和建议，随时通过 tangbinghua@ bucm. edu.cn 与编委会联系，编委会将及时回复并深表感谢，更将在修订时充分考虑您的意见和建议。

《生物化学》编委会

2016 年 12 月

目　录

绪　论

　　生物化学在分子水平上研究生命物质的组成、结构、性质和功能，生命活动的化学机制及其规律，以阐明生命的本质，从而应用于医药、营养、农业、工业等领域，最终服务于人类社会。简言之，生物化学是研究生命化学的科学。

　　生物化学是一门重要的基础医学课程。它以化学、生物学、遗传学、解剖学、组织学、生理学为基础，同时又是病理学、药理学等后续课程和其他临床课程的基础，起着承前启后的作用。

一、生物化学发展简史

　　生物化学是一门既古老又年轻的学科。生物化学研究始于 18 世纪，作为一门独立学科建立于 20 世纪初。1903 年，Neuberg 创造了"biochemistry（生物化学）"一词。

　　生物化学的发展过程大致分为三个阶段，即叙述生物化学、动态生物化学和机能生物化学。叙述生物化学又称静态生物化学，主要研究生命物质的组成和性质，如 Scheele 研究生物体各组织的化学组成，奠定了生物化学的物质基础。在了解了生命物质的组成之后，生物化学开始研究维持生命活动的化学反应，即研究生命物质的代谢过程以及酶、维生素和激素等在代谢过程中的作用。由于代谢是一个动态过程，这一阶段称为动态生物化学。随着生物化学研究的不断深入，人们对生命现象和生命本质有了进一步认识，即物质代谢主要在细胞内进行，不同细胞构成不同的组织和器官，并赋予它们不同的生理功能。机能生物化学研究生物分子、细胞器、细胞、组织和器官的结构与功能的关系，即从生物整体水平研究生命。

　　20 世纪后半叶以来，生物化学发展的显著特征是分子生物学的崛起。1953 年，Watson 和 Crick 提出 DNA 双螺旋结构模型，这是生物化学发展进入分子生物学时代的重要标志。此后，DNA、RNA 和蛋白质的合成过程得到研究，遗传信息传递的中心法则被阐明。20 世纪 70 年代初，随着限制性内切酶的发现和核酸杂交技术的建立，重组 DNA 技术得到建立和发展。1972 年，Berg 首次将不同的 DNA 片段连接起来，构建重组 DNA 分子，并将其导入细胞进行扩增，获得重组 DNA 克隆。1976 年，Kan 等应用 DNA 实验技术检验胎儿羊水细胞 DNA，用以诊断 α 地中海贫血。1977 年，人类基因组第一个基因被克隆，用重组 DNA 技术成功生产人生长抑素。1982 年，Cech 发现核酶。1983 年，Mullis 发明 PCR 技术，可以简便快速地在体外扩增 DNA。1990 年，基因治疗临床实验获得成功。2003 年，人类基因组计划（HGP）基本完成，功能基因组计划进一步研究各种基因的功能及其表达调控。自 20 世纪 80 年代以来，分子生物学研究对生命科学的发展起到巨大的推动作用，受到国际科学界的高度重视。

　　我国生命科学工作者对生物化学的发展做出了重大贡献。自古以来我国劳动人民的生产和生活中就蕴涵了生物化学知识和技术，"不得其酱不食"表明在周朝就已经食用酱。制酱造饴需将谷物发酵，成为食品生物化学的开端。20 世纪 20 年代以来，我国科技工作者在蛋白质化学、免疫化学和营养学等方面取得了卓越成就。生物化学家吴宪在血液分析方面创立了血滤液的制备方法及血糖的测定方法，在蛋白质研究方面提出了蛋白质变性学说。我国科技工作者1965 年人工合成蛋白质——牛胰岛素，1972 年用 X 射线衍射技术揭示分辨率达 0.18nm 的猪胰岛素分子空间结构，1979 年合成酵母丙氨酸 tRNA，1990 年培育出转基因家畜。此外，我国是人类基因组计划国际大协作的成员。

二、生物化学的主要内容

生物化学研究的内容大体上可分为三部分。

（一）生物体的物质组成及生物分子的结构与功能

生物体是由各种生命物质按规律构建起来的。75kg 成年人体含水约 60%、蛋白质约 16%、核酸约 0.2%、甘油三酯 13%、类脂 2.5%、糖约 1.5%、固态无机盐约 5.5%、溶解态无机盐约 0.7%。生物体的物质组成看似比较简单，其实非常复杂。除水之外，上述每一类物质又可进一步分类，如人体蛋白质就达 10^5 种之多。各种蛋白质的组成和结构不同，因而生理功能不同。

当代生物化学研究的重点是生物大分子。生物大分子（biomacromolecule）主要是指蛋白质和核酸，它们属于信息产物和信息载体，故又称生物信息分子。生物大分子是由一些基本结构单位按一定规律连接形成的聚合物（polymer），这些结构单位称为单体（monomer）。

单体的种类不多，并且在不同生物体内都是一样的，但不同生物大分子所含单体的数量、比例不同，因而分子结构不同，有着不同的生理功能。结构与功能密切相关，结构是功能的基础，功能是结构的体现。生物大分子的功能是通过分子的相互识别和相互作用实现的，因此，分子结构、分子识别和相互作用是实现生物大分子功能的基本要素，这一领域是当代生物化学研究的热点之一。

（二）代谢及其调节

在活体内进行的化学过程称为代谢。各种生命物质按一定规律进行代谢，通过代谢更新组织成分和为生命活动提供能量，这是生命现象的基本特征。代谢是机体与环境进行的物质交换和能量交换过程。通过代谢机体既适应外环境变化，又保持内环境的稳定，这就需要各代谢之间相互协调。一旦出现代谢紊乱，机体就会发生疾病。目前，各种代谢途径虽已基本阐明，但仍有许多问题有待深入研究，代谢调节的分子机制也有待进一步阐明。细胞信号转导参与代谢调节及细胞生长、分裂、分化、凋亡等生命活动的调控。信号转导机制及信号网络也是当代生物化学研究的热点。

（三）遗传信息传递与调控

随着生物化学学科的不断发展及与相关学科的相互渗透，人类对生物大分子结构与功能关系的认识日趋完善，并进一步从分子水平揭示了遗传的物质基础和基因的表达机制及其调控规律。基因表达是指基因通过转录和翻译等一系列复杂过程指导合成具有特定功能的产物。基因表达在多环节上受调控，是一个错综复杂而协调有序的过程，这一过程与细胞生长、分化以及机体生长、发育密切相关。对基因表达调控的研究将进一步阐明大分子功能和疾病发病机制，从而在分子水平上为疾病的诊断、治疗和预防提供理论依据和技术支持。因此，基因表达与调控是目前分子生物学最重要、最活跃的领域之一。

三、生物化学与医学及中医药学的关系

医学生物化学是生物化学的一个重要分支，生物化学的理论和技术已经渗透到医药领域。无论是基础医学还是临床医学的研究都涉及分子变化问题，都在应用生物化学的理论和技术解决问题，从而诞生了分子遗传学、分子免疫学、分子病理学、分子血液学、分子肿瘤学、分子心脏病学和分子流行病学等一批新的交叉学科或分支学科，有的已经初步形成体系。

生物化学与医学发展密切相关，相互促进。随着生物化学和分子生物学的发展，我们不仅对许多疾病的本质有了更深入的认识，而且可以建立新的诊治技术，特别是基因诊断和基因治疗等技术，必将推动人类健康水平的不断提高。

生物化学理论和技术在药物开发方面同样起重要作用。例如，根据酶学理论研制助消化药物及溶栓药物等，根据基因结构和性质利用重组 DNA 技术生产胰岛素等。

生物化学理论和技术应用于中医药研究也将大大促进中医药的发展。在中医证候中必然存在着生物化学的变化规律，同时也需要生化指标加以量化。在中药研究方面也是如此，如中药成分对生物大分子结构及代谢的影响。中医药要面向世界、面向现代化、面向未来，就要与现代科学特别是现代医学相结合。生物化学与分子生物学是实现这一有机结合的核心。

链接

推进中医药继承创新

实施中医药传承创新工程，重视中医药经典医籍研读及挖掘，全面系统继承历代各家学术理论、流派及学说，不断弘扬当代名老中医药专家学术思想和临床诊疗经验，挖掘民间诊疗技术和方药，推进中医药文化传承与发展。建立中医药传统知识保护制度，制定传统知识保护名录。融合现代科技成果，挖掘中药方剂，加强重大疑难疾病、慢性病等中医药防治技术和新药研发，不断推动中医药理论与实践发展。发展中医药健康服务，加快打造全产业链服务的跨国公司和国际知名的中国品牌，推动中医药走向世界。保护重要中药资源和生物多样性，开展中药资源普查及动态监测。建立大宗、道地和濒危药材种苗繁育基地，提供中药材市场动态监测信息，促进中药材种植业绿色发展。

重点开展中医基础理论创新及中医经验传承与挖掘，研究中医药诊疗、评价技术与标准，发展现代中药研究开发和生产制造技术，有效保护和合理利用中药资源，加强中医药知识产权保护研究和国际合作平台建设。

——摘自《"健康中国 2030"规划纲要》（中华人民共和国国务院）

第一章　糖化学

糖类（saccharide）是多羟基醛、多羟基酮及其衍生物、聚合物。所有的糖都含有碳、氢、氧三种元素。多数糖的分子式为 $C_n(H_2O)_n$，即其氢、氧元素物质的量之比为 2∶1，与水一致，所以糖类又称碳水化合物（carbohydrate）。

糖类是生物体的重要结构成分、主要供能物质，在各种生物体内含量丰富。光合生物每年通过光合作用合成糖 10^{15} kg。地球上一半以上的有机碳都存在于糖分子（特别是淀粉和纤维素）中。糖类可根据分子组成的复杂程度分为单糖、寡糖和多糖。单糖（monosaccharide）是多羟基醛、多羟基酮及其衍生物，是寡糖、多糖的结构单位。寡糖（oligosaccharide）又称低聚糖，是由 2~10 个单糖以糖苷键连接而成的化合物。多糖（polysaccharide）是由 10 个以上单糖以糖苷键连接而成的大分子化合物。寡糖和多糖统称聚糖（glycan）。

第一节　单　糖

生物体内已鉴定的单糖有 200 多种，可根据所含碳原子数（C_3~C_9）分为丙糖、丁糖、戊糖和己糖等，根据结构特点分为醛糖、酮糖及其衍生物。醛糖（aldose）是多羟基醛及其分子内半缩醛，例如甘油醛、α-D-吡喃葡萄糖。酮糖（ketose）是多羟基酮（羰基位于 C-2 位）及其分子内半缩酮，例如二羟丙酮、β-D-呋喃果糖。

一、单糖结构

己糖和戊糖是生物体内含量最高的单糖，其中与生命活动关系最密切的是葡萄糖、核糖和脱氧核糖等。葡萄糖既是生物体内含量最高的单糖，又是许多寡糖和多糖的结构单位。以下以葡萄糖为例介绍单糖的结构和性质。

1. 葡萄糖　葡萄糖（glucose）的分子式是 $C_6H_{12}O_6$，是一种五羟基己醛，是手性分子，具有旋光性。

手性分子是指具有结构不对称性、不能与其镜像重合的分子，这种不对称性称为**手性分子的构型**。手性分子之所以具有结构不对称性，绝大多数是因为其含有手性碳原子。**手性碳原子**是以共价键连接了四个不同原子或基团的碳原子，因而也具有结构不对称性、不能与其镜像重合，这种不对称性称为手性碳原子的构型。

旋光性是指手性分子溶液可以使透过溶液的偏振光的偏振面发生旋转的能力。顺时针旋转称为右旋，用"+"表示。逆时针旋转称为左旋，用"−"表示。旋转的角度值称为旋光度。一定条件下的旋光度称为比旋光度。不同手性分子具有不同的比旋光度，例如蔗糖的比旋光度为+66.47°，胆固醇的比旋光度为−31.5°。

（1）葡萄糖的开链结构与 Fischer 投影式　葡萄糖是手性分子，其开链结构（open-chain form）中的 C-2、C-3、C-4 和 C-5 是手性碳原子，离主要官能团（醛基）最远的手性碳原子 C-5 与 D-甘油醛 C-2 构型一致，所以葡萄糖是 D-构型。生物体内的单糖几乎都是手性分子，且大多数是 D-构型（因此书中介绍 D-构型单糖时不再注明其构型）。二羟丙酮例外，作为最简单的单糖之一，它没有手性碳原子，不是手性分子。手性分子的构型可用 Fischer 投影式表示。

L-甘油醛　　　　　D-甘油醛　　　　　D-葡萄糖

Fischer 投影式是以平面书写表示手性碳原子构型的一种规则：①在纸平面上画一个十字交叉，手性碳原子位于交叉点（通常可以不写出）。②交叉点伸出的两条竖线代表朝向平面后方的键，两条横线代表朝向平面前方的键。

（2）葡萄糖的环状结构与 Haworth 透视式　在溶解状态下，通过旋转碳-碳单键，葡萄糖的 C-5 羟基可以接近 C-1，并与 C-1 醛基发生分子内加成反应，形成环状结构（cyclic form）的半缩醛（hemiacetal），醛基氧形成的羟基称为半缩醛羟基。

α-D-(+)-葡萄糖　　　　　D-(+)-葡萄糖　　　　　β-D-(+)-葡萄糖
比旋光度+112°　　　　　　　　　　　　　　　　比旋光度+18.7°
平衡体系丰度36%　　　平衡体系丰度0.024%　　平衡体系丰度64%

葡萄糖的环状结构可用 Haworth 透视式（Haworth representation）表示。

Haworth 透视式的标准写法是把糖环顺时针横写，官能团碳原子在右侧，省略成环碳原子（书中各种单糖的 Haworth 透视式还省略成环碳原子所结合的氢原子），粗线表示在纸平面前方的键。

葡萄糖的环状结构类似于杂环化合物吡喃（pyran）的结构，这种结构的糖称为吡喃糖（pyranose）。

成环使葡萄糖的 C-1 成为手性碳原子，形成两种旋光异构体，分别称为 α-D-(+)-吡喃葡萄糖（比旋光度+112°）和 β-D-(+)-吡喃葡萄糖（比旋光度+18.7°）。

α/β 目前表示半缩醛羟基的指向。如果是 D-构型单糖，α 表示半缩醛羟基在吡喃环的逆时针面（或与 C-6 在吡喃环的不同面），β 表示半缩醛羟基在吡喃环的顺时针面（或与 C-6 在吡喃环的同一面）。

NOTE

α-D-(+)-葡萄糖溶解于水时会开环，并有一部分转化成 β-D-(+)-葡萄糖，最终形成平衡体系。在该平衡体系中，α-D-(+)-葡萄糖约占 36%，β-D-(+)-葡萄糖约占 64%，开链结构葡萄糖仅占 0.024%。因为两种葡萄糖的比旋光度不同，所以上述平衡体系形成过程中溶液的旋光度会改变，这一现象称为葡萄糖溶液的变旋现象（mutarotation）。新配制 α-D-(+)-葡萄糖溶液的比旋光度是+112°，平衡体系的比旋光度是+52.7°。其他糖溶液也会有变旋现象。

在葡萄糖溶液中，虽然开链结构葡萄糖所占的比例极小，但 α-D-(+)-葡萄糖与 β-D-(+)-葡萄糖的相互转化必须通过它才能实现。此外，只有开链结构的葡萄糖才会发生某些化学反应，例如还原反应。

（3）葡萄糖的构象　构象（conformation）是分子的一种空间结构，由分子中的键长和键角决定，它反映分子中原子或基团的空间布局（spatial arrangement），而且这种布局可以因单键旋转而改变。吡喃葡萄糖有椅式构象和船式构象等典型构象，其中椅式构象比较稳定。在所有吡喃糖的构象中，β-D-(+)-吡喃葡萄糖的椅式构象是最稳定的。

2. 半乳糖和果糖　除葡萄糖外，其他己糖也都有开链结构和环式结构，例如半乳糖和果糖。

（1）半乳糖（galactose）　是己醛糖，与葡萄糖相比只是 C-4 构型不同。只有一个手性碳原子构型不同的两种手性分子互为差向异构体（epimer），因此半乳糖和葡萄糖互为差向异构体。半乳糖发生分子内加成反应也可以形成两种吡喃糖：α-D-吡喃半乳糖和 β-D-吡喃半乳糖。

（2）果糖（fructose） 是己酮糖，可以发生两种分子内加成反应，形成两类环状结构的半缩酮（hemiketal，属于半缩醛）：①吡喃糖结构：是游离型果糖的主要结构形式。②呋喃糖（furanose）结构：其环状结构类似于杂环化合物呋喃（furan）的结构，是果糖衍生物和聚合物中的结构形式。

D-果糖　　　　β-D-吡喃果糖　　　　6-磷酸-β-D-呋喃果糖　　　　呋喃

3. 核糖和脱氧核糖　是核酸组分。它们都是戊醛糖，都有开链结构和环状结构。游离型核糖（ribose）和脱氧核糖（deoxyribose）主要以吡喃糖结构形式存在，结合型核糖和脱氧核糖都以呋喃糖结构形式存在。

D-核糖　　　　β-D-呋喃核糖　　　　D-2-脱氧核糖　　　　β-D-2-脱氧呋喃核糖

二、单糖化学性质

单糖既能发生醇的反应，又能发生醛或酮的反应。此外，因为分子中各种官能团之间相互影响，单糖还能发生一些特殊反应。

1. 成苷反应　环状结构单糖的半缩醛羟基较其他羟基活泼，可以与其他分子的羟基或氨基、亚氨基脱水缩合成糖苷（glycoside）。例如葡萄糖通过半缩醛羟基与甲醇缩合成 β-甲基葡萄糖苷。

葡萄糖　　　　甲醇　　　　β-甲基葡萄糖苷

糖苷分子可视为由两个基团构成，一个是失去半缩醛羟基的糖基（可以是单糖、寡糖、多糖），另一个是取代该半缩醛羟基的糖苷配基（aglycone，例如 β-甲基葡萄糖苷分子的甲氧基）。糖苷配基本身也可以是糖，例如乳糖中的葡萄糖（第二节，10 页）。连接糖基和糖苷配基的化学键称为糖苷键（glycosidic bond）。糖苷键对碱稳定而易被酸催化水解。生物分子中有两种糖苷键，即 O-糖苷键（如麦芽糖、淀粉中的糖苷键）和 N-糖苷键（如核苷酸、核酸中的

NOTE

糖苷键，第四章，59页）。

　　糖苷在各种生物体内广泛存在。某些糖苷具有药用价值，例如链霉素、强心苷类。

　　2. 成酯反应　单糖分子中的羟基能与酸缩合成酯，其中具有重要生理意义的是磷酸酯，如 3-磷酸甘油醛、6-磷酸葡萄糖、1-磷酸葡萄糖，它们都是糖代谢途径重要的中间产物（在书写分子结构时，用 Ⓟ 表示磷酸基团）。

1-磷酸葡萄糖

　　3. 氧化反应　在一定条件下，单糖可以被氧化。氧化条件不同则氧化产物不同。

　　（1）与碱性弱氧化剂反应　葡萄糖的醛基能被 Benedict 试剂、Fehling 试剂、Tollens 试剂等碱性弱氧化剂（表 1-1）氧化，生成葡萄糖酸（gluconic acid）等氧化产物。

表 1-1　常用碱性弱氧化剂

碱性弱氧化剂	组成	反应现象
Benedict 试剂	硫酸铜、碳酸钠、柠檬酸钠	生成红棕色沉淀（Cu_2O）
Fehling 试剂	硫酸铜、氢氧化钠、酒石酸钾钠	生成红棕色沉淀（Cu_2O）
Tollens 试剂	硝酸银、氨水	形成银镜（Ag）

　　凡是在碱性条件下能被弱氧化剂氧化的糖统称还原糖（reducing sugar）。除葡萄糖外，半乳糖、核糖等醛糖也能被碱性弱氧化剂氧化。二羟丙酮、果糖等酮糖在碱性条件下可以通过醛酮异构转化成醛糖（第 9 页），然后被弱氧化剂氧化。因此，醛糖和酮糖都是还原糖。糖苷中糖基的半缩醛羟基不是游离的，不能自发开环形成醛基，因而不是还原糖。

　　Benedict 试剂性质稳定，使用方便，而且与糖的反应不受尿酸和肌酸等干扰，临床上曾用于检验尿糖（尿中的葡萄糖）。不过，Benedict 试剂与葡萄糖的反应是非特异性的，因此不适于测定血糖（血中的葡萄糖）。目前临床上测定血糖多采用葡萄糖氧化酶法。葡萄糖氧化酶专一性很高，可以排除其他单糖的干扰（第八章，170 页）。

　　（2）与非碱性弱氧化剂反应　醛糖与非碱性弱氧化剂反应生成糖酸（aldonic acid），例如葡萄糖与溴水或 Schiff 试剂（碱性品红-亚硫酸氢钠-盐酸）反应生成葡萄糖酸。酮糖无此性质，因此该反应可用于鉴别醛糖和酮糖。

D-葡萄糖酸　　　　　　　D-葡萄糖醛酸　　　　　　　D-葡萄糖二酸

（3）**酶促氧化反应** 在肝细胞内，葡萄糖的羟甲基经酶促氧化成羧基，生成葡萄糖醛酸（glucuronic acid，第八章，157页），参与生物转化，具有保肝解毒作用（第十八章，331页）。

（4）**与较强氧化剂反应** 醛糖与较强氧化剂（如稀 HNO_3）作用时，其醛基和羟甲基都被氧化，生成糖二酸（aldaric acid）。

（5）**完全氧化** 单糖可以完全氧化，生成 CO_2 和 H_2O，同时释放能量，如葡萄糖的完全氧化。

$$C_6H_{12}O_6 + 6O_2 = 6CO_2 + 6H_2O$$

4. 还原反应 醛糖和酮糖都可以被还原成相应的糖醇（alditol）。糖醇的消化道吸收率低，利用率约为糖的一半，可用作糖尿病患者的食品添加剂。

（1）**核糖被还原成核糖醇** 核糖醇是维生素 B_2 组分（第六章，103页）。

（2）**木糖被还原成木糖醇** 木糖醇常用作甜味剂。

（3）**葡萄糖被还原成葡萄糖醇** 葡萄糖醇又称山梨醇，常用作甜味剂、缓泻药。山梨醇在糖尿病患者的视网膜细胞和晶状体内积累会引起视网膜病变和白内障。

核糖醇　　　　　　木糖醇　　　　　　山梨醇

5. 异构反应 一种单糖或其磷酸酯可以异构成另一种单糖或其磷酸酯。

（1）**醛酮异构** 醛糖与相应酮糖在碱性条件下可以相互转化，例如6-磷酸葡萄糖异构成6-磷酸果糖。在细胞内，醛酮异构反应是由异构酶催化进行的（第八章，144页）。

6-磷酸葡萄糖　　　　　　　　　　　　　　　　　　　　6-磷酸果糖

（2）**差向异构** 在碱性条件下葡萄糖可异构成甘露糖。在细胞内葡萄糖可以由酶催化异构成半乳糖。葡萄糖和甘露糖只有 C-2 构型不同，互为差向异构体；葡萄糖和半乳糖只有 C-4 构型不同，互为差向异构体。

6-磷酸甘露糖　　　　　　　6-磷酸葡萄糖　　　　　　6-磷酸半乳糖

NOTE

第二节　寡　糖

食物寡糖主要是二糖（disaccharide），由两个单糖构成，如麦芽糖、异麦芽糖、乳糖和蔗糖。

1. **麦芽糖（maltose）和异麦芽糖（isomaltose）**　由两个葡萄糖分别以 α-1,4-糖苷键（麦芽糖）、α-1,6-糖苷键（异麦芽糖）连接而成，其中一个葡萄糖含有游离半缩醛羟基，在溶液中可以开环形成醛基，因此麦芽糖和异麦芽糖是还原糖。麦芽糖和异麦芽糖是淀粉和糖原在消化道内消化过程的中间产物，麦芽糖还存在于麦芽中。

麦芽糖　　　　　　　　　　异麦芽糖

2. **乳糖（lactose）**　由半乳糖和葡萄糖以 β-1,4-糖苷键连接而成，其中葡萄糖含有游离半缩醛羟基，在溶液中可以开环形成醛基，因此乳糖是还原糖。乳糖是奶类主要成分。

3. **蔗糖（sucrose）**　由葡萄糖和果糖以 α-1,2-β-糖苷键连接而成，分子中没有游离半缩醛羟基，在溶液中不能开环形成醛基，因此蔗糖不是还原糖。蔗糖是植物糖的储存形式和运输形式，在甘蔗和甜菜中含量尤为丰富。

乳糖　　　　　　　　　　蔗糖

4. **细胞膜寡糖**　细胞膜由蛋白质、类脂、寡糖和少量多糖构成，其中糖占 2%～10%。细胞膜糖链主要由半乳糖、甘露糖、N-乙酰-β-D-氨基葡萄糖和 N-乙酰-β-D-氨基半乳糖等组成，而且带有分支，分支末端一般是岩藻糖（fucose，L-6-脱氧半乳糖）或唾液酸（sialic acid，神经氨酸取代物）。这些糖链都以复合糖类（糖蛋白或糖脂等）形式存在，并且暴露于细胞膜外表面。细胞膜寡糖的功能是参与细胞黏附和细胞识别，如某些细菌毒素受体、ABO 血型抗原。

N-乙酰-β-D-氨基葡萄糖　　N-乙酰-β-D-氨基半乳糖　　　α-L-岩藻糖　　　　N-乙酰-α-D-神经氨酸

5. 血型抗原　目前国际输血协会认可的血型系统有 35 个，其中与临床关系最密切的是 ABO 血型系统和 Rh 血型系统。ABO 血型的分类依据是 ABO 抗原，其化学本质是鞘糖脂（主要是膜成分）和糖蛋白（主要见于分泌物中）所含的寡糖基，称为血型抗原。

血型不同是因为血型抗原的结构不同。O 型血的血型抗原称为 O 抗原，又称 H 抗原；如果在 O 抗原的半乳糖上连接一个 N-乙酰-α-D-氨基半乳糖，即为 A 型血的血型抗原，称为 A 抗原；如果在 O 抗原的半乳糖上连接一个 α-D-半乳糖，即为 B 型血的血型抗原，称为 B 抗原；AB 型血的红细胞膜上同时存在 A 抗原和 B 抗原。血型抗原寡糖链的结构由遗传信息控制，不同血型个体催化合成寡糖链的糖苷转移酶存在遗传差异。

GalNAc：D-N-乙酰氨基半乳糖
GlcNAc：D-N-乙酰氨基葡萄糖
Fuc：L-岩藻糖
Gal：D-半乳糖

O抗原　　　　　　　　　　A抗原　　　　　　　　　　B抗原

第三节　多　糖

多糖根据组分可分为同多糖和杂多糖。多糖（和大多数由 3~10 个单糖构成的寡糖）都以复合糖类（complex carbohydrate，又称糖复合物，glycoconjugate）形式存在，即分子中含有非糖基团，例如糖脂（glycolipid）、糖蛋白（glycoprotein）和蛋白多糖（proteoglycan）。多糖在各种生物体内分布广泛，具有重要的生理功能。

一、同多糖

同多糖（homopolysaccharide）是仅由一种单糖构成的多糖。常见的同多糖有淀粉、糖原、纤维素、右旋糖酐和菊粉等，它们是糖的储存形式或机体的结构成分。

1. 淀粉（starch）　是食物中的主要糖类。淀粉是植物糖的储存形式，主要存在于植物的种子和根茎（如大米、玉米、小麦、马铃薯、红薯和芋头）中。

淀粉包括直链淀粉和支链淀粉，它们的结构和性质都有差别。

（1）直链淀粉（amylose）　由 50~5000 个葡萄糖以 α-1,4-糖苷键连接而成，占淀粉总量的 13%~20%。直链淀粉只有两个末端。其中一个末端葡萄糖的 C-1 半缩醛羟基没有与葡萄糖形成糖苷键，该末端称为**还原端**（reducing end）；另一个末端葡萄糖的 C-4 羟基是游离的，但其 C-1 半缩醛羟基已与葡萄糖形成糖苷键，该末端称为**非还原端**（nonreducing end）。

直链淀粉的构象并不是伸展的，而是卷曲成空心螺旋（hollow helix），每一螺旋含有 6 个葡萄糖（图 1-1）。

图 1-1　直链淀粉和支链淀粉

直链淀粉可溶于热水，溶液在常温下与碘呈蓝色，机制可能是 I_3^- 嵌入直链淀粉螺旋内部，形成螯合物。

（2）**支链淀粉**（amylopectin）　比直链淀粉大，由多达上百万个葡萄糖以 α-1,4-糖苷键连接而成，不过每隔 24~30 个葡萄糖会形成一个分支，分支点的葡萄糖以 α-1,6-糖苷键连接。支链淀粉有许多末端，其中只有一个是还原端，其余都是非还原端。

支链淀粉不溶于水，在热水中膨胀成糊状，在常温下与碘呈紫色。

淀粉可被酸或淀粉酶催化水解，水解过程中生成一系列大小不同的中间产物，统称**糊精**（dextrin）。根据与碘呈色的不同，它们分别称为蓝糊精、紫糊精、红糊精和无色糊精等。

2. **糖原**（glycogen）　又称动物淀粉，由多达 6 万个葡萄糖构成，是动物糖的储存形式，其存在形式称为糖原颗粒（直径 $0.04\sim0.2\mu m$），存在于大多数组织细胞，但主要存在于肝脏（肝糖原）和骨骼肌（肌糖原）的细胞质中，脑细胞也有一定量。

糖原与支链淀粉一样有两种糖苷键，因而也有分支，但分支更短，每个分支上可以有两个分支，分支点间隔 8~15 个葡萄糖（图 1-2）。

糖原溶于热水，溶液在常温下与碘呈紫红色或红褐色。

3. **纤维素**（cellulose）　由多达 1.5 万个葡萄糖以 β-1,4-糖苷键连接而成，没有分支。纤维素是植物细胞壁的主要结构成分，占树叶干重的 10%~20%、木材干重的 50%~70%。棉花含纤维素 92%~98%，而脱脂棉和滤纸几乎是纯纤维素。

图 1-2　糖原结构

纤维素

4. **右旋糖酐**（dextran）　是细菌和酵母代谢物，由葡萄糖以 α-1,6-糖苷键连接而成，有分支，主要通过 α-1,3-糖苷键连接，少量通过 α-1,2、α-1,4-糖苷键连接。各种右旋糖酐分子大小不一，用途不同：分子量（相对分子质量）$2\times10^4\sim4\times10^4$ 的右旋糖酐主要用于降低血液黏稠度，改善微循环，防止血栓形成；分子量 7.5×10^4 的右旋糖酐可用作血浆代用品，增加血容量；分子量大于 9×10^4 的右旋糖酐会引起细胞凝集，无医用价值。

5. **菊粉**（inulin）　是一种聚果糖（fructosan），由果糖以 β-2,1-糖苷键连接而成。见于大丽花、洋蓟、蒲公英的块茎和根，不能消化吸收，故无营养价值，但因易溶于水，常用于测定肾小球滤过率。

二、杂多糖

杂多糖（heteropolysaccharide）是由两种及两种以上单糖构成的多糖，是细胞外基质成分，

NOTE

可以维持细胞、组织、器官形态并提供保护。杂多糖以黏多糖最为重要。

　　黏多糖（mucopolysaccharide）即糖胺聚糖（glycosaminoglycan），由二糖单位重复连接构成，二糖单位含有一个糖醛酸（D-葡萄糖醛酸或其差向异构体 L-艾杜糖醛酸）和一个 N-乙酰氨基己糖（N-乙酰氨基葡萄糖或 N-乙酰氨基半乳糖）。二糖单位中至少有一个糖基含羧基或硫酸基，因而糖胺聚糖呈酸性。糖胺聚糖溶液黏度较大，故称黏多糖。黏多糖广泛分布在动物体内，包括透明质酸、硫酸软骨素、硫酸皮肤素、肝素和硫酸角质素等。黏多糖通过还原端半缩醛羟基与蛋白质共价结合，形成蛋白多糖（proteoglycan），其功能是作为润滑剂、结缔组织的结构成分，介导细胞与细胞外基质黏附、与刺激细胞增殖的因子结合。

　　1. 透明质酸（hyaluronic acid）　又称玻璃酸、玻尿酸，由多达 5 万个二糖单位以 β-1,4-糖苷键连接而成（分子量大于 1×10^6），二糖单位由葡萄糖醛酸和 N-乙酰氨基葡萄糖以 β-1,3-糖苷键连接而成。透明质酸溶液黏稠透明，是脊椎动物关节液和眼球玻璃体液的主要成分，赋予其润滑性；是软骨、肌腱细胞外基质的主要成分，提高其抗张强度和弹性。透明质酸可以被透明质酸酶（hyaluronidase）水解，导致黏度降低。例如精子通过释放透明质酸酶水解卵子表面的透明质酸，进行受精。某些蛇毒和细菌中也含有透明质酸酶。

　　2. 硫酸软骨素（chondroitin sulfate, CS）　有 A、C、D 和 E 四种，其中硫酸软骨素 C 由 20~60 个二糖单位以 β-1,4-糖苷键连接而成，二糖单位由葡萄糖醛酸和 N-乙酰氨基半乳糖-6-硫酸以 β-1,3-糖苷键连接而成。硫酸软骨素与蛋白质结合形成的蛋白多糖是软骨、肌腱、韧带、主动脉壁的重要组分，提高其抗张强度。

　　3. 硫酸皮肤素（dermatan sulfate）　旧称硫酸软骨素 B，由 20~60 个二糖单位以 β-1,4-糖苷键连接而成，二糖单位由 L-艾杜糖醛酸和 N-乙酰氨基半乳糖-4-硫酸以 α-1,3-糖苷键连接而成。硫酸皮肤素主要分布于皮肤、血管和心脏瓣膜，赋予其柔韧性。

4. **肝素（heparin）** 因最早发现于犬肝而得名，由 $15\sim90$ 个二糖单位以 α-1,4-糖苷键连接而成，主要二糖单位由 L-艾杜糖醛酸-2-硫酸和 *N*-硫酸氨基葡萄糖-6-硫酸以 α-1,4-糖苷键连接而成。肝素广泛分布于动物的肺、肝和肠黏膜等组织的肥大细胞和嗜碱性粒细胞内并释放到血中，具有抗凝活性，是动物体天然抗凝物质，抗凝机制是激活抗凝血酶Ⅲ，后者抑制凝血酶。临床上血检和输血时常用肝素作为抗凝剂。

5. **硫酸角质素（keratan sulfate，KS）** 由约 25 个二糖单位以 β-1,3-糖苷键连接而成，二糖单位由半乳糖和 *N*-乙酰氨基葡萄糖-6-硫酸以 β-1,4-糖苷键连接而成。硫酸角质素与蛋白质结合形成的蛋白多糖广泛分布于角膜、软骨、骨骼及角、发、蹄、甲、爪等死亡细胞形成的角质化结构中。

黏多糖降解障碍导致黏多糖贮积症（mucopolysaccharidosis，MPS），如黏多糖贮积症 Ⅰ 型（Hurler 综合征），患者黏多糖不能降解，积累于面部软组织，导致宽鼻孔、鼻梁凹陷、厚嘴唇、厚耳垂、牙齿不齐。

🔗 **脂多糖（lipopolysaccharide）** 是革兰阴性菌细胞壁外膜的主要成分，其分子结构包括三部分：①外部寡糖链，称为 O 抗原（不同于 ABO 血型 O 抗原），其组成和结构因细菌而异，是抗原物质。②中间多糖链，由己糖、庚糖、辛糖等组成，其组成和结构具有保守性。③内部脂质，称为脂质 A，其组成和结构具有保守性，是毒素成分。某些脂多糖可以引起发热、休克等，但因为它们不是分泌成分，所以仅在细胞裂解或被吞噬时才起作用，因而这类脂多糖又称为**内毒素**（endotoxin）。

链接

糖化学与中药

许多中药都含有糖类成分，包括单糖、寡糖、多糖、糖苷和其他衍生物。作为中药的有效成分，它们具有广泛的药理活性（表 1-2）。

表 1-2 部分中药的糖类成分

中药糖类	作用	中药来源
甘露醇	降颅内压、眼内压，利尿	地黄、冬虫夏草、防风、女贞子、秦皮
黄酮苷	止咳，平喘，扩张冠状动脉血管	大豆、砂仁、银杏
苦杏仁苷	止咳，平喘	杏仁
芸香苷	维持血管正常功能	槐花米
洋地黄苷	强心	洋地黄
三七皂苷	活血化瘀	三七
天麻苷	安神	天麻
人参皂苷	调节中枢神经系统功能，提高机体免疫力	人参
多糖	提高机体免疫力	当归、茯苓、黄芪、人参、天花粉
	抗肿瘤	当归、茯苓、红花、灵芝、人参
	抗动脉粥样硬化	昆布
	降血糖	麻黄、人参、乌头、知母、紫草
	抗凝，降胆固醇	海藻
	驱虫，利胆，收敛	艾菊花

　　有些结合状态的糖如糖苷中的糖基不一定有药理活性，但对药效有一定影响，可以增强或缓解药性，使毒性降低或药效延缓。例如，茵陈蒿中的色原酮类化合物对四氯化碳所致的肝损伤没有治疗作用，若与糖成苷则疗效显著；有些黄酮类化合物对磷酸二酯酶有强抑制作用，成苷后抑制作用明显减弱；大黄的蒽醌化合物成苷后泻下作用延缓。

芸香苷　　　　　　　　　　　　　　　　茯苓多糖

小　结

　　糖类又称碳水化合物，包括单糖、寡糖和多糖。

　　单糖包括丙糖、丁糖、戊糖和己糖等，根据结构特点分为醛糖、酮糖及其衍生物。与生命活动关系最密切的单糖是葡萄糖、核糖和脱氧核糖等。生物体内的单糖几乎都是手性分子，多数为 D-构型。戊糖和己糖既有开链结构又有环式结构，环式结构的单糖包括吡喃糖和呋喃糖，环式葡萄糖为吡喃糖，核酸分子中的核糖和脱氧核糖为呋喃糖。

　　常见的寡糖包括麦芽糖、异麦芽糖、乳糖和蔗糖，麦芽糖、异麦芽糖和乳糖是还原糖，蔗糖不是还原糖。ABO 血型的化学本质是血型抗原，即构成红细胞膜的糖脂和糖蛋白所含的寡糖基。

　　多糖包括同多糖和杂多糖，都以复合糖类形式存在，包括糖脂、糖蛋白和蛋白多糖。

　　同多糖仅由一种单糖构成，是糖的储存形式或机体的结构成分，包括淀粉、糖原、纤维素、右旋糖酐和菊粉等。淀粉是食物中的主要糖类、植物糖的储存形式，包括直链淀粉和支链淀粉。直链淀粉由葡萄糖以 α-1,4-糖苷键连接而成，没有分支结构。支链淀粉由葡萄糖以 α-1,4-糖苷键和 α-1,6-糖苷键连接而成，存在分支结构。糖原是动物糖的储存形式，有肝糖原和肌糖原之分。

　　杂多糖由两种及两种以上单糖构成，是细胞外基质成分，可以维持细胞、组织、器官形态并提供保护，以黏多糖最为重要。黏多糖广泛分布在动物体内，包括透明质酸、硫酸软骨素、硫酸皮肤素、肝素和硫酸角质素等。

讨论

1. 糖的分类。

2. 常见寡糖的组成、结构和还原性。

3. 光合作用的产物为什么是葡萄糖而不是别的单糖？

第二章 脂质化学

　　脂质（lipid）是易溶于有机溶剂（非极性溶剂，如氯仿）而难溶于水的生物小分子，具有化学多样性，可分为脂肪和类脂。脂肪即甘油三酯，由甘油和脂肪酸构成。类脂是除脂肪外的其他脂质，主要有磷脂、糖脂和类固醇，此外还有脂溶性维生素、脂类激素、萜、蜡等。此外，含有甘油的脂质称为甘油脂。脂质广泛存在于生物体内，具有功能多样性，包括储存和提供能量及维持体温（脂肪）、构成生物膜（磷脂、糖脂和胆固醇）、参与细胞通讯（前列腺素、类固醇激素）、乳化食物脂质（胆汁酸）等。脂质绝大多数可在人体内合成。

第一节 脂肪酸

　　脂肪酸（fatty acid）是脂质的基本组分，其元素组成特点是富含碳和氢，该特点赋予其弱极性和疏水性。

一、脂肪酸的结构特点

　　以亚油酸为例，脂肪酸具有以下结构特点：

亚油酸结构简式：示性式　$CH_3CH_2CH_2CH_2CH_2-C=C-CH_2-C=C-CH_2CH_2CH_2CH_2CH_2CH_2COOH$

键线式

　　1. 大多数（特别是动物脂肪酸）是直链一元羧酸，其两端分别称为羧基端和甲基端（又称 ω 端、n 端）。

　　2. 大多数所含碳原子个数是偶数（反刍动物、植物和一些海洋生物脂质含奇数碳脂肪酸），短至 C_4，长至 C_{34}，主要是 $C_{12} \sim C_{24}$，尤以 C_{16} 和 C_{18} 最多。

　　3. 既有饱和脂肪酸，又有不饱和脂肪酸。不饱和脂肪酸含有碳-碳双键，碳-碳双键有顺式（cis，双键碳结合的氢位于双键同侧）和反式（trans，双键碳结合的氢位于双键异侧）两种构型，天然不饱和脂肪酸碳-碳双键几乎都是顺式构型。反式脂肪酸见于牛奶、牛肉、油炸食品及人造奶油。

　　4. 如果不饱和脂肪酸含有多个碳-碳双键，则相邻碳-碳双键被一个及以上亚甲基隔开。

　　表 2-1 是生物体内常见的脂肪酸。

表 2－1　生物体内常见的脂肪酸

碳原子数：碳-碳双键数	通称	系统名称	脂肪酸结构
饱和脂肪酸			
12：0	月桂酸	n-十二烷酸	$CH_3(CH_2)_{10}COOH$
14：0	豆蔻酸	n-十四烷酸	$CH_3(CH_2)_{12}COOH$
16：0	棕榈酸	n-十六烷酸	$CH_3(CH_2)_{14}COOH$
18：0	硬脂酸	n-十八烷酸	$CH_3(CH_2)_{16}COOH$
20：0	花生酸	n-二十烷酸	$CH_3(CH_2)_{18}COOH$
22：0	山嵛酸	n-二十二烷酸	$CH_3(CH_2)_{20}COOH$
24：0	掬焦油酸	n-二十四烷酸	$CH_3(CH_2)_{22}COOH$
不饱和脂肪酸			
16：1	棕榈油酸	顺-Δ^9-十六碳烯酸	$CH_3(CH_2)_5CH=CH(CH_2)_7COOH$
18：1	油酸	顺-Δ^9-十八碳烯酸	$CH_3(CH_2)_7CH=CH(CH_2)_7COOH$
18：2	亚油酸	顺,顺-Δ^9,Δ^{12}-十八碳二烯酸	$CH_3(CH_2)_3(CH_2CH=CH)_2(CH_2)_7COOH$
18：3	α亚麻酸	全-顺-$\Delta^9,\Delta^{12},\Delta^{15}$-十八碳三烯酸	$CH_3(CH_2CH=CH)_3(CH_2)_7COOH$
20：4	花生四烯酸	全-顺-$\Delta^5,\Delta^8,\Delta^{11},\Delta^{14}$-二十碳四烯酸	$CH_3(CH_2)_3(CH_2CH=CH)_4(CH_2)_3COOH$
20：5	EPA	全-顺-$\Delta^5,\Delta^8,\Delta^{11},\Delta^{14},\Delta^{17}$-二十碳五烯酸	$CH_3(CH_2CH=CH)_5(CH_2)_3COOH$
22：5	DPA	全-顺-$\Delta^7,\Delta^{10},\Delta^{13},\Delta^{16},\Delta^{19}$-二十二碳五烯酸	$CH_3(CH_2CH=CH)_5(CH_2)_5COOH$
22：6	DHA	全-顺-$\Delta^4,\Delta^7,\Delta^{10},\Delta^{13},\Delta^{16},\Delta^{19}$-二十二碳六烯酸	$CH_3(CH_2CH=CH)_6(CH_2)_2COOH$

二、脂肪酸的分类

脂肪酸种类繁多，其主要区别是所含碳原子数目、双键数目和双键位置等。

1. 脂肪酸可根据其所含碳原子数目分为短链脂肪酸（<C_6）、中链脂肪酸（C_6~C_{12}）和长链脂肪酸（>C_{12}）。

2. 脂肪酸可根据其是否含有碳-碳双键分为饱和脂肪酸和不饱和脂肪酸。

3. 不饱和脂肪酸可根据其所含碳-碳双键数目分为单不饱和脂肪酸（含有一个碳-碳双键）和多不饱和脂肪酸（含有两个及两个以上的碳-碳双键）。

4. 不饱和脂肪酸还可根据其离 ω 端最近碳-碳双键的位置分为四类：

（1）ω-7 类　是棕榈油酸及其衍生的脂肪酸。

（2）ω-9 类　是油酸及其衍生的脂肪酸。

（3）ω-6 类　是亚油酸及其衍生的脂肪酸。

（4）ω-3 类　是 α 亚麻酸（ALA）及其衍生的脂肪酸。其中 ALA、EPA、DHA 有抗炎作用。

亚油酸和 α 亚麻酸是多不饱和脂肪酸，是维持生命活动所必需的，用于合成类花生酸，参与维护膜结构和膜功能，可能还有其他尚未阐明的作用。亚油酸和 α 亚麻酸不能在哺乳动物体内合成，因此必须从食物中获取，称为**必需脂肪酸**（essential fatty acid）。一些植物油、海洋鱼油含有较多的必需脂肪酸。如果饮食中长期缺乏植物油，可能导致必需脂肪酸缺乏。大鼠实验发现缺乏必需脂肪酸会影响生长和生殖。

三、脂肪酸的功能

在静息状态及中等运动状态（如步行）下，机体主要由脂肪酸供能，脂肪是这部分脂肪酸的储存形式。此外，脂肪酸是两亲性类脂的组分；脂肪酸与周边蛋白（周边蛋白质）共价结合，并将其锚定于膜表面；脂肪酸衍生物类花生酸是激素或细胞内信使。

四、类花生酸——多不饱和脂肪酸的重要衍生物

类花生酸（eicosanoid）是 ω-6 类二十碳三烯酸（花生三烯酸）、二十碳四烯酸（花生四烯酸）和 ω-3 类二十碳五烯酸（花生五烯酸）的衍生物，其中花生四烯酸的衍生物包括前列腺素、前列环素、血栓素、白三烯和脂氧素等，称为局部激素（local hormone）。它们既作用于分泌细胞，也作用于邻近细胞。它们含量低但分布广，具有重要的生理功能，包括参与生殖、炎症、发热、痛觉、凝血、血压调节、离子跨膜转运（如胃酸分泌）等过程。

1. **前列腺素（PG）**　因首先发现于前列腺（Euler，1935 年）而得名，Bergström、Samuelsson 和 Vane 因研究前列腺素而获得 1982 年诺贝尔生理学或医学奖。前列腺素是前列腺酸（prostanoic acid）衍生物，可根据其五元环上双键和取代基的位置、有无内过氧化结构等分为九类，分别命名为 PGA~PGI；每一种类型又可根据五元环侧链上所含碳-碳双键数目分为三类，如 PGE_1、PGE_2、PGE_3，再根据五元环上羟基指向进一步分为 α 型和 β 型，如 $PGF_{1\alpha}$。机体自身合成的前列腺素均为 α 型。

前列腺酸　　　　　　　前列腺素 E_2

前列腺素分布在哺乳动物几乎所有组织中，其中精囊内稍多，白细胞也有，其他组织细胞中甚微，红细胞内没有。前列腺素种类多，活性高，功能多样，作用广泛，并且具有特异性，例如刺激子宫平滑肌收缩（$PGF_{2\alpha}$），控制器官供血（PGE_2），影响信号转导，调节睡眠周期，升高体温（PGE_2），引起炎症（PGE_2、PGH_2）和痛觉（PGE_2）。

2. 前列环素（PGI₂） 是一种血管扩张剂、血小板聚集抑制剂，由血管内皮细胞合成。

3. 血栓素（TX） 又称血栓烷，包括 TXA₂ 和 TXB₂，分子中含有前列腺酸骨架，由血小板合成。①TXA₂ 具有诱导血管收缩、促进血小板聚集作用，促进凝血及血栓形成（与 PGI₂ 拮抗）。长期服用低剂量阿司匹林可抑制血栓素合成，降低心肌梗死和中风的风险。②TXB₂ 是 TXA₂ 的灭活产物。

前列环素

血栓素A₂

白三烯B₄

4. 白三烯（LT） 因先发现于白细胞且以含三个共轭双键为结构特征而得名，在受到免疫或非免疫刺激时由白细胞、血小板、巨噬细胞等合成。不同类型白三烯的生理功能不同，如 LTB₄ 是促炎信号，能够调节白细胞的功能，促进其游走及发挥趋化作用，诱发粒细胞脱颗粒，使溶酶体释放水解酶，促进炎症和过敏反应的发展；LTD₄ 能够增加毛细血管通透性，刺激冠状动脉和支气管收缩，促进血小板聚集，抑制胰岛素分泌。LTC₄、LTD₄、LTE₄ 的混合物称为过敏性慢反应物质（SRS-A）。

白三烯过度合成引发哮喘。平喘药强的松抑制白三烯（和前列腺素、血栓素）合成，靶点是磷脂酶 A₂。某些人对蜂毒或青霉素产生过敏性休克，部分原因就是肺平滑肌强烈收缩。

5. 脂氧素（LX） 主要有 LXA₄、LXB₄，结构特征是含四个共轭双键。脂氧素由白细胞合成，可以引起小动脉扩张。

脂氧素A₄

第二节 脂 肪

脂肪（fat）又称油脂、甘油三酯、三酰甘油（TAG）、中性脂肪，包括油和脂。植物脂肪含不饱和脂肪酸较多，熔点较低，在常温下呈液态，通常称为油。动物脂肪含饱和脂肪酸较多，熔点较高，在常温下呈固态，通常称为脂。脂肪由脂肪酸和甘油以酯键连接而成，仅含有一种脂酰基的为简单甘油酯（simple triacylglycerol），含不止一种脂酰基的为混合甘油酯（mixed triacylglycerol）。生物体内的脂肪大部分是混合甘油酯。

L-甘油三酯   甘油   脂肪酸

NOTE

脂肪的主要化学性质如下：

1. **水解和皂化** 脂肪可以由酸或酶催化水解，生成脂肪酸和甘油。

脂肪也可以由碱催化水解，生成脂肪酸盐（即肥皂成分）和甘油，这一反应称为皂化反应（saponification）。水解1g脂肪所消耗氢氧化钾的毫克数称为皂化值（saponification number）。皂化值越大表示1g脂肪所含分子数越多，即其所含脂肪酸的平均分子量越小。

2. **氢化和碘化** 脂肪中不饱和脂肪酸的碳-碳双键可以与氢气或碘发生加成反应，分别称为氢化和碘化。

碘化反应可用于鉴定脂肪酸的不饱和程度。通常将100g脂肪发生加成反应所消耗碘的克数称为碘值（iodine number）。脂肪所含的不饱和脂肪酸越多，不饱和程度越高，则其碘值越高。植物油比动物脂不饱和程度高，所以碘值高。

3. **酸败** 脂质样品中的游离脂肪酸可用氢氧化钾中和。中和1g样品所消耗氢氧化钾的毫克数称为该样品的酸值（acid number）。酸值越低，说明其所含游离脂肪酸越少。

如果脂肪长期暴露于湿热的空气中，其分子中的碳-碳双键和酯键等会发生氧化、水解等反应，生成低级的醛、二醛、醛酸和羧酸等物质而产生臭味，这一现象称为酸败（rancidity）。酸败产物会破坏脂肪中溶解的脂溶性维生素。

第三节　类　脂

除脂肪外，生物体内还有各种类脂化合物，包括磷脂、糖脂、类固醇和脂溶性维生素等。

一、磷脂

磷脂（phospholipid）是分子中含有磷酸基的类脂，占生物膜脂的50%以上。磷脂种类繁多，广泛分布在动植物体内，特别是动物的脑组织及其他神经组织、骨髓、心脏、肝脏、肾脏等组织器官内。

磷脂根据所含醇的不同分为甘油磷脂和鞘磷脂。

1. 甘油磷脂（phosphoglyceride）　是指磷脂酸（phosphatidic acid）及其衍生物（X 表示取代基）。

L-磷脂酸

L-甘油磷脂

磷脂酸通过磷酸基与含羟基的分子缩合，形成其他甘油磷脂，包括磷脂酰胆碱、磷脂酰乙醇胺、磷脂酰丝氨酸和磷脂酰肌醇等。

甘油磷脂具有两亲性（amphiphilicity）：其磷酸基和取代基 X 构成整个分子的极性部分，称为极性头（polar head），是亲水基；其两个脂酰基长链（心磷脂有四个脂酰基长链）构成整个分子的非极性部分，称为非极性尾（nonpolar tail），是疏水基。甘油磷脂在水中可以形成脂质双层（lipid bilayer）结构，极性头位于脂质双层表面，指向水相；非极性尾位于脂质双层内部，避开水相。甘油磷脂的两亲性是其形成生物膜结构的化学基础。

大多数甘油磷脂甘油 C-1 羟基结合 C_{16}、C_{18} 的饱和脂肪酸，C-2 羟基结合 C_{18}、C_{20} 的不饱和脂肪酸，因此甘油的 C-2 羟基是必需脂肪酸及花生四烯酸的结合位点。花生四烯酸占膜磷脂脂肪酸的 5%～15%。

（1）磷脂酰胆碱（PC）　又称卵磷脂（lecithin），是胆碱的磷脂酸酯，分布在动物的各组织器官中，在脑组织和其他神经组织、心脏、肝脏、肾上腺、骨髓中的含量丰富，占血浆磷脂的 70%。磷脂酰胆碱参与各种生命活动：①构成生物膜，是膜脂（特别是细胞膜外层脂）中含量最高的甘油磷脂。②是胆碱的主要储存形式，而胆碱是神经递质乙酰胆碱的合成原料、活

NOTE

性甲基的储存形式。③参与脂质消化、吸收和运输（第九章，177 页；第十八章，334 页）。④抑制胆汁酸对肝细胞和胆管细胞的毒性。

L-磷脂酰胆碱

（2）磷脂酰乙醇胺（PE） 又称脑磷脂（cephalin，也有定义脑磷脂是磷脂酰乙醇胺和磷脂酰丝氨酸的统称），是乙醇胺的磷脂酸酯，存在于动物的各组织器官中，在脑组织和其他神经组织中含量较高，是细胞膜内层脂的主要膜脂（外层脂几乎不含）。磷脂酰乙醇胺参与各种生命活动，包括构成生物膜，参与凝血。

L-磷脂酰乙醇胺

（3）磷脂酰肌醇（PI） 几乎只存在于细胞膜内层脂中，在血小板聚集过程中起重要作用，其磷酸化产物参与信号转导和膜转运。其中磷脂酰肌醇-4,5-二磷酸的水解产物甘油二酯（DAG）和三磷酸肌醇（IP_3）是重要的第二信使（第十二章，252 页）。与其他甘油磷脂相比，磷脂酰肌醇的特点是其脂肪酸组成固定，C-1 位是硬脂酸，C-2 位是花生四烯酸。

磷脂酰肌醇-4,5-二磷酸　　　　　　　　　　　甘油二酯　　　三磷酸肌醇

（4）磷脂酰丝氨酸（PS） 和磷脂酰乙醇胺共占血浆磷脂的 10%。磷脂酰丝氨酸占哺乳动物磷脂的 10%，几乎只存在于细胞膜内层脂中，参与细胞凋亡（细胞凋亡时磷脂酰丝氨酸外翻到外层脂中，吸引吞噬细胞吞噬凋亡细胞），参与凝血（血小板细胞膜磷酯酰丝氨酸外翻到外层脂中，参与激活凝血因子 X）。

L-磷脂酰丝氨酸

2. 鞘磷脂（sphingomyelin） 由鞘氨醇、脂肪酸（$C_{16} \sim C_{24}$ 的饱和脂肪酸或单不饱和脂肪

酸）、磷酸、胆碱（或乙醇胺）构成，是构成生物膜外层脂（特别是脂筏）的重要磷脂，占红细胞膜脂的 23%，在脑组织和其他神经组织中含量也较高，是神经髓鞘的主要成分，此外占血浆磷脂的 20%。鞘磷脂参与信号转导和细胞凋亡。

鞘氨醇

神经酰胺

鞘磷脂

二、糖脂

糖脂（glycolipid）是含糖基的类脂，是原核生物和真核生物细胞膜外层脂成分，占膜脂的 5% 以下，在脑组织和神经髓鞘中含量最高，占其膜脂的 5%～10%。不同细胞膜所含糖脂种类不同，如神经细胞膜含神经节苷脂，红细胞膜含 ABO 血型抗原。糖脂包括甘油糖脂（仅见于植物细胞）和鞘糖脂。鞘糖脂（glycosphingolipid）由鞘氨醇、脂肪酸和糖构成，包括脑苷脂和神经节苷脂等。

1. **脑苷脂（cerebroside）** 是含有一个半乳糖基或葡萄糖基的鞘糖脂。①含有半乳糖基的称为半乳糖脑苷脂（GalCer，含有一个脑羟脂酸），是脑细胞和其他神经细胞膜（髓鞘）的主要脂质，其他细胞含量很低。②含有葡萄糖基的称为葡萄糖脑苷脂（GlcCer），是非神经组织细胞膜的主要鞘糖脂，脑细胞含量很低。

半乳糖脑苷脂

2. **神经节苷脂（ganglioside）** 是结构最复杂的鞘糖脂、葡萄糖脑苷脂的衍生物，所含寡糖由 2～7 个己糖、氨基己糖构成，有 1～5 个唾液酸（神经氨酸的取代物，人体内主要是 N-乙酰神经氨酸，Neu5Ac）末端。神经节苷脂种类很多，例如神经节苷脂 G_{M1}（G 代表神经节苷脂，M 代表含有一个唾液酸，1 代表层析迁移顺序）。

NOTE

神经节苷脂G_{M1}

神经节苷脂富含于神经组织，在脑灰质中最多（占其脂质的 6%），是神经组织细胞膜的重要组分，参与神经传导。神经节苷脂分子的寡糖基是亲水基团，突出于细胞膜外，形成许多结合位点，是某些膜受体的重要组分，参与细胞免疫和细胞识别，例如 G_{M1} 就是霍乱毒素的受体。

鞘氨醇、1-磷酸鞘氨醇、神经酰胺是参与信号转导的第二信使，调节细胞生长、分化、死亡，例如神经酰胺启动某些细胞的凋亡途径，还与 2 型糖尿病的发展有关。

三、类固醇

类固醇（steroid）是固醇（sterol）及其衍生物。固醇的结构特点是含有环戊烷多氢菲骨架，C-3 位有一个 β-羟基，其余部分不含除烃基、羟基外的其他基团。动物类固醇包括胆固醇、胆固醇酯、维生素 D_3 原、胆汁酸和类固醇激素等。

环戊烷多氢菲   胆固醇   胆固醇酯

（一）胆固醇（酯）

胆固醇（酯）是动物体内含量最高的类固醇。人体约含胆固醇（酯）140g，广泛分布在各组织中，其中约 1/4 在脑组织和其他神经组织中，约占脑组织的 2%；肾上腺皮质和卵巢等合成类固醇激素的内分泌腺胆固醇（酯）含量较高，为 2%~5%；肝脏、肾脏和小肠黏膜等内脏以及皮肤和脂肪组织胆固醇（酯）的含量也较高，为 0.2%~0.5%；肌组织胆固醇（酯）含量较低，为 0.1%~0.2%；骨质胆固醇（酯）含量最低，为 0.01%。原核生物和植物不含胆固醇（酯）。

胆固醇（cholesterol）既是动物类固醇的母体化合物（parent compound），又是脊椎动物细胞膜和神经髓鞘的重要组分。在某些神经元细胞膜中，胆固醇占膜脂的 25%。细胞膜胆固醇的作用是调节膜的流动性，提高膜的稳定性，降低其对水溶性分子的通透性。

胆固醇酯（cholesterol ester）是胆固醇的酯化产物，是胆固醇的储存形式和运输形式。

不同组织胆固醇的酯化程度不同：在肝内为 50%，在血浆中为 70%，而中枢神经系统、红细胞和胆汁中基本上只含有游离胆固醇。

（二）　胆汁酸

胆汁酸（bile acid）是胆固醇的转化产物，根据存在形式分为游离胆汁酸和结合胆汁酸。游离胆汁酸主要有胆酸、脱氧胆酸、鹅脱氧胆酸和石胆酸。游离胆汁酸与甘氨酸或牛磺酸缩合成结合胆汁酸（第十八章，334 页），是人和其他动物胆汁的主要成分。

游离胆汁酸

	胆酸	鹅脱氧胆酸	脱氧胆酸	石胆酸
R_3	OH	OH	OH	OH
R_7	OH	OH	H	H
R_{12}	OH	H	OH	H

结合胆汁酸在胆汁中以钠盐或钾盐形式存在，称为胆汁酸盐，简称胆盐（各种酸在体液中主要以盐的形式存在，如磷酸和柠檬酸。为叙述方便，书中仍称为"酸"）。胆汁酸分子中的甲基和羟基分别位于其构象的疏水面（称为 β 取代基）和亲水面（称为 α 取代基），因而胆汁酸是很好的乳化剂，在消化道内促进食物脂质的消化吸收。

甘氨胆酸构象

（三）　类固醇激素

类固醇激素（steroid hormone）是以胆固醇为原料生成的激素，包括皮质激素和性激素。

1. 皮质激素（adrenal cortical hormone）　即肾上腺皮质激素，是由肾上腺皮质合成分泌的类固醇激素，如醛固酮、皮质醇（药用名称氢化可的松）和皮质酮。

醛固酮　　　　皮质醇　　　　皮质酮

皮质激素具有升高血糖或促进肾脏保钠排钾的作用。其中醛固酮由肾上腺皮质球状带合成分泌，是典型的盐皮质激素（mineralocorticoid）；其功能是促进肾小管分泌 K^+、H^+ 和重吸收 Na^+、Cl^-、HCO_3^-、H_2O，从而增加血容量、升高血压。皮质醇、皮质酮由肾上腺皮质束状带合成分泌，是典型的糖皮质激素（glucocorticoid）；其功能是促进糖异生、糖原合成、脂肪和蛋白质分解，抑制炎症反应，使机体能够对应激作出反应。

2. 性激素（gonadal hormone）　包括孕激素、雄激素和雌激素。它们主要由卵巢和睾丸等性腺合成分泌，在青春期前主要由肾上腺皮质网状带合成分泌。性激素对机体生长、第二

NOTE

性征发育、生殖功能和生殖过程起重要作用。

孕酮　　　　　　　　睾酮　　　　　　　　雌二醇

（1）**孕激素**（progestogen）　　主要由黄体合成分泌。孕激素以孕酮为主，其功能有：①调节月经周期，使子宫内膜发生分泌期变化，有利于受精卵着床、保胎。②排卵后升高基础体温。③降低子宫肌兴奋性。④抑制母体对胎儿的排斥反应。

（2）**雄激素**（androgen）　　男性主要由睾丸间质细胞合成分泌，肾上腺皮质也有少量合成分泌；女性体内有少量雄激素，主要由卵泡内膜细胞和肾上腺皮质网状带合成分泌。雄激素有睾酮、双氢睾酮和脱氢异雄酮等，其中睾酮水平最高，是双氢睾酮的 19 倍；双氢睾酮活性最高，与雄激素受体的亲和力是睾酮的 3 倍。雄激素的功能有：①刺激男性第二性征发育。②刺激附性器官生长发育并维持在成熟状态，维持正常性欲。③维持生精作用。④影响胚胎发育。⑤促进肌肉与骨骼生长。

（3）**雌激素**（estrogen）　　由卵巢中成熟的卵泡内膜细胞和黄体合成分泌，肾上腺皮质网状带也有少量合成分泌。雌激素主要有雌酮（E_1）、雌二醇（E_2）和雌三醇（E_3）等，其功能有：①促进女性第一性征和第二性征发育并维持其正常功能。②与孕激素共同调节月经周期。③拮抗甲状旁腺激素，抑制破骨细胞代谢，刺激成骨细胞代谢。④促进醛固酮合成分泌，从而保钠排钾。

🖉 乳腺癌、卵巢癌细胞的增殖依赖雌激素。雌激素由芳香化酶等催化生成，其抑制剂常用于治疗这类肿瘤。阿那曲唑（anastrazole）是芳香化酶的竞争性抑制剂，依西美坦（exemestane）是芳香化酶的自杀性抑制剂。

链接

植物雌激素

绝经期女性的许多疾病与其体内雌激素水平的低下直接相关，因而长期以来多以化学合成的雌激素作为治疗药物，但化学合成雌激素具有明显的副作用，特别是致癌性。相比之下，植物雌激素具有雌激素活性，但副作用不像化学合成雌激素那么明显。

植物雌激素（phytoestrogen）是指一类来源于植物、具有弱雌激素活性的非固醇类化合物。它们可以与雌激素受体结合，起受体调节剂作用，表现为当体内雌激素水平较高时起拮抗剂作用，当雌激素水平较低时起激动剂作用。植物雌激素大多数有两个羟基，目前根据其结构特征分为异黄酮类、木脂素类、香豆素类和二苯乙烯类。

1. **异黄酮类**　　在豆类作物中尤为丰富，对人体有明显的保健作用，副作用较低，因而受到广泛重视。大豆异黄酮是多酚类化合物，多以 β-葡萄糖苷形式存在。

2. **木脂素类**　在芝麻中含量丰富，是苯丙素类化合物，本身没有活性，在肠道内经过代谢产生的肠内酯和肠二醇等为其活性形式。

3. **香豆素类**　如紫苜蓿全草、药用蒲公英根、白车轴草等所含的香豆雌酚。

4. **二苯乙烯类**　葡萄、藜芦和虎杖等所含的白藜芦醇是多酚类化合物，在植物中与其 3-β-葡萄糖苷形式同时存在。白藜芦醇存在顺反异构体，反式白藜芦醇活性更强。

植物雌激素可用于预防肿瘤、心血管疾病和骨质疏松，改善绝经期综合征等。

糖苷型大豆异黄酮

肠内酯

糖苷型白藜芦醇

香豆雌酚

小　结

脂质包括脂肪和类脂。脂肪由甘油和脂肪酸构成。类脂包括磷脂、糖脂、类固醇及脂溶性维生素、脂类激素、萜、蜡等。

脂肪酸是脂质的基本组分，可分为短链脂肪酸、中链脂肪酸和长链脂肪酸，也可分为饱和脂肪酸和不饱和脂肪酸。不饱和脂肪酸可分为单不饱和脂肪酸和多不饱和脂肪酸，也可分为 ω-7 类、ω-9 类、ω-6 类、ω-3 类不饱和脂肪酸。

亚油酸和亚麻酸是必需脂肪酸。类花生酸是花生三烯酸、花生四烯酸、花生五烯酸的衍生物，包括前列腺素、前列环素、血栓素、白三烯和脂氧素等，属于激素。它们在体内含量低但分布广，具有重要的生理功能。

脂肪包括油和脂，其所含脂肪酸的不饱和程度可用碘值鉴定，酸败程度可用酸值鉴定。

磷脂是生物膜的重要组分，包括甘油磷脂和鞘磷脂，其中甘油磷脂包括磷脂酸、磷脂酰胆碱、磷脂酰乙醇胺、磷脂酰肌醇和磷脂酰丝氨酸等。

糖脂包括甘油糖脂和鞘糖脂等。鞘糖脂包括脑苷脂和神经节苷脂等，是动物细胞膜的结构

NOTE

成分，在脑和神经髓鞘中含量最高。

动物类固醇包括胆固醇、胆固醇酯、维生素 D_3 原、胆汁酸和类固醇激素等，其结构特点是含有环戊烷多氢菲骨架。

胆固醇既是动物其他类固醇化合物的前体，又是脊椎动物细胞膜和神经髓鞘的重要组分，在脑和其他神经组织中含量较高。

胆固醇酯是胆固醇的酯化产物，是胆固醇的储存形式和运输形式。

胆汁酸是人和其他动物胆汁的主要成分，是很好的乳化剂，在消化道内促进脂质的消化吸收。

类固醇激素包括皮质激素和性激素等。皮质激素包括糖皮质激素和盐皮质激素，由肾上腺皮质合成分泌，具有升高血糖或促进肾脏保钠排钾的作用。性激素包括孕激素、雄激素和雌激素，主要由卵巢和睾丸等性腺合成分泌，在青春期之前由肾上腺皮质网状带合成分泌，对机体生长和第二性征发育起重要作用。

讨论

1. 脂肪酸的结构特点。
2. 不饱和脂肪酸的分类。
3. 反式脂肪酸与人类健康。
4. 类脂的两亲性及其生理意义。

第三章　蛋白质化学

蛋白质是一类生物大分子，由一条或多条肽链构成，每条肽链都由一定数量的氨基酸按一定顺序通过肽键连接而成。蛋白质约占人体干重的 45%、细胞干重的 50%~70%，是细胞内除水外含量最高的生命物质。大肠杆菌有 3000 多种蛋白质，酵母有 5000 多种，哺乳动物细胞则有上万种。"protein（蛋白质）"一词由瑞典化学家 Berzelius 于 1838 年创造，其希腊名字"*proteios*"的本意是"第一、最初"，用以表示其在生命活动中的重要性。

蛋白质是机体的重要组分，是生命的物质基础，是生命活动的执行者。不同蛋白质具有不同的生理功能。例如：有些蛋白质是生物催化剂，具有催化活性；有些蛋白质是结缔组织、骨骼等的结构成分；蛋白质激素和受体参与信号转导，调节代谢；免疫球蛋白参与机体防御。此外，蛋白质在物质运输、营养储存、肌肉收缩、血液凝固、组织更新、损伤修复、生长和繁殖、遗传和变异，甚至识别和记忆、感觉和思维等方面均发挥核心作用。因此，生命活动离不开蛋白质。

第一节　蛋白质的分子组成

蛋白质种类多、含量高、结构复杂、功能多样，但元素组成一致、结构单位一致。蛋白质的结构单位是氨基酸。多数蛋白质还含有非氨基酸成分。

一、蛋白质的元素组成

组成蛋白质的主要元素是碳（50%~55%）、氢（6%~7%）、氧（19%~24%）、氮（13%~19%）和硫（0~4%），许多蛋白质还含有磷、铁、铜、锌、锰、钴、钼、硒和碘等。氮是蛋白质的特征元素，各种蛋白质的含氮量接近，平均值为 16%。因为蛋白质是主要含氮生命物质，所以测定生物样品的含氮量可以大致计算出其蛋白质含量：

$$样品蛋白质含量(g) = 样品含氮量(g) \times 6.25$$

凯氏定氮法（Kjeldahl method）是分析样品总氮的经典方法。含氮样品与硫酸、催化剂一同加热消化，使样品总氮转化成铵盐，然后加碱将铵盐转化为氨，随水蒸气馏出，用硼酸吸收后再用标准碱滴定，就可计算出样品总氮。凯氏定氮法可用于分析食品蛋白质含量。该方法的优点是不需要提纯蛋白质，缺点是掺入非蛋白氮（如三聚氰胺）会使测定值偏高。

NOTE

二、蛋白质的结构单位

蛋白质的结构单位是氨基酸（amino acid）。已在各种生物体内鉴定的氨基酸有 300 多种，其中在蛋白质中鉴定的氨基酸有 100 多种，但用于合成蛋白质的只有 20 种，这 20 种氨基酸称为标准氨基酸。其他氨基酸（非标准氨基酸）有些是在蛋白质中由标准氨基酸转化生成的，例如胶原蛋白中的 4-羟脯氨酸和 5-羟赖氨酸、凝血因子中的 γ-羧基谷氨酸、翻译因子 eEF-2 中的白喉酰胺；有些并不存在于蛋白质中，例如参与尿素循环的鸟氨酸和瓜氨酸、参与蛋氨酸循环的同型半胱氨酸，这类氨基酸称为非蛋白质氨基酸。

（一）氨基酸的结构

在 20 种标准氨基酸中，除了脯氨酸是 α-亚氨基酸外，其他氨基酸都是 α-氨基酸（羧酸分子中与羧基碳成键的碳原子称为 α-碳原子，α-碳原子上的氨基或羟基称为 α-氨基或 α-羟基）。19 种氨基酸的 α-碳原子是手性碳原子，因而它们是手性分子，是 L-α-氨基酸。甘氨酸的 α-碳原子不是手性碳原子，因而甘氨酸不是手性分子，没有构型。书中介绍 L-氨基酸时一般不再注明其构型。

D-氨基酸最初发现于细菌细胞壁的部分肽及某些肽类抗生素中，如革兰阳性菌的 D-丙氨酸、D-谷氨酸。后来在其他生物也有发现，如霍乱弧菌肽聚糖中的 D-蛋氨酸、D-亮氨酸，枯草杆菌分泌的 D-蛋氨酸、D-酪氨酸、D-亮氨酸、D-色氨酸，人脑组织中的 D-丝氨酸、D-天冬氨酸。肽类抗生素短杆菌酪肽和短杆菌肽 S 含 D-苯丙氨酸。皮啡肽是一种七肽类阿片肽，含 D-丙氨酸。

氨基酸碳原子有两种编号规则：一种是用希腊字母编号，将碳原子按照与羧基碳原子的结合关系依次编号为 α、β、γ、δ 等；另一种是用阿拉伯数字编号，α-羧基是主要官能团，其碳原子编为 1 号，其他碳原子依次编为 2 号、3 号等。含环结构氨基酸有特殊编号，见图 3-1。

L-氨基酸　　　　D-氨基酸　　　　　　　L-氨基酸碳原子编号

（二）氨基酸的分类

将氨基酸分类有助于认识氨基酸的结构、性质和作用。出于不同的研究目的，氨基酸有不同的分类（表 3-1）。根据 R 基的结构与性质可把 20 种标准氨基酸分为五类（表 3-2、图 3-1）。

表 3-1　标准氨基酸分类

分类依据	分类
R 基结构与性质	非极性脂肪族 R 基氨基酸、极性不带电荷 R 基氨基酸、芳香族 R 基氨基酸、带正电荷 R 基氨基酸、带负电荷 R 基氨基酸
R 基酸碱性	酸性氨基酸、碱性氨基酸、中性氨基酸
人体内能否自己合成	必需氨基酸、非必需氨基酸
分解产物进一步转化	生糖氨基酸、生酮氨基酸、生糖兼生酮氨基酸

甘氨酸　　　丙氨酸　　　脯氨酸　　　缬氨酸　　　亮氨酸

异亮氨酸　　甲硫氨酸　　苯丙氨酸　　酪氨酸　　　色氨酸

丝氨酸　　　苏氨酸　　　半胱氨酸　　天冬酰胺　　谷氨酰胺

赖氨酸　　　精氨酸　　　组氨酸　　　天冬氨酸　　谷氨酸

图 3-1　标准氨基酸结构

　　1. 非极性脂肪族 R 基氨基酸　这类氨基酸有七种，含有非极性疏水 R 基。其中异亮氨酸、亮氨酸、缬氨酸和丙氨酸的 R 基在蛋白质分子内可以通过疏水作用相互结合，以稳定蛋白质构象。甘氨酸的结构最简单，它的 R 基太小（是一个氢原子），因而与其他氨基酸的R 基之间无疏水作用。蛋氨酸（又称甲硫氨酸）是两种含硫氨基酸之一，它的 R 基含有非极性甲硫基。脯氨酸的 R 基形成环状结构，这种结构具有刚性，在蛋白质构象中具有特殊意义。

　　2. 芳香族 R 基氨基酸　这类氨基酸有三种，其 R 基都含有苯环结构，所以称为芳香族氨基酸。酪氨酸是 R 基含羟基的三种标准氨基酸之一。

　　3. 极性不带电荷 R 基氨基酸　这类氨基酸有五种，含有极性亲水 R 基，可以与水形成氢键（半胱氨酸除外）。因此，与非极性脂肪族 R 基氨基酸相比它们较易溶于水。丝氨酸和苏氨酸的极性源于其 R 基羟基，半胱氨酸源于其巯基，天冬酰胺和谷氨酰胺源于其酰胺基。

表 3-2 标准氨基酸

习惯名称	缩写		分子量	pK_1	pK_2	pK_R	等电点
非极性脂肪族 R 基氨基酸							
甘氨酸	Gly	G	75	2.34	9.60		5.97
丙氨酸	Ala	A	89	2.34	9.69		6.01
脯氨酸	Pro	P	115	1.99	10.96		6.48
缬氨酸	Val	V	117	2.32	9.62		5.97
亮氨酸	Leu	L	131	2.36	9.60		5.98
异亮氨酸	Ile	I	131	2.36	9.68		6.02
蛋氨酸	Met	M	149	2.28	9.21		5.74
极性不带电荷 R 基氨基酸							
丝氨酸	Ser	S	105	2.21	9.15		5.68
苏氨酸	Thr	T	119	2.11	9.62		5.87
半胱氨酸	Cys	C	121	1.96	10.28	8.18	5.07
天冬酰胺	Asn	N	132	2.02	8.80		5.41
谷氨酰胺	Gln	Q	146	2.17	9.13		5.65
芳香族 R 基氨基酸							
苯丙氨酸	Phe	F	165	1.83	9.13		5.48
酪氨酸	Tyr	Y	181	2.20	9.11	10.07	5.66
色氨酸	Trp	W	204	2.38	9.39		5.89
带正电荷 R 基氨基酸							
赖氨酸	Lys	K	146	2.18	8.95	10.53	9.74
组氨酸	His	H	155	1.82	9.17	6.00	7.59
精氨酸	Arg	R	174	2.17	9.04	12.48	10.76
带负电荷 R 基氨基酸							
天冬氨酸	Asp	D	133	1.88	9.60	3.65	2.77
谷氨酸	Glu	E	147	2.19	9.67	4.25	3.22

4. 带正电荷 R 基氨基酸 又称碱性氨基酸。这类氨基酸有三种，其中赖氨酸 R 基氨基、精氨酸 R 基胍基和组氨酸 R 基咪唑基在生理状态下可以结合 H^+ 而带正电荷。组氨酸咪唑基的 $pK_R = 6$，接近生理 pH，所以在酶促反应中咪唑基既可以作为 H^+ 供体又可以作为 H^+ 受体，发挥酸碱催化作用（第五章，80 页）。

5. 带负电荷 R 基氨基酸 又称酸性氨基酸。天冬氨酸和谷氨酸的 R 基羧基在生理状态下可以解离出 H^+ 而带负电荷。

（三） 氨基酸的功能

氨基酸是蛋白质的合成原料。某些氨基酸还是卟啉、嘌呤、嘧啶、激素、激素释放因子、神经递质、神经调质、酶的辅助因子等的合成原料。

某些氨基酸是神经递质，包括兴奋性氨基酸和抑制性氨基酸。兴奋性氨基酸（EAA）主要是谷氨酸，此外还有天冬氨酸、半胱氨酸、同型半胱氨酸、红藻氨酸、使君子氨酸、*N*-甲基-D-天冬氨酸，可以作为神经递质促使突触后细胞去极化激活，也可作为神经毒素导致神经元死亡。抑制性氨基酸（IAA）包括γ-氨基丁酸、甘氨酸、β-丙氨酸、牛磺酸，可以作为神经递质抑制突触后细胞去极化激活。

（四）氨基酸的性质

各种氨基酸的理化性质不尽相同，甚至各有特性。这里介绍氨基酸的典型性质。

1. 紫外吸收特征　分析吸收光谱可知，芳香族氨基酸特别是色氨酸在280nm波长附近存在吸收峰（图3-2）。由于大多数蛋白质都含有芳香族氨基酸，所以可用280nm紫外分光光度法进行蛋白质定量分析。

图3-2　氨基酸的紫外吸收光谱

2. 茚三酮反应　水合茚三酮与氨基酸发生反应，生成紫色化合物，该化合物在570nm波长附近存在吸收峰。茚三酮反应可用于氨基酸定量分析。

水合茚三酮　　氨基酸　　　　　　　　　　紫色化合物

水合茚三酮与脯氨酸或羟脯氨酸反应生成黄色化合物。

3. 两性解离与等电点　两性电解质（ampholyte）是指在溶液中既可给出 H^+ 而呈酸性，又可结合 H^+ 而呈碱性的电解质，例如 HCO_3^-、$H_2PO_4^-$。氨基酸是两性电解质，在溶液中其羧基可以给出 H^+ 而呈酸性，其氨基可以结合 H^+ 而呈碱性（图3-3）。

氨基酸在溶液中的解离度（又称电离度）受溶液 pH 影响，在某一 pH 值条件下，氨基酸解离成阳离子和阴离子的程度

二元酸　　　　　　兼性离子　　　　　二元碱
pH<pI　　　　　　pH=pI　　　　　　pH>pI

图3-3　氨基酸的两性解离与等电点

相等，溶液中的氨基酸是一种既带正电荷、又带负电荷的电中性离子（净电荷为零），这种离子称为兼性离子（zwitterion），此时溶液的 pH 值称为该氨基酸的等电点（pI）。等电点是氨基酸的特征常数。如果溶液的 pH 值大于氨基酸的等电点，则氨基酸净带负电荷，在电场中会向正极移动；如果溶液的 pH 值小于氨基酸的等电点，则氨基酸净带正电荷，在电场中会向负极移动。溶液的 pH 值越偏离等电点，氨基酸所带净电荷越多，在电场中的移动速度就越快。

NOTE

三、蛋白质的辅基

蛋白质的辅基（prosthetic group）是指蛋白质所含的非氨基酸成分，是其必不可少的功能成分。蛋白质可根据组成分为简单蛋白质和结合蛋白质：简单蛋白质（simple protein）又称单纯蛋白质，完全由氨基酸构成，例如胰岛素；结合蛋白质（conjugated protein）又称缀合蛋白质，由脱辅基蛋白（apoprotein）和辅基构成，两者结合牢固，例如血红蛋白由珠蛋白和血红素构成。不同结合蛋白质所含辅基的化学本质不同（表3-3），其功能也不同，例如酶的辅助因子（第五章，75页）。生物体内多数蛋白质都是结合蛋白质。

表 3-3　结合蛋白质组成与分类

分类	辅基	举例
糖蛋白（glycoprotein）	糖基	免疫球蛋白、凝集素、干扰素、人绒毛膜促性腺激素
磷蛋白（phosphoprotein）	磷酸基	酪蛋白、卵黄高磷蛋白
核糖核蛋白（nucleoprotein）	核酸	核糖体、端粒酶、信号识别颗粒
血红素蛋白（hemoprotein）	血红素	血红蛋白、肌红蛋白、细胞色素、过氧化氢酶
黄素蛋白（flavoprotein）	黄素核苷酸	琥珀酸脱氢酶
金属蛋白（metalloprotein）	铁	铁蛋白
	锌	醇脱氢酶、碳酸酐酶
	钙	钙调蛋白
	钼	固氮酶
	铜	铜蓝蛋白

第二节　肽键和肽

氨基酸通过肽键连接成肽。肽可根据所含氨基酸多少分为寡肽和多肽，根据结构功能分为生物活性肽和蛋白质。

一、肽键与肽平面

肽键（peptide bond）存在于蛋白质和肽分子中，是由一个氨基酸的 α-羧基与另一个氨基酸的 α-氨基缩合形成的化学键。

肽键结构中的六个原子构成一个肽单位（peptide unit，—C_α—CO—NH—C_α—）。在肽单位中，C＝O 键的 π 电子与氮原子的孤对电子存在部分共享（共振，图3-4①），C—N 键的键长

（0.132nm）介于 C—N 单键（0.147nm）和 C ═N 双键（0.124nm）之间，具有一定程度的双键性质，不能自由旋转。肽单位的六个原子处在同一个平面上，该平面被称为肽平面。肽单位几乎都是（99.6%）反式构型，即两个 C$_\alpha$ 处于肽键两侧。N—C$_\alpha$ 键和 C$_\alpha$—C 键可以旋转，蛋白质构象的形成与改变是以相邻肽单位通过围绕同一个 C$_\alpha$ 旋转为基础的（图 3-4②）。

图 3-4 肽键共振结构和肽平面

二、肽

肽（peptide）由不止一个氨基酸通过肽键连接而成。肽分子中的氨基酸是不完整的，氨基失去了氢，羧基失去了羟基，因而称为氨基酸残基（amino-acid residue）。

1. **肽是氨基酸的链状聚合物** 由两个氨基酸构成的肽称为二肽，其他依此类推。通常把长度是 2~10AA（AA：氨基酸，这里表示肽链长度单位，全书同）的肽称为寡肽（oligopeptide），长度大于 10AA 的肽称为多肽（polypeptide）。多肽的化学结构呈链状，所以又称多肽链。多肽链中以—N—C$_\alpha$—C—为单位构成的长链称为主链（main chain），又称骨架（backbone）；而氨基酸的 R 基相对很小，称为侧链（branch, side chain）。主链一端的 α-氨基未与氨基酸形成肽键（有的是游离的，有的环化或酰胺化），这一端称为 N 端（N-terminal）、氨基端；另一端的 α-羧基未与氨基酸形成肽键（有的是游离的，有的酰胺化），这一端称为 C 端（C-terminal）、羧基端。肽链有方向性，通常把 N 端视为起始端，这与多肽链的合成方向一致，即多肽链的合成起始于 N 端，终止于 C 端。

书写肽链时，习惯上（始于尚未阐明合成方向之前）把 N 端写在左侧，用 H$_2$N-或 H-表示，C 端写在右侧，用—COOH 或—OH 表示，如图 3-5 所示。也可用中文简称或英文缩写表示，如 H-丙-甘-半-丙-丝-OH、Ala-Gly-Cys-Ala-Ser 或 AGCAS。

图 3-5 肽链结构

2. **蛋白质是大分子肽** 多肽链是蛋白质的基本结构，实际上蛋白质就是具有特定构象的多肽。不过，并非所有多肽都是蛋白质。虽然两者没有严格界限，但可从以下几方面区分：①11~50AA 的多肽不是蛋白质，IUBMB 推荐定义长度大于 50AA 的多肽是蛋白质（IUPAC 推荐定义分子量 1×10^4 以上的多肽是蛋白质）。②一个多肽分子只含有一条肽链，而一个蛋白质分子可含有不止一条肽链。③多肽的活性可能与其构象无关，而蛋白质则不然，改变构象会改变其活性。④许多蛋白质含有辅基成分，而多肽一般不含辅基成分（表 3-4）。

表 3-4　部分蛋白质的分子量

蛋白质	来源	分子量	氨基酸数	肽链数	蛋白质	来源	分子量	氨基酸数	肽链数
细胞色素 c	人	13 000	104	1	白蛋白	人	68 500	609	1
核糖核酸酶 A	牛胰	13 700	124	1	己糖激酶	酵母	102 000	972	2
肌红蛋白	人	17 053	153	1	RNA 聚合酶	大肠杆菌	450 000	4158	5
血红蛋白	人	64 500	574	4	载脂蛋白 B	人	513 000	4536	1

三、生物活性肽

生物活性肽（biological active peptide）是指具有特殊生理功能的肽类物质，例如参与代谢调节、神经传导。它们多为蛋白质多肽链降解产物。人体内存在各种生物活性肽（表 3-5）。食物蛋白质的消化产物中也有生物活性肽，它们可以被直接吸收。此外，一些抗生素（如短杆菌酪肽）、毒素（如鹅膏蕈碱）也是生物活性肽。

表 3-5　生物活性肽

分类	举例（氨基酸数）	功能
（1）血浆活性肽	①血管紧张素Ⅱ（8）	增大外周阻力，升高动脉血压
	②缓激肽（9）	抑制组织炎症
	③胰高血糖素（29）	促进肝糖原分解
（2）脑组织活性肽	①促甲状腺激素释放激素（3）	刺激垂体前叶促甲状腺激素分泌
	②促性腺激素释放激素（10）	促进黄体生成素和卵泡刺激素分泌
	③生长激素释放抑制激素（14）	抑制生长激素等分泌
	④促肾上腺皮质激素释放激素（41）	促进促肾上腺皮质激素分泌
	⑤促肾上腺皮质激素（39）	刺激肾上腺皮质激素分泌
	⑥加压素（9）	增强肾脏钠水重吸收，刺激血管收缩
	⑦催产素（9）	促进子宫收缩
	⑧β 促黑素（18）	调节黑色素细胞代谢
（3）神经肽	脑啡肽（5）	神经传导，痛觉抑制
（4）胃肠道活性肽	①胃泌素 14、17、34（14、17、34）	调节消化道运动、消化腺分泌
	②胰泌素（27）	调节消化道运动、消化腺分泌
（5）其他活性肽	①心钠素（28）	促进肾脏排钠排水，降低动脉血压
	②降钙素（32）	防止血钙血磷过高

还原型谷胱甘肽（GSH）是由谷氨酸、半胱氨酸和甘氨酸通过肽键连接而成的酸性三肽（其中谷氨酸 γ-羧基与半胱氨酸 α-氨基形成异肽键），所含巯基为主要官能团。GSH 具有还原性，是重要的抗氧化剂（第八章，156 页；第十章，224 页；第十七章，322 页）。GSH 分布广泛，在肝细胞内水平最高，约 5mmol/L（90% 在细胞质，10% 在线粒体），在红细胞内水平也很高，约 2mmol/L，是红细胞内主要的抗氧化剂。

还原型谷胱甘肽（GSH）

$$HOOC-\underset{\underset{H}{|}}{\overset{\overset{NH_2}{|}}{C}}-CH_2-CH_2-\underset{\underset{O}{||}}{C}-N-\underset{\underset{O}{||}}{\overset{\overset{CH_2}{|}}{C}}-\underset{\underset{O}{||}}{\overset{\overset{H}{|}}{C}}-N-CH_2-COOH$$

第三节　蛋白质的分子结构

　　蛋白质是由氨基酸连接而成的大分子化合物。天然蛋白质特有的分子结构是其具有特定生理功能的分子基础，尽管其分子中成千上万原子的空间布局（spatial arrangement）十分复杂，但遵循共同规律，研究时可以根据结构复杂性分为不同结构层次，包括一级结构、二级结构、三级结构和四级结构（图 3-6），其中二级结构、三级结构和四级结构称为蛋白质的空间结构或构象。一种蛋白质在生理状态下只有一种或少数几种稳定的构象。蛋白质的构象由氨基酸序列决定，主要由非共价键维持。

氨基酸序列	肽段构象	亚基构象	寡聚蛋白构象
（一级结构）	（二级结构）	（三级结构）	（四级结构）

图 3-6　蛋白质结构层次

一、蛋白质的一级结构

　　蛋白质的一级结构（primary structure）通常描述为蛋白质多肽链中氨基酸的排列顺序，简称氨基酸序列。蛋白质的一级结构反映蛋白质分子的共价键结构。肽键是连接氨基酸的主要共价键，是稳定蛋白质一级结构的主要作用力，此外蛋白质分子中可能还有二硫键等其他共价键结构。

　　如同成千上万个英文单词是用字母拼成的一样，生物体内各种蛋白质都是用 20 种氨基酸合成的，不同蛋白质所含氨基酸的数量、比例和排列顺序均不相同，因而其结构、性质和活性也不相同。

　　胰岛素（insulin）由 Banting 和 Macloed（1923 年诺贝尔生理学或医学奖获得者）等于 1921 年发现，并于 1922 年应用于糖尿病治疗，其一级结构由 Sanger（1958 年诺贝尔化学奖获得者）于 1953 年阐明（图 3-7）：牛胰岛素由两条肽链构成，A 链长 21AA，含有 4 个半胱氨酸；

NOTE

B 链长 30AA，含两个半胱氨酸。6 个半胱氨酸的巯基形成 3 个二硫键，其中两个在 A 链、B 链之间，1 个在 A 链内。牛胰岛素是第一种被阐明一级结构的蛋白质，也是第一种人工合成的蛋白质。

图 3－7　牛胰岛素的一级结构

研究蛋白质一级结构的意义：①一级结构是蛋白质活性的分子基础。②一级结构是蛋白质构象的基础，包含了形成特定构象所需的全部信息。③众多遗传病的分子基础是基因突变，导致其所表达蛋白质的一级结构发生变化。④研究蛋白质的一级结构可以阐明生物进化史，不同物种的同源蛋白的一级结构越相似，它们之间的进化关系越近。

二、蛋白质的二级结构

蛋白质的二级结构（secondary structure）是指蛋白质多肽链局部片段（3~30AA）的构象，该片段的氨基酸序列是连续的，主链构象通常是规则的。

在蛋白质多肽链中，氨基酸通过肽键连接。肽单位是肽链主链可以卷曲折叠的基本单位。由于肽单位相对旋转的程度不同，多肽链可以形成各种二级结构，如 α 螺旋、β 折叠、β 转角、环和无规卷曲，还可以在二级结构基础上进一步形成基序结构。

1. α 螺旋（α helix）　是指蛋白质多肽链局部肽段通过肽单位旋转形成的一种右手螺旋结构：每一螺旋含 3.6AA，螺距为 0.54nm，螺旋直径为 0.5nm，氨基酸的 R 基位于螺旋的外面（图 3-8①）。在 α 螺旋中，每一个肽单位的氧与后面第四个肽单位的氢形成氢键（图 3-8②③），从而维持 α 螺旋的稳定性。在蛋白质中，约 1/4 的氨基酸形成 α 螺旋，但因蛋白质而异（表 3-6），如构成毛发、指甲的 α 角蛋白，其二级结构都是 α 螺旋。α 螺旋由 Pauling（1954 年诺贝尔化学奖获得者）和 Corey 于 1951 年提出，并通过研究得到证实。

表 3－6　部分蛋白质的二级结构组成

蛋白质	氨基酸数	α 螺旋残基数（%）	β 折叠残基数（%）	蛋白质	氨基酸数	α 螺旋残基数（%）	β 折叠残基数（%）
糜蛋白酶	241	14	45	细胞色素 c	104	39	0
核糖核酸酶	124	26	35	溶菌酶	129	40	12
羧肽酶	307	38	17	肌红蛋白	153	78	0

单次跨膜蛋白的跨膜结构域为富含疏水性氨基酸的 α 螺旋，构成膜通道的多次跨膜蛋白的跨膜结构域为两亲性 α 螺旋（amphipathic helix），通道内表面分布有较多的亲水性氨基酸，通道外表面分布有较多的疏水性氨基酸。

2. β 折叠（β strand）　是指蛋白质多肽链局部肽段的主链构象呈锯齿状：一个 β 折叠单位含两个氨基酸（相当于两个肽单位），其 R 基交替排布在 β 折叠两侧（图 3-9）。多数 β 折叠比较短，仅 5~8AA，但也有长的，如构成蜘蛛丝、蚕丝的丝心蛋白，其二级结构几乎都是 β 折叠。

图 3-8　α 螺旋

图 3-9　β 折叠

　　同一肽链或不同肽链上的数段 β 折叠可以平行结合，形成裙褶结构，称为 β 片层（β sheet）。结合有同向平行和反向平行两种形式，两种形式中折叠单位的长度不同：同向平行的 β 折叠单位为 0.65nm，反向平行的 β 折叠单位为 0.7nm（图 3-10）。相邻 β 折叠通过肽单位形成氢键，是稳定 β 片层的主要作用力。

图 3-10　β 片层

大多数 β 片层并不是严格的平面结构，而是呈一定程度的右手扭曲结构。许多球状蛋白质分子内部的 β 桶状结构（β barrel）就是由这种扭曲的 β 片层形成的。

3. β 转角（β turn） 是指蛋白质分子中用以连接其他二级结构的一种刚性回折肽段（图 3-11）：一个 β 转角长 4AA（其中常含脯氨酸、甘氨酸），含有三个肽单位，其稳定性由第一个肽单位的氧与第三个肽单位的氢形成的氢键维持。

图 3-11   β 转角

4. 环（loop） 是指蛋白质分子中用以连接其他二级结构的一种柔性肽段，所含氨基酸数多于 β 转角。

5. 无规卷曲（random coil） 是指蛋白质多肽链中的一些尚未阐明规律性的肽段构象。

6. 基序（motif） 又称模体、超二级结构（super-secondary structure），是指几个二级结构单元进一步聚集和结合形成的特定构象单元，如 αα、βαβ、ββ、螺旋-转角-螺旋、亮氨酸拉链等。基序具有特定功能，通常直接参与分子识别和分子结合。形成基序的过程是形成化学键的过程，因而进一步释放了蛋白质分子的内能，使其更加稳定。基序是蛋白质在二级结构基础上形成三级结构时经过的一个新的结构层次。

（1）螺旋-环-螺旋（HLH） 是许多钙结合蛋白分子中的一种螯合有 Ca^{2+} 的基序结构，由 α 螺旋、环、α 螺旋三个二级结构肽段组成，因此得名。螺旋-环-螺旋的环中有几个保守的 R 基含氧原子的脂肪族氨基酸，通过这些氧原子螯合 Ca^{2+}（图 3-12①）。

（2）锌指（zinc finger） 是一类常见的基序结构，其一级结构约 30AA，由一段 α 螺旋和两段反向平行 β 折叠构成，形如手指，通过序列中的两对氨基酸（Cys_2His_2 或 Cys_4）螯合一个 Zn^{2+}（图 3-12②）。

①

②

图 3-12   蛋白质的基序结构

三、蛋白质的三级结构

蛋白质的三级结构（tertiary structure）是指蛋白质分子整条肽链的构象，描述其所有原子的空间布局。蛋白质三级结构的形成是整条肽链在二级结构基础上进一步折叠的结果。三级结构的稳定力主要来自在一级结构中相隔较远的一些氨基酸 R 基的相互作用，包括疏水作用、氢键、离子键和范德华力等非共价键及二硫键等少量共价键。

1. 部分蛋白质的三级结构 蛋白质的三级结构非常复杂，不像二级结构那样有明显的规律性，但有以下共同特点：分子内部几乎都是疏水基团，亲水基团则位于分子表面。

（1）**人肌红蛋白（Mb）** 位于肌细胞中，功能是储存氧。①一级结构含有 153AA。②二级结构包括 8 段 α 螺旋和连接它们的转角（包括 β 转角）、环和无规卷曲。75%~78% 的氨基酸位于 α 螺旋区，最长 α 螺旋段 23AA，最短 α 螺旋段 7AA。③整个分子呈球形（4.5nm×3.5nm×2.5nm），结构致密。除了两个组氨酸的咪唑基位于内部之外，其余氨基酸的带电荷 R 基都位于分子表面。④分子结构中有一个口袋区，内装一个血红素辅基，通过其 Fe^{2+} 与 His93 的 N-τ 以垂直于血红素平面的配位键结合。氧即与该 Fe^{2+} 以垂直于血红素平面的配位键结合。海洋哺乳动物肌细胞含有大量肌红蛋白，可以储存氧，因此能长时间潜水（图 3-13①）。

①肌红蛋白　　　　　②血红蛋白

图 3-13　肌红蛋白三级结构和血红蛋白四级结构

☝急性心肌梗死发病时，血清肌红蛋白升高，其峰值比血清心肌酶升高还早。

☝**肌红蛋白尿（myoglobinuria）** 心肌梗死或骨骼肌严重挤压伤导致大量肌红蛋白入血，如果伴随肾功能不全则进一步导致肌红蛋白入尿，称为**肌红蛋白尿**。不过通过检测血清酶诊断心肌梗死更灵敏（第五章，78 页）。

（2）**牛胰核糖核酸酶** 一级结构含有 124AA，有 4 个二硫键、3 段较短的 α 螺旋和 3 段较长的 β 折叠（图 3-14）。

①一级结构

②三级结构

图 3-14　牛胰核糖核酸酶

2. 结构域 许多较大蛋白质的三级结构是由肽链分段折叠形成的，其中一个或多个肽段折叠形成稳定的球形结构，具有特定功能，有的与其他部分之间通过柔性肽段连接，可以通过对多肽链的适当酶切将其分离，这种结构称为**结构域（domain）**。

一个结构域是一个蛋白质三级结构的一部分，由 30~400AA 的多肽链（可含基序）折叠形成，其肽链的缠绕致密而稳定，具有特定的生物活性，例如配体结合域（LBD）可以结合配体、催化结构域（酶的活性中心，第五章，74 页）直接催化反应。大多数结构域具有模块性（modular），其一级结构和构象都具有连续性。结构简单的蛋白质（特别是只结合一个配体的蛋白质）常只有一个结构域，例如溶菌酶、磷酸丙糖异构酶、肌红蛋白。相比之下，结构复杂的蛋白质有不止一个结构域，例如乳酸脱氢酶有两个结构域：N 端的 NADH 结合域和 C 端的丙酮酸结合域。Src 是人体内的一种蛋白酪氨酸激酶，其一级结构含 535AA，其中有三段序列在三级结构中形成三个结构域：SH3 结构域和 SH2 结构域的作用是与其他分子结合，蛋白激酶结构域的作用是催化特定蛋白质酪氨酸磷酸化（图 3-15）。

图 3-15　蛋白酪氨酸激酶 Src 的结构域

结构域之间常常通过无规卷曲柔性连接，可以相对移动，因而可以有轻度或广泛的相互作用，对蛋白质功能的表达极为重要。

四、蛋白质的四级结构

许多蛋白质由不止一条肽链构成，每一条肽链都有特定且相对独立的三级结构，称为该蛋白质的一个亚基，这类蛋白质称为多体（multimer）、多亚基蛋白（multisubunit protein），其中含 2~10 个亚基的称为寡聚蛋白（oligomeric protein）。蛋白质的四级结构（quaternary structure）是指寡聚蛋白所含亚基的数目、种类和空间布局。四级结构的稳定力来自不同亚基上一些氨基酸 R 基的相互作用，包括疏水作用、氢键、离子键和范德华力等非共价键及二硫键。

多体根据所含亚基数分别称为二聚体（dimer）、四聚体（tetramer）等，由一种亚基构成的蛋白质称为同二聚体（homodimer）、同四聚体（homotetramer）等，由几种亚基构成的蛋白质称为异二聚体（heterodimer）、异四聚体（heterotetramer）等。

血红蛋白（Hb）是最早阐明四级结构的蛋白质（1962 年诺贝尔化学奖获得者 Perutz 和 Kendrew 于 1959 年阐明马血红蛋白四级结构）。正常成人血红蛋白 HbA 是一种四聚体结合蛋白质，由 α 和 β 两种亚基构成，两种亚基均由一条肽链（珠蛋白）和一个血红素辅基构成：①α、β 珠蛋白分别含有 141、146 个氨基酸，其一级结构中有 64 个氨基酸相同，其中有 27 个氨基酸与肌红蛋白相同。②两种亚基的二级结构和三级结构均颇为相似，且与肌红蛋白相似。③两个 α 亚基和两个 β 亚基构成血红蛋白异四聚体（目前多表述为由一对 αβ 原聚体构成，图 3-13②）。

血红蛋白是红细胞的主要蛋白质（细胞质浓度高达33%~34%，约2mmol/L，占红细胞总蛋白的95%），也是体内主要的含铁蛋白质。血红蛋白的功能是从肺向组织运输氧、从组织向肺运输二氧化碳和H^+。人体通过呼吸获得的氧有98.5%是由血红蛋白运输的，每100ml血液可以运输4.2~13.2ml氧。我国成人血液血红蛋白浓度男性110~160g/L，女性100~150g/L。

五、维持蛋白质结构的化学键

蛋白质的结构是由多种化学键共同维持的。这些化学键包括肽键、二硫键、疏水作用、氢键、离子键和范德华力，后四种属于非共价键，是维持蛋白质构象的主要化学键（图3-16）。

图3-16　维持蛋白质构象的化学键

1. 二硫键（disulfide bond）　蛋白质分子中的二硫键是由一对半胱氨酸在蛋白质二硫键异构酶（PDI）催化下形成的（键能51kcal/mol）。二硫键几乎只存在于分泌蛋白、细胞膜外周边蛋白、细胞膜跨膜蛋白胞外结构域，对稳定蛋白质的三级结构和四级结构起重要作用。

另一方面，蛋白质分子中的半胱氨酸巯基不都形成二硫键，它们还有其他重要功能，例如作为巯基酶的必需基团（第五章，86页）。

2. 疏水作用（hydrophobic interaction）　是指疏水分子或基团为减少与水的接触而彼此缔合的一种相对作用力。疏水作用对稳定蛋白质构象非常重要，球状蛋白质分子内部主要聚集了疏水性氨基酸。

3. 氢键（hydrogen bond）　是指羟基氢或氨基氢与另一个氧原子或氮原子形成的化学键（键能5~6kcal/mol）。氢键是蛋白质分子中数量最多的非共价键。

4. 离子键（ionic bond）　蛋白质分子中存在可解离基团，赖氨酸、精氨酸、组氨酸R基带正电荷，谷氨酸、天冬氨酸R基带负电荷。带电荷基团之间存在着静电作用，表现为同性电荷相斥，异性电荷相吸。存在于带异性电荷的基团之间的吸引力称为**离子键**（水溶液中键能1~5kcal/mol），又称**盐键**、**盐桥**。两个带同性电荷的基团或离子可以与带异性电荷的第三个基团或离子形成离子键而间接结合，如两个羧基可以同时与一个 Ca^{2+} 或其他二价金属离子形成离子键。

5. 范德华力（Van der Waals force）　是由相邻中性原子或分子相互感应而产生的瞬时间的极性所造成的粒子间的一种弱作用力（键能 $0.5 \sim 1kcal/mol$）。

第四节　蛋白质结构与功能的关系

生物体内每一种蛋白质的氨基酸序列、构象和活性都是特定的。研究发现：①功能不同的蛋白质其氨基酸序列一定不同。②不同物种具有相似功能的蛋白质其序列和构象也相似。③已经阐明的遗传病有数千种存在特定蛋白质的氨基酸序列异常，其中 1/3 存在氨基酸置换，所以序列改变会导致功能改变。因此，蛋白质的组成和结构是其功能的基础。蛋白质的氨基酸序列决定其构象，并最终决定其活性。改变蛋白质的结构将影响其功能。

一、氨基酸序列与功能的关系

蛋白质的氨基酸序列决定其构象，进而决定其功能。改变蛋白质的氨基酸序列可直接影响其功能。

1. 蛋白质的氨基酸序列决定其构象　1956—1958 年，Anfinsen（1972 年诺贝尔化学奖获得者）等通过对牛胰核糖核酸酶变性和复性的实验研究证明：蛋白质的氨基酸序列决定其构象。

Anfinsen 实验：牛胰核糖核酸酶（RNase）是第一种被阐明一级结构的酶蛋白。它含有124AA，其中有 8 个是半胱氨酸，在分子中形成 4 个二硫键。用巯基乙醇（还原二硫键）和尿素（破坏疏水作用）处理核糖核酸酶，可以使其肽链完全伸展，催化活性完全丧失。如果通过透析（见 54 页）去除巯基乙醇和尿素，可以重新形成原来的二硫键和非共价键，恢复活性构象（称为重新折叠），核糖核酸酶的催化活性和理化性质也完全恢复（图 3-17）。

图 3-17　核糖核酸酶变性与复性

根据数学计算，如果通过随机配对形成 4 个二硫键，8 个半胱氨酸有 105 种配对方式。只有一种配对方式与天然核糖核酸酶分子完全相同，可以形成活性构象，具有催化活性，其形成率为 1/105，而实际形成率却为 100%。显然，在核糖核酸酶形成天然构象时，半胱氨酸配对形成二硫键的过程不是随机的，而是由其氨基酸序列决定的。因此，蛋白质的氨基酸序列是其构象的基础。

2. 蛋白质的氨基酸序列相似则其功能也一致　如果一组蛋白质的编码基因源自同一祖先基因，则称这组蛋白质同源（homology），属于同一个蛋白质家族，是同源蛋白（homolog）。同源蛋白包括旁系同源蛋白（paralogous protein，种内同源，序列、结构相似，功能通常不同）和直系同源蛋白（orthologous protein，种间同源，功能通常相同）。在同源蛋白的氨基酸序列中，有许多位置的氨基酸是相同的，这些氨基酸称为保守残基。保守残基大多数是维持蛋白质构象和活性所必需的（提供必需基团）。相比之下，其他位置的氨基酸差异较大，这些氨基酸称为可变残基。

例如，①人和黑猩猩的肌红蛋白均含有 153 个氨基酸残基，一级结构只有 116 号氨基酸残基不同，人为组氨酸，黑猩猩为谷氨酰胺。②哺乳动物的胰岛素都由 A 链和 B 链组成，猪、狗、兔和人胰岛素的 A 链完全相同，猪、狗、牛、马和山羊的 B 链完全相同（表 3-7），这些动物胰岛素的二硫键相同，分子构象也极为相似。虽然胰岛素的氨基酸序列中有几个位置的氨基酸不同，但并不影响其基本功能。

表 3-7　不同动物胰岛素氨基酸序列的差异

可变残基	人	猪、狗	牛	羊	马	兔
A-8	苏氨酸	苏氨酸	丙氨酸	丙氨酸	苏氨酸	苏氨酸
A-9	丝氨酸	丝氨酸	丝氨酸	甘氨酸	甘氨酸	丝氨酸
A-10	异亮氨酸	异亮氨酸	缬氨酸	缬氨酸	异亮氨酸	异亮氨酸
B-30	苏氨酸	丙氨酸	丙氨酸	丙氨酸	丙氨酸	丝氨酸

3. 蛋白质的氨基酸序列蕴含生物进化信息　研究发现：尽管经历了 15 亿年的进化，各种生物的细胞色素 c 的 104 个氨基酸残基中仍有 21 个保持不变，以细胞色素 c 的氨基酸序列为基础的系统树可以揭示各物种的进化关系。

4. 改变蛋白质的氨基酸序列可以直接影响其功能　基因突变可以改变蛋白质的氨基酸序列，从而改变其活性甚至生理功能而致病。由基因突变引起蛋白质结构或水平异常而导致的疾病称为分子病。

例如镰状细胞贫血（sickle cell anemia）是由血红蛋白分子结构异常而导致的分子病。患者的血红蛋白称为镰状血红蛋白（HbS），其 β 亚基与正常成人血红蛋白（HbA）有一个氨基酸不同，即 N 端 6 号谷氨酸被缬氨酸置换。谷氨酸的 R 基是极性的，带一个负电荷；而缬氨酸的 R 基是非极性疏水的，不带电荷。因此，与 HbA 相比 HbS 疏水性强（少两个亲水基团，多两个疏水基团），分子间排斥力弱（少两个负电荷），因而溶解度降低，在 pH 值降低及脱氧状态下容易呈过饱和而析出，形成棒状聚集体，导致红细胞易变形成镰状，细胞膜受损，易被脾脏单核巨噬细胞系统清除（第十八章，336 页），发生溶血性贫血（hemolytic anemia）。

不过，蛋白质的氨基酸序列改变未必导致其功能改变。事实上，人体蛋白的 20% ~ 30% 具有多态性（polymorphism），即不同个体的同种蛋白质存在序列差异，许多差异对其功能基本没有影响或影响极小，因为这种差异位于可变残基位点。

二、蛋白质构象与功能的关系

蛋白质构象直接决定其功能，体现在以下两方面。

1. 构象决定性质和功能 不同蛋白质的构象不同,理化性质和生理功能也就不同。蛋白质可根据构象分为纤维状蛋白质和球状蛋白质。

纤维状蛋白质 (fibrous protein) 基本上都不溶于水,多数是结构蛋白(如胶原蛋白、α 角蛋白、丝心蛋白),是动物体的支架和外保护成分,赋予组织强度和柔性,其构象中所含二级结构比较单一,三级结构也比较简单,如指甲和毛发中的蛋白质成分几乎都是 α 角蛋白 (α-keratin)。α 角蛋白由大量二级结构为 α 螺旋的肽链经过多级缠绕形成,坚韧而有弹性,这与其保护功能一致。胶原蛋白是含量最高的纤维状蛋白质,占人体总蛋白的 25%。

球状蛋白质 (globular protein) 主要是酶、调节蛋白、运输蛋白和免疫球蛋白等,其构象中包含各种二级结构。由二级结构形成的结构域常常是酶的活性中心,或者是调节蛋白的蛋白质结合位点、运输蛋白的受体结合位点、免疫球蛋白的抗原结合位点等。

2. 变构改变活性 变构蛋白在不改变序列的前提下,通过变构就可以改变活性。

(1) 血红蛋白变构 血红蛋白由四个亚基构成,每个亚基都能通过血红素 Fe^{2+} 结合一个氧分子(不需要酶催化),因此一分子血红蛋白最多可结合四个氧分子。①未结合氧分子的血红蛋白称为脱氧血红蛋白,其亚基之间亲和力强,四级结构致密,其构象称为紧张态(T 态),氧合力弱。②结合氧分子的血红蛋白称为氧合血红蛋白,其亚基之间亲和力弱,四级结构松弛,其构象称为松弛态(R 态),氧合力强。③当第一个亚基与氧分子结合时,该亚基的构象发生微小改变,与其他亚基的作用力改变,主要是离子键断裂,亲和力下降,导致亚基的空间布局即血红蛋白的四级结构改变,从紧张态转变成松弛态,使其余亚基氧合力增强。

(2) 血红蛋白氧解离曲线 是反映血红蛋白氧饱和度(氧含量与氧容量之比)与氧分压关系的曲线,反映血红蛋白的携氧能力,其特征是呈 S 形(图 3-18)。

(3) 血红蛋白携氧能力影响因素 CO_2 分压、2,3-二磷酸甘油酸(2,3-BPG)水平、血液 pH、温度、CO 等因素影响血红蛋白氧合力,从而影响其携氧能力。其中 H^+、CO_2 促进氧合血红蛋白氧的释放,称为玻尔效应。①CO_2 分压升高、2,3-二磷酸甘油酸水平升高、pH 值降低、体温升高时,血红蛋白携氧

图 3-18 血红蛋白氧解离曲线

能力下降,使氧解离曲线发生右移。②2,3-二磷酸甘油酸是无氧酵解 2,3-二磷酸甘油酸支路(第十七章,321 页)的中间产物,在红细胞内含量很高。2,3-二磷酸甘油酸与两个 β 亚基的 Val-1、His-2、Lys-82、His-143 形成离子键,稳定血红蛋白的 T 态,降低其携氧能力,促使其释放更多的氧(从 8% 增至 66%)。无氧酵解加强使 2,3-二磷酸甘油酸水平升高,氧解离曲线发生右移。③CO 使血红蛋白携氧能力增强,氧解离曲线发生左移,这是煤气中毒的分子基础。

煤气中毒机制 主要是因为煤气中的 CO 与血红蛋白结合,使其丧失携氧能力,导致机

体缺氧。CO 与血红蛋白的亲和力是氧的 200~250 倍。正常人血红蛋白 CO 结合率为 1%，正常吸烟者低于 10%，高于 15% 即为 CO 中毒。若空气中 CO 水平达到 570ppm，则数小时内就可使血红蛋白 CO 结合率达到 50%。CO 的结合导致机体供氧不足：通常结合率 15% 时感觉轻微头疼；结合率 20%~30% 时疼痛严重，恶心、呕吐、头晕、无力、嗜睡、意识错乱、定向障碍、视觉障碍（这些症状通过高压氧疗可逆转）；结合率 30%~50% 时神经性症状更加严重；结合率 50% 导致昏迷，呼吸衰竭，造成永久性损害；结合率 60% 以上则导致死亡。

（4）变构蛋白与变构效应　生命活动是通过生物分子的相互作用实现的，绝大多数情况下相互作用的两种生物分子中有一种是蛋白质，如果该蛋白质是研究对象，通常把另一种分子称为其配体（ligand），例如 O_2、CO、2,3-二磷酸甘油酸是血红蛋白的配体。特定配体与蛋白质分子的特定部位结合，该部位称为配体结合位点。配体结合位点通常是蛋白质分子的一个结构域，称为配体结合域、配体结合区。例如激素通过与激素受体的配体结合域结合将其激活，转导信号。

许多蛋白质（特别是多体）含不止一个配体结合位点，这些位点结合的配体可以相同或不同。其中一个位点与配体结合引起蛋白质构象改变（变构），进而影响到其他位点与各自配体的亲和力或结合速度，这种现象称为协同效应（cooperativity）。其中，导致亲和力增强、结合加快的称为正协同效应（positive cooperativity），导致亲和力下降、结合减慢的称为负协同效应（negative cooperativity，罕见），由同一种配体产生的协同效应称为同促效应（homotropic effect），不同种配体产生的协同效应称为异促效应（heterotropic effect）。

与配体结合产生协同效应的蛋白质称为变构蛋白（allosteric protein），该配体称为变构调节剂（allosteric modulator）、变构效应物、别构效应物（allosteric effector），简称变构剂，变构调节剂结合位点称为调节位点（regulatory site，属于配体结合位点），变构调节剂结合或解离引起蛋白质变构的现象称为变构效应、别构效应（allosteric effect）。

例如血红蛋白是变构蛋白：它有 R 态和 T 态两种构象，有一个 2,3-二磷酸甘油酸（2,3-BPG）结合位点和四个 O_2 结合位点，其中 O_2 结合位点可以被 CO 竞争性结合。O_2、CO、2,3-二磷酸甘油酸、H^+、CO_2 既是配体又是变构调节剂：第一个氧分子的结合引起血红蛋白变构，由 T 态转换成 R 态，促进后三个氧分子的结合，属于协同效应、正协同效应、同促效应；2,3-二磷酸甘油酸的结合引起血红蛋白变构，由 R 态转换成 T 态，抑制氧分子的结合，属于协同效应、负协同效应、异促效应。

第五节　蛋白质的理化性质

蛋白质的理化性质既是分析和研究蛋白质的基础，又是诊断和治疗疾病的基础。

一、蛋白质的一般性质

蛋白质含有肽键和芳香族氨基酸，所以对紫外线有吸收。蛋白质可以发生显色反应。蛋白质是两性电解质，所以在溶液中发生两性解离。

1. **紫外吸收特征**　简单蛋白质本身不吸收可见光，是无色的。一些结合蛋白质的辅基能吸收不同波长的可见光，所以呈现不同颜色，如血红素使血红蛋白呈红色。不过蛋白质因以下两个因素而吸收紫外线：一是所含肽键结构对 220nm 以下紫外线有强吸收；二是所含色氨酸和酪氨酸对 280nm 紫外线有强吸收 (图 3-2)。在一定条件下，蛋白质稀溶液对 280nm 紫外线的吸光度 (A_{280}) 与浓度成正比，实际应用中常根据这一特征进行蛋白质定量分析。

2. **显色反应**   以下显色反应常用于蛋白质定量分析：

(1) 茚三酮反应   蛋白质分子中含有游离氨基，所以与水合茚三酮反应呈紫色。

(2) 双缩脲反应   两分子尿素脱氨缩合成双缩脲，在碱性条件下双缩脲与 Cu^{2+} 螯合呈紫红色，称为双缩脲反应。三肽及以上的肽链（含蛋白质）中的肽键也能发生双缩脲反应。

3. **N 端反应**   2,4-二硝基氟苯（Sanger 试剂）、丹磺酰氯、异硫氰酸苯酯（Edman 试剂）可以与肽链 N 端的 α-氨基反应，水解后得到 N 端氨基酸衍生物，可以通过层析鉴定。这些试剂在分析蛋白质一级结构时常用于鉴定 N 端氨基酸。

4. **两性解离与等电点**   蛋白质是两性电解质，因为它们既有 C 端的羧基、谷氨酸的 γ-羧基和天冬氨酸的 β-羧基，可以给出 H^+ 而带负电荷；又有 N 端的氨基、赖氨酸的 ε-氨基、精氨酸的胍基和组氨酸的咪唑基，可结合 H^+ 而带正电荷。这些基团的解离程度决定着蛋白质的带电荷状态，而解离程度受溶液的 pH 值影响。在某一 pH 值下，蛋白质的净电荷为零，则该 pH 值称为蛋白质的等电点 (pI)。如果溶液 pH<pI，则蛋白质净带正电荷，在电场中向负极移动；如果溶液 pH>pI，则蛋白质净带负电荷，在电场中向正极移动。

碱性蛋白质含碱性氨基酸多，等电点高，在生理状态下净带正电荷，如组蛋白和精蛋白等；酸性蛋白质含酸性氨基酸多，等电点低，在生理状态下净带负电荷，如胃蛋白酶。人体许多蛋白质的等电点在 5.0 左右（表 3-8），低于体液 pH，所以净带负电荷。

表 3-8   部分蛋白质等电点

蛋白质	等电点	蛋白质	等电点	蛋白质	等电点
胃蛋白酶	<1.0	β乳球蛋白	5.2	糜蛋白酶原	9.5
卵清蛋白	4.6	血红蛋白	6.8	细胞色素 c	10.7
白蛋白	4.9	肌红蛋白	7.0	溶菌酶	11.0

二、蛋白质的大分子特性

蛋白质是生物大分子，具有小分子没有的特性。

1. **蛋白质溶液是胶体**   蛋白质分子的直径已经达到胶体颗粒的范围（1~1000nm），其水溶液是一种比较稳定的胶体，同性电荷与水化膜是其主要稳定因素：①蛋白质在非等电点状态下净带同性电荷，因而蛋白质分子相互排斥，不易聚集成大颗粒析出。②球状蛋白质分子表面有较多的亲水基团，可以与水结合，使蛋白质分子被水分子包裹，形成水化膜，从而阻止蛋白质分子的聚集。如果这两种因素被破坏，蛋白质就会从溶液中析出。

2. 沉降与沉降系数　蛋白质颗粒的密度比水大，在溶液中有在重力作用下沉降的趋势，但水分子对蛋白质颗粒的不断撞击使其产生布朗运动，足以抵消沉降趋势，使蛋白质溶液维持均相状态。然而，如果应用超速离心技术制造重力场，增加其相对重力，则蛋白质颗粒就会克服布朗运动，沿着相对重力场方向沉降，沉降速度与分子量及分子形状相关。对于特定蛋白质颗粒，其沉降速度与离心加速度（相对重力）之比为一常数，该常数称为沉降系数（sedimentation coefficient），以 s 表示。因为沉降系数值很小，所以规定用 S（Svedberg）作为单位：$1S = 10^{-13}$ 秒。

3. 变性和复性　蛋白质变性（denaturation）是指由于稳定蛋白质构象的化学键被破坏，造成其四级结构、三级结构甚至二级结构被破坏，导致其天然构象部分或完全破坏，理化性质改变，活性丧失。因为变性只破坏稳定蛋白质构象的化学键，所以只破坏其构象，不改变其氨基酸序列。

变性效应：导致位于蛋白质分子内部的疏水基团暴露、分子的对称性丧失、结晶能力丧失、扩散系数减小、溶解度降低、活性丧失、易被蛋白酶降解，溶液黏度增加、对 280nm 紫外吸收增强。

引起蛋白质变性的因素：包括各种物理因素和化学因素（即变性剂，denaturant），例如高温、强酸、强碱、重金属离子、离子强度异常、有机溶剂（甲醛、乙醇、丙酮等）、尿素、盐酸胍、去污剂（十二烷基硫酸钠等）。在临床上，上述部分变性因素常用于消毒灭菌。反之，防止蛋白质变性是保存蛋白制剂（如疫苗）的关键。

如果蛋白质溶液的 pH 值接近其等电点，则加热可以使其形成较坚固的凝块，该凝块不溶于强酸或强碱，这种现象称为蛋白质凝固（solidification），如鸡蛋煮熟后蛋清形成凝块。凝固是蛋白质变性后进一步发展的不可逆结果。

凝固性坏死　组织细胞中蛋白质变性凝固且溶酶体酶降解作用较弱时可引起组织细胞凝固性坏死，常由缺血缺氧、细菌毒素、化学腐蚀引起。

某些蛋白质的变性是可逆的。当变性程度较轻时，如果去除变性因素，使变性蛋白重新处于能够形成稳定天然构象的条件下，则这些蛋白质的构象及功能可以恢复或部分恢复，这种现象称为蛋白质复性（renaturation）。例如，核糖核酸酶在巯基乙醇和尿素作用下发生变性，活性丧失；如果通过透析去除尿素和巯基乙醇，则其构象和活性可以完全恢复（图3-17）。

第六节　蛋白质的分离与鉴定

生命科学是实验科学，其理论体系是通过研究生命物质及生命活动建立起来的。科学技术的建立和发展是生命科学发展的保障。本节简单介绍部分生物技术。需要说明的是许多技术不仅用于研究蛋白质，还可用于研究核酸等其他生物分子。

一、蛋白质沉淀

蛋白质沉淀（precipitation）是指蛋白质从溶液中析出的现象。凡能破坏蛋白质溶液稳定因素的方法都可以使蛋白质分子聚集成颗粒而析出。如图3-19所示，如果将蛋白质溶液的pH值调至等电点，使蛋白质分子净电荷为零。此时虽然分子之间的同性电荷排斥作用消失了，但是因为还有水化膜起保护作用，蛋白质可能还不

图3-19 蛋白质沉淀

会析出，但溶解度已经降低。如果再加入脱水剂（如乙醇）破坏水化膜，则蛋白质分子就会聚集成颗粒而析出；或者，如果先加入脱水剂破坏水化膜，然后再将溶液的pH值调至等电点，同样也会使蛋白质聚集成颗粒而析出。蛋白质沉淀常用于蛋白质溶液浓缩或蛋白质纯化。

1. 盐析 蛋白质的溶解度受pH、温度、离子强度等因素影响。在蛋白质溶液中加入大量中性盐以增加离子强度，会中和蛋白质表面电荷并破坏水化膜，导致蛋白质溶解度降低，从不饱和到过饱和而析出，称为**盐析**（salting out）。**中性盐**又称正盐，是指除酸式盐、碱式盐外的盐。盐析常用的中性盐有$(NH_4)_2SO_4$、Na_2SO_4和$NaCl$等。通过控制离子强度，可以使不同蛋白质分级析出。例如：在血清中加$(NH_4)_2SO_4$使其达到50%饱和度，则血清中的球蛋白会析出；如果加$(NH_4)_2SO_4$使其达到100%饱和度，则血清中的白蛋白（又称清蛋白）会析出。因此，盐析法可用来分离蛋白质组分。调节溶液pH值至蛋白质的等电点之后再进行盐析，效果会更好。盐析得到的蛋白质沉淀经过透析脱盐后仍具有生物活性。

2. 有机溶剂沉淀蛋白质 乙醇和丙酮等有机溶剂与水的亲和力很强，能破坏蛋白质分子的水化膜，在等电点时沉淀蛋白质。在常温下，有机溶剂沉淀蛋白质往往引起蛋白质变性（这正是酒精消毒灭菌的化学基础），因此用有机溶剂沉淀法制备有活性的蛋白质时应在0~4℃下操作，并及时对样品进行后处理。

3. 重金属沉淀蛋白质 调节蛋白质溶液的pH值使其大于等电点，此时蛋白质净带负电荷，易与重金属离子Hg^{2+}、Pb^{2+}、Cu^{2+}、Ag^+等结合而沉淀。重金属沉淀常引起蛋白质变性。

☞ 临床上抢救重金属中毒时，可以给患者口服大量蛋白质，并用催吐剂催吐解毒。

4. 生物碱试剂和某些酸沉淀蛋白质 蛋白质可以与生物碱试剂（如苦味酸、钨酸和鞣酸）或某些酸（如三氯乙酸和过氯酸）结合并沉淀，沉淀的条件是pH值小于等电点，此时蛋白质净带正电荷，易于与带负电荷的酸根离子结合。该沉淀法常引起蛋白质变性，可用于去除非蛋白样品中的杂蛋白。

蛋白质变性、沉淀与凝固的关系：变性导致蛋白质构象破坏，活性丧失，但不一定沉淀；沉淀是蛋白质溶液稳定因素被破坏的结果，蛋白质构象不一定改变，活性也不一定丧失，所以不一定变性；蛋白质凝固是变性的特殊类型，是变性蛋白质进一步形成较坚固的凝块。

二、离心技术

离心技术（centrifugation）是将含有微小粒子的悬浮液置于离心机中，利用离心转头高速旋转所产生的强大离心力，将悬浮粒子按密度差异或质量差异分离，是生命科学研究的常规技术，常用于分析蛋白质及其他生物大分子、细胞器、细胞。常用离心方法如下。

1. 差速离心　利用不同粒子在同一离心条件下沉降速度的差别，通过分级提高离心速度，使悬浮液内直径、密度不同的粒子分级沉降。

2. 区带离心　①离心前先在离心管内灌注密度梯度介质，顶端密度最低，底部密度最高，且梯度介质最高密度低于样品粒子最低密度。②悬浮液铺于梯度介质顶端。③离心一定时间后，悬浮液内直径、密度不同的粒子在梯度介质中分离成梯状条带。

3. 等密度离心　①原理同区带离心，但梯度介质底部最高密度高于样品粒子最高密度，梯度介质顶端最低密度低于样品粒子最低密度。②悬浮液铺于梯度介质顶端。③经过长时间离心，样品粒子形成梯状等浮力密度条带，即按粒子密度不同进行分离。等密度离心与区带离心统称密度梯度离心法。

三、电泳技术

电泳（electrophoresis）原为胶体特性之一，是指带电胶体粒子在电场中定向移动，带正电荷的向负极移动，带负电荷的向正极移动，质量小带电荷多的移动快，质量大带电荷少的移动慢；现指以此为基础建立的一类技术，常用于蛋白质、核酸等大分子研究，例如分析分离混合样品中蛋白质成分、鉴定样品蛋白中杂蛋白含量、测定蛋白质分子量和等电点等。常用电泳方法如下。

1. 凝胶电泳　是指以聚丙烯酰胺凝胶或琼脂糖凝胶为支持物的电泳技术。

（1）聚丙烯酰胺凝胶电泳　具有很高的分辨率，是生物化学与分子生物学的核心技术，常用于鉴定蛋白质及较小的核酸片段（5～500bp。bp：碱基对，这里表示双链核酸长度单位，第四章，64页，全书同）。

聚丙烯酰胺凝胶电泳操作繁琐且影响因素较多，例如蛋白质的电泳速度取决于蛋白质分子的大小和形状、电泳介质的离子强度和 pH 值、电泳凝胶浓度。

（2）琼脂糖凝胶电泳　条件简易，操作简便，多用于鉴定较大的核酸片段（0.1～60kb。kb：1kb＝1000bp，这里表示双链核酸长度单位，第四章，64页，全书同），特别是分子量测定。

2. 薄膜电泳　是指以醋酸纤维薄膜等膜材料为支持物的电泳技术，其特点是操作简单、条带清晰无拖尾、样品易回收，但分辨率太低。薄膜电泳可用于血浆蛋白临床分析。

3. 毛细管电泳　是指以毛细管为分离通道、高压电场为驱动力的电泳技术，常用于 DNA 测序。

四、层析技术

层析技术（chromatography）是以物质在两相（固定相和流动相）之间的分配差异为基础建立的一类技术。所有层析系统都由固定相（stationary phase，通常以一种多孔材料为载体，可以交联带电基团、疏水基团或配体）和流动相（mobile phase，通常是缓冲液）组成。用固定相填装层析柱（或铺板），上端加入蛋白质分析物（analyte）样品，用流动相淋洗。流动相流过固定相时，溶于流动相中的分析物与固定相发生静电吸引、排阻、分配、吸附或亲和等作用，不同分析物与固定相作用强弱不同，在固定相中滞留时间不同，从而先后随流动相流出。分部收集流出液，可得到分离的分析物。层析技术有很多种类。

1. **离子交换层析**　分为阴离子交换层析和阳离子交换层析。以阴离子交换层析为例，其固定相交联有大量带正电荷基团，可以与流动相中带负电荷的蛋白质阴离子结合，导致其移动速度慢于带正电荷的阳离子及中性分子，因而最后流出（图3-20①）。

图 3-20　层析技术

2. **凝胶过滤**　常用葡聚糖凝胶，其特点是含大量大小不等的孔隙。大的分子只能进入大孔隙，滞留时间短，先流出；小的分子既可以进入大孔隙，又可以进入更多的小孔隙，滞留时间长，后流出。因此，凝胶过滤是利用分子大小和形状不同进行分析分离，常用于样品蛋白的分子量测定或脱盐（图3-20②）。

3. **亲和层析**　是以分析物与其配体结合的特异性为基础建立的层析技术。固定相交联了特定配体（如抗体），分析物（如抗原）与之有高亲和力，随流动相流过时与固定相结合，其他成分流出。随后更换流动相，可将结合的分析物洗脱下来（图3-20③）。

五、透析技术

透析（dialysis）是指利用半透膜将蛋白质与小分子分离。半透膜不允许胶体颗粒透过，因此将含有小分子的蛋白质溶液封入半透膜材料制成的透析袋内，浸入水或低离子强度缓冲液中，小分子就会从透析袋内逸出，与蛋白质分离。透析常用于样品蛋白的脱盐，在临床上则发展为新的治疗手段——透析疗法。

透析疗法是指使某些体液成分通过半透膜排出的治疗方法，例如血液透析和腹膜透析。

1. **血液透析（hemodialysis）**　临床上是指把血液和透析液同时引入透析器，通过半透膜进行物质交换，血中的某些成分（如尿素、肌酸）逸出而进入透析液，血中缺乏的成分（如无机盐）从透析液进入而得到补充，从而使血液成分保持稳定，功能得到保障。血液透析是一种较安全、易行、应用广泛的血液净化方法。

2. 腹膜透析（peritoneal dialysis） 基本原理与血液透析一致，只是利用腹膜的半透膜性质，在腹腔内进行物质交换，即利用透析导管将透析液导入患者腹膜腔，血浆中的某些成分就会通过腹膜上的毛细血管逸出而进入透析液，达到清除体内非营养物质、纠正水盐代谢紊乱的目的。非脂溶性毒物（如苯巴比妥、水杨酸类、甲醇、乙二醇、茶碱、锂等）可以采用腹膜透析排出。

链接

蛋白质化学与中药

氨基酸、多肽和蛋白质广泛存在于动植物类中药中，是许多中药不可忽视的有效成分之一。

1. **氨基酸** 中药中的氨基酸成分除 20 种标准氨基酸外，还有非标准氨基酸和氨基酸衍生物，具有各种药理作用（表 3-9）。

表 3-9 部分中药的氨基酸成分

氨基酸	作用	中药来源
使君子氨酸	驱蛔虫	使君子
南瓜子氨酸	驱血吸虫，驱绦虫	南瓜子
三七素	止血	三七
γ-氨基丁酸	降压	半夏、黄芪、天南星
昆布氨酸	降压	褐藻
蒜氨酸	抗菌，抗癌	大蒜

例如蒜氨酸是大蒜的成分，可以由蒜氨酸酶催化合成蒜素，而蒜素不仅能够杀死病变细胞和细菌，还能杀死肿瘤细胞。

2. **多肽** 中药所含的多肽大多数是中药原植物或原动物合成蛋白质过程的中间体或由氨基酸合成的游离肽，有些是在中药加工过程中其蛋白质成分不完全水解的产物，其中一些多肽是中药的有效成分，如牛黄含有的一种多肽具有降压作用，水蛭含有的一种多肽具有抗凝作用；也有一些多肽是有害成分，如蜂毒含有的蜂毒肽是一种二十六肽，具有溶血毒性，所含的蜂毒明肽是一种十八肽，具有神经毒性。

3. **蛋白质** 中药中的活性蛋白不断被发现，有些已经应用于临床，并取得较好的疗效。如天花粉的天花粉蛋白（trichosanthin）是一种 224 个氨基酸残基的单体蛋白，分子量为 $2.4×10^4$，用于引产、治疗恶性葡萄胎和绒毛膜癌，此外还具有抗病毒作用，对人类免疫缺陷病毒（HIV）也具有抑制作用。

NOTE

小　结

　　蛋白质是机体的重要组分，是生命的物质基础。

　　蛋白质种类多、含量高、结构复杂但组成简单，其主要组成元素是碳、氢、氧、氮和硫，其中氮是蛋白质的特征元素。

　　蛋白质的结构单位是氨基酸。用于合成蛋白质的是 20 种标准氨基酸，包括非极性脂肪族 R 基氨基酸、极性不带电荷 R 基氨基酸、芳香族 R 基氨基酸、带正电荷 R 基氨基酸、带负电荷 R 基氨基酸，除甘氨酸外都属于 L-α-氨基酸。

　　蛋白质可根据组成分为简单蛋白质和结合蛋白质，生物体内多数蛋白质都是结合蛋白质。

　　氨基酸通过肽键连接成肽，包括寡肽和多肽。人体内存在各种生物活性肽。GSH 是重要的抗氧化剂。

　　蛋白质的结构包括一级结构、二级结构、三级结构和四级结构。

　　蛋白质的一级结构通常描述为蛋白质的氨基酸序列。蛋白质的一级结构反映蛋白质分子的共价键结构。肽键是连接氨基酸的主要共价键，是维持其一级结构的主要化学键。牛胰岛素是第一种被阐明一级结构的蛋白质。

　　蛋白质的二级结构是指蛋白质多肽链局部片段的构象，有 α 螺旋、β 折叠、β 转角、环和无规卷曲等。二级结构的稳定力是不同肽单位氧原子和氢原子之间的氢键。

　　蛋白质的三级结构是指蛋白质分子整条肽链的构象，描述其所有原子的空间布局。三级结构的稳定力是各种非共价键及二硫键。

　　蛋白质的四级结构研究多体所含亚基的数目、种类和空间布局。四级结构的稳定力来自不同亚基上一些氨基酸 R 基的相互作用，包括疏水作用、氢键、离子键和范德华力等非共价键及二硫键。

　　蛋白质的氨基酸序列决定其构象，进而决定其功能。改变氨基酸序列可以直接影响其功能。蛋白质构象直接决定其功能。

　　芳香族氨基酸对 280nm 紫外线有强吸收，成为蛋白质的紫外吸收特征，肽键结构还使蛋白质对 220nm 以下紫外线有强吸收。

　　蛋白质可以发生多种显色反应，这些反应常用于蛋白质定量分析。

　　氨基酸和蛋白质是两性电解质，所以在溶液中发生两性解离，解离度受 pH 影响，等电点是氨基酸和蛋白质的特征常数。

　　蛋白质溶液是一种比较稳定的胶体，同性电荷与水化膜是其主要稳定因素。如果这两种因素被破坏，蛋白质就会从溶液中析出。

　　蛋白质等大分子颗粒在溶液中的沉降特性可用沉降系数来描述。

　　一些物理因素或化学因素可以引起蛋白质变性，有些蛋白质的变性是可逆的，如果去除变性因素，变性蛋白质可以复性。

　　常用蛋白质研究技术有沉淀技术、离心技术、电泳技术、层析技术、透析技术等。

讨论

1. 氨基酸分类及其在蛋白质构象中的分布差异和意义。

2. 生物活性肽。

3. 蛋白质的结构层次及其维持力。

4. 比较蛋白质变性和蛋白质变构。

5. 蛋白质变性因素、意义。

第四章   核酸化学

核酸（nucleic acid）是生物大分子、核苷酸聚合物。各种生物体内都有两类核酸，即脱氧核糖核酸（DNA）和核糖核酸（RNA），但病毒例外，一种病毒只含有 DNA 或 RNA，因此病毒可分为 DNA 病毒和 RNA 病毒。

DNA 是遗传物质，含量最稳定。DNA 绝大多数是染色体成分，称为染色体 DNA；线粒体及植物叶绿体含有一种小的环状 DNA，分别称为线粒体 DNA 和叶绿体 DNA。原核生物除染色体 DNA 外还有一种小的环状 DNA，称为质粒。

RNA 功能广泛。目前已经阐明的几类主要的细胞质 RNA 中，信使 RNA 传递 DNA 的遗传信息，指导蛋白质合成；转移 RNA 在蛋白质合成过程中既运输氨基酸，又把核酸语言翻译成蛋白质语言；核糖体 RNA 是核糖体的结构成分，核糖体是蛋白质的合成机器。

第一节   核酸的分子组成

碳、氢、氧、氮和磷是核酸的组成元素，其中磷是核酸的特征元素，含量相对恒定。DNA含磷 9.2%，RNA 含磷 9.0%。

在蛋白质化学中我们曾介绍，氨基酸是蛋白质的结构单位和水解产物。同为生物大分子的核酸在组成上与蛋白质有可比性，即核苷酸是核酸的结构单位和水解产物。不过，核苷酸可进一步水解。

一、核苷酸的组成

水解核苷酸可得到碱基、戊糖和磷酸（表 4-1）。

表 4-1   核苷酸的组成

核苷酸（来源）	碱基	戊糖	磷酸
脱氧核糖核苷酸（DNA）	腺嘌呤（A），鸟嘌呤（G），胞嘧啶（C），胸腺嘧啶（T）	脱氧核糖	+
核糖核苷酸（RNA）	腺嘌呤（A），鸟嘌呤（G），胞嘧啶（C），尿嘧啶（U）	核糖	+

1. 碱基   DNA 和 RNA 都含有四种主要碱基，包括两种嘌呤碱基和两种嘧啶碱基。嘌呤碱（purine）都是腺嘌呤（A，但 A 也可以表示腺苷、腺苷酸，以下同）和鸟嘌呤（G）；两种嘧啶碱（pyrimidine）之一都是胞嘧啶（C），但另一种不同，在 DNA 中是胸腺嘧啶（T），在 RNA 中是尿嘧啶（U）。碱基杂环原子按杂环化合物命名规则编号。

嘌呤　　　　　　　腺嘌呤　　　　　　　鸟嘌呤

嘧啶　　　　　　胞嘧啶　　　　　　尿嘧啶　　　　　　胸腺嘧啶

除主要碱基外，核酸还含有少量其他碱基，称为**稀有碱基**（minor base）。稀有碱基含量虽低，却具有重要的生理功能。在 DNA 中的稀有碱基多数是主要碱基的甲基化产物（如 5-甲基胞嘧啶，5-mC），某些病毒 DNA 含有羟甲基化碱基（如 5-羟甲基鸟嘌呤）。稀有碱基的作用是保护遗传信息和调控基因表达。RNA 含有较多的稀有碱基，如 mRNA 含 N^6-甲基腺嘌呤、7-甲基鸟嘌呤，tRNA 含 5,6-二氢尿嘧啶（DHU）、次黄嘌呤（I），其作用是介导分子识别、抗降解等。

2. **戊糖**　组成核酸的戊糖包括核糖和 2-脱氧核糖。RNA 含有核糖，DNA 含有 2-脱氧核糖。生物体内的脱氧核糖都是 2-脱氧核糖，所以命名时通常省略"2-"。

β-D-核糖　　　　　　β-D-2-脱氧核糖

3. **磷酸**　核酸是含磷酸最多的生物大分子。磷酸基使核酸带大量负电荷，可以与带正电荷的蛋白质结合。

二、核苷酸的结构

在核苷酸中，碱基、戊糖和磷酸通过糖苷键、磷酸酯键和酸酐键连接。

1. **糖苷键与核苷**　嘌呤碱基的 N-9 或嘧啶碱基的 N-1 与戊糖的 C-1′以 β-*N*-糖苷键连接，形成**核苷**（nucleoside）。核苷包括构成 RNA 的**核糖核苷**和构成 DNA 的**脱氧核糖核苷**（表 4-2、表 4-3）。

注意：核苷、核苷酸命名时戊糖碳原子编号加撇（′），以区别于碱基杂环原子编号。

腺苷　　　　　　　鸟苷　　　　　　　胞苷　　　　　　　尿苷

NOTE

脱氧腺苷　　　　脱氧鸟苷　　　　脱氧胞苷　　　　胸苷

2. 磷酸酯键与核苷酸　磷酸与核苷的戊糖以磷酸酯键连接，形成核苷酸（核苷一磷酸，NMP，构成 RNA）和脱氧核苷酸（脱氧核苷一磷酸，dNMP，构成 DNA）。磷酸与戊糖的不同羟基连接形成不同的（脱氧）核苷酸，包括 2′-核苷酸（2′-NMP）、3′-（脱氧）核苷酸（3′-NMP/dNMP）和 5′-（脱氧）核苷酸（5′-NMP/dNMP）（表4-2、表4-3）。生物体内游离的（脱氧）核苷酸大多数是 5′-（脱氧）核苷酸，所以命名时通常省略"5′-"，用"NMP/dNMP"表示。

核苷酸狭义仅指核苷一磷酸，广义还包括核苷二磷酸、核苷三磷酸、广义脱氧核苷酸等。

脱氧核苷酸狭义仅指脱氧核苷一磷酸，广义还包括脱氧核苷二磷酸、脱氧核苷三磷酸等。

一磷酸腺苷　　　一磷酸鸟苷　　　一磷酸胞苷　　　一磷酸尿苷

一磷酸脱氧腺苷　　一磷酸脱氧鸟苷　　一磷酸脱氧胞苷　　一磷酸胸苷

表 4-2　核糖核苷、核糖核苷酸名称和缩写

碱基	核糖核苷	核苷酸，NMP	核苷二磷酸，NDP	核苷三磷酸，NTP
腺嘌呤，A	腺苷	腺苷酸，AMP	二磷酸腺苷，ADP	三磷酸腺苷，ATP
鸟嘌呤，G	鸟苷	鸟苷酸，GMP	二磷酸鸟苷，GDP	三磷酸鸟苷，GTP
胞嘧啶，C	胞苷	胞苷酸，CMP	二磷酸胞苷，CDP	三磷酸胞苷，CTP
尿嘧啶，U	尿苷	尿苷酸，UMP	二磷酸尿苷，UDP	三磷酸尿苷，UTP

表 4-3 脱氧核糖核苷、脱氧核苷酸名称和缩写

碱基	脱氧核糖核苷	脱氧核苷酸，dNMP	脱氧核苷二磷酸，dNDP	脱氧核苷三磷酸，dNTP
腺嘌呤，A	脱氧腺苷	脱氧腺苷酸，dAMP	二磷酸脱氧腺苷，dADP	三磷酸脱氧腺苷，dATP
鸟嘌呤，G	脱氧鸟苷	脱氧鸟苷酸，dGMP	二磷酸脱氧鸟苷，dGDP	三磷酸脱氧鸟苷，dGTP
胞嘧啶，C	脱氧胞苷	脱氧胞苷酸，dCMP	二磷酸脱氧胞苷，dCDP	三磷酸脱氧胞苷，dCTP
胸腺嘧啶，T	胸苷	胸苷酸，TMP	二磷酸胸苷，TDP	三磷酸胸苷，TTP

除上述（脱氧）核苷酸外，体内还存在由稀有碱基构成的核苷酸，如肌苷酸（IMP）。

3. 酸酐键与高能化合物　（脱氧）核苷酸可以通过酸酐键结合第二、三个磷酸基，形成（脱氧）核苷二磷酸（NDP/dNDP）和（脱氧）核苷三磷酸（NTP/dNTP）（表4-2、4-3），如三磷酸腺苷（ATP）。（脱氧）核苷三磷酸的三个磷酸基依次编号为 α、β、γ-磷酸基。连接磷酸基的酸酐键是高能磷酸键，属于高能键；β-磷酸基和 γ-磷酸基是高能磷酸基团，属于高能基团；含有高能磷酸键或高能磷酸基团的化合物是高能磷酸化合物，属于高能化合物（第七章，130 页）。

三磷酸腺苷　环磷酸腺苷　环磷酸鸟苷

4. 磷酸二酯键与环核苷酸　环磷酸腺苷（cAMP）和环磷酸鸟苷（cGMP）是两种结构特别的核苷酸，含有 3′,5′-磷酸二酯键，是重要的第二信使。

三、核苷酸的功能

核苷酸除了用于合成核酸外，还有其他功能（表4-4）。

表 4-4 核苷酸功能

功能	举例
（1）核酸合成原料	NTP（275 页）、dNTP（257 页）
（2）直接为生命活动提供能量	ATP（144 页）、GTP（163 页）
（3）合成代谢中间产物	UDP-葡萄糖（157 页）、CDP-甘油二酯（191 页）
（4）构成辅助因子	NAD$^+$（104 页）、NADP$^+$（104 页）、FAD（103 页）、CoA（106 页）
（5）代谢调节	
①化学修饰调节	ATP（92，246 页）
②变构调节	ATP（245 页）、AMP（245 页）
③第二信使	cAMP（250 页）、cGMP（250 页）

第二节　核酸的分子结构

和蛋白质一样，在研究核酸时，通常将其结构分为不同层次。核酸的一级结构是指核酸分子的核苷酸序列，由于核酸分子中核苷酸的区别主要在碱基，因此核苷酸序列又称碱基序列；核酸的二级结构是指核酸中规则、稳定的局部空间结构；核酸的三级结构是指核酸在二级结构基础上进一步形成的高级结构，例如超螺旋结构、染色体结构。

一、核酸的一级结构

核酸是核苷酸的聚合物。通常把长度不超过 50nt（nt：核苷酸，这里表示单链核酸长度单位，全书同）的核酸称为寡核苷酸（oligonucleotide），更长的称为多核苷酸（polynucleotide）。寡核苷酸和多核苷酸统称核酸。

在核酸中，一个核苷酸的 3′-羟基与相邻核苷酸的 5′-磷酸基缩合，形成 3′,5′-磷酸二酯键（受 2′-羟基影响，RNA 的 3′,5′-磷酸二酯键不如 DNA 的稳定）。

核酸主链（又称骨架）由磷酸与戊糖交替连接而成，侧链即碱基。核酸链有方向性，即有两个不同的末端，分别称为5′端和3′端：5′端有游离磷酸基，是头；3′端有游离羟基，是尾。核酸链有几种书写方式，都是从头到尾、即 5′→3′端书写，与其合成方向一致（图4-1）。

图 4-1　核酸一级结构和书写方式

二、DNA 的二级结构

DNA 典型的二级结构为右手双螺旋结构。此外，DNA 分子还存在局部左手双螺旋结构、十字形结构和三股螺旋结构等。

1. Chargaff 规则　1950 年，Chargaff 等通过研究不同生物 DNA 的组成提出 Chargaff 规则：①DNA 的组成有物种差异，没有组织差异，即不同物种 DNA 的组成不同，同一个体不同组织 DNA 的组成相同。②DNA 的组成不随个体的年龄、营养和环境变化而变化。③DNA 的组成存在以下物质的量关系：A＝T，G＝C，A+G＝T+C（表4-5）。

表 4-5　部分生物及组织 DNA 的组成（摩尔分数）

生物	组织	A	T	G	C	(A+T)/(G+C)
大肠杆菌 K-12		26.0	23.9	24.9	25.2	1.00
肺炎链球菌		29.8	31.6	20.5	18.0	1.59
结核分枝杆菌		15.1	14.6	34.9	35.4	0.42
酵母		31.3	32.9	18.7	17.1	1.79
海胆	精子	32.8	32.1	17.7	18.4	1.85
鲱鱼	精子	27.8	27.5	22.2	22.6	1.23
大鼠	骨髓	28.6	28.4	21.4	21.5	1.33
人	胸腺	30.9	29.4	19.9	19.8	1.52
	肝	30.3	30.3	19.5	19.9	1.53

2. 右手双螺旋结构　1953 年，Watson 和 Crick 结合 Chargaff 规则及 Franklin 和 Wilkins 对 DNA 纤维 X 射线衍射图的研究，提出了经典的 DNA 二级结构模型——双螺旋结构模型（double helix model，图4-2）。

图 4-2　B-DNA 双螺旋结构模型

（1）两股 DNA 链反向互补形成双链结构　在该结构中，DNA 主链位于外面，碱基侧链位于内部。双链碱基形成 Watson-Crick 碱基配对，即腺嘌呤（A）以两个氢键与胸腺嘧啶（T）结合，鸟嘌呤（G）以三个氢键与胞嘧啶（C）结合，这种配对称为碱基配对原则（图 4-2）。由此，一股 DNA 链的碱基序列决定着另一股 DNA 链的碱基序列，两股 DNA 链称为互补链。

（2）DNA 双链进一步形成右手双螺旋结构　在双螺旋结构中，碱基平面与螺旋轴垂直，糖基平面与碱基平面接近垂直，与螺旋轴平行；双螺旋直径为 2nm，每一螺旋含 10bp，螺距为 3.4nm，相邻碱基对之间的轴向距离为 0.34nm；双螺旋表面有两道沟槽：相对较深、较宽的为大沟（轴向沟宽 2.2nm），相对较浅、较窄的为小沟（轴向沟宽 1.2nm）。

（3）氢键和碱基堆积力维持 DNA 双螺旋结构的稳定性　碱基对氢键维持双链结构的横向稳定性，碱基对平面之间的碱基堆积力（stacking force，包括范德华力和疏水作用）维持双螺旋结构的纵向稳定性。

上述右手双螺旋结构模型是 92% 相对湿度下制备的 DNA 钠盐纤维的二级结构，称为 B-DNA。在溶液状态下，B-DNA 每一螺旋含 10.5bp，螺距为 3.6nm。细胞内 DNA 几乎都以 B-DNA 结构存在。

3. 其他二级结构　DNA 局部存在其他二级结构，例如 A-DNA、Z-DNA（图 4-3）、十字形结构、三股螺旋结构。

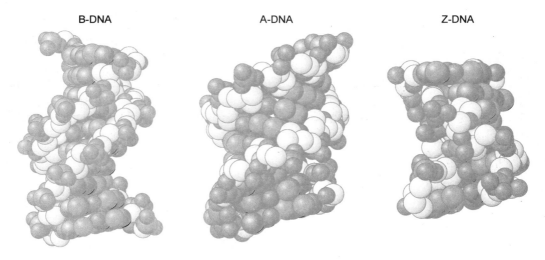

图 4-3　几种 DNA 双螺旋结构

三、DNA 的三级结构

DNA 的三级结构是指 DNA 在双螺旋的基础上进一步扭曲盘绕形成的高级结构。

（一）超螺旋结构

细菌、线粒体及某些病毒等的 DNA 具有闭环结构，即其两股链均呈环状，这种 DNA 称为共价闭合环状 DNA。共价闭合环状 DNA 的三级结构是在双螺旋结构（松弛结构，relaxed molecule）基础上进一步盘绕形成的超螺旋（superhelix）结构。超螺旋有正超螺旋和负超螺旋两种：DNA 依双螺旋方向进一步缠绕形成正超螺旋；DNA 依双螺旋相反方向旋转形成负超螺旋。两股 DNA 形成的正超螺旋为右手超螺旋、负超螺旋为左手超螺旋。四股 DNA 形成的正超螺旋为左手超螺旋、负超螺旋为右手超螺旋（图 4-4）。DNA 在细胞内通常处于负超螺旋状态，这有利于其复制或转录。

负超螺旋　　　　　　　　　　　　　　　　　　　正超螺旋

图 4-4　共价闭合环状 DNA 及其超螺旋结构

（二）染色体结构

真核生物染色体 DNA 与组蛋白、非组蛋白及少量 RNA 在细胞分裂间期形成染色质结构，在细胞分裂期形成染色体结构，两者的主要区别是压缩程度不同。

1. 染色体的组成　染色体的主要成分是 DNA、RNA、组蛋白和非组蛋白，其中 DNA 和组蛋白含量稳定，含量比接近 1∶1；RNA 和非组蛋白含量则随着生理状态的变化而变化。

（1）组蛋白（histone）　是真核生物染色体的基本结构蛋白，富含两种碱性氨基酸（精氨酸和赖氨酸），属于碱性蛋白质，等电点在 10 以上。组蛋白有 H1、H2A、H2B、H3 和 H4 共五类，其中 H2A、H2B、H3 和 H4 称为核心组蛋白（core histone），H1 称为连接 DNA 组蛋白（linker histone）。从一级结构上看，核心组蛋白高度保守，没有明显的种属特异性和组织特异性，含量也很稳定；连接 DNA 组蛋白 H1 在不同生物体、不同组织内的差异较大，在个体发育过程中也有变化。组蛋白在维持染色体的结构和功能方面起关键作用。

（2）非组蛋白（nonhistone）　富含酸性氨基酸，属于酸性蛋白质，种类繁多，具有种属特异性和组织特异性，并且在整个细胞周期中都有合成，而不像组蛋白仅在 S 期与 DNA 同步合成。非组蛋白既有支架蛋白（scaffold protein），又有酶和转录因子等，其主要功能是参与 DNA 折叠、复制、修复，RNA 合成与加工，调控基因表达。

（3）RNA　占染色体质量的 1%~3%，含量最低，变化较大，可能通过与组蛋白、非组蛋白相互作用而调控基因表达。

2. 染色体的结构　真核生物 DNA 在双螺旋的基础上经过多级压缩形成染色体结构。

（1）核小体（nucleosome）是染色体的基本结构单位，由组蛋白八聚体（又称核小体核心，含核心组蛋白 H2A、H2B、H3、H4 各两分子）和 180~200bp 核小体 DNA 构成，在结构上可分为核小体核心颗粒和连接 DNA 两部分。①约 146bp DNA 以左手螺线管（solenoid）方式缠绕组蛋白八聚体不到两圈，形成核小体核心颗粒。②核小体核心颗粒与连接 DNA（15~60bp）构成核小体（人单倍体 DNA 与组蛋白形成 1.7×10^7 个核小体）。③若干个核小体形成直径约为 10nm 的串珠结构（又称 10nm 纤维，图 4-5）。

核小体核心颗粒

连接 DNA

核小体

染色质小体

H1

图 4-5　串珠结构

（2）串珠结构经过螺旋化形成直径约为 30nm、螺距约为 12nm 的螺线管，称为 30nm 纤维。其每一螺旋含 6 个核小体，且每个核小体需结合一分子 H1（覆盖约 20bp DNA。结合较弱，可在盐溶液中分离）构成染色质小体（chromatosome）。核心组蛋白 N 端、H1、高离子强度对螺线管的形成和稳定起重要作用。

NOTE

（3）在细胞分裂前期，30nm 纤维进一步盘绕形成直径约为 300nm 的超螺线管（supersole-noid）结构，称为 300nm 纤维、染色线（chromonema）。

（4）300nm 纤维凝缩成直径约为 700nm 的染色单体（图 4-6）。

图 4-6　染色体形成模式

需要说明的是：①真核生物染色体结构尚未完全阐明，有多种模型，这里介绍的只是其中一种模型。②由于细胞内不断进行代谢，特别是基因表达及 DNA 复制，DNA 的扭曲盘绕是一个动态过程，所以在不同时期或 DNA 的不同区段，其盘绕方式和盘绕程度都不相同。

（三）　DNA 三级结构的生理功能

1. DNA 分子在长度上高度压缩，有利于组装　例如人体细胞核内有 46 条染色体，其 DNA 总长度约 1.7m，被压缩到约 200μm，压缩了 8000～10000 倍。

2. 超螺旋结构影响 DNA 复制和转录　细胞核内 DNA 结构处于动态变化之中。超螺旋的改变可以协调 DNA 局部解链，影响复制和转录等的启动及进程。

四、RNA 的种类和分子结构

DNA 是遗传物质，绝大多数遗传信息通过其表达产物蛋白质起作用，但直接指导蛋白质合成的并不是 DNA，而是 RNA。

RNA 的一级结构与 DNA 一致，由四种核苷酸通过 3′,5′-磷酸二酯键连接而成。与 DNA 不同的是：①构成 RNA 的核苷酸含有核糖而不含脱氧核糖，含有尿嘧啶（U）而几乎不含胸腺嘧啶（T）。因此，构成 RNA 的四种常规核苷酸是腺苷酸（AMP）、鸟苷酸（GMP）、胞苷酸（CMP）和尿苷酸（UMP）。②RNA 含有较多的稀有碱基，它们具有各种特殊的生理功能。③RNA 有较多核糖的 2′-羟基被甲基化了。

绝大多数 RNA 为线性单链结构，其构象少有 DNA 那样典型的双螺旋结构，但具有以下特征：①线性单链 RNA 也形成右手螺旋结构。②RNA 分子中的某些区段具有序列互补性，因而可以通过自身回折形成茎环结构或发夹结构，其中茎环结构由一段短的互补双链区（茎）和一个有特定构象和功能的单链环构成（图 4-7，不过有些文献中并不区分茎环结构和发夹结构），互补双链区碱基配对原则是 A 对 U、G 对 C，但可以含非 Watson-Crick 碱基配对，特别是 G-U 碱基对。③各种 RNA 具有复杂的三级结构。

茎环结构　　　　　　　　　　　发夹结构

图 4 - 7　RNA 茎环结构和发夹结构

与 DNA 相比，RNA 种类繁多，分子量较小，含量变化大。RNA 可根据结构和功能的不同分为信使 RNA 和非编码 RNA。非编码 RNA 分为非编码大 RNA 和非编码小 RNA，例如核糖体 RNA、转移 RNA、核酶、核内小 RNA 等。

1. **信使 RNA（mRNA）**　是在蛋白质合成过程中负责传递遗传信息、直接指导蛋白质合成的 RNA，具有以下特点（结构特点见第十五章，285 页）：

（1）含量低　占细胞总 RNA 的 1%~5%。

（2）种类多　可达 10^5 种。不同基因表达不同的 mRNA。

（3）寿命短　不同 mRNA 指导合成不同的蛋白质，完成使命后即被降解。细菌 mRNA 的平均半衰期（又称半寿期，是指体内某种代谢物或药物、毒物等的总量减半所需的时间）约为 1.5 分钟。脊椎动物 mRNA 的平均半衰期约为 3 小时。

（4）长度极不均一　哺乳动物 mRNA 长度范围 $5 \times 10^2 \sim 1 \times 10^5$ nt。

2. **转移 RNA（tRNA）**　是在蛋白质合成过程中负责转运氨基酸、解读 mRNA 遗传密码的 RNA。tRNA 占细胞总 RNA 的 10%~15%，绝大多数位于细胞质中。

（1）tRNA 一级结构　具有以下特点：①是一类单链小分子 RNA，长 73~95nt（共有序列 76nt），沉降系数 4S。②是含稀有碱基最多的 RNA，含 7~15 个稀有碱基（占全部碱基的 15%~20%），位于非配对区。③5′端核苷酸往往是鸟苷酸。④3′端是 CCA 序列，其中腺苷酸（常称为 A76）的 3′-羟基是氨基酸结合位点。

（2）tRNA 二级结构　呈三叶草形，该结构中存在四臂三环，即氨基酸臂、二氢尿嘧啶臂（DHU 臂）和二氢尿嘧啶环（DHU 环/D 环，以含 DHU/D 为特征）、反密码子臂和反密码子环（以含反密码子为特征，第十五章，288 页）、TΨC 臂（T 臂）和 TΨC 环（以含胸腺嘧啶核糖核苷 T54-假尿苷 Ψ55-胞苷 C56 为特征）（图 4-8①）。

图 4 - 8　tRNA 结构

（3）tRNA 三级结构　呈 L 形，氨基酸结合位点位于其一端，反密码子环位于其另一端，DHU 环和 TΨC 环虽然在二级结构中位于两侧，但在三级结构中却相邻（图 4-8②）。

3. 核糖体 RNA（rRNA）　与核糖体蛋白形成一种称为核糖体（ribosome）的核蛋白颗粒，原核生物和真核生物的核糖体都由一个大亚基和一个小亚基构成，两个亚基都由核糖体 RNA 和核糖体蛋白构成。核糖体、核糖体亚基及核糖体 RNA 的大小一般用沉降系数表示（表 4-6）。核糖体 RNA 具有以下特点：

表 4-6　原核生物与真核生物核糖体比较

核糖体类型（沉降系数）	亚基（沉降系数）	核糖体 RNA 种类（长度）	亚基蛋白种类
原核生物核糖体（70S）	大亚基（50S）	23S（2904nt）、5S（120nt）	33
	小亚基（30S）	16S（1504nt）	21
真核生物核糖体（80S）	大亚基（60S）	28S（4718nt）、5.8S（160nt）、5S（120nt）	~49
	小亚基（40S）	18S（1874nt）	~33

（1）含量高　核糖体 RNA 是细胞内含量最高的 RNA，占细胞总 RNA 的 80%~85%。

（2）寿命长　核糖体 RNA 更新慢，寿命长。

（3）种类少　原核生物有 5S、16S、23S 三种核糖体 RNA（约占核糖体质量的 65%）；真核生物主要有 5S、5.8S、18S、28S 四种核糖体 RNA，另有少量线粒体核糖体 RNA、叶绿体核糖体 RNA。

4. 其他非编码 RNA　除上述 RNA 外，真核细胞中还存在许多其他非编码 RNA，包括非编码小 RNA（snmRNA，<300nt，如核内小 RNA、胞质小 RNA、核酶、小干扰 RNA）和长链非编码 RNA（lncRNA，300~1000nt）。它们均不直接指导蛋白质合成。

（1）核内小 RNA（snRNA）　位于细胞核内，与蛋白质构成核小核糖核蛋白（snRNP），参与 RNA 前体的加工。其中位于核仁内的 snRNA 称为核仁小 RNA（snoRNA），参与 rRNA 前体加工及核糖体亚基聚合。

（2）胞质小 RNA（scRNA）　主要位于细胞质中，种类较多，例如称为信号识别颗粒 RNA（又称 7SL RNA）的一种胞质小 RNA 与六种蛋白质一起构成信号识别颗粒（SRP），参与分泌蛋白的运输（第十五章，296 页）。

（3）核酶（ribozyme）　科学家在研究 RNA 的转录后加工时发现某些 RNA 具有催化活性，可以催化 RNA 的剪接，这些由活细胞合成、起催化作用的 RNA 称为核酶。许多核酶的底物也是 RNA，甚至就是其自身，其催化反应也具有专一性。如何评价核酶的理论意义与实际意义，如何看待核酶与传统意义上的酶在代谢中的地位，都有待进一步研究（第五章，74 页）。

（4）小干扰 RNA（siRNA）　是宿主细胞 Dicer（一种对双链 RNA 具有特异性的 RNA 酶）对外源入侵基因表达的双链 RNA（dsRNA）进行切割后产生的长度 21~25bp 的小分子 RNA，它以单链形式与靶基因 mRNA 互补配对结合，抑制其翻译，甚至诱导其降解。因此，它只抑制和降解能与其互补配对的 mRNA，属于转录后水平的负调控机制（第十六章，315 页）。

（5）长链非编码 RNA（lncRNA）　编码序列位于基因间区、内含子、外显子等区域。近年来研究表明：lncRNA 在基因表达调控、染色体重组、基因印记、细胞周期、细胞分化等方面起作用，与多种肿瘤（如乳腺癌、肝癌、结肠癌、前列腺癌）、神经系统疾病（如阿尔茨海默病、精神分裂症、抑郁、躁动）的发生密切相关。

第三节 核酸的理化性质

核酸是生物大分子，具有与蛋白质类似的大分子特性，包括胶体特性、沉降特性、黏度、变性和复性等。

一、紫外吸收特征

因为碱基中有共轭双键，所以核苷酸和核酸都有特征性紫外吸收光谱，在260nm附近存在吸收峰（图4-9，图4-10）。据此可以通过比色测定260nm吸光度（A_{260}）进行核苷酸和核酸的定量分析。此外，单链DNA的紫外吸收比双链DNA高30%~40%。据此可以判断DNA变性程度。

图4-9 核苷酸紫外吸收光谱   图4-10 核酸紫外吸收光谱

二、变性、复性与杂交

在一定条件下（如加热）断开双链核酸碱基对氢键，可以使其局部解离，甚至完全解离成单链，形成无规线团，称为核酸的熔解（melting）、变性（denaturation）。反之，如果两条单链核酸的序列部分互补甚至完全互补，则在一定条件下可以自发结合，形成双链结构，称为退火（annealing）。同一来源单链核酸的退火称为复性（renaturation）。不同来源单链核酸的退火称为杂交（hybridization）。

1. 变性 生物体内的DNA几乎都是双链的，而RNA几乎都是单链的。因此，核酸变性主要是指DNA变性。不过，许多RNA分子中因存在茎环结构或发夹结构而含有局部双链结构，因此核酸变性也包括RNA变性。

变性导致核酸的一些物理性质改变，例如黏度降低、沉降速度加快、紫外吸收增强。其中变性导致其紫外吸收增强的现象称为增色效应（hyperchromic effect）。

引起核酸变性的因素：包括高温和化学试剂（如酸、碱、乙醇、尿素和甲酰胺）等各种物理因素和化学因素。其中温度较其他变性因素更容易控制，因此实验室常用加热的方法使核酸变性。使双链 DNA 解链度达到 50% 所需的温度称为解链温度、变性温度、熔点（T_m，图 4-11）。每一种 DNA 都有自己的解链温度，它的高低与 DNA 的长度和组成、溶液的 pH 值和离子强度大小、变性剂等有关。

图 4-11   DNA 变性曲线

DNA 的 GC 含量越高，其解链温度越高，因为 G-C 碱基对含有三个氢键，解开它需要更多的能量。因此，通过测定解链温度可以分析 DNA 的组成（图 4-12），经验公式为：$(G-C)\% = (T_m - 69.3) \times 2.44\%$（0.15mol/L NaCl-0.15mol/L 柠檬酸钠溶液中）。

图 4-12   解链温度与 GC 含量关系曲线

双链 RNA 及 DNA-RNA 杂交双链也可以变性解链。同样条件下，其解链温度分别比双链 DNA 高 20℃~25℃、10℃~15℃。

2. 复性   缓慢降低温度可以使热变性 DNA 复性，即重新形成互补双链结构。DNA 的最适复性温度通常比解链温度低 20℃~25℃。复性导致 DNA 的紫外吸收减弱，这一现象称为减色效应（hypochromic effect）。因此，通过检测 DNA A_{260} 的变化可以实时分析其变性或复性程度。

DNA 复性并不是简单的逆变性过程，复性速度受多种因素影响：①DNA 浓度：DNA 浓度越高，两股互补链相遇的几率越大，因而复性越快。②DNA 序列复杂程度：序列简单的 DNA（如重复序列）复性快，序列复杂的 DNA（如单一序列）复性慢，因而可以通过测定复性速度分析 DNA 序列的复杂程度。③DNA 长度：DNA 片段越长，寻找互补序列的难度越大，因而复性越慢。④离子强度：DNA 溶液的离子强度越高，两股互补链重新结合的速度越快，因而复性越快。⑤降温速度：降温过快来不及复性，形成无规线团，因此应缓慢降温。

3. 杂交   既包括 DNA 与 DNA 杂交，也包括 DNA 与 RNA、RNA 与 RNA 杂交。不同来源的单链核酸，只要其序列有一定的互补性就可以杂交。利用该特性我们可以从不同来源的 DNA 中鉴定相同序列或同源序列，这就是核酸杂交技术的分子基础。

核酸杂交技术是将已知序列的单链核酸片段进行标记以便于检测，再与未知序列的待测核酸样品进行杂交，从中鉴定相同序列或同源序列。核酸杂交技术可用于分析样品中是否存在特定基因序列、基因序列是否存在变异，也可用于研究目的基因的表达状态和表达效率，因而广泛应用于基因组研究、遗传病检测、法医学鉴定等领域，是分子生物学的核心技术（第二十章，366页）。

第四节　核酸的提取和定量

核酸是生物化学与分子生物学的主要研究对象。在研究核酸结构和功能时，通常先要提取核酸并进行定量。核酸样品的纯度和核酸结构的完整性将关系到后续研究的准确性和科学性。

一、核酸提取

核酸提取的总原则是保证核酸一级结构的完整性，避免污染。

核酸提取的主要步骤包括：①裂解细胞。②去除与核酸结合的蛋白质、多糖等生物大分子。③分离核酸。④去除杂质（无机盐、不需要的其他核酸分子等）。由于不同核酸的结构状态和亚细胞定位不同，所用的提取方法也不尽相同。

1. **质粒**　是游离于细菌（及个别真核细胞）染色体 DNA 之外、能自主复制的遗传物质，多数是一种共价闭合环状 DNA，大小是 1~300kb。质粒能够转化细菌，并利用细菌的酶系统进行扩增和表达，是在重组 DNA 技术中广泛应用的基因载体。（第二十章，374 页）

提取质粒包括三个基本步骤：①培养细菌和扩增质粒。②收获和裂解细菌。③用氯化铯密度梯度离心法、碱裂解法或煮沸裂解法等分离纯化质粒。

2. **真核生物染色体 DNA**　①用液氮冷冻组织材料，然后将其研成细粉。②用乙二胺四乙酸（EDTA）、去污剂和蛋白酶 K 共同裂解细胞。③用苯酚、氯仿、异戊醇等抽提去除蛋白质。经过数次抽提之后，可制得 100~200kb 的 DNA 片段。染色体 DNA 适用于基因组文库构建、DNA 印迹分析。

3. **真核生物 RNA**　RNA 容易被 RNase（RNA 酶）降解，而 RNase 无处不在，并且耐高温，可以抵抗长时间煮沸。因此，RNA 的提取条件要比 DNA 苛刻，必须采取措施建立无 RNase 环境。

（1）**总 RNA 提取**　提取真核细胞总 RNA 可用异硫氰酸胍-酚氯仿法、异硫氰酸胍-氯化铯密度梯度离心法、氯化锂-尿素法、热酚法等。

（2）**mRNA 提取**　提取真核细胞 mRNA 可用一种亲和层析技术——oligo（dT）-纤维素柱层析。真核生物 mRNA 绝大多数都有 poly（A）尾，在高离子强度下与 oligo（dT）结合，其他 RNA 等成分则被淋洗去除。然后，逐渐降低洗脱液的离子强度，可将 mRNA 洗脱，浓缩得到高纯度 mRNA。mRNA 可用于研究基因表达、构建 cDNA 文库。

二、核酸定量

核酸由磷酸、戊糖、碱基以等摩尔量构成，因此通过分析这三种成分的含量可以对核酸进行定量。

1. **定磷法**　核酸含磷量比较均一。DNA 含磷约 9.2%，RNA 含磷约 9.0%。因此，分析核酸样品含磷量可计算出核酸含量，这就是定磷法的分子基础。

2. 定糖法　①二苯胺法是 2-脱氧核糖的显色反应，因此可以分析核酸水解液中 2-脱氧核糖的含量，从而计算出 DNA 含量。②地衣酚法是戊糖的显色反应，因此可以联合二苯胺法分析核酸水解液中核糖的含量，从而计算出 RNA 含量。

3. 紫外吸收法　核酸因碱基含共轭双键结构而对 260nm 紫外线有强吸收，并且吸光度在一定条件下与核酸的浓度成正比。因此，可以通过测定 A_{260} 对核酸样品进行定量。在标准条件下，1 个吸光度单位相当于 50μg/mL 的双链 DNA、40μg/mL 的单链 DNA 或 RNA。不过，该方法受核酸纯度、溶液 pH 值大小和离子强度大小的影响，在中性 pH 值和低离子强度下测定纯度较高的核酸时结果比较准确。

核酸的其他研究技术见第二十章。

链接

ETS、ITS 与中药

真核生物 rRNA 基因（rDNA）包括外转录间隔区 1（ETS1）、18S rRNA、内转录间隔区 1（ITS1）、5.8S rRNA、ITS2、28S rRNA 和 ETS2（图 4-13），其中 18S、5.8S、28S rRNA 的基因序列在生物进化过程中变异很小，但 ITS 和 ETS 变异较大，可以作为生物进化的比对依据。因此，应用 PCR 和 DNA 测序技术可以很快地分析不同药材的 ETS、ITS 序列，通过比较其相似度鉴定中草药基原。

图 4-13　真核生物 rDNA 序列

小　结

核酸是生物大分子、核苷酸聚合物，包括 DNA 和 RNA。DNA 是遗传物质，含量最稳定，绝大多数是染色体成分。RNA 包括信使 RNA、转移 RNA、核糖体 RNA、核酶和小分子 RNA，主要功能是参与遗传信息的复制与表达。

核酸的组成元素是碳、氢、氧、氮和磷，其中磷是核酸的特征元素。核酸的结构单位是核苷酸。核苷酸由磷酸、戊糖（核糖和脱氧核糖）和碱基（腺嘌呤、鸟嘌呤、胞嘧啶、尿嘧啶和胸腺嘧啶）组成，DNA 和 RNA 的组成差别主要在戊糖和嘧啶碱基。

在核苷酸中，碱基与戊糖以 β-N-糖苷键连接，磷酸与戊糖以磷酸酯键连接，磷酸还可以通过酸酐键连接第二、第三个磷酸基团，某些核苷酸还存在磷酸二酯键。

核苷酸的功能包括合成核酸、为生命活动提供能量、参与其他物质合成、构成酶的辅助因子、调节代谢。

核酸的一级结构是指核酸分子的碱基序列。核酸主链由磷酸与戊糖以 3′,5′-磷酸二酯键交替连接而成，侧链即碱基。核酸链有方向性，5′端是头，3′端是尾。

　　DNA 典型的二级结构是右手双螺旋结构。右手双螺旋由两股链反向互补构成，两股链通过氢键结合在一起，氢键严格地形成于 A 与 T、G 与 C 之间，氢键和碱基堆积力维持双螺旋结构的稳定性。DNA 分子还存在局部左手螺旋结构、十字形结构和三股螺旋结构等。

　　在二级结构的基础上，DNA 双螺旋进一步扭曲盘绕形成三级结构。环状 DNA 的三级结构是超螺旋结构，真核生物的染色体 DNA 则与蛋白质、RNA 形成染色体结构。

　　RNA 种类繁多，分子量较小，含量变化大。绝大多数 RNA 为线性单链结构，局部可以形成右手螺旋结构、茎环结构或发夹结构。

　　mRNA 的特点是含量低、种类多、寿命短、长度极不均一。

　　tRNA 在组成和结构上有以下特点：长 73~93nt，含较多的稀有碱基，5′端往往是鸟苷酸，3′端是 CCA 序列，二级结构呈三叶草形，三级结构呈倒 L 形。

　　rRNA 是细胞内含量最高的 RNA，原核生物有三种 rRNA，真核生物有四种 rRNA，均与核糖体蛋白形成核糖体。

　　碱基使核酸在 260nm 波长附近存在吸收峰，成为核酸的紫外吸收特征。

　　在一定条件下双链核酸可以变性解链，变性伴随增色效应。变性核酸可以复性，复性伴随减色效应。

　　不同来源的单链核酸，只要其序列有一定的互补性就可以杂交。以此为基础建立的核酸杂交技术是分子生物学的核心技术。

　　质粒、真核生物染色体 DNA 和 RNA 有不同的提取方法，基本原则都是保证核酸一级结构的完整性，避免杂质污染。提取的核酸可用定磷法、定糖法或紫外吸收法进行定量。

讨论

1. Chargaff 规则。

2. B-DNA 右手双螺旋结构的基本内容。

3. 从分子组成、结构、功能方面比较蛋白质和 DNA。

4. tRNA 一、二、三级结构特征和意义。

5. 比较蛋白质变性与 DNA 变性。

第五章 酶

生物体为维持生长和繁殖而进行的全部化学过程称为新陈代谢，简称代谢（metabolism），代谢过程消耗的反应物、生成的中间产物和最终产物统称代谢物（metabolite）。生命的基本特征之一是新陈代谢，包括物质代谢和能量代谢。虽然生物体内的代谢条件十分温和，但所有代谢都进行得极为迅速和顺利，因为它们几乎都是在生物催化剂（biocatalyst，在生物体内起催化作用的生物大分子）的催化作用下进行的。到目前为止已经发现了两类生物催化剂：酶与核酶。酶（enzyme）是由活细胞合成、起催化作用的蛋白质。核酶（ribozyme）是由活细胞合成、起催化作用的 RNA。

"enzyme（酶）"一词由 Kühne 于 1878 年创造，源于希腊语 en（进入）+zyme（离开），指那些具有催化活性的物质，之前酶称为酵素（ferment）。人类基因组 1/4 基因的编码产物是酶，足见其重要性。

第一节 酶的分子结构

由酶催化发生的化学反应称为酶促反应（enzyme-catalyzed reaction），酶促反应的反应物称为酶的底物（S）。酶的底物既有蛋白质等生物大分子，又有葡萄糖等小分子有机化合物，还有 CO_2 等无机化合物。即使是大分子底物，发生反应的也只是分子结构的一个小部位，例如胰蛋白酶只是催化水解底物蛋白中碱性氨基酸羧基形成的肽键。相比之下，酶是蛋白质，是生物大分子，分子量在 $1.2×10^4$ 以上。因此，酶促反应是大分子作用于小分子或大分子的小部位。不过，酶促反应不是由整个酶蛋白和底物分子发生简单碰撞，而是通过酶的活性中心催化进行的。

一、酶的活性中心

酶的分子结构中含有各种基团，例如羟基、氨基、甲基等，这些基团对酶活性的贡献大小不同。其中一些基团与酶活性密切相关，不可或缺，称为酶的必需基团（essential group）。酶的必需基团根据功能分为两类：一类维持酶活性构象（如二硫键结构）或参与活性调节（如羟基）；另一类直接参与催化反应，例如组氨酸的咪唑基、丝氨酸的羟基、半胱氨酸的巯基和天冬氨酸的羧基等。第二类必需基团集中在酶分子的特定部位，该部位称为活性中心。

酶的活性中心（active center）又称活性部位（active site）、催化位点（catalytic site），是酶的分子结构中可结合底物并催化其反应生成产物的部位。许多酶的活性中心位于酶蛋白的特定结构域内，形如裂缝（cleft, crevice）或凹陷（pocket），多为由疏水性氨基酸的 R 基形成的微环境，该环境的极性、疏水性、酸性明显不同于活性中心之外。

　　活性中心中的必需基团分为两类：一类是结合基团（binding group），其作用是与底物结合，形成酶-底物复合物；另一类是催化基团（catalytic group），其作用是降低底物分子中特定化学键的稳定性，将底物转化成产物。例如，人果糖-2,6-二磷酸酶催化 2,6-二磷酸果糖（F-2, 6-BP）水解成 6-磷酸果糖和磷酸。该酶活性中心有六个氨基酸 R 基提供必需基团，Arg258、Arg308、Arg353 提供的带正电荷胍基和 Lys357 提供的带正电荷氨基为结合基团，作用是通过离子键结合 2,6-二磷酸果糖带负电荷的磷酸基；His259 和 His393 提供的咪唑基为催化基团，催化 2-磷酸酯键水解（图 5-1）。

图 5-1　人果糖-2,6-二磷酸酶活性中心

二、酶的辅助因子

　　虽然酶的化学本质是蛋白质，但有的酶还含有各种非氨基酸成分，例如糖基、酰基、磷酸基、金属离子（有超过 1/3 的酶含金属离子，或其活性依赖金属离子）等，其中有些成分是酶活性所必需的，这些成分称为酶的辅助因子。

　　国际纯粹与应用化学联合会（IUPAC）于 1992 年推荐的定义：辅助因子（cofactor）是某些酶在催化反应时所需的有机分子或离子（通常是金属离子），它们与无活性的酶蛋白（牢固或松散）结合成有活性的全酶。绝大多数辅助因子直接参与催化反应，起传递电子、原子或基团的作用。

　　从化学本质上看辅助因子有两类：①小分子有机化合物（包括金属有机化合物）：多数是维生素（特别是 B 族维生素）的活性形式（表 5-1）。②无机离子：主要是金属离子（表 5-2）。金属离子作为辅助因子或激活剂源于其以下特性：带正电荷，能形成很强却又不稳定的化学键，有的金属离子有不止一种稳定的氧化态。

　　根据与酶蛋白结合的牢固程度和作用特点，辅助因子还可分为辅酶和辅基：①辅酶（coenzyme）：又称辅底物（cosubstrate），与酶蛋白结合松散甚至只在催化反应时才结合，可用透析或超滤法去除。②辅基（prosthetic group）：与酶蛋白结合牢固甚至共价结合，不能用透析或超滤的方法去除，在催化反应时也不会离开活性中心。以金属离子为辅基的酶称为金属酶（metalloenzyme），以金属离子为辅酶的酶称为金属激活酶（metal-activated enzyme）。

三、单纯酶和结合酶

　　酶可根据其催化反应是否依赖辅助因子分为单纯酶和结合酶。

表 5-1　含有 B 族维生素的辅助因子

辅助因子	缩写	酶	转移基团或原子	所含维生素
生物胞素		丙酮酸羧化酶	羧基	生物素
辅酶 A	CoA	脂酰辅酶 A 合成酶	酰基	泛酸
5'-脱氧腺苷钴胺素（辅酶 B$_{12}$）		甲基丙二酰辅酶 A 变位酶	烷基	钴胺素
氧化型黄素单核苷酸	FMN	NADH 脱氢酶	氢原子	核黄素
氧化型黄素腺嘌呤二核苷酸	FAD	单胺氧化酶、黄嘌呤氧化酶	氢原子	核黄素
硫辛酰胺		二氢硫辛酰胺乙酰转移酶	氢原子和酰基	硫辛酸
氧化型烟酰胺腺嘌呤二核苷酸	NAD$^+$	乳酸脱氢酶	氢原子	烟酰胺
氧化型烟酰胺腺嘌呤二核苷酸磷酸	NADP$^+$	6-磷酸葡萄糖脱氢酶	氢原子	烟酰胺
磷酸吡哆醛	PLP	转氨酶	氨基	吡哆醛
四氢叶酸	FH$_4$	胸苷酸合成酶	一碳单位	叶酸
焦磷酸硫胺素	TPP	丙酮酸脱氢酶	醛	硫胺素

表 5-2　作为酶的辅助因子的金属离子

金属离子	酶	金属离子	酶
Cu^{2+}	细胞色素 c 氧化酶、铜蓝蛋白	Mn^{2+}	精氨酸酶、丙酮酸羧化酶
Fe^{2+}	细胞色素 c 氧化酶、过氧化氢酶、过氧化物酶	Mo^{3+}	黄嘌呤氧化酶
K$^+$	丙酰辅酶 A 羧化酶、丙酮酸激酶	Ni^{2+}	尿素酶
Mg^{2+}	己糖激酶、葡萄糖-6-磷酸酶、限制性内切酶 EcoR V	Zn^{2+}	碳酸酐酶、羧肽酶、醇脱氢酶

1. 单纯酶（simple enzyme）　活性中心中的必需基团全部来自酶蛋白氨基酸 R 基，即催化反应不需要辅助因子参与，例如蛋白酶、淀粉酶、脂肪酶和 RNA 酶等。

2. 结合酶（conjugated enzyme）　由酶蛋白（又称脱辅基酶，apoenzyme）和辅助因子构成，活性中心中的部分必需基团来自辅助因子，例如 L-乳酸脱氢酶和 L-苹果酸脱氢酶均需要烟酰胺腺嘌呤二核苷酸（NAD$^+$），L-氨基酸转氨酶和脱羧酶均需要磷酸吡哆醛（PLP）。一种辅助因子可以与不同酶蛋白结合，组成具有不同专一性的结合酶。

四、单体酶、寡聚酶、多酶复合体和多功能酶

这是酶的不同结构状态的一种分类。

1. 单体酶（monomeric enzyme）　仅具有三级结构，并且只有一个活性中心，如葡萄糖激酶。

2. 寡聚酶（oligomeric enzyme）　由多个亚基构成，有多个活性中心，这些活性中心位于不同的亚基上，催化相同的反应。有的寡聚酶仅由一种亚基构成，如 L-乳酸脱氢酶 LDH$_1$ 含四个相同的亚基（H$_4$），每个亚基都有一个活性中心；有的寡聚酶由多种亚基构成，如 L-乳酸脱氢酶 LDH$_3$ 含两种亚基（H$_2$M$_2$），每个亚基都有一个活性中心。

3. 多酶复合体（multienzyme complex）　由几种功能相关的酶构成，有两种或两种以上

的活性中心，各活性中心催化的反应构成连续反应，即一种活性中心的产物恰好是另一种活性中心的反应物，前一活性中心的产物作为反应物直接转入后一活性中心，不会脱离酶蛋白。如丙酮酸脱氢酶复合体由三种酶构成：丙酮酸脱氢酶、二氢硫辛酰胺乙酰转移酶、二氢硫辛酰胺脱氢酶（第八章，149 页）。

4. 多功能酶（multifunctional enzyme） 由一条肽链构成，但含多个活性中心，这些活性中心催化不同的反应，如大肠杆菌 DNA 聚合酶 I 由一条肽链构成，含 $5'\to3'$ 聚合酶、$3'\to5'$ 外切酶、$5'\to3'$ 外切酶活性中心（第十三章，261 页）。多功能酶可以进一步构成多酶复合体。

五、同工酶

同工酶（isozyme） 是指能催化相同的化学反应、但酶蛋白的组成、结构、理化性质、免疫学性质、活性调节有差异的一组酶，是在生物进化过程中基因复制（gene duplication）和趋异进化的产物。同工酶存在于同一个体的不同组织或同种细胞的不同亚细胞结构（区室，compartment，包括细胞质和细胞器）中，或表达于生长发育的特定阶段。

国际生物化学与分子生物学联合会（IUBMB）推荐的同工酶命名法：命名采用同一名称后缀不同的数字编号，编号表示在区带电泳中由快到慢的泳动顺序，例如细胞质 L-苹果酸脱氢酶 1（泳动快）和线粒体 L-苹果酸脱氢酶 2（泳动慢）。

不同组织有不同的同工酶谱。同工酶差异可用于研究物种进化、个体发育、组织分化、遗传变异等。在医学上，同工酶可作为临床诊断指标。例如：分析血清 L-乳酸脱氢酶同工酶和肌酸激酶同工酶水平变化可以辅助诊断急性心肌梗死。

1. L-乳酸脱氢酶（LDH） 主要同工酶有五种，均为四聚体，由 H 亚基（心肌型亚基，333AA）和 M 亚基（骨骼肌型亚基，331AA）构成，在各组织器官中的 LDH 同工酶谱有差异（表5-3）。

表5-3 人 L-乳酸脱氢酶同工酶谱（%）

同工酶	亚基组成	心肌	肾脏	肝脏	骨骼肌	红细胞	肺	胰腺	血清
LDH_1	H_4	67	52	2	4	42	10	30	27
LDH_2	H_3M	29	28	4	7	36	20	15	34
LDH_3	H_2M_2	4	16	11	21	15	30	50	21
LDH_4	HM_3	<1	4	27	27	5	25	0	12
LDH_5	M_4	<1	<1	56	41	2	15	5	6

（1）心肌细胞含 LDH_1 最多。正常血清 L-乳酸脱氢酶主要是 LDH_2，心肌梗死或心力衰竭导致 L-乳酸脱氢酶释放入血，血清 L-乳酸脱氢酶水平很快升高，但 LDH_1 低于 LDH_2，12 小时后 LDH_1 水平接近 LDH_2，24 小时后 LDH_1 水平超过 LDH_2，所以 LDH_1 升高最明显。48~72 小时后血清 L-乳酸脱氢酶水平达到峰值。

与 LDH_5 相比，LDH_1 的特点是与底物的亲和力强，且其活性受高浓度丙酮酸变构抑制。

（2）肝细胞含 LDH_5 最多。

NOTE

🔖 胸水中 L-乳酸脱氢酶是反映炎症程度的指标，含量大于 500U/L 常提示为恶性肿瘤或胸水已并发细菌感染。

2. 肌酸激酶（CK） 有三种同工酶，均为二聚体，由 B 亚基（脑型亚基，380AA）和 M 亚基（骨骼肌型亚基，380AA）构成，在各组织器官中的同工酶谱有差异：

（1）CK_1 为 BB 型，主要位于脑细胞内。

（2）CK_2 为 MB 型，位于心肌细胞内，占心肌肌酸激酶的 25%~30%。正常血清几乎不含 CK_2。心肌梗死发病 4~6 小时血清 CK_2 水平开始升高，24 小时达到高峰，48~72 小时回落到正常水平（图 5-2）。

图 5-2 正常人和心肌梗死患者血清肌酸激酶电泳酶谱

（3）CK_3 为 MM 型，主要位于骨骼肌和心肌细胞内，占骨骼肌肌酸激酶的 98%、心肌肌酸激酶的 70%。正常血清肌酸激酶主要是 CK_3，且在手术、骨骼肌损伤、酒精中毒、甲状腺功能亢进时升高明显。

六、心肌梗死酶学诊断

作为诊断指标的酶应符合以下条件：①具有相对组织特异性。②在合适的时间段（诊断窗口）出现在血清（浆）或其他体液中。③可自动化分析。

心肌梗死（MI）必须在发病数小时内作出初步诊断以启动治疗，因此应选择 12 小时内即出现在血清（浆）中的酶作为诊断指标。初期用的是乳酸脱氢酶、谷草转氨酶、谷丙转氨酶。谷草转氨酶、谷丙转氨酶不甚理想，因为它们在血清（浆）中出现较晚，心肌特异性也差。乳酸脱氢酶也出现较晚，但 LDH_1 的心肌特异性较高（LDH_5 的肝脏特异性较高），因此曾作为诊断指标，不过后来改用在血清（浆）中出现较早的肌酸激酶 CK_2。

CK_2 有较好的诊断窗口，在急性心肌梗死的早期诊断中特异性较高，不过多数临床实验室已改用血清肌钙蛋白 I、T，而血清肌酸激酶目前仍用于诊断骨骼肌损伤，如 Duchenne 型肌营养不良。

心肌肌钙蛋白为 I、T、C 亚基三聚体。通过检测血清肌钙蛋白 I、T 亚基水平评价心肌损伤既灵敏又特异：其水平在心肌梗死发病 2~6 小时即开始升高，高水平可持续 4~10 天。除心肌梗死外，其他心肌损伤也伴发血清肌钙蛋白水平升高，因此心肌型肌钙蛋白可用于诊断各种心肌损伤。

第二节　酶促反应的特点和机制

酶既有一般催化剂的共性，又有自己的特点。酶促反应的特点是由酶的催化机制决定的。

一、酶促反应特点

酶具有和一般催化剂一样的特点：①只催化热力学允许的化学反应。②可以提高反应速度，但不改变化学平衡。③在化学反应前后没有质和量的变化，并且极少量就可以有效地催化反应。此外，酶还有自己的特点。

1. **高效性**　酶能使化学反应速度提高 $10^5 \sim 10^{17}$ 倍（表 5-4）。

表 5-4　酶的催化效率

酶	催化效率	酶	催化效率
亲环素	10^5	磷酸葡萄糖变位酶	10^{12}
酵母己糖激酶	10^6	琥珀酰辅酶 A 转移酶	10^{13}
碳酸酐酶	10^7	尿素酶	10^{14}
磷酸丙糖异构酶	10^9	金黄色葡萄球菌核酸酶	10^{15}
羧肽酶 A	10^{11}	乳清苷酸脱羧酶	10^{17}

2. **专一性**　和一般催化剂相比，酶对所催化反应的底物和反应类型具有更高的选择性，这一特点称为酶的专一性、特异性（specificity）。根据酶对其底物结构选择的专一程度不同，可以将酶的专一性分为绝对专一性、相对专一性和立体专一性。

（1）**绝对专一性**　又称绝对特异性（absolute specificity），这类酶只能催化一种底物发生一种化学反应。例如，尿素酶（又称脲酶）只能催化尿素水解。

（2）**相对专一性**　又称相对特异性（relative specificity），这类酶可以催化一类底物或一种化学键发生一种化学反应。例如，脂酰辅酶 A 合成酶可以催化棕榈酸、硬脂酸、油酸等各种脂肪酸发生反应；胰脂肪酶既能水解甘油三酯，又能水解棕榈酸视黄酯；木瓜蛋白酶可以水解任何肽键；凝血酶可以水解特定序列中的 Arg-Gly 肽键。许多消化酶类都具有相对专一性。

（3）**立体专一性**　又称立体特异性（stereospecificity），这类酶能够识别立体异构体的构型，因而只催化特定构型的立体异构体发生反应，或所催化的反应只生成特定构型的立体异构体。例如：延胡索酸酶只能催化延胡索酸（而不是马来酸）水化生成 L-苹果酸（而不是 D-苹果酸）；L-乳酸脱氢酶只能催化 L-乳酸（而不是 D-乳酸）脱氢。

不管是单纯酶还是结合酶，其专一性都由酶蛋白决定。

3. **不稳定性**　酶促反应条件温和，可在常温常压下进行。酶是蛋白质，对引起蛋白质变性的因素（如高温、强酸、强碱等）非常敏感，极易受这些因素的影响而变性失活。

4. **可调节性**　生物体内存在着复杂而精细的代谢调节系统，既可通过改变酶蛋白的结构来调节酶蛋白的活性，又可通过改变酶蛋白的总量来调节酶的总活性，从而调节酶促反应速度，以确保代谢活动的协调性和统一性，确保生命活动的正常进行（第四节，91 页）。

NOTE

二、酶促反应机制

研究酶促反应机制是阐明其高效性和专一性的化学基础。

1. 酶促反应高效性的机制 在一个化学反应体系中，实际发生反应的反应物分子称为活化分子，其特点是最低能量水平（**过渡态**，transition state，‡）高于反应体系中全部反应物分子的平均能量水平（**基态**，ground state），过渡态自由能（$G_{X^{\ddagger}}$）与基态自由能（G_S）之差称为**活化能**（activation energy，$\Delta G^{\ddagger}$）。活化能与化学反应速度的关系：①活化能是决定化学反应快慢的能障（energy barrier），活化能越高，反应体系中活化分子比例越低，反应越慢。②降低活化能可以增加反应体系中的活化分子数，从而提高反应速度。③酶提高反应速度的机制正是降低反应的活化能（图 5-3）。

例如 H_2O_2 的分解反应：$2H_2O_2 \rightarrow 2H_2O + O_2$。该反应在无催化剂时活化能为 70~76kJ/mol，由铂（Pt）催化时活化能为 49kJ/mol，由过氧化氢酶催化时活化能为 8kJ/mol。当活化能由 70~76kJ/mol 降低至 8kJ/mol 时，反应速度会增加 10^9 倍。相比之下，过氧化氢酶的催化效率比铂高 10^6 倍。

关于酶降低反应活化能、提高反应速度的机制，目前公认的是 Henri 于 1903 年提出的酶-底物复合物学说。该学说认为：在酶促反应中，酶先与底物结合成不稳定的**酶-底物复合物**（enzyme-substrate complex），又称活化络合物（activated complex），之后酶-底物复合物转化成酶-产物复合物，再释放产物（图 5-3）。

图 5-3 酶促反应活化能的改变

目前认为：酶通过形成酶-底物复合物降低活化能提高反应速度，是邻近效应、表面效应、酸碱催化、张力催化、共价催化和金属离子催化等综合作用的结果。

（1）**邻近效应**（approximation） 在双分子反应中，酶通过活性中心使两个底物分子定向靠近，使反应容易发生。例如碳酸酐酶使二氧化碳和水定向靠近而反应生成碳酸。

（2）**表面效应**（surface effect） 酶的活性中心多为疏水环境，限制水分子及其他与反应无关成分的进入，防止它们干扰活性中心必需基团与底物的作用，提高催化效率。

（3）**酸碱催化**（acid-base catalysis） 是最普通、最有效的催化机制。活性中心中既有**特异酸碱催化**（specific acid or base catalysis，H^+ 或 HO^- 参与的催化），又有**广义酸碱催化**（general acid or base catalysis，质子供体或质子受体参与的催化）。酶蛋白是两性电解质，所含的各种弱解离基团具有不同的解离常数，即使同一种解离基团，其解离常数也会因受邻近基团影响而改变。因此，酶活性中心的弱解离基团可以参与质子转移，即既作为质子供体起酸催化作用，又作为质子受体起碱催化作用（表 5-5）。酶的这种作用属于酸碱催化作用，可将反应速度提高 10^2~10^5 倍。

NOTE

表 5-5 酶活性中心起酸碱催化作用的必需基团

必需基团来源	共轭酸形式（质子供体）	共轭碱形式（质子受体）
Glu/Asp	R—COOH	R—COO⁻
Lys/Arg	R—NH₃⁺	R-NH₂
Cys	R—SH	R—S⁻
His	(咪唑环, HN⌒NH⁺)	(咪唑环, HN⌒N)
Ser/Tyr	R-OH	R-O⁻

在广义酸碱催化中，一种分子代替水作为氢离子的供体或受体。例如糜蛋白酶用组氨酸残基作为碱催化剂提高丝氨酸的亲核能力，碳酸酐酶用组氨酸残基促使一个锌结合水释放一个氢离子，生成一个氢氧根离子。

（4）张力催化（catalysis by strain） 在酶-底物复合物（更贴切的是过渡态，可以理解为最不稳定的酶-底物复合物，图5-3）中，酶对底物要断裂的共价键施加牵拉张力、扭转张力、弯曲张力，使其脆弱易断。

（5）共价催化（covalent catalysis） 是指酶与底物发生分步反应，在第一步反应中作为反应物，通过活性中心中的催化基团（通常是巯基、羟基、氨基、咪唑基等亲核基团）与底物共价结合（相当于酶蛋白被化学修饰），形成酶-底物复合物，然后将底物转化成产物，在最后一步反应中断开与产物的共价结合而再生。例如，糜蛋白酶通过活性中心的Ser-195羟基共价催化蛋白质水解：

（6）金属离子催化（metal ion catalysis） 约有1/3的酶在催化反应时需要金属离子参与。金属离子有多种作用机制：①促进形成亲核试剂，例如碳酸酐酶的Zn²⁺促进形成氢氧根离子。②作为亲电试剂稳定带负电荷的中间产物，例如限制性内切酶EcoRV的Mg²⁺。③作为连接酶和底物的桥梁，例如几乎所有以ATP为底物的酶所需要的Mg²⁺。④在氧化还原反应中传递电子，例如多巴胺-β-羟化酶的Cu⁺。

2. 酶促反应专一性的机制 有几个学说试图阐明酶促反应专一性的机制，例如锁钥学说、诱导契合学说、三点附着学说等。

（1）锁钥学说（lock-and-key theory） 由Fischer于1890年提出，认为酶的专一性源于其活性中心与底物构象的严格互补，恰似锁和钥匙的关系。该学说有一定的局限性，例如它不能解释可逆反应。

（2）诱导契合学说（induced fit theory） 由Koshland于1958年提出，认为酶的活性中心在结构上是柔性的，即具有可塑性或弹性。当底物与活性中心靠近时，彼此通过非共价键相互影响，构象发生变化。这种变化使活性中心必需基团与底物的反应部位正确排列和定向，适于相互作用而发生反应（图5-4）。值得注意的是：诱导契合学说认为底物在构象上与活性中心最吻合时最不稳定（过渡态），因而容易发生反应。

NOTE

图 5-4   诱导契合学说

实际上，诸如抗原-抗体、激素-受体等绝大多数生物分子相互作用时都发生诱导契合。

（3）三点附着学说（three-point attachment theory）   由 Ogston 于 1948 年提出，认为酶的结合基团与底物的至少三个部位正确结合，其催化基团才能催化反应发生。三点附着学说可解释酶的立体专一性。

第三节   酶动力学

酶动力学（enzyme kinetics）全称酶促反应动力学，是研究酶促反应速度及其影响因素的科学。研究酶动力学应注意以下几点：①酶促反应速度通常用单位时间内产物浓度的增加值来表示，单位 mol/(L·s) 或 M/s。②酶动力学通常研究反应刚开始（60 秒内，底物消耗不到 5%）时的速度，称为初始速度（V_0）。③应使反应体系底物浓度远高于酶浓度，通常摩尔比 $10^3 \sim 10^6$。④在研究某一因素对酶促反应速度的影响时，控制其他因素不变。

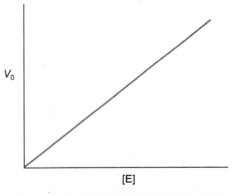

图 5-5   酶促反应速度与酶浓度的关系

一、酶浓度对酶促反应速度的影响

在酶促反应中，如果底物浓度远高于酶浓度，从而使酶全部形成酶-底物复合物，则酶促反应速度 V_0 与酶浓度 [E] 成正比（图 5-5）。

二、底物浓度对酶促反应速度的影响

酶的动力学曲线是酶促反应速度 V_0 与底物浓度 [S] 的函数图。图 5-6 是单底物反应的动力学曲线。由图可见：①在底物浓度很低时，反应速度随着底物浓度的增加而加快，两者成正比，表现为一级反应（first-order reaction）。②在底物浓度较高时，随着底物浓度继续增加，反应速度还在加快，但幅度越来越小，两者不再成正比。③在底物浓度很高时，即使底物浓度继续增加，反应速度也基本不再加快，表现

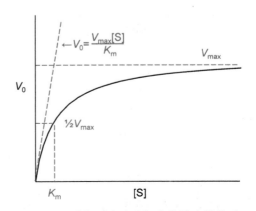

图 5-6   酶促反应速度与底物浓度的关系

$$V_0 = \frac{V_{max}[S]}{K_m}$$

V_{max}

$\frac{1}{2}V_{max}$

K_m [S]

为零级反应（zero-order reaction），说明此时所有酶分子都已经与底物结合，接近饱和状态。

（一）　单底物反应的米氏方程

Henri 提出的酶-底物复合物学说（在酶促反应过程中有酶-底物复合物形成）可以解释单底物反应的上述动力学特征。

$$E + S \underset{k_2}{\overset{k_1}{\rightleftharpoons}} ES \xrightarrow{k_3} E + P$$

1913 年，Michaelis 和 Menten 进一步发展了这一学说：在酶促反应过程中，酶与底物可逆结合并快速达到平衡（在毫秒级的时间内），产物生成初始速度 V_0 与酶-底物复合物浓度 ［ES］（限速反应反应物）成正比。他们根据定量研究的实验数据归纳出一个反映酶促反应速度 V_0 与底物浓度 ［S］ 关系的数学方程式，称为米氏方程（Michaelis-Menten equation），符合米氏方程的酶动力学称为米氏动力学。

$$V_0 = \frac{V_{max}[S]}{K_m + [S]}$$

米氏方程中 V_{max} 为最大反应速度（maximum rate），K_m 称为米氏常数（Michaelis constant，单位与底物浓度单位一致，是 mol/L 或 mmol/L），$K_m = (k_2 + k_3)/k_1$，k 为化学反应速度常数。

分析米氏方程可知：当底物浓度极低即 ［S］<<K_m 时，$K_m + [S] \approx K_m$，$V_0 \approx (V_{max}/K_m)[S]$，即反应速度与底物浓度成正比。当底物浓度极高即 ［S］>>K_m 时，$K_m + [S] \approx [S]$，$V_0 \approx V_{max}$，即反应速度接近最大反应速度，此时即使增加底物浓度，反应速度也已基本不再加快。因此，米氏方程揭示了反应速度与底物浓度的关系。

（二）　K_m 和 V_{max} 的意义

分析米氏方程可知 K_m 和 V_{max} 有以下意义：

1. K_m 是反应速度为最大反应速度一半时的底物浓度　当反应速度为最大反应速度的一半时，将 $V_0 = \frac{1}{2} V_{max}$ 代入米氏方程，可以求得 $K_m = [S]$。

2. K_m 是酶的特征常数　大多数酶的 K_m 在 $10^{-1} \sim 10^{-7}$ mol/L 之间（表 5-6）。许多酶的 K_m 与其底物在细胞内的浓度相当（$[S]/K_m = 0.01 \sim 1.0$）。K_m 只与酶的性质、底物的种类和酶促反应的条件有关，与酶、底物的浓度无关。

表 5-6　部分酶对底物的 K_m （mmol/L）

酶	底物	K_m	酶	底物	K_m
己糖激酶（脑）	ATP	0.4	碳酸酐酶	CO_2	8
	葡萄糖	0.05	β-半乳糖苷酶	乳糖	4.0
	果糖	1.5	苏氨酸脱氨酶	苏氨酸	5.0

（1）K_m 小表示相对较低的底物浓度就可以使反应接近最大速度。

（2）对于同一底物，不同的同工酶有不同的 K_m（和 V_{max}），因此对于来自不同组织或同一组织不同发育期的催化同一反应的酶，通过比较 K_m 可以判断它们是同工酶还是同一种酶。

（3）K_m 与 pH、温度、离子强度、激活剂和抑制剂等反应条件有关。通过研究不同物质对酶促反应 K_m 的影响，可以鉴定激活剂或抑制剂，发现有意义的调节物。

3. K_m 反映酶与底物的亲和力   当 $k_2 >> k_3$ 时，即酶-底物复合物解离成酶和底物的速度远高于分解成酶和产物的速度时，k_3 可以忽略不计。此时 K_m 近似于酶-底物复合物的解离常数 K_d（dissociation constant）：

$$K_m = (k_2 + k_3)/k_1 \approx k_2/k_1 = [E][S]/[ES] = K_d$$

在这种情况下，K_m 可以反映酶与底物亲和力的强弱，K_m 越小，酶与底物的亲和力越强，表示不需要很高的底物浓度就可以使酶达到饱和。不过，K_m 和 K_d 的含义不同，对于不满足 $k_2 >> k_3$ 的酶促反应不能代替。

4. 从 V_{max} 可以计算酶的转换数   酶的转换数（turnover number）又称催化常数（k_{cat}），即酶-底物复合物分解生成产物的速度常数 k_3。只要确定了酶浓度和最大反应速度，就可根据 $V_{max} = k_3[E]$ 计算 k_3，$k_3 = V_{max}/[E]$，由此可知转换数的物理意义：转换数是当酶被底物饱和时，一个酶分子在单位时间内催化反应的底物分子数。因此它是反映酶催化效率的物理量，数值越大表示酶的催化效率越高。生理状态下多数酶的转换数为 $1 \sim 10^4$/秒（表5-7）。

表5-7   部分酶的转换数

酶	转换数	酶	转换数
过氧化氢酶	40 000 000	延胡索酸酶	800
碳酸酐酶	400 000~600 000	糜蛋白酶	100
乙酰胆碱酯酶	14 000~25 000	DNA 聚合酶 I	15
β-内酰胺酶	2000	色氨酸合成酶	2
L-乳酸脱氢酶	1000	溶菌酶	0.5

（三）K_m 和 V_{max} 的测定

从图5-6可见，用酶促反应速度作为底物浓度的函数作图，得到一条直角双曲线，即底物浓度再高也只能使反应速度趋近而不是达到 V_{max}，因此不能从图中直接得到 K_m 和 V_{max} 的准确值。如果将米氏方程两边取倒数，可以得到一个双倒数方程，称为林-贝氏方程（Lineweaver-Burk equation）。

$$\frac{1}{V_0} = \frac{K_m}{V_{max}} \frac{1}{[S]} + \frac{1}{V_{max}}$$

在林-贝氏方程中，$1/V_0$ 与 $1/[S]$ 呈线性关系。因此，以 $1/V_0$ 对 $1/[S]$ 作图得到一条直线，这种作图方法称为双倒数作图法（double reciprocal plot）或林-贝氏作图法（图5-7）。

双倒数图中直线在纵轴上的截距为 $1/V_{max}$，在横轴上的截距为 $-1/K_m$，可以得到 K_m 和 V_{max} 的准确值。

三、温度对酶促反应速度的影响

酶是生物催化剂，其化学本质是蛋白质。

图5-7   双倒数作图法

因此，温度对酶促反应速度的影响具有两重性：一方面升高反应温度可以增加活化分子数，使酶促反应速度加快；另一方面温度过高会改变酶的活性构象，甚至导致酶变性失活，使酶促反应速度减慢。酶促反应最快时的反应温度称为该酶的最适温度（optimum temperature）。人体多数酶的最适温度在 35℃~40℃（亦说 45℃~55℃）范围内。

当反应温度低于最适温度时，升高温度增加活化分子数起主导作用，使酶促反应速度加快，温度升高 10℃ 时，多数反应速度可以加倍（$k_{t+10}/k_t≈2$）；当反应温度高于最适温度时，升高温度引起酶变构、变性失活，使反应速度减慢（图 5-8）。多数酶在 60℃ 以上变性显著，80℃ 以上发生不可逆变性。

降低温度不会引起酶变性失活，但会使活化分子数减少，从而使酶促反应速度减慢。因此：①在科学研究和临床检验中分析酶活性时，要严格控制反应温度。②临床上常通过低温麻醉使组织细胞代谢减慢，以适应缺氧和营养缺乏。③各种菌种、细胞株、活体组织通常采用低温保存，甚至冻存。

图 5-8　酶促反应速度与温度的关系

四、pH 对酶促反应速度的影响

酶促反应体系的 pH 从以下几方面影响酶与底物的结合，从而影响酶促反应速度：①影响酶和底物的解离状态。②影响酶和底物的构象。③过酸或过碱导致酶变性失活。综合这些因素，在某一 pH 值下酶促反应最快，该 pH 值称为酶的最适 pH（optimum pH）（图 5-9）。

图 5-9　酶促反应速度与 pH 的关系

动物体内多数酶的最适 pH 在 5~9 范围内，但也有例外，例如胃蛋白酶的最适 pH 1.8~3.5，所以临床上胃蛋白酶制剂常配合稀盐酸一起服用；胰蛋白酶的最适 pH 8，所以药用胰蛋白酶配以 $NaHCO_3$ 效果更好。

五、抑制剂对酶促反应速度的影响

能使酶促反应速度减慢而不引起酶变性的物质称为酶的抑制剂（I）。研究抑制剂有助于阐明以下内容：①酶的催化机制。②酶的专一性。③酶活性的调节方式。④某些药物和毒物的作用机制。抑制剂可分为不可逆抑制剂和可逆抑制剂。

（一）不可逆抑制剂

有些抑制剂通过与酶的必需基团共价结合使酶失活（inactivation），从而使酶促反应速度减慢甚至停止，而且用透析等物理方法不能将其去除，这类抑制剂称为不可逆抑制剂（irreversible inhibitor），这类抑制作用称为不可逆抑制（irreversible inhibition）。

1. 不可逆抑制剂分类　可根据作用机制分为三类：基团特异性抑制剂、底物类似物、自杀性抑制剂。

（1）基团特异性抑制剂　作用于氨基酸的特定基团，如 DIPF（二异丙基氟磷酸）修饰糜蛋白酶、乙酰胆碱酯酶等丝氨酸酶特定的丝氨酸羟基。

（2）底物类似物　又称亲和标记（affinity label），可以化学修饰活性中心，因此特异性高于基团特异性抑制剂。甲苯磺酰-苯丙氨酸氯甲基酮（TPCK）是糜蛋白酶的底物类似物，可以与活性中心组氨酸共价结合使其失活。3-溴丙酮醇磷酸酯是磷酸二羟丙酮的类似物，可以与磷酸丙糖异构酶（TPI）活性中心谷氨酸共价结合使其失活。

（3）自杀性抑制剂（suicide inhibitor）　又称机制抑制剂（mechanism-based inhibitor），是一种修饰底物（modified substrate），可以被活性中心转化为中间产物，与必需基团共价结合使其失活。例如引起葡萄球菌感染的病原体是金黄色葡萄球菌，其细胞壁的重要成分是肽聚糖，催化肽聚糖合成的关键酶是肽聚糖转肽酶（glycopeptide transpeptidase），青霉素是其自杀性抑制剂。N,N-二甲基-2-丙炔胺是单胺氧化酶（MAO）的自杀性抑制剂，被氧化后与活性中心 FAD（第六章，103 页）的 N-5 共价结合，使酶失活。多巴胺缺乏与帕金森病有关，5-羟色胺缺乏与抑郁有关。它们都是被单胺氧化酶灭活的。司来吉兰（selegiline）也是单胺氧化酶的自杀性抑制剂，用于治疗帕金森病和抑郁。

司来吉兰

2. 常见的不可逆抑制剂　有巯基酶抑制剂和丝氨酸酶抑制剂。

（1）巯基酶抑制剂　巯基酶是以巯基为必需基团的一类酶，如 3-磷酸甘油醛脱氢酶、脂肪酸合成酶。砷化合物和重金属 Ag^+、Hg^{2+}、Pb^{2+}等是巯基酶抑制剂，其作用机制是破坏巯基，使酶失活。临床上常用二巯基丙醇（BAL）或二巯基丁二酸（钠）（DMSA）治疗重金属中毒，机制是以其分子中的巯基置换出酶的巯基，使酶复活（图5-10）。

图 5-10　巯基酶的抑制与复活

（2）**丝氨酸酶抑制剂**　**丝氨酸酶**是以丝氨酸羟基为必需基团的一类酶，如乙酰胆碱酯酶、丝氨酸蛋白酶、环氧化酶。有机磷化合物如 E-1059、1605、敌百虫等杀虫剂是丝氨酸酶抑制剂，其作用机制是破坏丝氨酸羟基，使酶失活。临床上常用乙酰胆碱酯酶复活剂（首选解磷定，PAM）配合乙酰胆碱受体拮抗剂（首选阿托品）治疗有机磷中毒，机制是以其分子中电负性较强的肟基（—CH＝NOH）置换出酶的丝氨酸羟基，使酶复活（图 5-11，图中 OR、OR'代表烷氧基，X 代表 F 或 CN）。

图 5-11　丝氨酸酶的抑制与复活

　🖐乙酰胆碱酯酶的功能是催化乙酰胆碱水解。例如，乙酰胆碱在神经肌肉接头完成神经传导后，被接头后膜乙酰胆碱酯酶水解灭活。新斯的明是乙酰胆碱酯酶抑制剂，可以增加乙酰胆碱在神经肌肉接头间隙的浓度，改善肌无力患者的症状。有机磷中毒时乙酰胆碱酯酶受到抑制，造成乙酰胆碱在接头间隙内积累，出现胆碱能神经兴奋性增强的中毒症状（肌束颤动、瞳孔缩小、胸闷、恶心呕吐、腹痛腹泻、大小便失禁、大汗、流泪流涎、气道分泌物增多、心率减慢等）。

　🖐有机磷杀虫剂中毒诊断标准：以正常人血清乙酰胆碱酯酶活性值为参照，定为 100%。胆碱酯酶活性降至 50%~70% 为轻度中毒，降至 30%~50% 为中度中毒，降至 30% 以下为重度中毒。

（二）可逆抑制剂

有些抑制剂通过与酶或酶-底物复合物的非共价结合抑制酶促反应，抑制效应的强弱取决于抑制剂与底物的浓度比（［I］/［S］）以及它们与酶的亲和力比。可以采用透析等物理方法将其去除，从而解除抑制，这类抑制剂称为**可逆抑制剂**（reversible inhibitor），这类抑制作用称为**可逆抑制**（reversible inhibition）。可逆抑制剂可分为竞争性抑制剂、反竞争性抑制剂和非竞争性抑制剂。

1. **竞争性抑制剂**　有些可逆抑制剂（I）与底物（S）结构相似，属于底物类似物（substrate analog），能与底物竞争酶（E）的活性中心，抑制底物与酶的结合，从而抑制酶促反应，这类抑制剂称为**竞争性抑制剂**（competitive inhibitor），这种抑制作用称为**竞争性抑制**（competitive inhibition，图 5-12①）。

反应速度 V_0 与竞争性抑制剂浓度［I］、底物浓度［S］的动力学关系符合以下林-贝氏方程：

$$\frac{1}{V_0} = \frac{K_m}{V_{max}}\frac{1}{[S]}(1 + \frac{[I]}{K_i}) + \frac{1}{V_{max}}$$

根据该林-贝氏方程作双倒数图（图 5-12②）。从图中可见，酶促反应体系中存在竞争性抑制剂时表观 K_m（apparent K_m，存在抑制剂时测定的 K_m）增大，表观 V_{max}（apparent V_{max}，存在抑制剂时测定的 V_{max}）不变。

NOTE

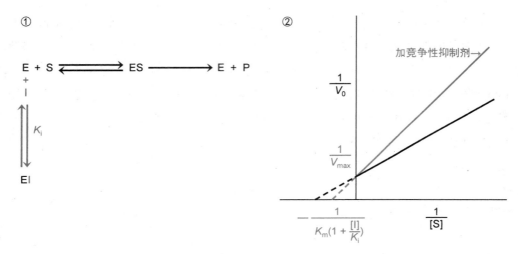

图 5-12　竞争性抑制

（1）竞争性抑制特点　①抑制剂和底物结构相似，都能与酶的活性中心结合。②抑制剂与底物存在竞争，即两者不能同时结合活性中心。③抑制剂结合抑制底物结合，从而抑制酶促反应。④动力学特征是表观 K_m 增大，表观 V_{max} 不变，因此增加底物浓度理论上可以削弱甚至消除竞争性抑制剂的抑制作用。

例如：丙二酸对琥珀酸脱氢酶的抑制作用属于竞争性抑制。丙二酸、戊二酸等一些二元羧酸的结构与琥珀酸相似，能与琥珀酸脱氢酶的活性中心结合，抑制琥珀酸的结合与脱氢。

（2）竞争性抑制意义　许多临床药物就是靶酶的竞争性抑制剂。①许多抗肿瘤药物通过竞争性抑制干扰肿瘤细胞代谢，抑制其生长，例如甲氨蝶呤（又称氨甲蝶呤）、5-氟尿嘧啶、6-巯基嘌呤（第十一章，238 页）。②磺胺类药物和磺胺增效剂竞争性抑制二氢蝶酸合成酶、二氢叶酸还原酶，从而抑制细菌生长繁殖。③布洛芬是环氧化酶的竞争性抑制剂。④他汀类药物是胆固醇合成途径关键酶的竞争性抑制剂。

四氢叶酸是一碳单位代谢不可缺少的辅助因子（第十章，221 页），是细胞增殖所必需的。磺胺类药物敏感菌自己合成四氢叶酸：①利用对氨基苯甲酸等合成二氢叶酸（FH_2，DHF），反应由二氢蝶酸合成酶、二氢叶酸合成酶催化；二氢叶酸还原成四氢叶酸（FH_4，THF），反应由二氢叶酸还原酶催化。②磺胺类药物（如磺胺甲噁唑）是对氨基苯甲酸的结构类似物，能竞争性抑制二氢蝶酸合成酶，从而抑制二氢叶酸的合成；磺胺增效剂甲氧苄啶（trimethoprim）是二氢叶酸的结构类似物，能竞争性抑制细菌二氢叶酸还原酶（甲氧苄啶与哺乳动物二氢叶酸还原酶的亲和力仅为细菌二氢叶酸还原酶亲和力的 $1/10^5$，因此不会抑制人二氢叶酸还原酶），抑制二氢叶酸还原成四氢叶酸。③四氢叶酸缺乏时磺胺类药物敏感菌的一碳单位代谢受到影响，其核酸和蛋白质合成受阻。④单一应用磺胺类药物或磺胺增效剂只能抑制细菌的生长繁殖，联合应用则可通过双重抑制作用抗感染。⑤人体代谢所需叶酸来自消化道，所以其一碳单位代谢不受磺胺类药物影响。⑥有些细菌能从细胞外摄取叶酸，所以对磺胺类药物不敏感。

根据竞争性抑制的特点，在应用磺胺类药物时，应当维持其血液浓度高于对氨基苯甲酸的浓度，以有效发挥其竞争性抑制作用。因此，首次用药时要用大剂量，持续用药时再用维持剂量。

🔖甲醇中毒的治疗：甲醇被人体吸收之后会被肝醇脱氢酶催化脱氢生成甲醛。甲醛可以损伤多种组织，甚至致盲，因为眼睛对甲醛特别敏感。治疗甲醇中毒的方法之一是持续静脉滴注乙醇，机制是乙醇与甲醇竞争醇脱氢酶，从而抑制甲醇代谢，使其经肾脏排泄。不过，虽然乙醇在此起竞争性抑制作用，但自己也是底物（氧化成乙醛），所以不是竞争性抑制剂。

2. **反竞争性抑制剂**　有些抑制剂（I）只与酶-底物复合物（ES）结合，使酶（E）失去催化活性，且其抑制效应不能通过增加底物浓度消除。抑制剂与 ES 结合后降低了 ES 的有效浓度：①有利于底物与活性中心的结合，即在结合效应上恰好与竞争性抑制剂相反，因此这类抑制剂称为**反竞争性抑制剂**（uncompetitive inhibitor），这种抑制作用称为**反竞争性抑制**（uncompetitive inhibition，图 5-13①）。②产物（P）的生成受到抑制。

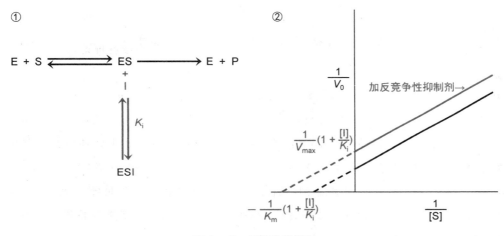

图 5-13　反竞争性抑制

反应速度 V_0 与反竞争性抑制剂浓度［I］、底物浓度［S］的动力学关系符合以下林-贝氏方程：

$$\frac{1}{V_0} = \frac{K_m}{V_{max}} \frac{1}{[S]} + \frac{1}{V_{max}} \left(1 + \frac{[I]}{K_i}\right)$$

根据该林-贝氏方程作双倒数图（图 5-13②）。从图中可见，酶促反应体系中存在反竞争性抑制剂时表观 K_m 减小，表观 V_{max} 减小。

（1）反竞争性抑制特点　①抑制剂只与酶-底物复合物（ES）结合。②抑制剂与 ES 结合导致 ES 浓度降低。③动力学特征是表观 K_m 减小，表观 V_{max} 减小。

（2）反竞争性抑制意义　反竞争性抑制少见，主要发生于双底物反应，偶见于水解反应。L-苯丙氨酸和肼分别是肠碱性磷酸酶和胃蛋白酶的反竞争性抑制剂。治疗良性前列腺增生（BPH）的爱普列特（epristeride）是类固醇 5α-还原酶的反竞争性抑制剂，抑制睾酮还原成双氢睾酮（DHT）。除草剂草甘膦是植物芳香族氨基酸合成途径一种酶的反竞争性抑制剂。

3. **非竞争性抑制剂**　有些抑制剂（I）和底物（S）可以同时结合于酶（E）的不同部位，因而不影响底物与酶活性中心的结合，但妨碍酶活性构象的形成，从而抑制酶促反应，且其抑

NOTE

制效应不能通过增加底物浓度消除。这类抑制剂称为**非竞争性抑制剂**（noncompetitive inhibitor），这种抑制作用称为**非竞争性抑制**（noncompetitive inhibition，图5-14①）。

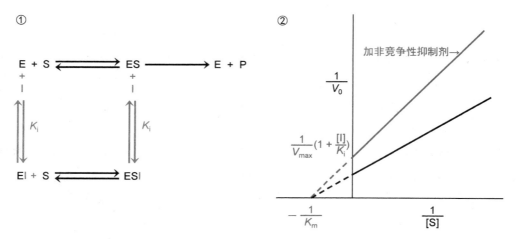

图5-14　非竞争性抑制

反应速度 V_0 与非竞争性抑制剂浓度［I］、底物浓度［S］的动力学关系符合以下林-贝氏方程：

$$\frac{1}{V_0} = \frac{K_m}{V_{max}}\frac{1}{[S]}\left(1 + \frac{[I]}{K_i}\right) + \frac{1}{V_{max}}\left(1 + \frac{[I]}{K_i}\right)$$

根据该林-贝氏方程可作双倒数图（图5-14②）。从图中可见，酶促反应体系中存在非竞争性抑制剂时表观 K_m 不变，表观 V_{max} 减小。

（1）**非竞争性抑制特点**　①抑制剂结合于酶的活性中心之外。②抑制剂的结合不影响底物与活性中心的结合。③抑制剂的结合抑制底物转化为产物，即导致酶的催化活性丧失。④动力学特征是表观 K_m 不变，表观 V_{max} 减小，因此增加底物浓度可以削弱但不能消除非竞争性抑制剂的抑制作用。

（2）**非竞争性抑制意义**　非竞争性抑制剂不多，异亮氨酸是细菌苏氨酸脱水酶的非竞争性抑制剂。卡泊芬净（caspofungin）作为抗真菌药非竞争性抑制真菌 β-1,3-葡聚糖合成酶，从而干扰其细胞壁的合成。强力霉素（doxycycline）本身是一种抗生素，在低浓度下还是胶原酶的非竞争性抑制剂，可用于治疗牙周病。

三类可逆抑制剂特点总结见表5-8。

表5-8　可逆抑制剂特点

种类	竞争性抑制剂	反竞争性抑制剂	非竞争性抑制剂
抑制对象	酶	酶-底物复合物	酶、酶-底物复合物
表观 K_m	增大	减小	不变
表观 V_{max}	不变	减小	减小

六、激活剂对酶促反应速度的影响

激活剂（activator）是能使酶促反应速度加快的物质。激活剂大多数是金属离子，如 Mg^{2+}

几乎是所有有核苷三磷酸（NTP）参与的反应的激活剂；少数是阴离子，如 Cl⁻ 是唾液 α 淀粉酶的激活剂；也有些是有机化合物，如胆酸和鹅脱氧胆酸是脂肪酶 BAL 的激活剂。

七、酶活力单位与酶活性测定

一定条件下，酶促反应速度与酶活性成正比。因此可以通过分析酶促反应速度测定酶活性。

1. **酶活力单位**　IUBMB 酶学委员会于 1964 年推荐酶活力单位（简称酶单位）：1 个酶活力单位（U）是指在 25℃、最适条件下，每分钟催化 1μmol 底物反应所需的酶量。

为了使酶活力单位符合国际单位制（SI），IUPAC 与 IUBMB 于 1972 年推荐酶活力单位催量：1 催量（kat）是指在特定条件下，每秒钟催化 1mol 底物反应所需的酶量。$1U = 16.67 \times 10^{-9} kat$。

2. **比活力**　是指 1mg 酶蛋白所具有的酶活力单位，也可用 1g 或 1 毫升酶制剂所具有的酶活力单位来表示。

3. **酶活性测定的基本原则**　测定酶活性时除酶量外其他条件必须保持恒定，才能获得正确结果，因为酶促反应速度对反应条件非常敏感，不仅取决于酶量，还与底物浓度、pH、温度、抑制剂、激活剂等密切相关，为此应控制足够的底物浓度、合适的离子强度、最适 pH、适宜温度，必要时应加入适量激活剂，还要排除抑制剂干扰。此外，应当尽可能分析酶促反应初始速度，因为只有反应刚开始时的反应速度是相对稳定的，反应进行一段时间后速度明显减慢。

第四节　酶的调节

在生物体内，一组连续的酶促反应形成一条代谢途径（metabolic pathway），代谢途径每一步反应的产物是下一步反应的反应物，直到最后一步反应，如糖酵解途径（第八章，144 页）。

催化一条代谢途径全部反应的一组酶称为**多酶体系**（multienzyme system）。每个多酶体系都有这样一种或几种酶：它们不但催化特定反应，还负有控制代谢途径代谢速度的使命，因而其活性受到调节。它们称为代谢途径的**关键酶**（key enzyme）、限速酶、调节酶（regulatory enzyme），所催化的反应称为代谢途径的**关键步骤**（committed step）、限速步骤、关键反应、限速反应（rate-limiting reaction）。机体通过调节关键酶活性来控制代谢速度，以满足机体对能量和代谢物的动态需要。酶活性调节包括结构调节和水平调节。临床上，许多关键酶就是药物靶点。

一、酶的结构调节

酶的结构调节是指改变现有酶分子的结构，从而改变其催化活性，调节方式包括变构调节、化学修饰调节和酶原激活。

1. **变构调节**（allosteric regulation）　又称别构调节，是指特定物质与酶活性中心外的特定部位以非共价键特异性结合，改变酶构象，从而改变其活性。能通过变构调节改变活性的酶称为**变构酶**（allosteric enzyme）、别构酶，属于变构蛋白。变构酶活性中心外与特定物质结合的部位称为调节位点。能对变构酶进行变构调节的特定物质称为**变构调节剂**、**变构效应物**、**变构剂**，其中提高酶活性的称为**变构激活剂**（allosteric activator），降低酶活性的称为**变构抑制剂**（allosteric inhibitor）。变构调节剂可以是小分子代谢物、金属离子、第二信使，也可以是调节蛋白（regulatory protein），包括激活蛋白、抑制蛋白。

变构酶催化的反应一般位于代谢途径上游，某些下游产物甚至是最终产物常常成为其变构抑制剂。它们的生成量一旦超过需要量，就会积累而抑制变构酶，降低其所催化反应的速度，其后面的酶促反应也减慢，这种调节称为**反馈抑制**（feedback inhibition）。反馈抑制使最终产物生成量与代谢需要量一致，既避免最终产物积累对细胞造成损害，又避免能量和代谢物浪费。

2. **化学修饰调节**（chemical modification）　又称**共价修饰调节**（covalent modification），是指通过酶促反应改变酶蛋白特定部位与特定修饰基团的共价结合状态，改变酶构象，从而改变其活性。

化学修饰以磷酸化和去磷酸化最为常见。**磷酸化**（phosphorylation）是指酶蛋白中特定基团（主要是特定部位丝氨酸、苏氨酸或酪氨酸的羟基）与来自 ATP 的 γ-磷酸基以酯键结合，反应由**蛋白激酶**（protein kinase）催化。**去磷酸化**（dephosphorylation）是指水解脱去上述磷酸化酶蛋白的磷酸基，反应由**蛋白磷酸酶**（protein phosphatase）催化。磷酸化和去磷酸化效应：改变酶蛋白的带电状态，影响底物结合；或改变调节位点对催化位点（即活性中心）的影响，从而改变酶活性，即改变 V_{max} 或 K_m。

3. **酶原激活**　有些酶在细胞内刚合成时、初分泌时或起作用前是无活性前体，必须水解一个或几个特定肽键，或水解掉一个或几个特定氨基酸残基、肽段（称为**激活肽**，activation peptide），改变酶蛋白的构象，从而表现出酶活性。酶的这种无活性前体称为**酶原**（zymogen）。酶原向酶转化的过程称为**酶原激活**（activation）。酶原激活实际上是酶的活性中心形成或暴露的过程。

例如：人胰腺细胞合成分泌的羧肽酶原 A1（403AA）没有活性，进入小肠后由胰蛋白酶催化水解掉 N 端激活肽（94AA），改变构象，形成活性中心，成为具有催化活性的羧肽酶 A1。

人胰腺细胞合成分泌的前糜蛋白酶原 B 一级结构 263AA，由信号肽酶切去 18AA 信号肽成为 245AA 的糜蛋白酶原，由胰蛋白酶水解 Arg33-Ile34 得到激活的 π 糜蛋白酶，π 糜蛋白酶相互催化切去 Ser32-Arg33、Asn165-Ala166 两个二肽，得到由 A 链（Cys19~Leu31）、B 链（Ile34~Tyr164）、C 链（Asn167~Asn263）通过两个二硫键（Cys19-Cys140，Cys154-Cys219）连接组成的更稳定的活性 α 糜蛋白酶，活性中心的必需基团来自 His75、Asp120、Ser213（图5-15）。

图 5-15　前糜蛋白酶原激活

酶原和酶原激活具有重要的生理意义。

（1）酶原是酶的安全运输形式 一些消化酶类如胰蛋白酶、糜蛋白酶和羧肽酶等都是以无活性的酶原形式合成于胰腺腺泡细胞，经胰管运到消化道，经过激活才成为有活性的酶，发挥消化作用（图5-16），这样可以避免在分泌和运输过程中消化组织蛋白。

图 5-16 酶原激活

胰蛋白酶原既可以被肠激酶激活成胰蛋白酶，又可以被胰蛋白酶激活，所以其激活过程存在**正反馈**（positive feedback）。

（2）酶原是酶的安全储存形式 有些凝血因子和纤溶系统以酶原的形式存在于血液循环中（如凝血因子Ⅱ、纤溶酶原），一旦需要便迅速激活成有活性的酶，发挥对机体的保护作用。

凝血因子和纤溶系统的激活是典型的**级联反应**（cascade）过程。例如，只要激活少数凝血因子，就可以通过瀑布式的放大作用迅速激活大量凝血酶原，引发快速而有效的血液凝固。

和变构调节、化学修饰调节相比，酶原激活是不可逆调节且可以在细胞外进行。酶原激活可被视为特殊形式的化学修饰调节。

二、酶的水平调节

酶的水平调节（regulation of enzyme quantity）是指通过调节酶蛋白的合成（通常发生在转录水平）和降解速度改变酶蛋白水平，从而改变其总活性。

1. **酶蛋白合成调节** 酶可根据水平是否受到调节分为组成酶、诱导酶和阻遏酶。**组成酶**（constitutive enzyme）含量相对恒定，不受组织组成、代谢物水平和生长条件影响。诱导酶和阻遏酶的合成受某些底物、产物、激素或药物影响，其中使**诱导酶**（inducible enzyme）合成增加的经常是代谢底物，例如 β-半乳糖苷能诱导大肠杆菌 β-半乳糖苷酶的合成，使 β-半乳糖苷分解增加；使**阻遏酶**（repressible enzyme）合成减少的经常是代谢产物，例如胆固醇能抑制胆固醇合成途径关键酶 HMG-CoA 还原酶的合成，使胆固醇合成减少。一些关键酶是诱导酶或阻遏酶，其底物或产物通过调控酶蛋白基因的表达起作用（第十六章，302 页）。

2. **酶蛋白降解调节** 控制酶蛋白的降解也是调节酶水平的重要方式。酶蛋白可以通过泛素-蛋白酶体途径和溶酶体途径降解：①泛素-蛋白酶体途径：酶蛋白被多聚泛素化后被蛋白酶体降解，消耗 ATP。②溶酶体途径：酶蛋白在溶酶体内被组织蛋白酶降解，不消耗 ATP。其他组织蛋白也可通过这两条途径降解（第十章，211 页）。

第五节　酶的命名和分类

酶的命名可采用习惯命名法和系统命名法。

1. 习惯命名法　①多数酶命名：底物名称+反应类型+"酶"，例如"苹果酸脱氢酶"。②水解酶命名：底物名称+"酶"，略去反应类型，例如"蛋白酶"。③有时在底物名称前加酶的来源，例如"唾液淀粉酶"。习惯命名法命名简单，应用方便，但有时会出现一酶数名或一名数酶的混乱现象，如"琥珀酸硫激酶"又称"琥珀酰辅酶 A 合成酶"。

2. 系统命名法　国际生物化学联合会（IUB，后改为国际生物化学与分子生物学联合会，IUBMB）于 1964 年成立酶学委员会（Enzyme Commission，EC），提出酶的系统命名法，规定每一种酶都有一个系统名称，它包含酶的所有底物和反应性质信息，底物名称之间以"："分隔。由于许多酶促反应是双底物或多底物反应，而且底物的化学名称很长，结果使得酶的系统名称冗长。为了应用方便，IUBMB 又从每一种酶的数个习惯名称中选定一个简便实用的推荐名称。例如催化下列反应的酶：

L-天冬氨酸 + α-酮戊二酸 → L-谷氨酸 + 草酰乙酸

系统名称为 L-天冬氨酸：α-酮戊二酸转氨酶，推荐名称为天冬氨酸转氨酶（又称谷草转氨酶）。

3. 酶的国际系统分类法　①根据酶促反应的性质将酶分为六类（表5-9），编号1、2、3、4、5、6。②每一类酶按照底物发生反应的基团或化学键的特点分为若干亚类，编号1、2、3、4 等。③每一亚类按照底物性质分为若干亚亚类，编号1、2、3、4 等。④每一亚亚类内的各种酶有一个流水号。因此，每一种酶的国际系统分类编号均由四组数字组成，数字前冠以 EC。例如 L-乳酸：NAD^+氧化还原酶（即 L-乳酸脱氢酶）的分类编号为 EC 1.1.1.27。

表5-9　酶的分类

序号	分类	催化反应类型	举例
1	氧化还原酶类	氧化还原（转移电子、氢原子、氢负离子）	L-乳酸脱氢酶
2	转移酶类	基团转移或交换	葡萄糖激酶
3	水解酶类	水解（以水为受体的基团转移）	胰脂肪酶
4	裂合酶类	基团加成于双键，或其逆反应	延胡索酸酶
5	异构酶类	重排（分子内基团转移），形成异构体	磷酸丙糖异构酶
6	连接酶类	通过缩合反应形成 C—C、C—S、C—O、C—N 键，消耗 NTP	脂酰辅酶 A 合成酶

第六节　酶与医学的关系

医学的根本任务是防病治病，提高人类的健康水平。从生物化学的角度来看，身体健康的表现是维持代谢稳态。因为代谢是通过酶促反应实现的，所以酶的调节机制的正常是代谢稳态的基础。疾病的生化特征就是代谢紊乱。代谢紊乱本身由先天性或继发性的酶活性异常引起，且又导致其他酶活性异常。因此，疾病的临床表现和治疗最终还是落实在酶活性的调节上。

随着临床实践和有关酶学研究的发展，酶在医学上的重要性越来越受到重视。酶不仅与疾病的发生发展直接相关，而且已成为临床诊断的重要指标。随着基因诊断和基因治疗的开展及酶工程的发展，酶也将更多地用于治疗。

一、酶与疾病发生的关系

生物体内的化学反应是由酶催化进行的，所以酶蛋白的结构和水平异常或酶的活性受到抑制都会导致疾病，反之疾病也会导致酶活性异常。

1. **酶异常导致疾病**　①先天性或遗传性酶异常：酶基因发生突变，导致酶蛋白的合成不足，或结构异常、没有催化活性，从而使代谢发生异常，导致疾病。这类突变是可遗传的，所引起的疾病属于遗传病，例如酪氨酸酶缺乏引起白化病，6-磷酸葡萄糖脱氢酶缺乏引起蚕豆病，苯丙氨酸羟化酶缺乏引起苯丙酮尿症，胱硫醚合成酶缺乏引起高同型半胱氨酸血症。②酶活性被抑制：许多中毒性疾病实际上是由于某些酶活性被抑制而导致的，例如有机磷抑制乙酰胆碱酯酶，重金属抑制巯基酶，氰化物抑制细胞色素 c 氧化酶，肼抑制谷氨酸脱羧酶，巯基乙酸抑制脂酰辅酶 A 脱氢酶、琥珀酸脱氢酶，都会使代谢发生异常，导致疾病。

2. **疾病导致酶异常**　某些疾病会导致相关酶活性异常，如胆道梗阻导致血清碱性磷酸酶（ALP）升高，肝脏疾病（如肝炎）导致血清谷丙转氨酶（GPT）升高，急性心肌梗死导致血清肌酸激酶 CK_2 升高。

二、酶在疾病诊断中的应用

酶既可作为诊断指标，又可作为诊断工具。

1. **酶作为诊断指标**　酶异常与疾病互为因果关系，这是酶诊断的理论基础，以此可进行疾病诊断、病程追踪、疗效评价、预后及预防。目前，酶诊断占临床化学检验总量的25%，由此可见其在临床诊断中非常重要。

酶诊断所用标本多为血清，故其检测的酶被称为血清酶。酶诊断的特点是取材方便、分析规范，但特异性受限，主要作为辅助诊断指标。例如：碱性磷酸酶同工酶和 γ-谷氨酰转肽酶可以辅助诊断原发性肝癌，酸性磷酸酶是前列腺癌的标志物，检测其血清水平可以筛查高危患者，诊断肿瘤复发（表5-10）。

表 5-10　临床诊断血清酶

血清酶	诊断疾病	血清酶	诊断疾病
谷草转氨酶	心肌梗死	γ-谷氨酰转肽酶	各种肝病
谷丙转氨酶	病毒性肝炎	乳酸脱氢酶5	肝病
淀粉酶	急性胰腺炎	脂肪酶	急性胰腺炎
血浆铜蓝蛋白	肝豆状核变性	β-葡萄糖脑苷脂酶	高雪氏病
肌酸激酶	肌肉损伤，心肌梗死	碱性磷酸酶	各种骨病，阻塞性肝病

血清酶是由组织细胞合成的，包括以下三类。

（1）**血浆功能酶**　多数由肝细胞合成分泌，以血浆为功能场所，例如假性胆碱酯酶、卵磷脂-胆固醇酰基转移酶、凝血因子（某些）、纤溶因子（某些）、肾素等。肝细胞受损时此类酶的合成分泌减少，血浆水平下降。

（2）**外分泌酶**　由外分泌腺合成分泌，在其他细胞外场所起作用，例如胃蛋白酶、胰蛋白酶以消化道为功能场所。正常条件下仅有少量外分泌酶进入血浆。当外分泌腺受到损伤时，外分泌酶进入血浆增多，因而具有临床诊断意义，例如急性胰腺炎时血淀粉酶水平明显升高。

🖐 急性胰腺炎时胰腺腺泡细胞向血液释放消化酶类，其中血淀粉酶变化有以下特点：发病后6~12（8）小时开始升高，48小时开始下降，持续3~5天，因此发病12小时内即可作为急性胰腺炎诊断指标，淀粉酶>500U/100mL可诊断；淀粉酶水平越高，诊断准确率也越高；24小时内都可分析。不过，淀粉酶水平高低不一定与病变程度成正比，例如晚期重症坏死性胰腺炎由于胰腺腺泡细胞大量坏死，无淀粉酶分泌，血淀粉酶水平可能正常，甚至下降。

尿淀粉酶活性升高稍晚于血淀粉酶且持续时间稍长，常于发病12~24小时开始升高，能持续5~7天。故急性胰腺炎后期测定尿淀粉酶比测定血淀粉酶更有诊断意义。

（3）**细胞酶**　以细胞为功能场所，例如谷丙转氨酶、碱性磷酸酶、γ-谷氨酸转肽酶，正常条件下仅有少量进入血浆。当组织细胞死亡或受到损伤时，会有大量细胞酶进入血浆，达到一个峰值后迅速或缓慢回落。其中某些酶来自特定组织器官，因而可以作为相应疾病诊断和预后的生物标志物（biomarker）。

2. **酶作为诊断工具**　酶法分析灵敏、准确、方便和迅速，因而广泛应用于临床检验和科学研究。**酶法分析**（enzymatic analysis）是指用酶作为分析试剂，对一些酶、底物、激活剂和抑制剂等进行定量分析，例如用葡萄糖氧化酶测定血糖。酶法分析常用**酶偶联法**，其原理是利用某种酶的底物或产物可以直接、简便分析的特点，把该酶作为**指示酶**（indicator enzyme）与不易直接分析的反应相偶联，组成可以分析的反应体系。

有些脱氢酶类以 NAD$^+$/NADH 或 NADP$^+$/NADPH 为辅助因子，NADH 和 NADPH 在波长 340nm 处有吸收峰，而 NAD$^+$ 和 NADP$^+$ 无该吸收峰（图5-17）。因此可用这类脱氢酶作为指示酶，与待测酶建立偶联反应，通过分析 340nm 光吸收的变化测定 NADH 水平的变化，分析待测酶活性。例如用苹果酸脱氢酶作为指示酶分析谷草转氨酶。

图5-17　NAD$^+$/NADH 吸收光谱

三、酶在疾病治疗中的应用

酶作为医药最早用于助消化。公元前六世纪我们的祖先就用富含消化酶的麦曲治疗胃肠疾病，并称为神曲。治疗常用的几类酶制剂见表 5-11。

表 5-11 治疗酶类

分类	酶制剂
（1）助消化酶类	胃蛋白酶、胰蛋白酶、胰脂肪酶、淀粉酶
（2）清创和抗炎酶类	木瓜蛋白酶、菠萝蛋白酶、胰蛋白酶、糜蛋白酶、链激酶、尿激酶、纤溶酶
（3）抗栓酶类	尿激酶、链激酶、纤溶酶、组织型纤溶酶原激活物
（4）抗氧化酶类	超氧化物歧化酶、过氧化氢酶
（5）抗肿瘤细胞生长酶类	天冬酰胺酶、谷氨酰胺酶、神经氨酸酶
（6）溶酶体贮积症酶类	β-葡萄糖苷酶、α-葡萄糖苷酶、α-半乳糖苷酶、β-葡萄糖醛酸酶

链接

酶与中药

用中药调节酶活性越来越受到重视，一些影响酶活性的中药见表 5-12。

表 5-12 影响酶活性的中药

酶	中药（作用成分）
	抑制类中药
胃蛋白酶、胰酶	甘草、肉桂、黄柏、黄连、山椒
Na^+,K^+-ATP 酶	杠柳皮、黄连、人参、五味子
生物氧化酶系	苍术、甘草、黄连、野百合
琥珀酸脱氢酶	芦丁、秦皮、石蒜
核酸、蛋白质合成酶系	巴豆、蓖麻子、长春花、大黄（大黄素）、汉防己、黄柏、黄连、三尖杉、喜树、野百合
磷酸二酯酶	槟榔、草果、柴胡、川芎、大腹皮、甘草、肉桂、合欢皮、红花、荆芥、决明子、连翘、秦皮、青皮、山椒、苏叶、五倍子、旋覆花、芫花、远志、知母、竹茹
葡萄糖-6-磷酸酶	柴胡
醛缩酶	灵芝
腺苷酸环化酶	黄连（小檗碱）
乙酰胆碱酯酶	杠柳皮、黄连（小檗碱）、灵芝、龙葵（龙葵胺）、一叶萩（一叶萩碱）
谷丙转氨酶	柴胡、垂盆草、灵芝、五味子、茵陈、栀子
	激活类中药
纤溶酶	丹参、当归
腺苷酸环化酶	苍术、柴胡、赤芍、大枣、丹参、党参、防己、黄芪、牵牛子、人参、郁金
超氧化物歧化酶	何首乌、黄芪、人参、三七、五味子

　　甘草中的甘草次酸（glycyrrhetinic acid）可以抑制磷酸二酯酶，因而能使幽门和贲门黏膜细胞内 cAMP 增加而抑制胃酸分泌。用甘草次酸合成的甘草次酸琥珀酸半酯二钠盐（生胃酮的主要成分）在胃内可以抑制胃蛋白酶，同时增加胃黏膜的黏液分泌，减少胃上皮细胞的脱落，从而保护溃疡面，促进组织再生和愈合，用于治疗慢性消化性溃疡。

小　结

　　酶是由活细胞合成、起催化作用的蛋白质。酶通过活性中心催化反应。酶的活性中心位于酶蛋白的特定结构域内，能与底物特异性结合，并催化底物生成产物。

　　酶分为单纯酶和结合酶。结合酶由酶蛋白和辅助因子构成，结合酶的酶蛋白决定着酶促反应的专一性，辅助因子则传递电子、原子或基团，两者结合才能发挥催化作用。酶的辅助因子主要是小分子有机化合物和无机离子，可分为辅酶和辅基。

　　酶有各种结构状态，常见有单体酶、寡聚酶、多酶复合体和多功能酶等。

　　同工酶是在生物进化过程中基因突变的产物，研究同工酶具有重要的理论意义和临床意义。

　　酶具有不同于一般催化剂的特点，包括高效性、专一性、不稳定性和可调节性。

　　酶提高反应速度的机制是通过形成酶-底物复合物降低反应的活化能，是邻近效应、表面效应、酸碱催化、张力催化、共价催化和金属离子催化等综合作用的结果。

　　目前可以阐述酶促反应专一性机制的主要是诱导契合学说。

　　酶动力学研究酶促反应速度及其与酶浓度、底物浓度、温度、pH、抑制剂和激活剂的关系。米氏方程揭示了反应速度与底物浓度的关系，米氏常数 K_m 是酶的特征常数，可用双倒数作图法求值。温度及 pH 对酶促反应速度的影响具有两重性，因而在最适温度或最适 pH 条件下酶促反应最快。

　　抑制剂可分为不可逆抑制剂和可逆抑制剂。不可逆抑制剂可分为基团特异性抑制剂、底物类似物、自杀性抑制剂。常见的不可逆抑制剂有巯基酶抑制剂和丝氨酸酶抑制剂。可逆抑制剂可分为竞争性抑制剂、反竞争性抑制剂和非竞争性抑制剂。竞争性抑制剂结合于酶的活性中心，导致表观 K_m 增大，但表观 V_{max} 不变；反竞争性抑制剂结合于酶的活性中心之外，导致表观 K_m 值和表观 V_{max} 均减小；非竞争性抑制剂结合于酶的活性中心之外，导致表观 V_{max} 减小，但表观 K_m 值不变。

　　生物体内的代谢途径由多酶体系催化，其中存在一种或几种关键酶，其活性受到结构调节和水平调节。结构调节包括变构调节、化学修饰调节和酶原激活。水平调节包括酶蛋白的合成调节和降解调节。

　　酶与医学的关系十分密切，酶不但与疾病的发生发展直接相关，而且已经成为临床诊断的重要手段，并越来越多地用于治疗。

讨论

1. 酶的活性中心及其所含的必需基团。

2. 酶的辅助因子。

3. 酶促反应的特点。

4. 酶的专一性及其分类。

5. 酶原和酶原激活及其意义。

第六章　维生素和微量元素

维生素（vitamin）是维持生命正常代谢所必需的一类小分子有机化合物，是人体重要的营养物质之一。与糖、脂肪、蛋白质等营养物质相比，维生素具有以下特点：①维生素既不是机体组织结构材料，也不是供能物质，它们大多数参与构成酶的辅助因子，在代谢过程中起重要作用。②维生素种类多，化学结构各异，本质上都属于小分子有机化合物。③维生素的机体需要量很少，但多数（至少12种）不能在人体和其他脊椎动物体内合成，或合成不足，必须从消化道获取。④维生素摄入不足会引起代谢障碍，但长期过量摄入也会引起中毒。

维生素通常根据溶解性分为水溶性维生素和脂溶性维生素。水溶性维生素（water-soluble vitamin）包括维生素C和B族维生素（硫胺素、核黄素、烟酰胺、吡哆醛、泛酸、生物素、叶酸、钴胺素和硫辛酸等），脂溶性维生素（fat-soluble vitamin）包括维生素A、维生素D、维生素E和维生素K等，其中维生素A和维生素D是激素前体。

由维生素缺乏引起的疾病称为维生素缺乏症（avitaminosis）。引起维生素缺乏的原因有饮食中缺乏、吸收障碍、机体需要量增加、服用某些药物、慢性肝肾疾病和特异性缺陷等。

微量元素（trace element）是指人体内含量低于0.01%、每日需要量在100mg以下的元素。维生素和部分微量元素的推荐日摄入量见附录一。

第一节　水溶性维生素

水溶性维生素的特点是：①易溶于水，不溶或微溶于有机溶剂。②机体储存量很少，必须经常摄入。③吸收过多部分可以直接经肾脏排泄，一般不会造成积累而引起中毒。

B族维生素虽然生理功能各异，但通常都通过构成酶的辅助因子起作用。

一、维生素C

1932年，Szent-Györgyi、Waugh和King分离并合成了维生素C。维生素C（VitC）又称抗坏血酸（ascorbic acid），是酸性多羟基化合物，具有强还原性。维生素C在中性和碱性条件下稳定性差，加热并有重金属催化时会被氧化分解。

1. 来源　维生素C广泛存在于新鲜水果和蔬菜中。食物维生素C在干燥、研磨和烹制等过程中会被破坏。干菜几乎不含维生素C，但种芽可以合成维生素C，因此各种豆芽也是维生素C的来源。大多数动物可以利用葡萄糖合成维生素C，但人、其他灵长类、豚鼠和某些狐蝠、雀形目鸟类、大多数鱼类、无脊椎动物不能合成，因为它们缺乏L-古洛糖酸内酯氧化酶。

维生素C由依赖钠的转运体在肠道吸收，每日最大吸收量1~2g。在每日吸收量为150mg

以下时，其血浆水平与吸收量呈线性关系。在每日吸收量为 150mg 时，机体维生素 C 含量为 20mg/kg 体重。即使每日吸收量超过 1g，机体维生素 C 含量也只是略有增加。

虽然每日吸收量超过 100mg 时即开始有维生素 C 经肾脏排泄（约 3% 维生素 C 以原形或代谢物形式如草酸经肾脏排泄），但考虑到它还促进无机铁吸收，多摄入可能是有益的。

2. 生理功能、缺乏症和毒性　维生素 C 既是含铜羟化酶和依赖 α-酮戊二酸的含铁羟化酶的辅助因子，又是一种非特异性抗氧化剂、氧自由基淬灭剂，参与体内各种氧化还原代谢。维生素 C 参与代谢时被氧化成脱氢维生素 C，而脱氢维生素 C 又可以被 GSH 还原成维生素 C，两者的血浆浓度比 14∶1。

$2GSH +$ 脱氢维生素C $\rightleftharpoons$ 维生素C $+ GSSG$

（1）维生素 C 是依赖 α-酮戊二酸的含铁羟化酶的辅助因子　其中 Fe^{2+} 作为辅助因子激活 O_2，但 Fe^{2+} 会被氧化成 Fe^{3+}，一部分需由维生素 C 还原再生，维生素 C 则被氧化成脱氢维生素 C。①在胶原蛋白的翻译后修饰过程中参与脯氨酸和赖氨酸的羟化（由胶原蛋白脯氨酸羟化酶、赖氨酸羟化酶催化），促进成熟胶原蛋白（前胶原分子、胶原纤维）的合成。胶原蛋白是骨、毛细血管、结缔组织的重要组分。维生素 C 缺乏会引起胶原蛋白翻译后修饰发生障碍，难以形成前胶原分子，引起**坏血病**。②参与肉碱合成（需要三甲基赖氨酸羟化酶、丁酰甜菜碱羟化酶催化），肉碱缺乏会出现疲倦乏力。③蛋白 C 天冬氨酸/天冬酰胺 β-羟化酶参与蛋白 C 翻译后修饰。

脯氨酰　　α-酮戊二酸　──脯氨酰羟化酶──→　羟脯氨酰　　琥珀酸

坏血病症状在维生素 C 缺乏 2~3 个月之后出现，此时体内只有约 300mg 维生素 C。皮肤出现瘀斑、紫癜（皮下出血）、毛囊性角化症（鸡皮疙瘩），之后出现口眼干涩、牙龈出血溃烂、牙齿松动（牙龈胶原更新快，故对维生素 C 缺乏敏感），伤口愈合不良，疤痕出血，易骨折。患者疲倦嗜睡，有时伴发关节肿痛、腿痛，每日摄入 20~50mg 维生素 C 可以治疗。

（2）维生素 C 是含铜羟化酶的辅助因子　其中 Cu^+ 会被氧化成 Cu^{2+}，需由维生素 C 还原再生，维生素 C 则被氧化成脱氢维生素 C。①参与多巴胺-β-羟化酶催化多巴胺生成去甲肾上腺素。②参与肽酰甘氨酸-α-酰胺化单加氧酶（含锌）催化的肽类激素 C 端酰胺化。

（3）维生素 C 参与其他代谢　①维持巯基酶活性中心巯基的还原态，保护巯基酶。②把氧化型谷胱甘肽（GSSG）还原成还原型谷胱甘肽（GSH），反应可逆。实际上，GSSG 的还原主要靠 NADPH。③把高铁血红蛋白还原成血红蛋白，恢复其携氧能力。④把 Fe^{3+} 还原成 Fe^{2+}，有利于非血红素铁的吸收。⑤作为氧自由基淬灭剂保护脂蛋白不被氧化。⑥保护叶酸不被氧化。⑦胃液中维生素 C 浓度高时，可防止食物硝酸盐和亚硝酸盐在胃肠道生成亚硝胺类致癌物。

世界卫生组织（WHO）建议每日维生素 C 摄入量不能超过 1g。吸收过多导致胃肠功能紊乱、腹泻、高草酸尿（高钙尿患者形成草酸钙结石）。

　　🔖临床上维生素 C 主要用于防治坏血病，治疗高铁血红蛋白症。此外还用于病毒性疾病、缺铁性贫血、组织创伤、血小板减少性紫癜等疾病的辅助治疗。不过，尚无研究结果支持维生素 C 可预防感冒。

二、维生素 B_1

　　维生素 B_1 又称硫胺素（thiamine）、抗神经炎素、抗脚气病维生素，在酸性溶液中比较稳定，但在碱性溶液中加热极易分解。

硫胺素　　　　　　　　　　　焦磷酸硫胺素

　　1. 来源　酵母、瘦猪肉、豆类、稻谷外皮富含维生素 B_1。维生素 B_1 容易吸收，在小肠、心、肾、外周血白细胞等被硫胺素焦磷酸激酶 1 活化成焦磷酸硫胺素。

　　2. 生理功能、缺乏症　维生素 B_1 的活性形式主要是焦磷酸硫胺素（TPP），占维生素 B_1 总量（约 30mg）的 80%，它们参与以下代谢：

　　（1）焦磷酸硫胺素是 α-酮酸脱氢酶复合体的辅助因子，参与 α-酮酸氧化脱羧。

　　（2）焦磷酸硫胺素是转酮酶（与丙酮酸脱氢酶复合体 E_1 同源）的辅助因子，参与转活性乙醇醛。

　　（3）维生素 B_1 与乙酰胆碱水平呈正相关。一方面焦磷酸硫胺素促进丙酮酸氧化脱羧，生成的乙酰辅酶 A 用于合成乙酰胆碱；另一方面维生素 B_1 抑制乙酰胆碱酯酶水解乙酰胆碱。

　　此外，三磷酸硫胺素通过磷酸化激活神经细胞膜氯离子通道参与神经传导。

　　维生素 B_1 缺乏引起多种综合征：①脚气病（beriberi）：一种慢性末梢神经炎，特征是水肿、疼痛、麻痹，严重时死亡。脚气病病因是维生素 B_1 缺乏，一方面导致神经组织供能不足（神经系统以葡萄糖为唯一的供能物质）且丙酮酸和 α-酮戊二酸积累，另一方面导致神经髓鞘磷酸戊糖途径障碍。脚气病主要发生在以精加工食物为饮食者。Eijkman 因发现脚气病病因而获得 1929 年诺贝尔生理学或医学奖。②急性恶性脚气：表现为心力衰竭和代谢紊乱，无末梢神经炎。③Wernicke-Korsakoff 综合征：又称遗忘综合征，一种神经系统疾病，症状与脚气病类似，表现为记忆力严重减退，精神错乱，精细动作技能缺失，步态不稳甚至瘫痪。可由酗酒导致硫胺素摄取不足或转酮酶基因异常引起（第八章，157 页）。④乙酰胆碱不足：影响神经传导，造成胃肠道蠕动缓慢、消化液分泌不足、消化不良、食欲不振。

　　高糖饮食会造成硫胺素缺乏患者血乳酸、丙酮酸积累，引起致命性乳酸性酸中毒（lactic acidosis）。

　　维生素 B_1 缺乏检验方法：取全血或红细胞裂解物，分析加焦磷酸硫胺素前后转酮酶活性变化（用活性系数表示）；或在口服葡萄糖之后分析血乳酸和丙酮酸水平。

　　🔖临床上维生素 B_1 用于治疗脚气病，辅助治疗神经痛、面神经麻痹、视神经炎及维生素 B_1 缺乏导致的乙酰胆碱不足。

三、维生素 B_2

维生素 B_2 又称核黄素（riboflavin）。还原型核黄素及其活性形式在 450nm 处存在吸收峰，故呈黄色。核黄素及其活性形式耐热，对可见光敏感，光照下分解。

1. **来源**　奶类、肝、酵母、蛋、肉、谷物富含维生素 B_2。维生素 B_2 在小肠上部通过主动转运吸收，运到各组织后被活化成 FMN 和 FAD，过多部分经肾脏排泄，或由肝微粒体酶转化后排泄。

2. **生理功能、缺乏症**　维生素 B_2 的活性形式统称黄素辅酶，包括氧化型黄素单核苷酸（FMN）、还原型黄素单核苷酸（$FMNH_2$）、氧化型黄素腺嘌呤二核苷酸（FAD）、还原型黄素腺嘌呤二核苷酸（$FADH_2$）。它们是多种需氧脱氢酶（如黄嘌呤氧化酶、单胺氧化酶）和不需氧脱氢酶（如琥珀酸脱氢酶）的辅助因子，主要在生物氧化过程中通过其异咯嗪环的氧化还原反应发挥递氢作用。

维生素 B_2 缺乏又称核黄素缺乏，通常与其他维生素缺乏共同发生，常由嗜酒引起，症状有舌炎、唇炎、口角炎、咽炎、（阴囊、鼻）脂溢性皮炎等，并伴随正常细胞正常色素性贫血。光照治疗新生儿黄疸时，核黄素会被破坏，导致新生儿维生素 B_2 缺乏。

维生素 B_2 缺乏检验方法：取新鲜红细胞裂解物，分析加 FAD 前后谷胱甘肽还原酶（同二聚体，每个亚基含有一个 FAD）活性变化；或分析尿核黄素。

四、维生素 PP

维生素 PP 又称维生素 B_3，包括烟酸和烟酰胺。维生素 PP 性质稳定，耐热耐酸碱。

1. **来源**　酵母、肉、肝、花生、豆类、谷物富含维生素 PP，但以 NAD（辅酶Ⅰ）、NADP（辅酶Ⅱ）形式存在，消化后才被小肠吸收，转运到各组织后重新活化成 NAD、NADP，过多部分经肾脏排泄。多数人体内维生素 PP 的 50% 由色氨酸代谢生成，但每摄入 60mg 色氨酸仅

烟酸

烟酰胺

NAD⁺（辅酶Ⅰ）：R=H
NADP⁺（辅酶Ⅱ）：R=PO₃H₂

异烟肼

相当于摄入 1mg 维生素 PP，且合成过程需要维生素 B_1、维生素 B_2、维生素 B_6。谷物虽富含维生素 PP，但其利用率很低。

2. 生理功能、缺乏症和毒性   维生素 PP 的活性形式主要是辅酶Ⅰ和辅酶Ⅱ，它们是多种氧化还原酶类的辅助因子。辅酶Ⅰ包括氧化型烟酰胺腺嘌呤二核苷酸（NAD⁺）和还原型烟酰胺腺嘌呤二核苷酸（NADH），是不需氧脱氢酶的辅助因子，主要在生物氧化过程中发挥递氢作用。Harden 和 Euler-Chelpin 因发现辅酶Ⅰ并阐明其结构而获得 1929 年诺贝尔化学奖。辅酶Ⅱ包括氧化型烟酰胺腺嘌呤二核苷酸磷酸（NADP⁺）和还原型烟酰胺腺嘌呤二核苷酸磷酸（NADPH），主要在还原性合成代谢和生物转化过程中发挥递氢作用。

NAD⁺   L-乳酸   丙酮酸   NADH

此外，①NAD⁺还为蛋白质 ADP 核糖基化提供 ADP 核糖基。②由神经递质或激素通过信号转导促使 NAD⁺脱烟酰胺生成的 cADP 核糖和脱氨基生成的烟酸腺嘌呤二核苷酸可升高细胞内钙水平。

cADP核糖   烟酸腺嘌呤二核苷酸

维生素 PP 和色氨酸缺乏可引起糙皮病（pellagra）。糙皮病早期症状有无力、疲乏、厌食、消化不良、舌炎，重度症状有光敏性皮炎（皮肤见光部位对称地形成红斑皮疹）、腹泻（黏膜表面大面积炎症引起）、痴呆（从茫然到意识错乱、记忆丧失、器质性精神病）。糙皮病主要见于主食玉米人口，因为玉米含色氨酸少。虽然玉米含有一定量维生素 PP，但其与其他成分结合牢固，不易吸收。

虽然糙皮病病因是维生素 PP 和色氨酸缺乏，补充两者之一即可防治，但维生素 B_2、维生素 B_6 等也很重要，因为它们是色氨酸合成维生素 PP 所必需的。糙皮病患者中女性约占 2/3，这可能是雌激素代谢物抑制色氨酸代谢的结果。

某些遗传病影响色氨酸代谢，也会引起糙皮病。如类癌综合征，分子基础是肠嗜铬细胞大量合成 5-羟色胺，可消耗总色氨酸的 60%，引起维生素 PP 合成不足。

　异烟肼是一种抗结核药，通过抑制结核菌分枝菌酸合成干扰其细胞壁合成。异烟肼结构与维生素 PP 类似，所以两者有拮抗作用，长期服用异烟肼会导致维生素 PP 缺乏。

　大剂量烟酸（每日 $0.1\sim3g$）能降低血甘油三酯和胆固醇水平，已用于治疗高脂血症，但剂量过大（每日 $1\sim6g$）会引起血管扩张、脸颊潮红等，而且长期服用烟酸或烟酰胺（每日超过 0.5g）会引起肝损伤。

五、维生素 B_6

维生素 B_6 又称抗皮炎维生素，是吡哆醇（pyridoxine）、吡哆醛（pyridoxal）、吡哆胺（pyridoxamine）及其磷酸酯的统称，对光和碱敏感，高温下分解。

吡哆醇　　吡哆醛　　吡哆胺　　磷酸吡哆醛

1. **来源**　肝、鱼、蛋黄、谷物、坚果、豆类、酵母富含维生素 B_6，被小肠碱性磷酸酶水解后吸收。成人体内约含 25mg 磷酸吡哆醛。吡哆醛和磷酸吡哆醛是维生素 B_6 在血中的主要存在形式。吡哆醛氧化成吡哆酸后经肾脏排泄。

2. **生理功能、缺乏症和毒性**　维生素 B_6 的活性形式是磷酸吡哆醛（PLP）和磷酸吡哆胺（PMP），肌细胞磷酸吡哆醛约占维生素 B_6 的 80%，且大部分作为辅基与糖原磷酸化酶结合。饥饿时（特别是糖原耗尽时）磷酸吡哆醛从糖原磷酸化酶释放，运到肝或肾，参与氨基酸脱氨基，生成的 α-酮酸用于糖异生（第十章，218 页）。

（1）磷酸吡哆醛是氨基酸转氨酶和氨基酸脱羧酶的辅基　参与氨基酸的转氨反应和脱羧反应（第十章，213、219 页）。

（2）磷酸吡哆醛是糖原磷酸化酶的辅基　其磷酸基参与糖原磷酸解（第八章，159 页）。

（3）磷酸吡哆醛是血红素合成途径关键酶 δ-氨基-γ-酮戊酸合成酶的辅基　维生素 B_6 缺乏会引起小细胞低色素性贫血。

　铁粒幼细胞性贫血　是一种小细胞低色素性贫血，类似于缺铁性贫血，但血浆铁正常。机制是骨髓 δ-氨基-γ-酮戊酸合成酶活性低下，导致血红素合成不足，铁积累于骨髓有核红细胞内，这些细胞称为**铁粒幼细胞**。

（4）参与类固醇激素激活的信号转导　磷酸吡哆醛促使激素-受体复合物与增强子解离，从而终止信号转导。因此，维生素 B_6 缺乏时雌激素、雄激素、皮质醇、钙三醇转导效应增强。

维生素 B_6 中度缺乏会引起色氨酸、蛋氨酸代谢障碍，类固醇激素效应增强，乳腺癌、子宫癌、前列腺癌等激素依赖性肿瘤发展加快，且影响预后。维生素 B_6 中度缺乏多见，主要见于嗜酒者。某些药物（如抗结核药异烟肼、金属螯合剂青霉胺）能与磷酸吡哆醛发生非酶促反应，引起缺乏。

☝ 磷酸吡哆醛能与异烟肼缩合成异烟腙而失活。因此，在服用异烟肼时应注意补充维生素 B_6。

维生素 B_6 重度缺乏罕见。缺乏会引起铁粒幼细胞性贫血、周围神经痛、皮炎、口腔炎、舌炎、易怒、精神症状、抽搐、（儿童）癫痫。其中某些精神错乱可能由谷氨酸脱羧酶活性低下导致抑制性神经递质 γ-氨基丁酸（GABA）生成不足引起。

维生素 B_6 毒性：每日进食超过 500mg 吡哆醇（如每日服用 2~7g 治疗经前期综合征），持续数月，会诱导外周感觉神经异常。每日服用 100~150mg 可治疗腕管综合征（俗称鼠标手），但可能引起神经损伤。

维生素 B_6 缺乏检验方法：取新鲜红细胞裂解物，分析加磷酸吡哆醛前后转氨酶活性变化；或分析血浆维生素 B_6 含量。

六、泛酸

泛酸（pantothenic acid）又称遍多酸、维生素 B_5，在中性溶液中耐热和抗氧化。

辅酶A

乙酰辅酶A

1. 来源　泛酸广泛存在于各种食物，特别是蛋、肝、豆类、谷物、蘑菇和酵母中。

2. 生理功能、缺乏症　泛酸的活性形式是辅酶 A（CoA）和酰基载体蛋白（ACP），它们是酰基转移酶的辅助因子，其中辅酶 A 参与酰基转移，酰基载体蛋白参与脂肪酸合成。因此，泛酸与糖、脂肪和蛋白质代谢关系密切。

泛酸不足可能影响肾上腺功能，从而影响生殖能力，但在人类未见泛酸缺乏。

☝临床上在治疗其他 B 族维生素缺乏时同时给予适量泛酸常可提高疗效，例如用于治疗厌食、乏力等，对症状有缓解作用。此外泛酸还用于白细胞减少症、原发性血小板减少性紫癜、功能性低热、脂肪肝、各种肝炎及动脉粥样硬化、心肌梗死等疾病的辅助治疗。

七、生物素

生物素（biotin）又称维生素 B_7、维生素 H，至少有两种：α 生物素和 β 生物素。生物素在常温下稳定，但高温下易被氧化。

1. **来源** 酵母、肝、蛋、奶、鱼类、花生、巧克力富含生物素，肠道细菌合成的生物素也可满足人体需要。

2. **生理功能、缺乏症** 生物素与酶活性中心赖氨酸的 ε-氨基共价结合生成的 ε-氨基生物素赖氨酸称为生物胞素，是生物素的活性形式、食物生物素的存在形式、依赖 ATP 的羧化酶（丙酮酸羧化酶、乙酰辅酶 A 羧化酶、丙酰辅酶 A 羧化酶、甲基丁烯酰辅酶 A 羧化酶）的辅助因子，作为羧基载体参与羧化反应，在糖、脂肪和蛋白质代谢中起重要作用。此外，生物素还通过参与细胞核蛋白生物素化调节细胞周期。

人类罕见生物素缺乏。长期服用抗生素抑制肠道细菌代谢，会引起生物素缺乏。依赖 ATP 的羧化酶蛋白水解得到生物胞素，由生物素酶催化水解得到生物素并回收利用。因此，生物素酶缺乏（biotinidase deficiency）导致非食物性生物素缺乏，表现为肌张力减退、抽搐、视神经萎缩、皮炎、结膜炎，可服用生物素治疗。

长期依赖肠外营养会引起生物素缺乏。蛋清中含亲和素（avidin），能与生物素结合而抑制其吸收，故每日生食鸡蛋 20 枚以上会引起生物素缺乏。加热可使亲和素变性，因此鸡蛋宜熟食。

八、叶酸

叶酸（folic acid）又称维生素 B_9、蝶酰谷氨酸，由蝶酸（蝶啶+对氨基苯甲酸）和 1~8 个 γ-谷氨酰基构成，对热敏感（食物中的叶酸在烹调时会被破坏）。

1. **来源** 酵母、肝、某些水果、绿叶蔬菜富含叶酸。肠道细菌也合成叶酸。

植物性食物叶酸的存在形式多为蝶酰多谷氨酸，特别是蝶酰七谷氨酸，需在小肠近端由刷状缘 γ-谷氨酰水解酶水解掉 6 个谷氨酸（限速步骤，最适 pH 5），由顶端膜转运体（叶酸-OH⁻交换体）吸收，基侧膜载体尚未阐明。

2. **生理功能、缺乏症** 5,6,7,8-四氢叶酸（FH_4，THF）是叶酸的活性形式，是一碳单位转移酶类的辅助因子，参与一碳单位代谢（第十章，221 页）。

NOTE

酒精中毒、肠道吸收不良综合征会引起叶酸缺乏。叶酸缺乏时，胸苷酸合成不足、DNA复制及细胞分裂特别是骨髓红细胞成熟受阻，表现为幼红细胞分裂减慢，体积增大，直接进入血液，引起巨幼细胞性贫血。妊娠后期孕妇常见血浆叶酸水平低下，会引起巨幼细胞性贫血。

在各种出生缺陷中神经管畸形（又称神经管缺陷）最多，发生率高达 1∶1000～1∶400，表现为无脑畸形、脊柱裂。虽然机制不明，已确定适量补充叶酸可有效预防。目前推荐育龄妇女怀孕前开始每日补充叶酸至少 400μg，这一措施已将胎儿脊柱裂和其他神经管畸形的发生率降低了 46%～70%。

体内通常储存有 5～10mg 叶酸，每日仅消耗 200μg，因此叶酸摄入不足或吸收障碍对代谢的影响通常发生在 3～4 个月之后。

研究表明叶酸缺乏影响 CpG 岛（第十六章，312 页）甲基化，从而影响结肠癌等肿瘤的发生，补充叶酸可降低某些肿瘤的发生率，但也有研究表明补充叶酸促进癌前性结直肠息肉癌变。此外，叶酸是某些抗癫痫药物的拮抗剂。

九、维生素 B_{12}

维生素 B_{12} 又称钴胺素（cobalamin）、抗恶性贫血维生素，是唯一含金属元素（Co^{3+}）的维生素，在体内有多种存在形式。维生素 B_{12} 在弱酸性条件下稳定，可被强酸、强碱、日光、氧化剂、还原剂破坏。

5'-脱氧腺苷钴胺素：R= CH_2

甲钴胺素：　　　R= CH_3

氰钴胺素：　　　R= CN

羟钴胺素：　　　R= OH

1. 来源　肉、鱼、贝、蛋、奶等动物性食物富含维生素 B_{12}。植物性食物不含维生素 B_{12}（素食者注意）。仅部分微生物可以合成维生素 B_{12}。结肠菌虽有少量合成，但几乎不被吸收。

食物维生素 B_{12} 以蛋白复合物形式存在，其蛋白质部分在胃内变性、水解，释放的维生素

B_{12} 与唾液腺分泌的转钴胺素Ⅰ（TC-1，又称钴胺传递蛋白Ⅰ）结合。胃壁细胞合成分泌的内因子（IF，一种糖蛋白，399AA）对维生素 B_{12} 吸收至关重要，但在酸性条件下两者并不结合。在十二指肠，食糜被胰腺和十二指肠分泌的 HCO_3^- 中和至弱碱性，转钴胺素Ⅰ·维生素 B_{12} 复合物解离，转钴胺素Ⅰ被胰酶水解，维生素 B_{12}（食物的和胆汁的）与内因子结合成内因子·维生素 B_{12} 复合物，在回肠远端 1/3 部分与上皮细胞顶端膜依赖钙离子的特异受体结合，以耗能方式内吞、解离。IF 被溶酶体降解，维生素 B_{12} 与转钴胺素Ⅱ（TC-2）结合，从基侧膜胞吐进入门脉循环，被各组织细胞以受体介导内吞方式摄取，过多部分被肝细胞摄取储存或分泌到胆汁，形成维生素 B_{12} 的肠肝循环。

2. 生理功能、缺乏症　维生素 B_{12} 的活性形式是甲钴胺素和 5′-脱氧腺苷钴胺素（辅酶 B_{12}）：①甲钴胺素在细胞质参与一碳单位代谢，如作为蛋氨酸合成酶的辅助因子参与蛋氨酸循环（第十章，222 页）。维生素 B_{12} 缺乏会影响四氢叶酸再生，从而影响红细胞成熟，导致恶性贫血、巨幼细胞性贫血。②5′-脱氧腺苷钴胺素在线粒体作为辅助因子参与丙酰辅酶 A 转化成琥珀酰辅酶 A 的反应（见于缬氨酸、异亮氨酸、奇数碳脂肪酸代谢）。维生素 B_{12} 缺乏会引起甲基丙二酰辅酶 A 积累及甲基丙二酸血症。③参与脱氧核苷酸合成（但哺乳动物不需要）。

维生素 B_{12} 缺乏很少在正常饮食者中出现，偶见于有严重吸收障碍的患者及长期素食者。以下因素会影响维生素 B_{12} 吸收：①胃大部切除或胃壁细胞损伤导致内因子缺乏，例如胃壁细胞自身免疫性破坏患者胃壁细胞数量减少，胃酸及内因子分泌减少。②体内产生抗内因子抗体。③小肠细菌增殖过度，大量结合和代谢维生素 B_{12}。④克罗恩病（节段性回肠炎）和回肠切除。这些因素导致的贫血必须补充维生素 B_{12}。

体内通常储存有 1~10mg 维生素 B_{12}，主要在肝脏。每日代谢仅丢失（因而仅需补充）1~3μg，因此吸收障碍发生 1~10 年之后才会影响代谢，导致恶性贫血和巨幼细胞性贫血。

不过，维生素 B_{12} 每日肠肝循环量 1~10μg，大部分重吸收，故若回肠吸收障碍，则 2~4 年后即可引起缺乏。

恶性贫血是一种致死性自身免疫性疾病，表现为胃壁细胞受到破坏，因而内因子缺乏甚至缺失，食物及胆汁维生素 B_{12} 均不能吸收。不过，即使没有内因子，仍会有 0.1%~1% 的口服维生素 B_{12} 可以通过非特异机制吸收。因此，通过补充维生素 B_{12} 治疗恶性贫血，既可以采用每日高剂量口服，又可以采用每月中等剂量注射。恶性贫血有两个症状：巨幼细胞性贫血（类似于叶酸缺乏）和神经功能障碍（周围神经和脊髓变性，原因不是叶酸缺乏，而是中枢神经系统蛋氨酸缺乏，导致髓鞘碱性蛋白精氨酸甲基化缺失）。

补充叶酸应接受医生指导：补充叶酸可以防治维生素 B_{12} 缺乏引起的巨幼细胞性贫血，但不能纠正其引起的神经功能障碍，反而会掩盖维生素 B_{12} 缺乏，特别是对老年人，因为他们易患萎缩性胃炎，导致胃酸分泌减少，影响维生素 B_{12} 吸收。

十、硫辛酸

硫辛酸（lipoic acid）又称 α 硫辛酸（其 C-6 是手性碳，生物体内只有 R-硫辛酸），是 α-酮酸脱氢酶复合体的辅助因子成分，以酰胺键与活性中心赖氨酸 ε-氨基结合，参与 α-酮酸氧化脱羧反应。人体能够合成硫辛酸，目前未见有关硫辛酸缺乏的报道。

NOTE

硫辛酸　　　　　　　　　　　　硫辛酰胺-赖氨酸

第二节　脂溶性维生素

脂溶性维生素的特点是：①易溶于脂肪，不溶于水。②在食物中常以酯的形式与其他脂质或蛋白质共存。③与其他脂质一同消化并形成微团（胶束）而吸收，吸收机制是自由扩散和载体介导易化扩散。④在血浆中与脂蛋白或特异的结合蛋白（如视黄醇结合蛋白）结合运输。⑤可在脂肪细胞、肝细胞内储存。⑥不能直接排泄，需先转化，因此吸收过多会积累甚至引起中毒。⑦以下因素可引起吸收不足，甚至引起缺乏症：食物中脂溶性维生素含量不足，食物中其他脂质缺乏、吸收障碍，维生素活化不足，服用消胆胺、奥利司他，减肥手术。

一、维生素 A

维生素 A 又称抗干眼病维生素，最早发现于鱼肝油中，包括维生素 A_1（视黄醇，retinol）和维生素 A_2（3-脱氢视黄醇，3-dehydroretinol）。维生素 A 化学性质活泼，接触空气会被氧化分解，且对紫外线敏感，所以应避光保存。

全反视黄醇　　　　　　　　　　　3-脱氢视黄醇
全反视黄醛　　　　　　　　　　　11-顺视黄醛
全反视黄酸　　　　　　　　　　　9-顺视黄酸
β 胡萝卜素

1. 来源　维生素 A 只存在于动物性食物（故称维生素 A），奶类、肝、鱼肝油、蛋黄富含视黄醇（以长链脂肪酸酯的形式存在）。胡萝卜、菠菜、南瓜、芒果、杏、番木瓜等蔬菜和水果富含类胡萝卜素（carotenoid，已发现 700 多种），特别是 β 胡萝卜素（β carotine）。

视黄醇酯在小肠由胰脂肪酶催化水解后吸收，吸收率为 50%～90%。类胡萝卜素被小肠吸收后一部分在小肠上皮细胞内被 β 胡萝卜素双加氧酶裂解成视黄醛（所以类胡萝卜素又称维生素 A 原），再还原成视黄醇。视黄醇在滑面内质网被酯化后与其余类胡萝卜素一同汇入乳糜微粒。β 胡萝卜素的吸收和转化效率有限，吸收 6μg 的 β 胡萝卜素才能产生 1μg 视黄醇，其他类胡萝卜素转化效率更低。食物维生素 A 含量曾用国际单位 IU 表示：1IU = 0.3μg 视黄醇。

视黄醇酯随乳糜微粒残粒被贮脂细胞（又称肝星形细胞）摄取、储存，储量达 100mg，占全身总量的 95%，可满足 10 个月的需要。胡萝卜素则储存于肝实质细胞及脂肪细胞内。食物脂质不足、胰腺疾病、胆汁淤积和其他肝脏疾患会引起维生素 A 缺乏。

肝细胞利用视黄醇结合蛋白 4 和转甲状腺素蛋白向肝外组织运输视黄醇。

2. 生理功能、缺乏症和毒性　视黄醇在细胞内被氧化成视黄醛（retinal）、视黄酸（retinoic acid，又称维甲酸）。视黄醇、视黄醛、视黄酸都是维生素 A 的活性形式。视黄醛参与视觉传导。视黄酸是信号分子，维持上皮细胞完整性，调节生长发育、生殖能力、免疫功能。

（1）视黄醛参与视觉传导　11-顺视黄醛与视蛋白形成光感受器（又称感光色素、光受体），位于视网膜感光细胞内。维生素 A 缺乏的早期症状是绿视觉丧失，之后是暗视觉受损、夜盲（nyctalopia）。运输维生素 A 的视黄醇结合蛋白由肝细胞合成分泌，因此肝病导致血液维生素 A 减少，进而影响视紫红质合成，也会出现夜盲。

（2）视黄酸调控基因表达、细胞分化，维持上皮完整性，调节生长发育、生殖能力和免疫功能　①维持上皮形态与生长。长期缺乏维生素 A 会引起上皮变化，上皮黏液细胞减少、黏液分泌减少，引起上皮干燥、增生并角化。覆盖角膜的液态膜被破坏，角膜角化，引起干眼症（眼干病，xerophthalmia）。干眼症常并发细菌或衣原体感染，会导致角膜穿孔甚至失明。②诱导细胞分化、抑制细胞癌变、促进肿瘤细胞凋亡。维生素 A 是调节免疫细胞分化的重要因子，因此轻度缺乏引起机体免疫力下降，易感染。③维生素 A 缺乏引起以下非特异性后果：生长发育迟缓，生殖能力下降，患病率、死亡率和贫血（小细胞性贫血）风险增加。

维生素 A 缺乏导致全球每年有 $1×10^6$ 儿童死于感染，$3×10^6 ～ 1×10^7$ 儿童患干眼症，其中 $2.5×10^5 ～ 5×10^5$ 儿童失明。

视黄酸在胚胎发育早期即参与基因表达调控，因此维生素 A 缺乏或过量都会引起胚胎发育异常。

视黄酸和 9-顺视黄酸调控基因表达机制：视黄酸-受体复合物结合于反应元件，调节靶基因转录。视黄酸受体又称维甲酸受体，有两类：RAR（结合视黄酸、9-顺视黄酸）和 RXR（结合 9-顺视黄酸）。RXR 可以与钙三醇、甲状腺激素等其他激素受体形成异二聚体。游离 RXR 与钙三醇或甲状腺激素受体形成异二聚体抑制靶基因，与视黄酸结合后才激活靶基因。因此，维生素 A 缺乏对钙三醇、甲状腺激素功能影响很大。另一方面，维生素 A 过量时会形成 RXR 同二聚体，影响异二聚体的形成，因而还是影响钙三醇、甲状腺激素功能。

（3）维生素 A 和胡萝卜素是抗氧化剂　参与清除自由基，抗脂质过氧化，保护细胞膜的完整性。

维生素 A 中毒：因为维生素 A 在体内有储存，而且主要以棕榈酸酯形式储存于肝脏，所以一次性吸收超过 200mg 维生素 A，或长期日吸收量超过 40mg，超过细胞内结合蛋白储存能力时，游离维生素 A 会引起细胞裂解、组织损伤，涉及神经系统（脑脊液压力增高导致头痛、恶心、运动失调、厌食、呕吐、腹泻）、肝脏（肝大）、血液（高血脂）、皮肤（过度干燥、脱屑、脱发）、钙稳态（长骨增厚、高钙血症、软组织钙化）。

胡萝卜素无毒，但会积累于富脂部位，多喂胡萝卜汁的婴儿皮肤会呈橙色，脂肪组织（尸检）也呈黄色。积累于皮肤的胡萝卜素可以吸收一部分紫外线，因而降低晒伤的可能性。

维生素 A 缺乏检验方法：通常通过分析血清视黄醇评价体内维生素 A 水平，正常值为 $0.7 \sim 3.0 \mu g/L$。

🖉 临床上维生素 A 用于治疗夜盲、干眼症、皮肤干燥、寻常痤疮等。

二、维生素 D

维生素 D 包括维生素 $D_2 \sim D_7$ 六种，其中维生素 D_3（胆骨化醇、胆钙化醇）和维生素 D_2（骨化醇、钙化醇）常见。维生素 D 的结构稳定，不易破坏。

德国化学家 Windaus（1928 年诺贝尔化学奖获得者）研究发现维生素 D 属于类固醇，并报道了维生素 D_1、维生素 D_2、维生素 D_3。后来发现他报道的维生素 D_1 是维生素 D_2 和光甾醇的混合物。

1. 来源　肝、蛋黄、鱼肝油等动物性食物富含维生素 D_3，其他食物含量很少。维生素 D 主要在空肠吸收，吸收需胆汁酸乳化，吸收率 $50\% \sim 80\%$。吸收后由乳糜微粒及维生素 D 结合蛋白运输，大部分储存于脂肪细胞。酵母麦角固醇虽不能被吸收，但是经过紫外线照射后可以转化成能被吸收的维生素 D_2，所以麦角固醇称为维生素 D_2 原。维生素 D_2 活性同维生素 D_3，所以常用作食品添加剂。机体自身合成是维生素 D_3 的主要来源。

（1）皮下　胆固醇合成中间产物 7-脱氢胆固醇积累于皮下（表皮生发层），经紫外线照射转化成维生素 D_3（所以 7-脱氢胆固醇称为维生素 D_3 原）。白人维生素 D_3 合成量五倍于黑人。

（2）肝脏　维生素 D_3 由乳糜微粒、维生素 D 结合蛋白分别从小肠、皮下运到肝细胞，由滑面内质网膜和微粒体膜 25-羟化酶（属于 P450 系统）催化羟化，生成 25-羟维生素 D_3（25-OH-D_3），是维生素 D 的主要存在形式。25-羟化酶在肾、肠也有低表达。

（3）肾脏　血浆中的维生素 D 代谢物 85% 由维生素 D 结合蛋白运输，其中 25-OH-D_3 运到肾脏（或其他组织），由近端小管细胞线粒体外膜 1α-羟化酶（属于 P450 系统）催化羟化，生成 $1,25(OH)_2D_3$，即钙三醇（calcitriol）。

钙三醇是维生素 D_3 的主要活性形式，其合成受反馈调节，1α-羟化酶是调节酶，受甲状旁腺激素诱导、钙三醇阻遏、高血钙和高血磷抑制。机制是钙三醇抑制 1α-羟化酶基因表达，同时诱导 24-羟化酶基因表达。24-羟化酶可以羟化灭活 25-OH-D_3、钙三醇（第十八章，329 页）。

25-OH-D_3 与维生素 D 受体（VDR）的亲和力仅为钙三醇的 $1/1000$，但血浆浓度是钙三醇的 1000 倍，因此可能也是维生素 D 的活性形式。

2. **生理功能、缺乏症和毒性**　钙三醇起激素作用，功能是调节钙磷代谢和细胞分化，作用机制是由维生素 D 结合蛋白通过血液运到靶细胞，进入细胞核，激活维生素 D 受体（VDR）。VDR 和 RXR 形成异二聚体，调控基因表达。VDR 靶基因有 200 多种，表达产物功能包括调节钙磷代谢以维持钙稳态、调节细胞增殖和细胞分化等。

（1）主要功能是维持钙稳态　机制见第十九章，357 页。维生素 D 缺乏时，儿童会患佝偻病（rickets，早期诊断指标是血清钙三醇降低）、生长发育受损，成人会引起骨软化（osteomalacia）。

佝偻病、骨软化发病机制：小肠钙吸收不足，血钙减少，甲状旁腺激素合成分泌增加，动员骨盐，补充血钙，因而即使维生素 D 长期缺乏，血钙也可以接近正常，代价是骨解，引起儿童骨软化易弯曲，成人骨骼脆性增加易断裂。

🐚 **维生素 D 缺乏性手足搐搦症**　又称婴儿性手足搐搦症，主要是由于维生素 D 缺乏，引起血钙低下，神经肌肉兴奋性增高，出现惊厥和手足搐搦等症状，多见于婴儿。

（2）调节细胞增殖和细胞分化　皮肤、大肠、前列腺、乳腺、心、脑、骨骼肌、胰岛 β 细胞、单核细胞、淋巴细胞等均存在维生素 D 受体，这些细胞的分化受维生素 D 调节。例如：①维生素 D 促进胰岛素、甲状旁腺激素和甲状腺激素合成分泌。②维生素 D 促进肿瘤细胞分化，抑制其增殖，降低肿瘤发生率。光照不足与结肠癌、乳腺癌的发生率和死亡率有一定相关性。③维生素 D 还能防止心血管疾病、自身免疫性疾病（自身免疫性糖尿病）。

（3）其他功能　维生素 D 调节肌细胞多种代谢，净效应是增强肌肉功能。

维生素 D 储量大（储存形式主要是 25-OH-D_3），每日仅更新 1%～2%（维生素 D_3、25-OH-D_3、钙三醇半衰期分别为 60 天、15 天、12～24 小时），可满足 3～4 个月的需要，故长期摄入不足才会引起缺乏。正常人维生素 D_3 合成量足以满足需要。

各种形式的维生素 D 在血浆中均与特定蛋白质结合运输，其中 85% 与维生素 D 结合蛋白形成复合物。维生素 D 结合蛋白由肝细胞合成分泌。严重肝病时，维生素 D 结合蛋白合成减少，因此导致血浆维生素 D 代谢物浓度下降。

长期吸收过量（每日超过 50μg）维生素 D 会引起中毒，称为**维生素 D 过多症**（hypervitaminosis D），表现为高钙血症、高钙尿症，进而血管收缩、高血压、钙质沉着，可引起头痛、恶心、软组织和肾钙化。若由维生素 D_3 过多引起，数月后才能恢复；若由钙三醇过多引起，一周后可恢复。

🐚 临床上维生素 D 用于治疗骨质疏松（但尚无研究结果支持）。骨质疏松是老年人病理性骨折的主要原因。

维持较高水平维生素 D 可以降低胰岛素抵抗、肥胖、代谢综合征、肿瘤（如前列腺癌、结肠癌）等风险。

三、维生素 E

维生素 E 又称生育酚（tocopherol），包括生育酚类和生育三烯酚类，天然存在的生育酚类和生育三烯酚类各有 α、β、γ 和 δ 四种（表 6-1），以 D-α 生育酚为主。维生素 E 在无氧条件下较稳定，但接触空气时极易被氧化。

NOTE

生育酚   生育三烯酚

表 6-1 维生素 E 种类与活性

生育酚类	R_1	R_2	活性（%）	生育三烯酚类	R_1	R_2	活性（%）
α 生育酚	CH_3	CH_3	100	α 生育三烯酚	CH_3	CH_3	30
β 生育酚	CH_3	H	50	β 生育三烯酚	CH_3	H	5
γ 生育酚	H	CH_3	10	γ 生育三烯酚	H	CH_3	未知
δ 生育酚	H	H	3	δ 生育三烯酚	H	H	未知

1. 来源　植物油、油性种子、麦芽富含维生素 E。

正常人小肠 α 生育酚吸收率为 20%～70%。分布于脂蛋白、细胞膜、贮脂。肝可以从脂蛋白摄取各种维生素 E，但向血浆分泌 D-α 生育酚，向胆汁分泌其他维生素 E。维生素 E 是抗氧化剂，被氧化的维生素 E 可由维生素 C、还原型谷胱甘肽等还原再生。

2. 生理功能、缺乏症　维生素 E 是细胞膜和血浆脂蛋白中主要的脂溶性抗氧化剂、自由基清除剂，可以清除其不饱和脂肪酸过氧化产生的脂质过氧化自由基，但其特异功能尚未阐明。

（1）脂溶性抗氧化剂和自由基清除剂　清除羟自由基等活性氧，避免其通过氧化不饱和膜脂损伤细胞结构。早产儿维生素 E 缺乏时会引起轻度溶血性贫血。

抗氧化剂可分为两类：①预防型抗氧化剂（preventive antioxidant），可阻止产生活性氧反应的启动，如过氧化氢、谷胱甘肽过氧化物酶等其他过氧化物酶、硒、EDTA 和 DTPA 等金属螯合剂。②终止型抗氧化剂（chain-breaking antioxidant），可终止已启动的产生活性氧的反应，如超氧化物歧化酶、水溶性维生素 C 和尿酸、脂溶性维生素 E 和 β 胡萝卜素。

（2）与生殖功能有关　动物维生素 E 缺乏时其生殖器官发育受损，甚至不孕不育，但在人类未见报道。

（3）与酶活性有关　能提高血红素合成途径关键酶 δ-氨基-γ-酮戊酸合成酶和 δ-氨基-γ-酮戊酸脱水酶的活性，促进血红素合成。新生儿维生素 E 缺乏会引起贫血。

（4）可能参与基因表达调控　上调或下调维生素 E 摄取和分解相关基因、脂质摄取和动脉粥样硬化相关基因、某些细胞外基质蛋白基因、细胞黏附与炎症相关基因、信号转导相关基因，因而具有抗炎、维持免疫功能、抑制细胞增殖作用，可以降低血浆低密度脂蛋白水平，在防治冠状动脉粥样硬化性心脏病和肿瘤、延缓衰老方面有一定作用。

维生素 E 缺乏会引起精子生成障碍、肌肉和神经病变。不过人类罕见维生素 E 缺乏。脂质吸收不良、囊性纤维化、某些慢性肝病患者维生素 E 吸收或运输障碍，因而表现维生素 E 缺乏，特征是神经细胞、肌细胞膜受损。早产儿维生素储量不足，脂质过氧化导致红细胞脆性增加、溶血性贫血。重度维生素 E 缺乏可见于无 β 脂蛋白血症，患者除溶血外，还发生神经病变和肌病变。

🔖 动物实验表明以下疾病与维生素 E 缺乏有关：脑软化、渗出性素质、溶血、胰腺纤维化、肝坏死、肌变性、微血管病、肾变性、脂肪组织炎、妊娠失败、睾丸萎缩、恶性高热。

🔖 临床上维生素 E 用于治疗先兆流产、习惯性流产和不育症等。

维生素 E 虽被过度滥用，但副作用极小。与维生素 A、维生素 D 不同，即使吸收超过推荐量 15mg／日 50 倍的维生素 E，依然未显毒性。

四、维生素 K

维生素 K 又称凝血维生素（koagulation，凝结，斯堪的纳维亚语拼写），常见的有维生素 K_1 和维生素 K_2。维生素 K 热稳定性好，但对光和碱敏感。

维生素K₁　　　　维生素K₂　　　　维生素K₃

1. 来源　维生素 K_1 在绿叶植物及动物肝内含量丰富，维生素 K_2 是肠道细菌的代谢产物，维生素 K_3 是人工合成物。维生素 K 吸收率 50%~80%，在血浆中由乳糜微粒运输。

2. 生理功能、缺乏症　维生素 K 参与血液凝固，是内质网膜 γ-谷氨酰羧化酶的辅助因子。γ-谷氨酰羧化酶最适 pH 7.0，其功能是在翻译后修饰环节催化一类钙结合蛋白（统称维生素 K 依赖性蛋白、Gla 蛋白）特定谷氨酸进行 γ-羧化，从而产生以下效应：

（1）参与凝血因子合成　促进肝脏合成的凝血因子 Ⅱ（又称凝血酶原）、Ⅶ、Ⅸ、Ⅹ 和抗凝物质蛋白 C、S 等的翻译后修饰（羧化），维持正常凝血功能。维生素 K 缺乏会引起继发性凝血酶缺乏，导致凝血功能障碍，表现为凝血时间延长，严重时发生皮下、肌肉及消化道出血。

凝血酶原 N 端 10 个谷氨酸被 γ-谷氨酰羧化酶催化羧化成 γ-羧基谷氨酸后，可以螯合 Ca^{2+}（凝血因子Ⅳ），之后得以锚定于（黏附、聚集于损伤部位而活化的）血小板表面磷脂上，被已经结合的 Ⅹa、Ⅴa 激活，激活时钙结合域被切除，使凝血酶得以离开，去激活纤维蛋白原及凝血因子 Ⅴ、Ⅶ、Ⅷ、ⅩⅢ，与血栓调节蛋白（thrombomodulin）结合激活蛋白 C（一种依赖维生素 K 的丝氨酸蛋白酶，催化分解 Ⅴa、Ⅷa）。

双香豆素和华法林是维生素 K 拮抗剂，在临床上用作抗凝药物（anticoagulant），防止有凝血倾向者形成血栓。双香豆素不易吸收且有胃肠道副作用，故已少用。双香豆素和华法林也用作灭鼠药。

双香豆素　　　　　　　　华法林

（2）促进骨代谢　骨钙素（osteocalcin，49AA，含有 3 个 γ-羧基谷氨酸）占骨蛋白 1%~2%，与磷灰石及钙结合。女性股骨颈、脊柱的骨盐密度与其维生素 K 摄入量呈正相关。

NOTE

（3）抗动脉钙化   降低动脉粥样硬化风险。骨基质 Gla 蛋白（MGP，77AA，含 5 个 γ-羧基谷氨酸）是骨和软骨基质蛋白，功能是抑制骨形成。骨基质 Gla 蛋白也存在于血管壁，其作用可能是抑制动脉钙化。

维生素 K 分布广泛，但人体储量仅为 50~100μg，影响脂质吸收的以下因素会引起维生素 K 缺乏：食物中缺乏脂质、脂质吸收不良、胆汁淤积、服用抗生素、胆瘘。通常通过测定凝血时间诊断维生素 K 缺乏。

维生素 K 缺乏主要见于新生儿。因为需要量大（5μg/日），储量少，肠道菌群尚未形成，乳汁维生素 K 含量低（1~2μg/L，每日需哺乳 3L 才能满足维生素 K 需要），所以新生儿出生后 2~3 天依赖维生素 K 的凝血因子会减少，1/400 新生儿会有异常出血倾向，称为新生儿出血病，这是最常见的新生儿营养不良，会导致颅内出血及持久性神经系统后遗症，因此一些国家立法规定新生儿短期口服或肌肉注射维生素 K 以预防其缺乏。成人维生素 K 缺乏多由脂质吸收不良引起，因此胆道梗阻患者术前常先补充维生素 K。

第三节   微量元素

微量元素包括铁（Fe）、锌（Zn）、铜（Cu）、碘（I）、硒（Se）、钼（Mo）、铬（Cr）、钴（Co）、氟（F）、砷（As）、钒（V）、锡（Sn）、锰（Mn）、硼（B）、镍（Ni）等。人体必需微量元素的功能多数已经阐明或部分阐明。

一、铁

铁在人体必需微量元素中含量最高，成年男性为 0.005%，成年女性为 0.004%。其中 2/3~3/4 构成血红蛋白血红素，其余主要储存于肝、脾、骨髓、肠黏膜、胰、心肌膜等组织（表 6-2）。铁储量极不稳定，许多儿童和经期女性几乎没有储存铁，而某些老年男性储存铁可超过 1g。

表 6-2   铁在体内的含量和分布（g）

蛋白质	70kg 男性	55kg 女性	蛋白质	70kg 男性	55kg 女性
血红蛋白	2.50	1.70	储存铁		
肌红蛋白	0.15	0.10	铁蛋白	0.50	0.30
酶、细胞色素、铁硫蛋白	0.15	0.10	含铁血黄素	0.50	0.10
			转铁蛋白	0.003	0.002
			总量	3.8	2.3

1. 来源   大多数人每日膳食含铁 10~20mg，多来自炊具（因此倡导使用铁质炊具，限制使用不粘锅）。体内铁可重复利用，因而推荐日摄入量并不多（1~1.5mg），主要用于补偿铁的丢失。食物铁吸收率有限，约 10%，分为非血红素铁和血红素铁。非血红素铁主要存在于植物性食物中，吸收率低，为 0.8%（大米）~10%（大豆）（但缺铁或贫血时吸收增加）。血红素铁主要存在于动物性食物中（蛋黄、肝、肉类含铁较多，奶类含铁较少），且以血红素的形

式直接吸收，吸收率高于非血红素铁，为 20%~25%。

食物铁主要是 Fe^{3+}，但消化道主要吸收 Fe^{2+}，吸收部位主要是十二指肠近端。肠上皮细胞顶端膜上存在的铁（Ⅲ）螯合物还原酶催化维生素 C 把非血红素 Fe^{3+} 还原成 Fe^{2+}，通过二价金属转运体（DMT1，568AA）吸收。血红素铁通过血红素转运体（该转运体也吸收叶酸）吸收。吸收的 Fe^{2+} 氧化成 Fe^{3+} 后与铁蛋白结合，储存于细胞内；或通过基侧膜铁转运体（ferroportin）释放入血，被基侧膜亚铁氧化酶 HEPH 氧化成 Fe^{3+}，再与血浆转铁蛋白（transferrin 又称运铁蛋白，由肝细胞合成分泌）结合运输。每分子转铁蛋白可结合两个 Fe^{3+}。一部分转铁蛋白由肝、脾、骨髓、十二指肠黏膜、胰等细胞通过转铁蛋白受体（transferrin receptor）摄取并利用其 Fe^{3+}，或以铁蛋白形式储存 Fe^{3+}。

铁蛋白是细胞内 Fe^{3+} 的储存形式。铁蛋白由 24 条肽链（19、21kD 两种）构成，具有球囊结构，外径 13nm，内径 6nm，可容纳 4500 分子 FeOOH，不过实际上很少超过 3000。细胞内储存铁少时，铁蛋白是主要储存形式，储存铁多时，大部分铁蛋白转化成含铁血黄素，这种异常积累称为含铁血黄素沉着。血中有少量含铁很少的铁蛋白，它们来自衰老肝细胞及其他衰老细胞。转铁蛋白是 Fe^{3+} 在血浆中的运输形式。每个分子含两个 Fe^{3+} 结合位点，亲和力极强。血浆转铁蛋白铁饱和度正常范围 10%~60%。细胞通过细胞膜上的转铁蛋白受体以内吞方式摄取转铁蛋白，形成的内体（endosome）被酸化，Fe^{3+} 与转铁蛋白解离，还原成 Fe^{2+}，释放到细胞质中，转铁蛋白通过胞吐回到血浆。

铁的吸收由肝控制：①血浆转铁蛋白饱和时，肝细胞会合成分泌铁调素（hepcidin，一种二十五肽激素），与基侧膜铁转运体结合，促使铁转运体内吞、分解，抑制细胞铁输出。肠上皮细胞的过量铁会积累于细胞内，随细胞脱落后随粪便排出。②缺氧、贫血或出血时，肝细胞铁调素合成分泌减少，基侧膜铁转运体增加，铁吸收加快。

其他组织细胞摄取血浆铁则受转铁蛋白受体调节，机制是调节转铁蛋白受体 mRNA 稳定性：其 3'UTR 有一组茎环结构，称为铁反应元件（IRE），在铁不足时与铁调节蛋白（IRP）结合，抗 RNase，延长转铁蛋白受体 mRNA 寿命，可以合成更多转铁蛋白受体，从而摄取更多铁。事实上，肠上皮细胞顶端膜 DMT1、基侧膜铁转运体具有同样的调节机制。

肠黏膜是铁的吸收场所，也几乎是铁唯一的排泄场所：肠上皮细胞寿命 2~6 天，脱落后随粪便排出，从而排泄铁。尿液、汗液、胆汁、消化液几乎不含铁。

铁的吸收受食物成分影响：①在酸性条件下，维生素 C 等还原剂可将 Fe^{3+} 还原成 Fe^{2+}，氨基酸、柠檬酸、苹果酸等与 Fe^{2+} 螯合，促进其吸收；果糖、乙醇也促进 Fe^{2+} 吸收。胃酸缺乏、胃切除引起 Fe^{2+} 吸收减少。②鞣酸（单宁酸）、草酸、植酸、磷酸及含磷酸抗酸药等与 Fe^{3+} 形成沉淀或难吸收复合物，抑制吸收；钙也抑制铁吸收。

2. 生理功能、缺乏症和毒性 铁在代谢中起重要作用。

（1）构成血红素 ①作为血红蛋白和肌红蛋白辅基，运输和储存氧。②作为细胞色素 a、b 和 c 辅基，参与生物氧化。③作为 P450 系统、过氧化氢酶等的辅基，参与生物转化。

（2）构成铁硫中心 ①作为铁硫蛋白辅基，参与生物氧化。②作为黄嘌呤氧化酶辅基，参与嘌呤核苷酸分解代谢。

（3）作为依赖维生素 C 和 α-酮戊二酸的含铁羟化酶的辅助因子。

（4）作为其他含铁羟化酶的辅助因子 如苯丙氨酸羟化酶、色氨酸羟化酶、对羟基苯丙

NOTE

酮酸氧化酶、β 胡萝卜素双加氧酶。

（5）提高免疫力 激活中性粒细胞和吞噬细胞，增强机体的抗感染能力。

铁缺乏很常见。缺铁原因包括铁吸收不足，急性大出血，长期慢性失血，儿童生长期、女性妊娠期和泌乳期。缺铁的典型表现是苍白、虚弱、疲劳。缺铁时先动员储存铁，之后血红蛋白合成不足导致贫血，进一步含铁酶不足，相关代谢障碍。

缺铁可影响血红素合成，引起**缺铁性贫血**（属于最常见的**小细胞低色素性贫血**），表现为血浆铁和骨髓储存铁减少。缺铁性贫血是发生率仅次于蛋白质摄入不足的营养不良，全球有 5~6 亿人患缺铁性贫血。儿童、经期/孕期女性缺铁性贫血发生率在富裕国家为 2%~15%，在贫穷国家为 10%~50%。缺铁性贫血可通过补铁治疗。通常以抗坏血酸联合硫酸亚铁或柠檬酸铁铵（又称枸橼酸铁铵）、延胡索酸亚铁（又称富马酸亚铁）等口服补铁。治疗应持续数月，并在血色素恢复正常之后维持治疗数月以使机体保有一定量的储存铁。

另一方面，铁过量或分布异常都有毒性，如 Fe^{2+} 催化氧分子形成活性氧，因此铁都以 Fe^{3+} 并与特异蛋白牢固结合而运输和储存。误服大量铁剂或长期铁摄入过多，可引起铁中毒，在肝、肾、心等器官引起血色病（血色素沉着）。

缺铁检验方法：以血清铁蛋白为储存铁的指标，低于 $12\mu g/L$ 视为缺铁。

二、碘

人体含碘 10~15mg，70%~90%被甲状腺细胞摄取、储存，用于合成甲状腺激素。

1. 来源 海带、紫菜、海鱼、海虾等海产品富含碘。

2. 生理功能、缺乏症和毒性 碘是甲状腺激素的合成原料（第十章，224 页）。甲状腺激素的作用主要是促进糖、脂肪和蛋白质代谢以及能量代谢，促进机体生长发育，对脑和骨的发育尤为重要，是影响神经系统发育最重要的激素。

缺碘会导致碘缺乏病（IDD，缺碘引起的一组疾病的总称）。例如：①缺碘影响甲状腺激素的合成，结果促甲状腺激素（TSH）长期刺激甲状腺，引起甲状腺组织增生、肿大，因此类疾病多具有地区性，称为地方性甲状腺肿（endemic goiter），严重时引起发育迟缓、智力低下。②胎儿、婴幼儿缺碘会引起甲状腺激素缺乏，甲状腺功能减退，机体和神经的生长发育均受限，表现出智力低下、反应迟钝和身材矮小等特征，称为呆小症（又称克汀病，cretinism）。

碘化食盐（食盐中加入一定量的碘化钾或碘化钠）可以预防缺碘。我国将每年的 5 月 15 日定为"防治碘缺乏病日"。卫生部 2011 年 9 月 29 日发布《食用盐碘含量》标准，规定我国食盐碘含量标准平均水平为 20~30mg/kg。同样值得注意的是：碘吸收过多会引起高碘性甲状腺肿（碘甲亢）。

三、锌

锌是含量仅次于铁的微量元素，人体含锌 1.5~2.5g，广泛分布于各种组织，其中 20%存在于皮肤，骨骼、牙齿、前列腺、精子、附睾、眼脉络膜中也较多。

1. 来源 肉类、坚果、豆类、麦芽等富含锌。食物锌在小肠部分吸收，在血中 80%与白蛋白结合运输，在细胞内与金属硫蛋白结合储存（该蛋白质也结合铜等重金属以降低其毒性，因而其合成受锌、镉、铋、砷等诱导）。过量锌主要随粪便排出，少量随尿液（0.5mg/日）、汗液（0.2~2.0mg/日）、精液（1mg/每次射精）排出。

2. **生理功能、缺乏症** 锌参与多种生理过程。

（1）是数百种含锌金属酶组分 如碳酸酐酶、Cu/Zn 超氧化物歧化酶、醇脱氢酶、羧肽酶 A/B、金属蛋白酶、DNA 聚合酶、RNA 聚合酶、碱性磷酸酶。

（2）人类基因组编码 300 多种锌指蛋白 如各种类固醇受体。它们多数是转录因子，调控基因表达，促进生长发育。锌能增强创伤组织的再生能力，促进伤口愈合。

缺锌可引起皮炎、伤口愈合不良、脱发、精神障碍、味觉障碍、免疫功能减退、异食癖、儿童生长缓慢、发育不良、睾丸萎缩。肠病性肢端皮炎是一种罕见的隐性遗传病，表现为肠道锌吸收障碍引起皮炎、腹泻、脱发，可大剂量口服锌剂治疗。

谷物所含植酸（肌醇六磷酸）与锌螯合，抑制其吸收。酵母含植酸酶，可水解植酸，促进锌吸收。

四、硒

人体含硒 14~21mg，分布于除脂肪组织外的所有组织中，如肌肉、肾、肝、心等。

1. **来源** 海产品、动物肝、肾、肉类含硒较多，蔬菜、水果含硒较少，精加工食品含硒很少。烹调会导致硒挥发损失。硒在十二指肠吸收。

2. **生理功能、缺乏症和毒性** 硒是硒代半胱氨酸的组成元素，主要存在于含硒酶的活性中心中，直接参与催化氧化还原反应。人体内已发现至少 25 种硒蛋白（selenoprotein）：①硫氧还蛋白还原酶：清除过氧化物，催化二硫键异构，促进细胞增殖、精子成熟。②谷胱甘肽过氧化物酶：清除过氧化氢，保护细胞膜、特别是红细胞膜免受氧化损伤。③甲状腺素脱碘酶：位于一些组织内质网膜上，催化 T_4 活化成 T_3，T_3 灭活成 T_2。④硒蛋白 P：是硒在细胞外特别是血浆中的运输形式，此外还参与抗氧化保护作用。

缺硒可导致克山病（Keshan disease，一种地方性心肌病，第七章，134 页）并与肿瘤、动脉粥样硬化、糖尿病、神经变性疾病等相关。硒吸收过多会引起中毒，发生脱发和指甲变形，严重者危及生命。

五、铜

人体含铜 80~110mg，分布于肌肉（50%）、肝脏（10%）、血液（5%~10%）等。大部分铜与蛋白质结合或作为酶组分，少量以游离状态存在。铜在十二指肠吸收。

1. **来源** 海产品、鸡蛋、坚果、樱桃、可可、蘑菇、谷物、豆类含铜较多。推荐日摄入量 1~3mg。60% 血铜与血浆铜蓝蛋白结合，其余与白蛋白或组氨酸结合。铜主要从胆汁排泄。

2. **生理功能、缺乏症和毒性** 铜主要是含铜酶的辅助因子，参与催化利用分子氧或活性氧的反应：①铜是细胞色素 c 氧化酶的辅基，参与生物氧化（第七章，128 页）。②铜是酪氨酸酶、多巴胺 β-羟化酶的辅基，参与黑色素及儿茶酚胺的合成（第十章，225、226 页）。③铜是 Cu/Zn 超氧化物歧化酶的辅基，参与自由基清除（第七章，138 页）。④铜参与铁代谢和造血过程：血浆铜蓝蛋白是由肝脏合成分泌的一种含铜糖蛋白，具有亚铁氧化酶活性，能催化 Fe^{2+} 氧化成 Fe^{3+}，使其易被细胞摄取利用。⑤铜是依赖铜的胶原赖氨酰氧化酶的辅基，参与胶原蛋白、弹性蛋白赖氨酰的氧化脱氨基（生成 H_2O_2）。

缺铜主要发生于肠外营养者和摄铜不足新生儿，特征是缺铁性贫血、白细胞减少、出血性

NOTE

血管变化、骨质流失、高胆固醇血症，细胞色素 *c* 氧化酶活性下降导致生物氧化受阻、ATP 合成减少，因而发育迟缓、脑组织萎缩、神经组织脱髓鞘。

🔖 Menkes 综合征　是一种罕见的 X 连锁隐性遗传病，原因是缺乏一种依赖 ATP 的铜泵（*ATP7A*，Xq21.1），肠上皮细胞向血液转运 Cu^+ 障碍，细胞内运输也异常，引起铜缺乏，依赖铜的胶原赖氨酰氧化酶活性低下，胶原交联障碍。该致死性疾病的特征是生长发育迟缓、智力缺陷、癫痫、动脉瘤、骨骼脱矿质、头发卷曲易断。该病可用组氨酸铜治疗，否则新生儿会在一岁前夭亡。

🔖 Wilson 病（肝豆状核变性）　是一种常染色体隐性遗传病，原因是缺乏一种依赖 ATP 的铜泵（*ATP7B*，13q14.3），肠道铜吸收正常，但不能通过胆汁分泌，引起铜排泄障碍，积累于肝、脑、肾，引起肝硬化、神经退行性疾病。该病可用 D-青霉胺治疗（螯合排铜）。

六、钴

人体含钴 1.3~1.8mg，分布于骨骼（14%）、肌组织（43%）及其他软组织（43%）。

1. **来源**　同钴胺素。

2. **生理功能、缺乏症**　构成钴胺素参与代谢，钴缺乏即钴胺素缺乏。

七、钼

人体含钼约 11mg，主要分布于肝脏和肾脏。

1. **来源**　动物肝、肾富含钼，谷物、豆类和奶类是钼的良好来源。推荐日摄入量 25~250µg。

2. **生理功能、缺乏症和毒性**　以下三种酶均为同二聚体，每个亚基含有一个钼：①黄嘌呤氧化酶（第十一章，237 页）：分布在细胞质、过氧化物酶体中，催化以下两个反应：次黄嘌呤+NAD^++H_2O→黄嘌呤+NADH+H^+，黄嘌呤+H_2O+O_2→尿酸+H_2O_2。②醛氧化酶：每个亚基还含有一个 FAD、两个 [2Fe-2S] 型铁硫中心，主要分布在肝细胞质中，催化以下反应：醛+H_2O+O_2→羧酸+H_2O_2。③亚硫酸氧化酶：每个亚基还含有一个血红素，定位于线粒体膜间隙，催化以下反应：亚硫酸+O_2+H_2O→硫酸+H_2O_2。

缺钼特征是嗜睡、心动过速、夜盲，硫代硫酸盐排泄增加，血浆蛋氨酸积累。上述症状可因硫吸收增加而加重。动物实验表明缺钼导致受孕率降低、流产率和死亡率增加。

钼过多导致成骨缺陷，骨骼易折，关节畸形。此外，钼和铜有拮抗作用，即钼会干扰铜的吸收，因而钼过多会引起铜缺乏。

八、铬

人体含铬 2~7mg，主要存在于肺、肾、胰、骨、皮肤、脂肪组织等。除肺外，各组织和器官中的铬量均随年龄而减少。

1. **来源**　肉类、奶类、豆类、谷物富含铬。推荐日摄入量 33~40µg。

2. **生理功能、缺乏症和毒性**　铬可以增强胰岛素效应，特别是其降血糖效应。目前认为作用机制如下：胰岛素激活靶细胞胰岛素受体，胰岛素受体促进靶细胞从血浆摄取 Cr^{3+}，Cr^{3+} 与靶细胞中脱辅基铬调素（apo-chromodulin，一种多肽，由半胱氨酸、甘氨酸、谷氨酸、天冬氨酸构成，可结合四个 Cr^{3+}）结合形成铬调素（chromodulin），铬调素进一步激活胰岛素受体，促进靶细胞对葡萄糖的摄取。

正常人罕见铬缺乏。铬主要经肾脏排泄。高血糖、高胰岛素导致铬排泄增加，进一步导致胰岛素抵抗，因此补铬可以使 2 型糖尿病得到改善。不过，正常人补铬不但无益，反而有致癌风险。

九、锰

人体含锰 12~20mg。骨、肝、胰和肾有储存。

1. 来源　茶、河蚌、榛子、芝麻、姜、黑木耳等富含锰。推荐日摄入量 2~5mg。

2. 生理功能、缺乏症和毒性　锰是许多酶的激活剂，如精氨酸酶、谷氨酰胺合成酶、磷酸烯醇式丙酮酸羧激酶、超氧化物歧化酶 2、RNA 聚合酶，多数可被镁代替。锰缺乏时生长发育会受到影响。过量摄入会引起精神病、帕金森病。

十、氟

氟是骨骼牙齿成分，可增强骨骼牙齿强度，甚至预防骨质疏松。

链接

维生素与中药

传统医学很早就应用富含维生素的中药治疗维生素缺乏症，如唐代孙思邈用猪肝、苍术和黄花治疗夜盲，用白谷皮、糙米、防风和车前子治疗脚气病。虽然当时尚不了解引起这些疾病的原因和所用中药的有效成分，但这些宝贵经验说明，当人体维生素缺乏时，可用中药所含的维生素进行补充。富含维生素的常见中药见表6-3。

表6-3 某些富含维生素的中药

维生素	中药
维生素 A（原）	山茱萸、天麻、五加皮、五味子、车前子、玄参、玉竹、白术、白芥子、决明子、地黄、地榆、地肤子、川芎、菟丝子、当归、辛夷、麦冬苍术、桑叶、夜明砂、牛黄
维生素 B_1	人参、火麻仁、车前子、甘遂、艾叶、蜂蜜、杏仁、苏子
维生素 B_2	蜂蜜
维生素 C	枸杞、人参、五味子、艾叶、柿叶、桑叶、松针
维生素 E	仙灵脾
维生素 K	人参、蜂蜜、桃仁、桑叶、夏枯草
维生素 PP	枸杞、人参、猪苓、蜂蜜、肉桂、远志、柴胡、甘草、桃仁、瓜蒌、茵陈
泛酸	当归
生物素	川芎、黄芪、蜂蜜、虻虫
叶酸	蜂蜜、当归、苍术、柿叶

小　结

　　维生素是人体重要的营养物质之一，具有以下特点：①维生素既不是机体组织结构材料，也不是供能物质，它们大多数参与构成酶的辅助因子，在代谢过程中起重要作用。②维生素种类多，化学结构各异，本质上都属于小分子有机化合物。③维生素的机体需要量很少，但多数不能在人体和其他脊椎动物体内合成，或合成不足，必须从消化道吸收。④维生素摄入不足会引起代谢障碍，但长期过量摄入也会引起中毒。

　　维生素通常根据溶解性分为水溶性维生素和脂溶性维生素。

　　水溶性维生素包括维生素 C 和 B 族维生素（硫胺素、核黄素、烟酰胺、吡哆醛、泛酸、生物素、叶酸、钴胺素和硫辛酸等）。B 族维生素虽然生理功能各异，但通常都通过构成酶的辅助因子起作用。

　　水溶性维生素的共同特点是：①易溶于水，不溶或微溶于有机溶剂。②机体储存量很少，必须经常摄入。③吸收过多部分可以直接经肾脏排泄，一般不会造成积累而引起中毒。

　　脂溶性维生素包括维生素 A、维生素 D、维生素 E 和维生素 K 等，其中维生素 A 和维生素 D 是激素前体。

　　脂溶性维生素的共同特点是：①易溶于脂肪，不溶于水。②在食物中常以酯的形式与其他脂质或蛋白质共存。③与其他脂质一同消化并形成微团而吸收。④在血浆中与脂蛋白或特异的结合蛋白结合运输。⑤可以在脂肪细胞、肝细胞内储存。⑥吸收过多会造成积累甚至引起中毒。

　　由维生素缺乏引起的疾病称为维生素缺乏症。引起维生素缺乏的原因有饮食中缺乏、吸收障碍、机体需要量增加、服用某些药物、慢性肝肾疾病和特异性缺陷等。

　　各种维生素来源功能等见表 6-4。

表 6-4　维生素一览

分类	名称	活性形式	来源或前提	主要功能	缺乏症和毒性
水溶性维生素	维生素 C（抗坏血酸）	抗坏血酸	水果、蔬菜、豆芽	①参与羟化反应②参与其他代谢	坏血病
	维生素 B₁（硫胺素、抗神经炎素）	TPP	肝脏，豆类、谷物外皮和胚芽	①α-酮酸脱氢酶复合体酶辅助因子②转酮酶辅助因子③乙酰胆碱酯酶抑制剂	脚气病、末梢神经炎
	维生素 B₂（核黄素）	黄素辅酶	肉、蛋、奶，绿叶蔬菜、蘑菇、酵母	脱氢酶辅助因子	唇炎、舌炎、口角炎、眼睑炎和阴囊炎
	维生素 PP（烟酸、烟酰胺）	辅酶Ⅰ、辅酶Ⅱ	肉类、谷物、豆类、花生、芦笋、酵母	脱氢酶辅助因子	糙皮病
	维生素 B₆（吡哆醇、吡哆醛、吡哆胺）	磷酸吡哆醛、磷酸吡哆胺	酵母、米糠、肝脏、蛋黄、肉类、鱼等，肠道细菌合成	①氨基酸转氨酶、脱羧酶辅助因子②δ-氨基-γ-酮戊酸合成酶辅助因子③糖原磷酸化酶辅助因子	小细胞低色素性贫血

续表

分类	名称	活性形式	来源或前提	主要功能	缺乏症和毒性
	泛酸 （遍多酸）	辅酶A，酰基载体蛋白	鸡蛋、肝脏、豆类、谷物、蘑菇、酵母	①酰基转移酶辅助因子	人类罕见
	生物素	生物胞素	各种动植物性食物，肠道细菌合成	①羧化酶辅助因子	人类罕见
	叶酸 （蝶酰谷氨酸）	四氢叶酸	各种动植物性食物，肠道细菌合成	①一碳单位转移酶类辅助因子	巨幼细胞性贫血
	维生素 B_{12} （钴胺素）	甲钴胺素、5'-脱氧腺苷钴胺素	动物性食物	①参与一碳单位代谢	恶性贫血、巨幼细胞性贫血
	硫辛酸	硫辛酰胺	人体合成	①α-酮酸脱氢酶复合体辅助因子	人类罕见
脂溶性维生素	维生素A （抗干眼病维生素）	视黄醇、视黄醛、视黄酸	动物性食物，植物胡萝卜素	①参与视觉传导 ②维持上皮细胞完整性，调节生长发育、生殖能力、免疫功能 ③抗氧化剂	夜盲、干眼症过量中毒
	维生素D （抗佝偻病维生素）	钙三醇	鱼肝油等动物性食物	①参与钙稳态调节 ②影响细胞分化	儿童佝偻病成人骨软化症过量中毒
	维生素E （生育酚）	维生素E	各种动植物性食物	①抗氧化 ②维持生殖机能 ③促进血红素代谢 ④调控基因表达	少见
	维生素K （凝血维生素）	维生素K	绿叶蔬菜、肝脏，肠道细菌合成	①参与凝血因子翻译后修饰 ②促进骨代谢	凝血功能障碍

微量元素包括铁、锌、铜、碘、硒、钼、铬、钴、氟、砷、钒、锡、锰、硼、镍等，在人体内含量低于0.01%，且分布不均。它们构成某些蛋白质、酶、激素及维生素等的成分，参与各种代谢，对维持机体的生理功能起重要作用。

讨论

1. 维生素的特点。

2. B族维生素的活性形式及其在代谢中的作用。

3. 维生素缺乏与维生素中毒。

4. 食物铁的种类、吸收机制及影响吸收的因素。

NOTE

第七章 生物氧化

生物体通过代谢维持生命活动。代谢是生命现象的化学本质，是物质代谢与能量代谢的有机整合。从物质代谢的角度来看，生物体一方面获取和合成它所需要的物质，这是一个同化过程；另一方面又分解和排泄它不需要和不再需要的物质，这是一个异化过程。从能量代谢的角度来看，生命活动是一个获得能量、利用能量的过程，任何代谢都伴随着能量的传递和转换。

生物氧化研究的核心内容是从能量代谢角度阐述生命现象，重点阐明生命活动需要何种形式的能量？这些能量从何而来？如何获得、利用和储存？

第一节 概　述

生命活动所需的能量来自生物氧化。生物氧化（biological oxidation）是指糖、脂肪和蛋白质等营养物质在体内氧化分解，最终生成 CO_2 和水，释放能量推动合成高能化合物 ATP，满足生命活动需要的过程。由于这一过程是在组织细胞内进行的，而且通过呼吸系统吸入的氧主要消耗于生物氧化，呼出的 CO_2 也主要产生于生物氧化，所以生物氧化又称细胞呼吸或组织呼吸。

生物氧化的意义是为生命活动提供能量。

1. **生物氧化特点**　营养物质在体内氧化分解与在体外氧化分解的化学本质是相同的，表现在两者均符合氧化还原反应的一般规律，耗氧量相同，最终产物相同，释放的能量（即反应的自由能变化 ΔG）也相同；但生物氧化还有自己的特点。

（1）生物氧化过程在细胞内进行，由一系列在生理状态下发生的酶促反应完成。

（2）营养物质在生物氧化过程中逐步释放能量，并尽可能多地以化学能形式储存于高能化合物（主要是 ATP）中，利用率高。

（3）生物氧化的产物二氧化碳是由营养物质中的碳原子氧化成羧基之后发生脱羧反应（decarboxylation）生成的，并非如体外氧化时碳原子直接与氧反应生成。脱羧反应既可根据是否伴有氧化反应分为单纯脱羧和氧化脱羧，又可根据脱掉的羧基在底物分子结构中的位置分为 α-脱羧 和 β-脱羧。

（4）生物氧化的产物水主要是由营养物质中的氢原子间接与氧反应生成的，并非如体外氧化时氢原子直接与氧反应生成。

2. **生物氧化过程**　可分为三个阶段（图 7-1）。

（1）糖、脂肪和蛋白质水解产物葡萄糖、脂肪酸和氨基酸等通过各自的代谢途径氧化成乙酰辅酶 A（乙酰 CoA），并释放氢原子，反应在细胞质中和线粒体内进行。其中葡萄糖在这一阶段发生底物磷酸化反应，推动合成少量高能化合物 ATP。

图 7-1　生物氧化三个阶段

营养物质氧化释放的氢原子由一系列电子载体传递。因为有些电子载体只传递电子，不传递氢离子，而且最终是电子先于氢离子传递给氧，所以传递过程中氢原子会解离成氢离子和电子（$H = H^+ + e^-$），这些被传递的氢原子和电子统称**还原当量**（reducing equivalent）。

（2）乙酰辅酶 A 的乙酰基通过三羧酸循环氧化成二氧化碳，并释放大量还原当量，反应在线粒体内进行。这一阶段通过底物磷酸化推动合成少量 ATP。

（3）前两个阶段释放的还原当量经呼吸链传递给氧生成水，同时推动合成大量 ATP，这是一个氧化磷酸化反应过程，反应在线粒体内进行。

可见，葡萄糖、脂肪酸和氨基酸等的氧化分解过程在第二、第三阶段都是相同的，只是在第一阶段通过不同的代谢途径氧化成乙酰辅酶 A。乙酰辅酶 A 是葡萄糖、脂肪酸和氨基酸代谢的结合点。

3. 代谢物氧化方式　生物氧化过程中营养物质氧化方式从化学本质上分为脱氢、加氧和失电子。

（1）**脱氢**　是生物氧化的主要方式，由脱氢酶或氧化酶催化，例如线粒体琥珀酸脱氢酶催化琥珀酸脱氢，过氧化物酶体脂酰辅酶 A 氧化酶催化脂酰辅酶 A 脱氢。

$$FAD + \begin{matrix} COOH \\ | \\ CH_2 \\ || \\ CH_2 \\ | \\ COOH \end{matrix} \underset{\text{琥珀酸脱氢酶}}{\rightleftharpoons} \begin{matrix} COOH \\ | \\ H-C \\ || \\ C-H \\ | \\ COOH \end{matrix} + FADH_2$$

琥珀酸　　　　　　　　　延胡索酸

（2）**加氧**　①在底物中加入一个氧原子，由单加氧酶（又称羟化酶）催化，例如苯丙氨酸羟化。②在底物中加入两个氧原子，由双加氧酶催化，例如尿黑酸氧化。

苯丙氨酸 $\xrightarrow[\text{苯丙氨酸羟化酶}]{NADPH + H^+ + O_2 \quad NADP^+ + H_2O}$ 酪氨酸

（3）**失电子**　原子或离子在反应过程中失去电子，化合价升高。如细胞色素中 Fe^{2+} 氧化。

$$Fe^{2+} \rightleftharpoons Fe^{3+} + e^-$$

NOTE

第二节　呼吸链

呼吸链（respiratory chain）是指位于真核生物线粒体内膜或原核生物细胞膜上的一组电子载体（electron carrier），又称电子传递体，其作用是接收营养物质氧化释放的氢原子（还原当量），并将其电子按一定顺序传递给氧，生成水。这是一个通过连续反应有序传递电子的过程，所以呼吸链又称电子传递链（electron transport chain）。其中传递氢的电子载体又称递氢体、氢载体（hydrogen carrier）。

一、呼吸链的组成

用胆酸类表面活性剂处理线粒体内膜，可以分离出呼吸链电子载体，包括辅酶 Q、细胞色素 c 和四种呼吸链复合物（图 7-2），肝细胞一个线粒体的内膜上有 1000 多套呼吸链电子载体，心肌细胞则有 3000 多套。

图 7-2　呼吸链组成

进一步分析呼吸链复合物组成得到黄素蛋白、铁硫蛋白、细胞色素和铜原子等（表 7-1）。

表 7-1　人呼吸链复合物

复合物	名称	蛋白组成（含辅基）	肽链数	催化反应
I	NADH 脱氢酶	黄素蛋白（FMN），铁硫蛋白（Fe-S）	43	$NADH+Q+5H_N^+=NAD^++QH_2+4H_P^+$
II	琥珀酸脱氢酶	黄素蛋白（FAD），铁硫蛋白（Fe-S），Cyt b（血红素 b）	4	琥珀酸$+Q=$延胡索酸$+QH_2$
III	细胞色素 c 还原酶	铁硫蛋白（Fe-S），Cyt b（血红素 b_H、b_L）、Cyt c_1（血红素 c_1）	11	$QH_2+2Cyt\ c(Fe^{+3})+2H_N^+=Q+2Cyt\ c(Fe^{+2})+4H_P^+$
IV	细胞色素 c 氧化酶	Cyt aa_3（血红素 a、a_3，Cu_A，Cu_B）	13	$2Cyt\ c(Fe^{+2})+1/2O_2+4H_N^+=2Cyt\ c(Fe^{+3})+H_2O+2H_P^+$

1. 黄素蛋白（flavoprotein）　复合物 I 和复合物 II 都是脱氢酶，含黄素蛋白。复合物 I 所含的黄素蛋白以黄素单核苷酸（FMN/FMNH₂）为辅基，参与催化 NADH 脱氢。复合物 II 所含的黄素蛋白以黄素腺嘌呤二核苷酸（FAD/FADH₂）为辅基，参与催化琥珀酸脱氢。

2. 辅酶 Q（Q，CoQ） 又称泛醌，是生物体内分布广泛的一类脂溶性醌类化合物，带有聚异戊二烯侧链。因为该侧链的疏水性，泛醌可以在线粒体内膜中自由移动。不同泛醌侧链异戊二烯单位的数目不同，人体泛醌侧链有 10 个异戊二烯单位。

泛醌可被 1 个电子和 1 个 H^+ 还原成半醌自由基（·QH）。半醌自由基可解离成半醌自由基离子（·Q^-），也可被 1 个电子和 1 个 H^+ 还原成二氢泛醌（QH_2）。二氢泛醌可被氧化成泛醌，释放电子和 H^+。

在呼吸链中，复合物Ⅰ和复合物Ⅱ通过铁硫蛋白将电子传递给泛醌，泛醌再将电子传递给复合物Ⅲ的铁硫蛋白。

🔖 **副神经节瘤** 复合物Ⅱ的血红素 *b* 或泛醌结合位点附近突变导致在琥珀酸脱氢过程中大量产生活性氧，患者头部或颈部（通常在对氧分压敏感的颈动脉体）会患副神经节瘤。

3. 铁硫蛋白 又称铁硫蛋白质，是一类结合蛋白质，其辅基称为铁硫中心（Fe-S center）、铁硫簇。铁硫中心由两个或多个非血红素铁和无机硫构成，包括［2Fe-2S］、［3Fe-4S］和［4Fe-4S］三种形式，均通过铁与半胱氨酸硫螯合（图7-3）。

图 7-3 铁硫中心结构

复合物Ⅰ、复合物Ⅱ和复合物Ⅲ都含铁硫蛋白，其铁硫中心所含铁通过以下反应传递电子：

$$铁硫蛋白（Fe^{3+}）+ e^- \rightleftharpoons 铁硫蛋白（Fe^{2+}）$$

复合物Ⅲ还含有称为 Rieske 中心的［2Fe-2S］中心（向血红素 c_1 传递电子），其特点是其中一个 Fe 是与两个组氨酸氮（而不是半胱氨酸硫）螯合，容易从二氢泛醌获得电子。

4. 细胞色素（Cyt） 是一类含有血红素辅基的蛋白质，参与呼吸链电子传递及其他氧化还原过程。其血红素（heme）又称铁卟啉，所含铁通过以下反应传递电子：

$$细胞色素（Fe^{3+}）+ e^- \rightleftharpoons 细胞色素（Fe^{2+}）$$

细胞色素因含血红素而具有特征性可见光吸收光谱，并可根据吸收光谱的不同分为细胞色素 *a*、*b*、*c* 等，所含血红素辅基相应分为血红素 *a*、*b*、*c* 等。呼吸链中至少有六种细胞色素。

血红素a　　　　　血红素b　　　　　血红素c

（1）细胞色素 aa_3　即复合物Ⅳ，其亚基Ⅰ含两个血红素 A，分别称为血红素 a、a_3。血红素 A 在三方面不同于细胞色素 c、c_1 中的血红素 c：一个甲酰基取代了一个甲基，一个 C_{17} 烃链取代了一个乙烯基，与亚基Ⅰ非共价结合。

（2）细胞色素 b　有两种：①复合物Ⅲ的细胞色素 b 亚基：含血红素 b_H（氧化还原电位较高，又称 b_{562}）和血红素 b_L（氧化还原电位较低，又称 b_{566}），它们都参与电子从泛醌向细胞色素 c 的传递。②复合物Ⅱ的 C 亚基：含血红素 b_{560}，它不参与电子传递。

（3）细胞色素 c　含血红素 c，是一种周边蛋白，能够在线粒体内膜胞质面自由移动，从复合物Ⅲ的细胞色素 c_1（含血红素 c_1，同血红素 c）获得电子，向复合物Ⅳ传递。细胞色素 c 在两方面不同于细胞色素 aa_3 和细胞色素 b：①通过离子键结合于线粒体内膜外表面。②所含血红素 c 与蛋白质半胱氨酸以共价键结合。

5. Cu^{2+}/Cu^+　复合物Ⅳ的亚基Ⅱ含有两个铜（Cu_A/Cu_A，形成一个双核中心），亚基Ⅰ含有一个铜（Cu_B，与血红素 a_3 的 Fe 形成一个双核中心）。它们通过以下反应传递电子：

$$复合物Ⅳ（Cu^{2+}）+ e^- \rightleftharpoons 复合物Ⅳ（Cu^+）$$

Cu_A/Cu_A、血红素 a、血红素 a_3、Cu_B 依次构成一个连续的电子传递体系，从细胞色素 c 获得电子，传递给氧。

二、呼吸链成分的排列顺序

营养物质的还原当量主要通过两条呼吸链传递给氧（图7-4）。

图7-4　呼吸链成分排列顺序及电子传递

1. NADH 氧化呼吸链　线粒体内 NADH 把还原当量送入呼吸链，即通过以下途径把电子传递给氧生成水：

$$NADH \rightarrow 复合物 I \rightarrow 辅酶 Q \rightarrow 复合物 III \rightarrow Cyt\ c \rightarrow 复合物 IV \rightarrow O_2$$

这一传递途径称为 NADH 氧化呼吸链。参与生物氧化的大多数脱氢酶都是以 NAD^+ 为辅酶把还原当量送入该呼吸链的，例如苹果酸脱氢酶、β-羟丁酸脱氢酶、谷氨酸脱氢酶。

2. 琥珀酸氧化呼吸链　线粒体内琥珀酸把还原当量通过 FAD 送入呼吸链，即通过以下途径把电子传递给氧生成水：

$$琥珀酸 \rightarrow 复合物 II \rightarrow 辅酶 Q \rightarrow 复合物 III \rightarrow Cyt\ c \rightarrow 复合物 IV \rightarrow O_2$$

这一传递途径称为琥珀酸氧化呼吸链。参与生物氧化的一部分脱氢酶以与琥珀酸脱氢酶类似的方式把还原当量通过 FAD 传递给辅酶 Q，例如脂酰辅酶 A 脱氢酶、3-磷酸甘油脱氢酶。

呼吸链电子传递顺序主要根据以下研究结果确定：

（1）呼吸链电子载体的标准氧化还原电位（$E^{o'}$）与其电子传递顺序一致，电子从低氧化还原电位载体向高氧化还原电位载体传递（表 7-2）。

表 7-2　呼吸链各电子载体（氧化还原对）的标准氧化还原电位（pH 7，25℃）

电子载体	$E^{o'}$（V）	电子载体	$E^{o'}$（V）
$NAD^+/NADH$	−0.32	Fe^{3+}/Fe^{2+}（Cyt c_1）	+0.22
$FMN/FMNH_2$	−0.30	Fe^{3+}/Fe^{2+}（Cyt c）	+0.254
$FAD/FADH_2$	−0.22	Fe^{3+}/Fe^{2+}（Cyt a）	+0.29
Q/QH_2	+0.045～+0.10	Fe^{3+}/Fe^{2+}（Cyt a_3）	+0.35
Fe^{3+}/Fe^{2+}（Cyt b）	+0.07～+0.08	$\frac{1}{2}O_2/H_2O$	+0.8166～+0.82

（2）呼吸链电子载体的氧化态和还原态具有不同的吸收光谱，所以将离体线粒体置于无氧而有底物的反应体系中使其全部被还原成还原态，然后缓慢加氧，分析这些还原态吸收光谱变化的先后次序，可以确定其氧化顺序，从而确定其电子传递顺序：先氧化的位于呼吸链下游。

（3）用抑制剂抑制呼吸链某个电子载体，位于底物与该电子载体之间的其他电子载体处于还原态，而位于该电子载体与氧之间的其他电子载体则处于氧化态。因此，用抑制剂抑制呼吸链的不同电子载体，然后分析各电子载体的氧化还原状态，可以确定其电子传递顺序。

（4）分离呼吸链的四种复合物，在体外进行组合研究，可以确定其电子传递顺序。

第三节　生物氧化与能量代谢

营养物质在生物氧化过程中所释放的能量有一部分（约 60%）以热能形式散失，其余（约 40%）则以化学能形式储存于一些特殊的高能化合物中，可以直接为生命活动如运动、主动转运、分泌和吸收、神经传导和生物合成等供能。

NOTE

一、高能化合物的种类

传统生物化学把在标准条件下水解时释放大量自由能（$\Delta G^{\circ\prime}$）的化学键称为**高能键**，可用波纹线"~"表示。生物分子的高能键主要是高能磷酸键和高能硫酯键。含高能键的化合物称为**高能化合物**，包括高能磷酸化合物和高能硫酯化合物（表7-3）。高能磷酸化合物中以高能键结合的磷酸基团称为**高能磷酸基团**。实际上，高能化合物水解时所释放的能量应当理解为来自整个高能化合物，不是被水解的高能键含有特别多的能量。不过为了叙述方便，目前仍保留"高能键"这一术语。

表7-3 部分高能化合物水解 $\Delta G^{\circ\prime}$（pH 7，25℃）

高能化合物	$\Delta G^{\circ\prime}$（kJ/mol）	（kcal/mol）	高能化合物	$\Delta G^{\circ\prime}$（kJ/mol）	（kcal/mol）
磷酸烯醇式丙酮酸	-61.9	-14.8	磷酸肌酸	-43.1	-10.3
氨甲酰磷酸	-51.4	-12.3	乙酰辅酶A	-31.4	-7.5
1,3-二磷酸甘油酸	-49.4	-11.8	ATP	-30.5	-7.3

自由能（free energy，G）是一个热力学状态函数，用于度量**有效能**（能够做功的能）。一个化学反应的产物与反应物**自由能变化**（free-energy difference，ΔG）可用于判定该反应是否能自发进行：

（1）当 $\Delta G < 0$ 时，化学反应能自发进行，称为**放能反应**。

（2）当 $\Delta G = 0$ 时，化学反应处于平衡状态，反应物和产物水平不会发生变化。

（3）当 $\Delta G > 0$ 时，化学反应不能自发进行，需输入自由能方可驱动其发生，称为**吸能反应**。

（4）化学反应 ΔG 为产物自由能与反应物自由能之差，即只取决于化学反应的**终态和初态**，与反应过程无关。例如：葡萄糖氧化成 CO_2 和 H_2O，不管是通过体外燃烧还是通过体内有氧氧化，其 ΔG 是一样的。

（5）ΔG 的大小与反应速度无关，反应速度与活化能有关。

ATP是含量最高的核苷酸（10^{-3} mol/L）、应用最广的高能化合物、最主要的直接供能物质。其水解成ADP的标准自由能变化 $\Delta G^{\circ\prime} = -7.3$ kcal/mol，生理状态下的自由能变化 $\Delta G \approx -12$ kcal/mol。人体90%以上的ATP都来自线粒体，所以线粒体是生物氧化的主要场所。

二、ATP的合成

ATP有两种合成方式：底物磷酸化和氧化磷酸化，以氧化磷酸化为主。

1. **底物磷酸化**（substrate phosphorylation） 又称底物水平磷酸化，是指由营养物质通过分解代谢生成其他高能化合物，通过高能基团转移合成ATP。例如葡萄糖有氧氧化途径有三步底物磷酸化反应，其中磷酸甘油酸激酶、丙酮酸激酶催化的底物磷酸化反应在细胞质中进行，琥珀酰辅酶A合成酶催化的底物磷酸化反应在线粒体内进行（第八章，145、150页）。

2. **氧化磷酸化**（oxidative phosphorylation） 是指由营养物质氧化分解释放的能量推动ADP与磷酸缩合成ATP：$ADP + P_i \rightarrow ATP + H_2O$。氧化磷酸化在线粒体内进行。

三、氧化磷酸化机制

呼吸链传递电子过程属于生物氧化合成 ATP 的第三阶段，它是如何与 ADP 磷酸化生成 ATP 相偶联的？化学渗透学说可以较好地阐述其偶联机制。**化学渗透学说**（chemiosmotic theory）最早由英国学者 Mitchell（1978 年诺贝尔化学奖获得者）于 1961 年作为假说（chemi-osmotic hypothesis）提出，并得到较多的研究支持。

1. 化学渗透学说　电子传递和 ATP 合成是通过跨线粒体内膜的质子动力偶联的。

（1）呼吸链传递电子同时将 H^+ 从线粒体基质泵至膜间隙。研究发现，复合物 I、III、IV 都具有质子泵功能，在呼吸链传递电子时向膜间隙泵出 H^+。标准条件下每传递一对电子，分别泵出 4、4、2 个 H^+。因此，NADH 氧化呼吸链每传递一对电子泵出 10 个 H^+，琥珀酸氧化呼吸链每传递一对电子泵出 6 个 H^+。

（2）线粒体内膜不允许 H^+ 自由通过，所以泵出 H^+ 的结果造成 H^+ 分布不平衡，膜间隙 H^+ 高于线粒体基质。这种不平衡称为**质子动力**（proton-motive force）、**电化学梯度**。质子动力包含两个内容：**化学梯度**（又称 pH 梯度）即 H^+ 浓度差，**电位梯度**即膜电位。

（3）线粒体内膜上嵌有 ATP 合成酶（又称复合物 V，是线粒体内膜标志酶），其结构包括 F_o 和 F_1 两部分：F_o 含有 H^+ 通道，允许 H^+ 通过；F_1 则催化合成 ATP。

（4）膜间隙 H^+ 通过 F_o 通道流回线粒体基质时驱动 F_1 催化 ADP 与磷酸缩合成 ATP（图 7-5）。

图 7-5　化学渗透学说

2. ATP 合成酶催化机制　ATP 合成酶结构非常复杂，像一个精巧的分子发电机。①F_1 为 $\alpha_3\beta_3\gamma\delta\varepsilon$ 复合体，每个 β 亚基有一个活性中心。②F_o 为 ab_2c_{8-15} 疏水复合体，c 亚基直接与 a 亚基接触，形成 H^+ 通道，其作用是利用其 Asp61 R 基的羧基使 H^+ 回流。③ab_2 与 $\delta\alpha_3\beta_3$ 形成刚性结构，与线粒体内膜保持相对固定，相当于发电机定子（stator）。④$\gamma\varepsilon$ 与 c_{8-15} 形成刚性结构，一端 γ 可以在 $\alpha_3\beta_3$ 中央旋转，另一端 c_{8-15} 可以在膜脂中旋转，相当于发电机转子（rotor）。⑤H^+ 通过 a 与 c 之间的 H^+ 通道回流时，驱使 a 与 c 之间相对运动，使转子旋转，转速可达 100 转/秒。⑥转子旋转一周，γ 亚基依次对三个 β 亚基发挥变构调节作用（图 7-6）。

β 亚基有疏松型（L，β-ADP）、紧密型（T，β-ATP）和开放型（O，β-空）三种构象：①疏松型构象可结合 ADP 和磷酸，转换成紧密型构象。②紧密型构象可以催化 ADP 和磷酸合成 ATP，转换成开放型构象。③开放型构象可以释放 ATP，转换成疏松型构象，完成构象循环。④每个 β 亚基每次循环合成一个 ATP。⑤"转子"旋转一周，三个 β 亚基都完成一次构象循环，因此合成三个 ATP。⑥标准条件下约 9 个 H^+ 回流推动"转子"旋转一周，因此 3 个

NOTE

图 7-6　ATP 合成酶结构及催化机制

H$^+$回流驱使 ATP 合成酶合成一个 ATP。

阐明 ATP 合成酶的结构和催化机制对探索生物能量转换和理解化学渗透学说有重要意义，其发现者 Boyer 和 Walker 因此获得 1997 年诺贝尔化学奖。

ATP 主要在线粒体外被利用，同时分解成 ADP 和磷酸，所以在线粒体内合成的 ATP 要运出线粒体，ATP 合成原料 ADP 和磷酸也要从线粒体外运入。ADP 和 ATP 由 **ADP-ATP 载体**（又称腺苷酸转位酶，约占线粒体内膜蛋白的 15%）转运，这是一种**反向转运体**（又称逆向转运蛋白），运出一分子 ATP 的同时运进一分子 ADP。磷酸则由**磷酸盐转运蛋白**转运，这是一种**同向转运体**（又称同向转运蛋白），运进一分子磷酸的同时运进一个 H$^+$。因此，标准条件下在线粒体内由 ATP 合成酶合成 1 分子 ATP 并运出，需要 4 个 H$^+$回流。因为NADH 氧化呼吸链和琥珀酸氧化呼吸链每传递一对电子分别泵出 10 个 H$^+$和 6 个 H$^+$，可以计算出偶联合成 2.5 个 ATP 和 1.5 个 ATP。因为每传递一对电子消耗 $1/2O_2$，可以计算出两条呼吸链的磷氧比分别是 2.5 和 1.5，与实验结果一致。

ADP-ATP 载体、磷酸盐转运蛋白与 ATP 合成酶组成称为 ATP synthasome 的大分子复合体。

3. 磷/氧比（P/O ratio）　是指氧化磷酸化过程中每消耗 1 摩尔氧原子（0.5 摩尔氧分子）所消耗磷酸的摩尔数或合成 ATP 的摩尔数。标准条件下 NADH 和琥珀酸传递一对电子给 1 个氧原子生成水，可以推动合成约 2.5 和 1.5 个 ATP，磷/氧比分别约为 2.5 和 1.5。

四、氧化磷酸化的影响因素

高能化合物为机体各种活动提供能量，例如肌肉运动、精神活动、体温维持等，其中肌肉运动是最经常的活动。肌肉总量很大（占体重的 40%~50%），运动所需能量最多，耗氧量占总耗氧量的 30%（静息时）~90%（运动时），所以肌肉运动对能量代谢影响最大。

机体能量状态取决于细胞内 ATP、ADP 及 AMP 的丰度，可用能荷表示。**能荷**（energy charge）定义为单位腺苷酸（包括 AMP、ADP 和 ATP）所含高能磷酸基团总数的二分之一，可根据细胞内 AMP、ADP 和 ATP 的实际浓度来计算：

$$能荷 = \frac{[ATP]+1/2[ADP]}{[ATP]+[ADP]+[AMP]}$$

能荷大小在 0~1 之间，多数细胞能荷为 0.8~0.95。能荷大小反映机体对 ATP 的需要。

氧化磷酸化是生物氧化的核心，在分子水平受以下因素影响：

1. **ADP**　氧化磷酸化速度取决于机体对 ATP 的需要，即能荷大小，因而主要受 ADP 调节。静息状态下机体耗能少，ATP 较多（4mmol/L），ADP 很少（0.013mmol/L），氧化磷酸化速度较慢；运动状态下机体耗能多，大量消耗 ATP，ADP 增加，运入线粒体促进氧化磷酸化。ADP 水平对氧化磷酸化的调节称为呼吸控制。这种调节作用可使 ATP 的生成速度适应生理需要。ADP 通过影响呼吸链的电子传递速度影响 $FADH_2$、NADH 的水平，进而影响三羧酸循环的速度。

2. **甲状腺激素**　生命活动需要由 Na^+,K^+-ATP 酶（又称钠泵，是细胞膜标志酶之一）维持细胞内高钾低钠状态，为此会消耗静息状态下 ATP 总消耗量的 1/4 以上（神经元甚至高达 2/3）。甲状腺激素能诱导许多组织（脑组织除外）Na^+,K^+-ATP 酶基因表达，合成 Na^+,K^+-ATP 酶，从而加快消耗 ATP，产生大量 ADP 进入线粒体，使氧化磷酸化加快。甲状腺激素还能诱导解偶联蛋白基因表达，增加线粒体内膜解偶联蛋白数量。上述两种调节使机体基础代谢率增高，即耗氧量和产热量增加，故甲状腺功能亢进患者常出现怕热和易出汗等症状。

🖉 洋地黄类药物哇巴因（ouabain）、洋地黄毒苷配基属于强心类固醇，可以抑制 Na^+,K^+-ATP 酶（机制是抑制其去磷酸化），从而抑制 Na^+ 梯度形成，影响通过 Na^+-Ca^{2+} 交换泵出 Ca^{2+}，使 Ca^{2+} 滞留于细胞质中，增强心肌收缩力，因此可用于治疗充血性心力衰竭。

3. **呼吸链抑制剂**　能选择性抑制呼吸链中某些电子载体的电子传递，从而抑制 ATP 合成，引起代谢障碍，甚至危及生命（表 7-4）。

表 7-4　氧化磷酸化抑制剂

氧化磷酸化成分	复合物 I	复合物 II	复合物 III	复合物 IV	ATP 合成酶
抑制剂	粉蝶霉素 A	萎锈灵	抗霉素 A	CO	寡霉素
	阿米妥	丙二酸	二巯基丙醇	CN^-	二环己基碳二亚胺
	鱼藤酮	2-噻吩甲酰三氟丙酮	黏噻唑菌醇	H_2S	杀黑星菌素
				N_3^-	

🖉 阿米妥又称异戊巴比妥，是一种镇静剂，可抑制复合物 I 铁硫中心向辅酶 Q 传递电子。鱼藤酮是一种植物成分，可用作杀虫药。抗霉素 A 是由链霉菌产生的抗生素，可抑制细胞色素 b_H 的电子传递。

4. **解偶联剂**　能解除呼吸链电子传递与 ATP 合成酶合成 ATP 的偶联。其解偶联机制是使 H^+ 不经 ATP 合成酶的 F_0 通道直接流回线粒体基质，使以电化学梯度形式储存的自由能转换成热能散失，不能驱动 ATP 合成。

（1）2,4-二硝基苯酚（DNP）和羰氰三氟甲氧苯腙（FCCP）　是常用的强解偶联剂，它们可以通过线粒体内膜，在膜间隙侧结合 H^+，在基质侧释放 H^+，从而破坏电化学梯度。

（2）解偶联蛋白　人（特别是新生儿）以及冬眠动物体内存在棕色脂肪组织（BAT），这种组织可以通过代谢产热。这是因为其细胞内含有大量线粒体，线粒体内膜 ATP 合成酶活性低，但含有大量解偶联蛋白 1（UCP1，又称产热蛋白，306AA）。这是一种六次跨膜蛋白，在线粒体内膜上形成 H^+ 通道，使 H^+ 流回线粒体基质，从而将以电化学梯度形式储存的自由能转换成热能，用于维持体温、抵御严寒。UCP1 通常被嘌呤核苷酸抑制，去甲肾上腺素促进游离

NOTE

脂肪酸、脂酰辅酶 A 产生并解除其抑制。肌肉、肝脏和肾脏等的线粒体内膜上也有解偶联蛋白，在调节代谢方面起重要作用。

☞ 新生儿体表散热快，如果缺乏棕色脂肪组织，则在低温下无法维持体温，导致皮下脂肪凝固，患新生儿硬肿症。

5. ATP 合成酶抑制剂　寡霉素和二环己基碳二亚胺与 F_0 的 c 亚基的羧基结合，抑制 H^+ 回流，抑制 ATP 合成，导致呼吸链电子传递停止。

6. ADP-ATP 载体抑制剂　苍术苷（一种植物糖苷）和米酵菌酸（一种来自霉菌的抗生素）分别从线粒体内膜膜间隙侧和基质侧抑制 ADP-ATP 载体，从而抑制氧化磷酸化。

7. 线粒体 DNA 突变　哺乳动物线粒体有 1100 多种蛋白质，其中有 13 种是由线粒体 DNA（mtDNA）编码的，它们是复合物 Ⅰ、Ⅲ、Ⅳ和 ATP 合成酶组分，因而线粒体 DNA 突变将影响氧化磷酸化。以下因素使动物线粒体 DNA 突变率 5~10 倍于染色体 DNA：①线粒体 DNA 多为裸露环状双链结构，没有组蛋白保护，因而容易被活性氧（ROS）等损伤。②线粒体内活性氧最多，细胞内 95% 以上的活性氧来自呼吸链。③线粒体 DNA 修复系统不完善，其突变会导致氧化磷酸化合成 ATP 不足而致病。高耗能器官更易出现功能障碍，如聋、盲、痴呆、肌无力和糖尿病等。

☞ 线粒体是易损伤细胞器。线粒体 DNA 突变与衰老、肿瘤、心脏病、特殊类型糖尿病、阿尔茨海默病、帕金森病等有关，可引起 100 多种线粒体病。线粒体病发病率 1×10^{-4} ~ 1.5×10^{-4}。大部分线粒体病都是由复合物 Ⅰ 突变引起。Leber 视神经萎缩（LHON）是第一种被阐明的线粒体病，分子机制是复合物 Ⅰ 突变，导致 NADH 不能利用或电子不能向辅酶 Q 传递。克山病是发生于我国部分地区的一种地方性心肌病，由缺硒导致，表现为线粒体出现肿胀、嵴稀少不完整，复合物 Ⅱ、Ⅳ 及 ATP 合成酶活性明显降低，氧化磷酸化低下。致死性小儿线粒体肌病和肾功能不全的分子基础是呼吸链复合物严重缺乏。线粒体脑病-乳酸性酸中毒-中风（MELAS）的分子基础是复合物 Ⅰ 或 Ⅳ 存在遗传缺陷。

五、ATP 的利用

生物氧化合成 ATP，生命活动利用 ATP，ATP 的合成与利用构成 ATP 循环。ATP 循环每日循环 300 多次，是能量代谢的核心（图 7-7）。人体 ATP 储量只有 0.1~0.25kg，但即使在静息状态下每天也要消耗 40~83kg，剧烈运动时每分钟消耗约 0.5kg，两小时长跑消耗 60kg。

图 7-7　ATP 循环

细胞质中存在由肌酸激酶催化的以下可逆反应：

磷酸肌酸是高能磷酸化合物。因此，当 ATP 充足时，通过该反应可以储存高能磷酸基团；当 ATP 缺乏时，可以通过该反应的逆反应补充 ATP。该反应主要发生于消耗 ATP 迅速的组织细胞，特别是骨骼肌（磷酸肌酸可达 10~30mmol/L）、心肌、精子、脑、平滑肌、感光细胞、内耳毛细胞等。磷酸肌酸是高能磷酸基团储存形式和运输形式，用于维持 ATP 水平。

静息肌细胞中 ATP、ADP、磷酸肌酸、肌酸的典型浓度分别为 4、0.013、25、13mmol/L。百米运动员在第 1 秒钟内即耗尽其 ATP，磷酸肌酸支持其 ATP 再生，可为其前 4~5 秒钟供能。

第四节　细胞质 NADH 的氧化

大多数小分子和离子可通过线粒体外膜所含的大量电压依赖性阴离子通道（VDAC）扩散进入膜间隙。相比之下，几乎所有离子和极性分子都不能扩散通过线粒体内膜。呼吸链的入口在线粒体内，营养物质的某些脱氢反应发生在线粒体外，产生的 NADH 不能自由通过线粒体内膜，其还原当量是通过特定穿梭机制送入呼吸链的。已经阐明的穿梭有 3-磷酸甘油穿梭和苹果酸-天冬氨酸穿梭。

1. **3-磷酸甘油穿梭**　①细胞质 NADH 还原磷酸二羟丙酮生成 3-磷酸甘油，反应由细胞质 3-磷酸甘油脱氢酶催化。②3-磷酸甘油可以通过线粒体外膜进入膜间隙，还原泛醌生成二氢泛醌，反应由位于线粒体内膜外表面的线粒体 3-磷酸甘油脱氢酶（以 FAD 为辅基）催化。二氢泛醌的还原当量经复合物 Ⅲ→Cyt c→复合物 Ⅳ 传递给氧，最终推动合成 1.5 个 ATP。3-磷酸甘油穿梭主要在脑细胞和骨骼肌之快肌纤维（fast twitch fiber，又称白肌纤维，white muscle fiber）等细胞中进行（图 7-8）。

图 7-8　3-磷酸甘油穿梭

2. **苹果酸-天冬氨酸穿梭**　①细胞质 NADH 在线粒体膜间隙还原草酰乙酸生成苹果酸，由细胞质苹果酸脱氢酶 1 催化。②苹果酸由苹果酸-α-酮戊二酸转运体转入线粒体，脱氢生成草酰乙酸和 NADH，由线粒体苹果酸脱氢酶 2 催化。NADH 把还原当量送入 NADH 氧化呼吸链，最终推动合成 2.5 个 ATP。③草酰乙酸不能自由通过线粒体内膜，需由谷氨酸协助经过两次转氨基回到细胞质，由谷草转氨酶 2、1 催化。苹果酸-天冬氨酸穿梭主要在肝、心和肾细胞内进行（图 7-9）。

苹果酸-天冬氨酸穿梭过程可逆，在肝、肾用氨基酸、丙酮酸合成葡萄糖时，线粒体 NADH 通过该穿梭逆过程转到细胞质中，用于合成葡萄糖。

NOTE

图7-9 苹果酸-天冬氨酸穿梭

第五节　其他氧化体系与抗氧化体系

生物氧化主要在线粒体内进行，但线粒体外存在着其他氧化体系，特别是微粒体氧化体系和过氧化物酶体氧化体系。在这些场所进行的氧化过程不与 ADP 磷酸化偶联，所以不属于生物氧化，但与过氧化氢、过氧化物、类固醇、儿茶酚胺及药物、毒物等的代谢有密切关系。

1. P450 系统　是分布广泛的一类膜蛋白，以肝细胞和小肠上皮细胞内质网（微粒体，第十八章，326 页）膜上最多，占肝微粒体总蛋白的 20%。P450 系统由还原酶和 P450 羟化酶组成，还原酶把 NAD(P)H 的电子传递给 P450 羟化酶，与其共同完成底物羟化反应：

$$RH + (NADPH + H^+) + O_2 \rightarrow ROH + NADP^+ + H_2O$$

（1）还原酶分两类，I 类由 FAD 还原酶（以 FAD 为辅基）、铁硫蛋白（以［2Fe-2S］型铁硫中心为辅基）组成，II 类以 FAD/FMN 为辅基，称为 P450 还原酶（P450 reductase），简称 P450R。

（2）P450 羟化酶（P450 hydroxylase）简称 P450，又称单加氧酶，以血红素为辅基。

P450 系统还分布在类固醇生成组织（肾上腺皮质、睾丸、卵巢、胎盘）的线粒体内膜上，参与类固醇代谢，例如类固醇激素代谢中的 11β-、17-、18-、19-羟化反应，维生素 D 代谢中 25-OH-D$_3$ 的 1α-、24-羟化反应，胆汁酸代谢中胆固醇 7α-、27-羟化反应。

此外，肝细胞内质网 P450 系统还联合细胞色素 b_5 在药物代谢过程中起作用，催化 75% 药物的修饰和分解。

P450 系统属于细胞色素 P450 超家族，因结合 CO 时在 450nm 有吸收峰而得名，已在人体内鉴定了 59 种，分为 18 个家族，命名规则是"CYP"＋"家族（成员氨基酸序列同源性不低于 40%）"＋"亚家族（成员氨基酸序列同源性不低于 55%）"＋"成员"，例如 CYP1A2 为 1 家族、A 亚家族、2 号同工酶。

除肝、小肠、肾外 P450 系统还少量存在于肺、胃、皮肤等，并有以下特点：①专一性较差，能催化数百种非营养物质的生物转化。②变异性较大，受遗传、年龄、营养状况、机体状态、疾病等因素的影响而呈现个体差异。③其合成受非营养物质特别是药物诱导或阻遏，从而产生耐药性或药物相互作用。

2. 氢过氧化物酶（hydroperoxidase） 包括过氧化氢酶和过氧化物酶，主要功能是清除活性氧，防止其损伤机体。

（1）过氧化氢酶（catalase） 是一种同四聚体血红素蛋白（526AA×4），每个亚基含有一个血红素辅基。过氧化氢酶功能：①过氧化物酶活性：通过催化过氧化氢与醛、醇（酒中乙醇约25%经此代谢）、酚的反应参与生物转化：$H_2O_2+RH_2 \rightarrow R+2H_2O$。②过氧化氢酶活性：当细胞内过氧化氢积累时，催化过氧化氢分解清除：$2H_2O_2 \rightarrow 2H_2O+O_2$。

过氧化氢酶是过氧化物酶体的主要酶，占其总蛋白的40%。过氧化物酶体还含有催化生成过氧化氢的氧化酶，例如黄嘌呤氧化酶、D-氨基酸氧化酶，因此过氧化物酶体既产生过氧化氢，又可将其随时清除。过氧化物酶体分布于许多组织细胞，包括肝、肾、血液、骨髓、黏膜等。

过氧化氢是需氧脱氢酶（以FAD/FMN为辅基、O_2为直接受氢体，例如黄嘌呤氧化酶）催化反应的产物，其作用具有两重性：①在粒细胞和吞噬细胞内它可以杀死细菌，在甲状腺细胞内它参与甲状腺球蛋白酪氨酸合成甲状腺激素的反应。②对大多数细胞来说，它是一种细胞毒，因为它具有强氧化性，能氧化巯基酶和其他蛋白质，还能把生物膜中的不饱和脂肪酸氧化成脂质过氧化物，造成膜损伤。脂质过氧化物与蛋白质形成的复合物积累形成棕褐色的色素颗粒，称为**脂褐素**。

（2）过氧化物酶（peroxidase） 均含血红素辅基，是一类催化抗氧化剂（GSH、维生素C、醌类、细胞色素c）还原过氧化氢的酶（$H_2O_2+RH_2 \rightarrow R+2H_2O$），例如谷胱甘肽过氧化物酶、甲状腺过氧化物酶、嗜酸性粒细胞过氧化物酶。红细胞等富含谷胱甘肽过氧化物酶，催化GSH还原过氧化氢和其他过氧化物（如脂质过氧化物），所以对组织细胞特别是红细胞蛋白质和细胞膜有保护作用。

☞临床上通过分析粪便嗜酸性粒细胞过氧化物酶活性判断有无潜血。

3. 超氧化物歧化酶（SOD） 可以催化**超氧阴离子**（superoxide anion，$^{\bullet}O_2^-$，又称**超氧自由基**，superoxide radical）发生歧化反应，生成过氧化氢和O_2（$2^{\bullet}O_2^-+2H^+ \rightarrow H_2O_2+O_2$），过氧化氢可以被过氧化氢酶催化分解成水和$O_2$。

自由基是具有未成对电子的原子、分子、离子和基团的统称，如超氧阴离子和羟自由基（$^{\bullet}OH$）等。细胞内有些代谢会产生自由基，例如呼吸链复合物Ⅰ、Ⅱ向辅酶Q传递电子及QH_2向复合物Ⅲ传递电子时有$^{\bullet}Q^-$形成，$^{\bullet}Q^-$会向O_2传递一个电子形成$^{\bullet}O_2^-$。呼吸链消耗的O_2有0.1%～4%转化为$^{\bullet}O_2^-$。$^{\bullet}O_2^-$与H_2O_2、$^{\bullet}OH$、$ROO^{\bullet}$、$RO^{\bullet}$等统称**活性氧**（ROS）。成人每日消耗氧30mol，其中3%～5%生成活性氧，因此每日可产生约1.5mol活性氧。

红细胞、晶状体、角膜与氧接触，会产生较多活性氧。活性氧是正常代谢产物，但其性质活泼，氧化性强，如不及时清除而积累，会造成氧化损伤（oxidative damage），包括破坏蛋白质、生物膜和核酸结构，使细胞裂解（溶血）、蛋白质交联变性、激素失活、免疫功能下降，从而引发肿瘤、炎症性疾病、衰老、动脉粥样硬化、肺气肿、支气管炎、帕金森病、Duchenne肌营养不良、宫颈癌、酒精性肝病、糖尿病、急性肾功能衰竭、唐氏综合征、晶体后纤维增生、脑血管病、缺血再灌注损伤等疾病。

机体通过 SOD 清除超氧阴离子，从而抗氧化损伤。SOD 由 Fridovich 于 1969 年发现，在生物体内分布广泛，功能是清除超氧阴离子。人类基因组编码三种 SOD：①SOD1：是一种同二聚体 Cu/Zn-SOD，每个亚基含有一个 Cu^{2+} 和一个 Zn^{2+} 作为辅基，位于细胞质中；②SOD2：是一种同四聚体 Mn-SOD，每个亚基含有一个 Mn^{2+} 作为辅基，位于线粒体内；③SOD3：是一种同四聚体 Cu/Zn-SOD，每个亚基含有一个 Cu^{2+} 和一个 Zn^{2+} 作为辅基，位于细胞外。

保持一定的运动量可以提高 SOD 水平：运动时有氧代谢增加，活性氧产生增多，防御酶类合成增加。

活性氧虽然导致氧化损伤，研究表明在一定条件下它们参与信号转导。已经证明生长因子通过信号转导促进活性氧产生，活性氧则调节通道及转录因子活性。

链接

生物氧化与中药

某些中药通过影响生物氧化而发挥治疗作用。人参、当归、黄芪和五味子等四味常用中药和复方生脉液等对鼠肝氧化磷酸化作用的研究结果表明：这些药均不同程度地降低线粒体耗氧量、磷/氧比和呼吸控制率；生脉液具有解偶联作用，有调节体温和改善外周循环的功效。另有实验显示：黄连素能抑制牛心肌线粒体 NADH、琥珀酸和细胞色素 c 的氧化，甘草次酸也是氧化磷酸化解偶联剂。

苦杏仁苷是杏仁成分，在人体内会缓慢分解，生成不稳定的 α-羟基苯乙腈，进而分解生成具有苦杏仁味的苯甲醛和氢氰酸。小剂量口服分解产生的少量氢氰酸对呼吸中枢产生抑制作用而镇咳；大剂量口服产生的氢氰酸能使延髓中枢先兴奋后麻痹，并抑制复合物 Ⅳ 而抑制呼吸链，从而引起中毒，严重者危及生命。

枇杷叶和苦杏仁可以抑制肿瘤细胞的生物氧化，导致肿瘤细胞死亡或凋亡，临床上对于治疗呼吸系统肿瘤有一定疗效，可以改善由肺癌引起的咳嗽及呼吸困难，对于癌性胸水也有一定疗效。

线粒体自噬

为维持细胞的正常代谢状态，损伤线粒体需及时清除。细胞主要通过自噬机制清理损伤线粒体，这一过程称为**线粒体自噬**（mitophagy）。线粒体自噬是一个特异性选择过程，是细胞清除损伤线粒体、维持自身稳态的一种重要调节机制。线粒体自噬异常与多种疾病包括神经退行性疾病（如帕金森病）、血液病和心血管疾病甚至肿瘤的发生密切相关。

小　结

机体通过生物氧化分解营养物质，获得能量满足生命活动需要。

生物氧化过程分为三个阶段：第一阶段是营养物质氧化成乙酰辅酶 A，第二阶段是乙酰基通过三羧酸循环氧化成二氧化碳，第三阶段是前两个阶段释放的还原当量经呼吸链传递给氧生成水，同时推动合成大量 ATP。

呼吸链是位于真核生物线粒体内膜或原核生物细胞膜上的一组电子载体，其作用是将营养物质释放的还原当量传递给氧生成水，同时向线粒体内膜外泵出氢离子。呼吸链组分包括辅酶 Q、细胞色素 c 和四种呼吸链复合物。这些成分含递氢体和其他电子载体，递氢体包括 FMN、FAD 和辅酶 Q，其他电子载体包括铁硫蛋白及细胞色素 a、b、c 等。

呼吸链组分按顺序排列，构成 NADH 氧化呼吸链和琥珀酸氧化呼吸链。在标准条件下，两条呼吸链每传递一对还原当量分别向线粒体内膜外泵出 10 个和 6 个氢离子。

生命活动所需能量主要由高能化合物直接供给。ATP 是含量最高的核苷酸、应用最广的高能化合物、最主要的直接供能物质。ATP 的合成方式有底物磷酸化和氧化磷酸化，以氧化磷酸化为主。化学渗透学说认为呼吸链传递还原当量时泵出的氢离子回流驱动 ATP 合成酶合成 ATP，标准条件下每回流 4 个氢离子为细胞质合成 1 个 ATP。

氧化磷酸化是生物氧化的核心，在分子水平受 ADP、甲状腺激素、呼吸链抑制剂、解偶联剂、ATP 合成酶抑制剂、线粒体 DNA 突变等因素影响。

ATP 循环是能量代谢的核心。

细胞质生物氧化产生的 NADH 通过 3-磷酸甘油穿梭或苹果酸-天冬氨酸穿梭送入呼吸链，磷氧比分别为 1.5 和 2.5。3-磷酸甘油穿梭主要在脑细胞和快肌纤维中进行，苹果酸-天冬氨酸穿梭主要在肝、心和肾细胞中进行。

讨论

1. 比较生物氧化和体外燃烧。
2. 生物氧化的三个阶段及特点。
3. 生物体内典型呼吸链的种类、组成、排列顺序。
4. NADH 还原当量的来源及其在生物氧化中的地位。
5. 生物体内 ATP 合成的两种主要方式、在真核细胞中的合成场所。

第八章　糖代谢

　　机体在生命活动过程中必须从体外摄取营养物质，通过代谢释放能量供给生命活动，或提供原料合成生命物质；同时，一些生命物质也要经过分解和转化，产生的代谢物最终排出体外。因此，生物体与环境不断进行物质交换，这种物质交换过程是通过代谢实现的，这种代谢称为物质代谢。物质代谢包括分解代谢和合成代谢。分解代谢（catabolism）是指生物体分解营养物质，释放能量供给生命活动，或者获得简单小分子供给合成其他生物分子的过程。合成代谢（anabolism）是指生物体用简单小分子合成复杂生物分子的过程。物质代谢与能量代谢密不可分，是代谢的两个方面。因此，物质代谢既研究生命物质的转化，又研究生命物质转化过程中高能化合物的生成和消耗，还涉及代谢紊乱与疾病的关系。

第一节　概　述

　　糖是重要的生命物质，约占人体重的 1.5%。糖是食物主要成分，消化吸收后通过代谢支持各种生命活动。WHO 推荐每日摄入碳水化合物 55%~75%（以供能计）。2012 年我国人均每日摄入碳水化合物 301g，营养学会推荐每日摄入 424g。

一、糖的功能

　　糖具有多种生理功能。

　　1. 供能物质　糖是生命活动的主要供能物质，绝大多数非光合生物通过氧化糖类获得能量，人体每日代谢消耗的葡萄糖约有 90% 用于氧化供能，提供所需能量的 45%~65%。人体内用于供能的糖是糖原和葡萄糖。糖原是糖的储存形式，葡萄糖是糖的运输形式和利用形式。葡萄糖是脑和其他神经组织、睾丸、肾髓质、胚胎组织的主要供能物质，是红细胞的唯一供能物质。

　　2. 结构成分　不溶性多糖是动物结缔组织及细菌和植物细胞壁的结构成分。糖蛋白和糖脂是神经元和其他组织细胞膜组分。蛋白多糖构成结缔组织的基质。

　　3. 合成原料　糖代谢为脂肪酸、氨基酸、核苷酸、辅助因子合成提供原料。

　　4. 细胞识别　一些复合糖类参与细胞识别和细胞粘连。

　　5. 代谢调节　一些糖蛋白作为激素、细胞因子、生长因子或受体参与信号转导，例如人绒毛膜促性腺激素（HCG）、红细胞生成素（EPO）。

　　6. 其他作用　①作为润滑剂，例如透明质酸。②参与机体防御，例如免疫球蛋白。③参与定向运输，使目的蛋白从合成场所运到功能场所，例如 6-磷酸甘露糖是溶酶体酶的运输标志。④稳定蛋白质构象，使其抗蛋白酶水解，延长寿命。⑤增加蛋白质的水溶性。

二、糖的消化

糖是人体摄入量仅次于水的营养物质。食物糖主要是淀粉（45%~60%），此外还有寡糖（30%~40%）、单糖（5%~10%）和少量糖原。在消化道不同部位（以小肠为主），由不同来源的消化酶（以胰α淀粉酶为主）催化水解。多糖水解成寡糖，寡糖水解成单糖（表8-1）。

表8-1 糖的消化

场所	酶	来源	底物	产物
口腔	唾液α淀粉酶	唾液腺	淀粉，糖原	糊精，麦芽糖，麦芽三糖
小肠	胰α淀粉酶	胰腺	淀粉，糖原，糊精	麦芽糖，麦芽三糖，α极限糊精
	麦芽糖酶-α-葡萄糖苷酶	小肠刷状缘膜	麦芽糖，麦芽三糖	葡萄糖
	α糊精酶	小肠刷状缘膜	α极限糊精	葡萄糖
	蔗糖酶-异麦芽糖酶	小肠刷状缘膜	蔗糖，异麦芽糖	葡萄糖，果糖
	乳糖酶-根皮苷水解酶	小肠刷状缘膜	乳糖	葡萄糖，半乳糖
	海藻糖酶	小肠刷状缘膜	海藻糖	葡萄糖

1. 口腔 淀粉在口腔内由唾液α淀粉酶部分消化。唾液α淀粉酶（α-amylase）最适 pH 5.6~6.9，以 Cl^- 为激活剂，催化水解淀粉的α-1,4-糖苷键，生成麦芽糖和糊精等。由于食物在口腔内停留时间很短，淀粉消化程度不超过5%。

2. 胃 胃黏膜细胞不合成分泌消化食物糖的酶，但食物入胃后，唾液α淀粉酶继续消化淀粉，直到被胃酸酸化至 pH<4 而完全失活（胃液 pH 0.9~1.5），可使淀粉消化程度达到30%~40%，消化产物主要是麦芽糖。

3. 小肠 淀粉主要在小肠内消化，且发生在食糜中的胃酸被小肠内的胰液（来自胰腺分泌）和胆汁（来自肝脏分泌）中和之后。①在十二指肠，淀粉和糊精被胰α淀粉酶水解成麦芽糖、麦芽三糖、α极限糊精（α淀粉酶水解淀粉得到的水解产物，长度不超过9个葡萄糖）等寡糖。胰α淀粉酶最适 pH 6.7~7.0，专一性同唾液α淀粉酶，但活性数倍于唾液α淀粉酶，因此仅需15~30分钟即完成消化。②寡糖被小肠刷状缘上的一组二糖酶及α糊精酶水解成单糖（表8-1）。食物糖消化产物中葡萄糖超过80%，半乳糖和果糖均不到10%。

人体消化液中不含纤维素酶，所以不能消化食物纤维素。不过，纤维素等食物纤维有刺激胃肠蠕动、防止便秘的作用。WHO推荐每日摄入食物纤维25g以上。

抗性淀粉和非淀粉多糖或未被消化的糖类在大肠由肠道细菌发酵，生成丁酸等短链脂肪酸，被肠上皮细胞摄取利用。有研究表明丁酸具有抗增殖活性，因而可降低结肠癌风险。

乳糖不耐受（lactose intolerance）又称乳糖酶缺乏症（hypolactasia），是指各种原因导致乳糖酶缺乏，如许多婴儿断奶后肠乳糖酶-根皮苷水解酶活性降至出生时水平的5%~10%（青春后期几乎不表达），摄入较多乳糖时消化吸收障碍，未被消化吸收的乳糖被肠道细菌发酵成乳酸、甲烷和氢气。甲烷和氢气导致腹胀，乳酸和未消化的乳糖导致腹泻，严重时影响脂质和蛋白质的消化吸收。同理，因纽特人先天性缺乏蔗糖酶-异麦芽糖酶，因而普遍存在蔗糖不耐受。

三、糖的吸收

食物多糖消化成单糖才能被吸收。大部分消化产物是在十二指肠和空肠通过上皮细胞吸收，

NOTE

然后进入毛细血管，经肝门静脉（系统）运到肝脏，再经肝静脉进入体循环，分配到全身各组织利用，其中85%被肌组织利用。虽然各种单糖都可以被吸收，但吸收率不同。以葡萄糖为参照，几种主要单糖的相对吸收率是：D-半乳糖（110）、D-葡萄糖（100）、D-果糖（43）。

单糖的吸收率不同是因为其吸收机制不同：葡萄糖和半乳糖是由小肠刷状缘膜 Na^+ 依赖型葡萄糖转运蛋白 1（SGLT1）通过继发性主动转运机制吸收的，所以吸收率较高。果糖等单糖及糖醇是由刷状缘膜葡萄糖转运蛋白 5（GLUT5，$K_m = 6mmol/L$）通过载体介导的易化扩散机制吸收的，所以吸收率较低（因此大量摄入导致渗透性腹泻）。

葡萄糖的跨细胞膜转运有两种机制：①继发性主动转运，又称协同转运，小肠和肾近曲小管刷状缘膜分别通过该机制摄取消化道葡萄糖和重吸收小管液葡萄糖。②载体介导的易化扩散，是跨小肠和肾近曲小管上皮细胞基侧膜及其他细胞膜的转运机制。

刷状缘膜 Na^+ 依赖型葡萄糖转运蛋白（SGLT1）是一种同向转运体（symporter），转运过程与 Na^+ 的吸收偶联，且只转运 D-构型的吡喃型己醛糖（图8-1）：①葡萄糖和 Na^+ 结合到该同向转运体的不同部位，一起进入肠上皮细胞。Na^+ 是顺浓度梯度进入，葡萄糖是逆浓度梯度进入。②在基侧膜上，葡萄糖以载体介导的易化扩散方式通过葡萄糖转运蛋白 2（GLUT2，是一种单转运体，也存在于肝、肾、胰岛 β 细胞，$K_m = 15 \sim 20mmol/L$）出胞，进入组织液、血液。③Na^+ 由钠泵（Na^+,K^+-ATP 酶）泵出。

图 8-1　小肠葡萄糖吸收机制

四、糖代谢一览

代谢主要在细胞内进行，由众多化学反应共同完成。这些反应相互联系，形成代谢网络（metabolic network）。一种代谢物可以通过代谢网络中的一组连续反应转化为其他代谢物，并产生生理效应，这样一组连续反应称为一条代谢途径（metabolic pathway）。例如发生在生物氧化第三阶段的呼吸链电子传递、3-磷酸甘油穿梭、苹果酸-天冬氨酸穿梭等都是代谢途径。代谢途径可分为分解代谢途径（catabolic pathway，如糖酵解）、合成代谢途径（anabolic pathway，如胆固醇合成）和两用代谢途径（amphibolic pathway，如三羧酸循环）。值得注意的是：代谢网络是统一的，代谢途径只是代谢网络的局部，因而各代谢途径相互联系、密不可分。

糖代谢是代谢网络中的重要内容（图8-2，表8-2）。

图 8-2　糖代谢一览

表 8-2　糖代谢一览

分类	代谢途径	反应物	产物	主要生理意义
消化吸收		食物糖	单糖	消化吸收
分解代谢	糖酵解	葡萄糖	丙酮酸	供能，提供合成原料
	无氧酵解	葡萄糖	乳酸	无氧供能
	糖的有氧氧化途径	葡萄糖	CO_2、H_2O	有氧供能，提供合成原料
	磷酸戊糖途径	葡萄糖	5-磷酸核糖、NADPH	提供合成原料，生物转化
	糖醛酸途径	葡萄糖	UDP-葡萄糖醛酸	提供合成原料，生物转化
	糖原分解	糖原	葡萄糖	维持血糖，分解供能
合成代谢	糖原合成	葡萄糖	糖原	营养储存，控制血糖
	糖异生	乳酸等	葡萄糖	维持血糖，营养转化
两用代谢	三羧酸循环			

　　从图 8-2 中可以看出：①各糖代谢途径相互联系，6-磷酸葡萄糖是这些途径共同的中间产物。②有些反应是可逆反应（reversible reaction，通常以双箭头表示），其正反应和逆反应在细胞内都会发生，实际反应方向取决于生理状态；有些反应是不可逆反应（irreversible reaction，通常以单箭头表示），其逆反应在细胞内不会发生。

第二节　葡萄糖分解代谢

　　人体各组织细胞都能从血中摄取葡萄糖，摄取机制是 GLUT 载体介导的易化扩散。葡萄糖的分解代谢途径主要有无氧酵解、有氧氧化途径、磷酸戊糖途径、糖醛酸途径。葡萄糖通过这些分解途径为生命活动提供合成原料、还原当量和高能化合物。

一、无氧酵解途径

　　无氧酵解（anaerobic glycolysis）又称乳酸发酵，是指许多高等生物及微生物把葡萄糖分解成乳酸的过程。无氧酵解在细胞质中分两个阶段进行：①葡萄糖分解成 NADH 和丙酮酸，称为糖酵解途径（glycolytic pathway），简称糖酵解（glycolysis）。②在无氧条件下，NADH 把丙酮酸还原成乳酸，并再生 NAD⁺。无氧酵解的反应方程式如下：

$$葡萄糖 + 2P_i + 2ADP \rightarrow 2乳酸 + 2ATP + 2H_2O$$

（一）糖酵解过程

糖酵解途径又称 Embden-Meyerhof 途径（EMP），是第一个被阐明机制的代谢途径，由 Embden、Meyerhof 等在研究肌细胞糖代谢时揭示，Meyerhof 因此获得 1922 年诺贝尔生理学或医学奖。Harden 和 Euler-Chelpin 也因为研究糖的发酵及相关酶类获得 1929 年诺贝尔化学奖。

糖酵解途径不耗氧，在无氧或有氧条件下都可以进行。一分子葡萄糖可通过该途径分解成两分子丙酮酸，所释放的化学能有一部分用于合成两分子 ATP，以供给生命活动。糖酵解的反应方程式如下：

$$葡萄糖 + 2NAD^+ + 2(P_i + ADP) \rightarrow 2丙酮酸 + 2(NADH + H^+) + 2(ATP + H_2O)$$

糖酵解在细胞质中进行，包括 10 步连续反应，可分为两个阶段：①一分子葡萄糖分解成两分子 3-磷酸甘油醛。②两分子 3-磷酸甘油醛氧化成两分子丙酮酸（图 8-3）。

1. 葡萄糖磷酸化生成 6-磷酸葡萄糖（glucose-6-phosphate，G-6P），反应由葡萄糖激酶（glucokinase，肝细胞和胰岛 β 细胞）或己糖激酶（hexokinase，其他细胞）催化，由 ATP 提供能量及其 γ-磷酸基，需要 Mg^{2+}。

2. 6-磷酸葡萄糖异构成 6-磷酸果糖（fructose-6-phosphate，F-6P），反应由磷酸己糖异构酶（phosphohexose isomerase）催化，需要 Mg^{2+}（第一章，9 页）。

3. 6-磷酸果糖磷酸化生成 1,6-二磷酸果糖（fructose 1,6-bisphosphate，F-1,6-BP），反应由磷酸果糖激酶 1（phosphofructokinase 1，PFK）催化，由 ATP 提供能量及其 γ-磷酸基，需要 Mg^{2+}。

4. 1,6-二磷酸果糖裂解成磷酸二羟丙酮（dihydroxyacetone phosphate，DHAP）和 3-磷酸甘油醛（glyceraldehyde 3-phosphate，GAP），反应由醛缩酶（aldolase）催化。人类基因组编码醛缩酶 A、B、C 三种同工酶。

5. 磷酸二羟丙酮异构成 3-磷酸甘油醛（图 8-3 中磷酸丙糖的碳原子编号与葡萄糖的碳原子编号对应），反应由磷酸丙糖异构酶（triose phosphate isomerase，TIM/TPI）催化。此反应可逆，在标准条件下（25℃，pH 7.0）达到平衡时 3-磷酸甘油醛仅占 4%~4.5%。

6. 3-磷酸甘油醛脱氢并磷酸化生成 1,3-二磷酸甘油酸（1,3-bisphosphoglycerate，1,3-BPG），

脱下的氢将 NAD^+ 还原成 NADH。这是糖酵解途径唯一的一步脱氢反应，反应由 3-磷酸甘油醛脱氢酶（glyceraldehyde-3-phosphate dehydrogenase，以 NAD^+ 为辅助因子）催化。

3-磷酸甘油醛脱氢酶是巯基酶，可以被重金属如 Hg^{2+} 抑制。此外，砷酸（H_3AsO_4）可取代磷酸参与该反应，生成 1-砷酸-3-磷酸甘油酸，后者会自发水解而不是生成 ATP。

7. 1,3-二磷酸甘油酸属于酰基磷酸类混合酸酐，含有一个高能磷酸基团，通过底物磷酸化反应转移给 ADP，生成 ATP 和 3-磷酸甘油酸（3-phosphoglycerate），反应由磷酸甘油酸激酶（phosphoglycerate kinase）催化，需要 Mg^{2+}。

8. 3-磷酸甘油酸异构成 2-磷酸甘油酸（2-phosphoglycerate），反应由磷酸甘油酸变位酶（phosphoglycerate mutase）催化，需要 Mg^{2+}。

9. 2-磷酸甘油酸脱水生成磷酸烯醇式丙酮酸（phosphoenolpyruvate，PEP），反应由烯醇化酶（enolase）催化，需要 Mg^{2+} 或 Mn^{2+}。烯醇化酶被氟化物抑制，故临床血糖测定所用采血管加有氟化物（氟化钾）。

10. 磷酸烯醇式丙酮酸属于酰基磷酸类混合酸酐，含有一个高能磷酸基团，通过底物磷酸化反应转移给 ADP，生成 ATP 和丙酮酸（pyruvate），反应由丙酮酸激酶（pyruvate kinase）催化，需要 K^+ 和 Mg^{2+}。

（二）乳酸生成

在无氧条件下，许多高等生物及微生物糖酵解生成的 NADH 把丙酮酸还原成乳酸（人体内是 L-乳酸，乳酸菌是 D-乳酸），并再生 NAD^+，反应由乳酸脱氢酶催化。

丙酮酸还原成乳酸的意义是使 NAD^+ 再生：①NAD^+ 作为辅助因子参与 3-磷酸甘油醛脱氢，必须及时把氢传递出去。②在供氧不足时，NADH 主要由糖酵解代谢物消耗。③丙酮酸是 3-磷酸甘油醛之后唯一可以消耗 NADH 的糖酵解代谢物。因此，乳酸是葡萄糖无氧酵解的最终产物。

丙酮酸还原成乳酸的反应是可逆的。在供氧充足时，乳酸与 NAD^+ 反应生成丙酮酸和 NADH。NADH 还原当量可通过 3-磷酸甘油穿梭或苹果酸-天冬氨酸穿梭进入呼吸链。

除还原成乳酸外，丙酮酸在不同代谢条件下或不同生物体内有其他去向。

1. 氧化脱羧反应　生成乙酰辅酶 A，由丙酮酸脱氢酶复合体催化，在有氧条件下进行（149 页）。

骨骼肌剧烈运动生成的丙酮酸和乳酸及红细胞代谢生成的乳酸都可以通过细胞膜单羧酸转运体介导扩散

图 8-3　糖酵解

入血。心肌细胞可通过细胞膜单羧酸转运体介导摄取丙酮酸和乳酸。乳酸没有其他代谢，只能脱氢再生丙酮酸后被利用。心肌细胞通过乳酸脱氢、丙酮酸氧化获得代谢能量，可减少对血糖的消耗，使其更多地供给骨骼肌。

2. 羧化反应　生成草酰乙酸，由丙酮酸羧化酶催化（163页）。

3. 转氨反应　生成丙氨酸，由转氨酶催化（第十章，213页）。

4. 糖异生　肝细胞细胞膜单羧酸转运体介导摄取丙酮酸并合成葡萄糖（第163页）。

5. 酒精发酵　生成乙醇，由丙酮酸脱羧酶、乙醇脱氢酶催化，在无氧条件下进行，见于某些微生物、原生生物、无脊椎动物、植物。

酒精发酵又称生醇发酵，是指无氧条件下，酵母和其他几种微生物会先由丙酮酸脱羧酶（以焦磷酸硫胺素为辅助因子）催化丙酮酸脱羧生成乙醛，再由醇脱氢酶（以 Zn^{2+} 为辅助因子）催化 NADH 还原乙醛生成乙醇，NAD^+ 再生。酒精发酵总反应的化学反应式如下：

$$葡萄糖 + 2P_i + 2ADP \rightarrow 2乙醇 + 2CO_2 + 2ATP + 2H_2O$$

（三）　无氧酵解生理意义

葡萄糖通过无氧酵解分解，既为生命活动提供能量，又为生命物质合成提供原料。

1. 无氧酵解是组织细胞在相对缺氧时快速补充能量的一种有效方式　①剧烈运动时机体消耗大量 ATP，但肌细胞中 ATP 含量很低，仅 $5 \sim 10mmol/L$，数秒钟内即被耗尽。ATP 的消耗促进糖分解供能，需大量供氧。机体通过增加呼吸频率和血液循环速度来加快供氧，但仍不能满足需要，因而骨骼肌相对缺氧。无氧酵解不依赖供氧，因而缺氧时无氧酵解增加，以保证 ATP 供应。②人从平原初到高原时，组织细胞会通过无氧酵解来适应高原缺氧。③感染性休克时乳酸生成增加。肝、肾、心可摄取并氧化乳酸，但在缺氧时也进行无氧酵解生成乳酸。

2. 某些组织在有氧时也通过无氧酵解供能　红细胞不含线粒体，只能通过无氧酵解获得能量。脑、胃肠道、肾髓质、视网膜、皮肤、睾丸、骨髓、白细胞和其他神经细胞即使在有氧时也要进行无氧酵解以获得能量。

3. 无氧酵解的中间产物是其他物质的合成原料　①磷酸二羟丙酮是 3-磷酸甘油的合成原料。②3-磷酸甘油酸是丝氨酸、甘氨酸和半胱氨酸的合成原料。③丙酮酸是丙氨酸和草酰乙酸的合成原料。

（四）　无氧酵解调节

无氧酵解等代谢途径因生理需要而进行，所以受到调节。除了乳酸生成受 NADH 水平控制外，无氧酵解调节主要是调节糖酵解。肌细胞糖酵解是为了满足肌肉收缩对 ATP 的需要，因而受能荷控制。肝细胞糖代谢意义广泛，因而其糖酵解调节也更复杂，部分调节机制与肌细胞一致。

糖酵解途径的关键酶是催化三步不可逆反应（图 8-3①③⑩步）的己糖激酶（葡萄糖激酶）、磷酸果糖激酶 1 和丙酮酸激酶（表 8-3）。它们的活性受变构调节和化学修饰调节，数量也在转录水平受到调节。这些调节分别在数毫秒、数秒、数小时后产生效应。

表 8-3　糖酵解关键酶变构调节

酶	变构激活剂	变构抑制剂
①己糖激酶		6-磷酸葡萄糖
②磷酸果糖激酶 1	AMP、2,6-二磷酸果糖、ADP	ATP、柠檬酸
③丙酮酸激酶	1,6-二磷酸果糖	ATP、丙氨酸、乙酰辅酶 A、长链脂肪酸

1. 己糖激酶和葡萄糖激酶　两种酶在不同组织催化葡萄糖的磷酸化反应，其中己糖激酶活性受 6-磷酸葡萄糖的反馈抑制。

（1）己糖激酶广泛分布在各种组织细胞线粒体外膜上，特别是肌细胞己糖激酶 II（$K_m \approx 0.05\text{mmol/L}$）和脑细胞己糖激酶 I（$K_m \approx 0.1\text{mmol/L}$），具有相对专一性，其底物还包括果糖、甘露糖。肌细胞己糖激酶有以下特点：①血糖水平对其催化反应的速度影响不大，血糖低时反应也很快：己糖激酶对葡萄糖的亲和力很强，其 K_m 远低于肌细胞中正常葡萄糖水平（5mmol/L，与血糖一致），所以正常情况下接近饱和，即反应速度接近最大值，因而葡萄糖水平变化对反应速度没有明显影响，即不论血糖高低肌细胞和脑细胞均能摄取和利用葡萄糖。②受 6-磷酸葡萄糖变构抑制（反馈抑制）：使 6-磷酸葡萄糖的生成与利用同步。6-磷酸葡萄糖浓度增加意味着肌细胞既不需要通过糖酵解获得 ATP，又不需要合成肌糖原，因而不需要摄取葡萄糖。③其抑制与磷酸果糖激酶 1 同步：抑制磷酸果糖激酶 1 造成 6-磷酸果糖积累，进而造成 6-磷酸葡萄糖积累。因此，抑制磷酸果糖激酶 1 导致己糖激酶抑制。

（2）葡萄糖激酶又称己糖激酶 IV，是己糖激酶同工酶，仅存在于肝细胞和胰岛 β 细胞内，具有绝对专一性。肝细胞葡萄糖激酶有以下特点：①血糖水平对其催化反应的速度影响很大，血糖低时反应很慢：葡萄糖激酶对葡萄糖的亲和力很低，$K_m \approx 10\text{mmol/L}$，高于在肝细胞内正常葡萄糖水平，所以反应速度直接受肝门静脉血糖影响，即肝细胞主要在血糖高时摄取葡萄糖（且用于合成糖原、脂肪酸等），确保血糖低时葡萄糖优先供给脑细胞和肌细胞。②被葡萄糖间接激活：血糖低时葡萄糖激酶被调节蛋白 GKRP 结合抑制且限制在细胞核内，葡萄糖通过解除 GKRP 的抑制而间接激活葡萄糖激酶。③不受 6-磷酸葡萄糖抑制：因此，当 6-磷酸葡萄糖抑制己糖激酶时，葡萄糖激酶依然催化反应，确保餐后血糖高时可增加肝糖原合成。④水平受胰岛素调节：胰岛素促进肝细胞葡萄糖激酶基因的表达。

胰岛 β 细胞葡萄糖激酶的功能是在血糖升高时合成 6-磷酸葡萄糖，以促进胰岛素分泌。胰岛素通过促进糖原合成和脂肪合成使血糖回落。

2. 磷酸果糖激酶 1　为一组四聚体同工酶，包括肌细胞型（M_4）、肝细胞型（L_4）、红细胞型（M_3L、M_2L_2、ML_3）。它们催化糖酵解的第三步反应，是哺乳动物糖酵解途径最重要的调节酶，其活性受 ATP 和柠檬酸变构抑制，受 2,6-二磷酸果糖、AMP 和 ADP 变构激活。

（1）正常能荷下 ATP 抑制磷酸果糖激酶 1 活性的 90%，但这种抑制可被 AMP、ADP 解除。机制：ATP 结合于调节位点，降低其活性中心与 6-磷酸果糖的亲和力。AMP、ADP 结合于调节位点，解除 ATP 的抑制效应，因此［ATP］/［AMP］比值下降时酶活性增加，糖酵解增加。

pH 降低增强 ATP 对肌肉磷酸果糖激酶 1 的抑制效应，意义：肌肉无氧酵解导致乳酸积累、pH 降低（从 7.0 降到 6.3），抑制糖酵解，防止乳酸积累过多造成肌肉损伤。

（2）柠檬酸抑制磷酸果糖激酶 1，机制是增强 ATP 的抑制效应。意义：柠檬酸是三羧酸循环中间产物，三羧酸循环是生物氧化的第二阶段，在线粒体内进行。细胞质中出现高水平柠檬酸意味着合成代谢原料充足（如乙酰辅酶 A，第九章，185 页），不需要继续通过分解葡萄糖为合成代谢提供原料。

（3）2,6-二磷酸果糖（F-2,6-BP）是磷酸果糖激酶 1 最重要的变构激活剂，机制是结合于调节位点，解除 ATP 的抑制效应。如果没有 2,6-二磷酸果糖，即使底物 6-磷酸果糖和变构激活剂 AMP 达到生理浓度，磷酸果糖激酶 1 仍将处于低活性状态。意义：2,6-二磷酸果糖是由磷酸果糖激酶 2 催化 6-磷酸果糖磷酸化生成的。血糖低时，胰高血糖素通过信号转导（第十二章，249 页）抑制磷酸果糖激酶 2，抑制 2,6-二磷酸果糖合成，使磷酸果糖激酶 1 不能完全激活，糖酵解减少，血糖回升到正常水平。血糖高时，胰岛素通过信号转导激活磷酸果糖激酶 2，促进 2,6-二磷酸果糖合成，激活磷酸果糖激酶 1，使糖酵解增加，血糖回落到正常水平。

3. 丙酮酸激酶　包括 L 型（主要在肝细胞和红细胞）、M 型（主要在肌细胞和脑细胞）两种同工酶，它们都是同四聚体，催化糖酵解的最后一步反应。①它们都被 1,6-二磷酸果糖变构激活，被 ATP、乙酰辅酶 A、长链脂肪酸、丙氨酸变构抑制。②L 型丙酮酸激酶还受化学修饰调节。血糖低时，胰高血糖素通过信号转导激活蛋白激酶 A，后者催化 L 型丙酮酸激酶磷酸化抑制（低活性），确保葡萄糖不足时优先供给脑细胞和肌细胞。

除上述结构调节外，糖酵解关键酶还存在水平调节：胰岛素促进己糖激酶Ⅱ、葡萄糖激酶、磷酸果糖激酶 1、丙酮酸激酶、磷酸果糖激酶 2 基因的表达。

心肌、骨骼肌、脂肪细胞等肝外细胞通过葡萄糖转运蛋白 GLUT4 摄取血糖，摄取速度慢，且 GLUT4 水平受胰岛素调节，因此摄取血糖也是这些组织糖酵解的限速步骤。

（五）无氧酵解异常

在一些病理状态下，如严重贫血、大量失血、呼吸障碍和循环障碍等，供氧不足导致无氧酵解加快甚至过度，导致乳酸积累，会引起代谢性酸中毒（第十九章，363 页）。此外，和正常细胞相比，无论供氧是否充足，大多数肿瘤主要通过无氧酵解合成 ATP，并且产生大量乳酸，导致乳酸积累，这一现象称为 Warburg 效应、有氧酵解。

醛缩酶 A、丙酮酸激酶缺乏会引起溶血性贫血。肌细胞磷酸果糖激酶缺乏导致运动能力低下，特别是进食高糖食物时。如果改为高脂食物，运动能力会得到改善。

🔖 Warburg 效应　Warburg（1931 年诺贝尔生理学或医学奖获得者）于 1928 年注意到：和正常细胞相比，无论供氧是否充足，大多数肿瘤主要通过无氧酵解合成 ATP，并且产生大量乳酸，这一现象称为 Warburg 效应、有氧酵解。目前已知多数实体瘤糖酵解消耗葡萄糖量 10 倍于正常组织，原因可能是：①实体瘤毛细血管生成不足，局部缺氧，多数细胞通过糖酵解获得 ATP，获得等量 ATP 所消耗的葡萄糖远多于有氧氧化。②肿瘤细胞呼吸链存在缺陷。③肿瘤细胞线粒体较少，有氧氧化不足。④肿瘤细胞线粒体上存在己糖激酶同工酶 2（HK-2），不受反馈调节，所以肿瘤细胞可大量摄取葡萄糖。⑤肿瘤细胞存在丙酮酸激酶同工酶 M2（正常心、脑、肌细胞为 M1，肝细胞为 L，红细胞为 R）。⑥糖酵解产物成为蛋白质、脂质、核酸的合成原料。⑦缺氧促进缺氧诱导因子（HIF-1）基因表达。HIF-1 在转录水平促进葡萄糖转运蛋白（GLUT1、3）、糖酵解酶（己糖激酶、磷酸果糖激酶、醛缩酶、3-磷酸甘油醛脱氢酶、磷酸甘油酸激酶、烯醇化酶、丙酮酸激酶）、信号分子（如血管内皮生长因子）基因的表达。

🔖 用于抗肿瘤的糖酵解抑制剂已陆续研发，例如 3-溴丙酮酸（抑制 HK-2）、2-脱氧葡萄糖

（抑制 HK-1）、二氯乙酸（DCA，抑制丙酮酸脱氢酶激酶）、碘乙酸（抑制 3-磷酸甘油醛脱氢酶），不过这些药物尚未应用于临床。

二、有氧氧化途径

有氧氧化途径（aerobic oxidation）是指供氧充足时，葡萄糖在细胞质中酵解生成丙酮酸，进入线粒体后完全氧化成 CO_2 和 H_2O，并释放大量能量推动合成 ATP 供给生命活动。有氧氧化途径总反应的化学反应式如下：

$$葡萄糖 + 6O_2 + 30/32(ADP + P_i) \rightarrow 6CO_2 + 30/32ATP + 36/38H_2O$$

有氧氧化途径是葡萄糖氧化供能的主要途径，可分为三个阶段：①葡萄糖在细胞质中氧化分解成丙酮酸。②丙酮酸进入线粒体，氧化脱羧生成乙酰辅酶 A。③乙酰基经三羧酸循环完全氧化成 CO_2 和 H_2O，释放的还原当量通过氧化磷酸化推动合成 ATP。

（一） 葡萄糖氧化分解成丙酮酸

有氧氧化途径的第一阶段就是糖酵解途径。

（二） 丙酮酸氧化脱羧生成乙酰辅酶 A

丙酮酸由线粒体丙酮酸载体蛋白（异二聚体）转入线粒体，通过 α-氧化脱羧生成乙酰辅酶 A（acetyl-CoA），反应由丙酮酸脱氢酶复合体催化：

$$丙酮酸 + CoA + NAD^+ \rightarrow 乙酰辅酶A + CO_2 + (NADH + H^+)$$

这是一个关键性的不可逆反应，是糖酵解和三羧酸循环的结合点。催化反应的**丙酮酸脱氢酶复合体**（pyruvate dehydrogenase complex）是一种多酶复合体（比核糖体还大），由三种酶和五种辅助因子构成（表 8-4），催化效率较高（图 8-4），是糖有氧氧化途径的关键酶之一。

表 8-4 人丙酮酸脱氢酶复合体

组成酶	符号	数目	组成	辅基数/亚基（维生素）	辅酶（维生素）
丙酮酸脱氢酶	E_1	20~30	$\alpha_2\beta_2$ 四聚体	2TPP（硫胺素）	
二氢硫辛酰胺乙酰转移酶	E_2	48	单体	2 硫辛酰胺（硫辛酸）	CoA（泛酸）
二氢硫辛酰胺脱氢酶	E_3	6	同二聚体	1FAD（核黄素）	NAD^+（烟酰胺）

图 8-4 丙酮酸氧化脱羧

（三）三羧酸循环和氧化磷酸化

在线粒体内，乙酰辅酶A与草酰乙酸缩合成柠檬酸，柠檬酸经过一系列酶促反应最终又生成草酰乙酸，形成一个循环。该循环第一步反应的产物是柠檬酸，它有三个羧基，所以该循环称为柠檬酸循环（citrate cycle）、三羧酸循环（tricarboxylic acid cycle）。该循环由 Krebs 于 1937 年阐明，所以又称 Krebs 循环。

1. **三羧酸循环过程**　从草酰乙酸开始，三羧酸循环每循环一次可以氧化一个乙酰基，产生两个 CO_2，给出四对还原当量（三对由 NAD^+ 传递，一对由 FAD 传递），还通过底物磷酸化合成一个高能化合物 ATP 或 GTP。三羧酸循环由八种酶催化，反应方程式如下：

乙酰辅酶A + $2H_2O$ + $3NAD^+$ + FAD + ADP + P_i → $2CO_2$ + CoA + $3(NADH + H^+)$ + $FADH_2$ + ATP

（1）乙酰辅酶 A 与草酰乙酸（oxaloacetate）先合成柠檬酰辅酶 A，然后水解成柠檬酸（citrate）和辅酶 A，反应由柠檬酸合成酶（citrate synthase，439AA×2 同二聚体）催化。

　柠檬酸钠又称枸橼酸钠，可以螯合血浆 Ca^{2+}（凝血因子Ⅳ），因而常用作抗凝剂。

（2）柠檬酸脱水生成顺乌头酸（cis-aconitate），再加水生成异柠檬酸（isocitrate），反应由顺乌头酸酶（aconitase，含［4Fe-4S］型铁硫中心，其中一个铁参与催化）催化。

（3）异柠檬酸氧化脱羧生成 α-酮戊二酸（α-ketoglutarate），反应由异柠檬酸脱氢酶（isocitrate dehydrogenase）催化，属于 β-氧化脱羧反应。

异柠檬酸脱氢酶同工酶有三种：①同工酶 1 是同二聚体，以 $NADP^+$ 为辅酶，位于细胞质和过氧化物酶体中。②同工酶 2 是同二聚体，以 $NADP^+$ 为辅酶，位于线粒体内。③同工酶 3 是异寡聚体，以 NAD^+ 为辅酶，位于线粒体内，参与三羧酸循环。

（4）α-酮戊二酸氧化脱羧生成琥珀酰辅酶 A（succinyl-CoA），反应由 α-酮戊二酸脱氢酶复合体（α-ketoglutarate dehydrogenase complex）催化。该酶是一种多酶复合体，由 α-酮戊二酸脱氢酶 E_1、二氢硫辛酰胺琥珀酰转移酶 E_2 和二氢硫辛酰胺脱氢酶 E_3 构成，其所含辅助因子及催化机制都与丙酮酸脱氢酶复合体一致。亚砷酸及高浓度氨均抑制该反应。

（5）琥珀酰辅酶 A 生成琥珀酸（succinate），反应由琥珀酰辅酶 A 合成酶（succinyl CoA synthetase，又称琥珀酸硫激酶，succinic thiokinase）催化，是三羧酸循环唯一的一步底物磷酸化反应。

人体内有两种琥珀酰辅酶 A 合成酶同工酶，分别是 $\alpha\beta_A$、$\alpha\beta_G$ 二聚体。①$\alpha\beta_A$ 型以 ADP 为底物，直接合成 ATP。$\alpha\beta_A$ 型分布广泛，特别是生物氧化效率高的组织，如骨骼肌、心肌。肝、肾很少。②$\alpha\beta_G$ 型以 GTP/GDP 为底物，主要功能是为糖异生提供 GTP，或为血红素合成提供琥珀酰辅酶 A。$\alpha\beta_G$ 型分布广泛，特别是合成代谢旺盛的组织，如肝、肾、心、脾。

（6）琥珀酸脱氢生成延胡索酸（fumarate），反应由线粒体内膜琥珀酸脱氢酶（succinate dehydrogenase，即呼吸链复合物 II）催化，以 FAD 为辅基（其异咯嗪环与黄素蛋白亚基 His47 共价结合）。

（7）延胡索酸加水生成苹果酸（malate），反应由延胡索酸酶（fumarase）催化。

（8）苹果酸脱氢生成草酰乙酸，反应由线粒体苹果酸脱氢酶 2（malate dehydrogenase 2）催化。

三羧酸循环过程汇总见图 8-5。

图 8-5 三羧酸循环

研究表明：三羧酸循环的八种酶构成一种多酶复合体，称为**代谢区室**（metabolon），活性中心之间存在**底物通道**（substrate channeling），代谢物可以从一个活性中心转向下一个活性中心，所以代谢效率极高。

2. 三羧酸循环特点   主要表现为乙酰基氧化完全，整个循环不可逆。

（1）代谢效率   每次循环氧化 1 个乙酰基，通过两次脱羧生成两个 CO_2，通过 4 次脱氢给出 4 对还原当量（4×2H），其中 3 对由 NAD^+ 传递，1 对由 FAD 传递。4 对还原当量通过氧化磷酸化推动合成 9 个 ATP。另外，三羧酸循环还通过底物磷酸化合成 1 个 ATP（或 GTP），因此有氧氧化第三阶段每氧化 1 个乙酰基推动合成 10 个 ATP。

（2）控制三羧酸循环的关键酶   三羧酸循环有三种关键酶，即柠檬酸合成酶、异柠檬酸脱氢酶和 α-酮戊二酸脱氢酶复合体，其中异柠檬酸脱氢酶是最重要的调节酶。三种关键酶所催化的三步反应（图 8-5①③④）在生理状态下不可逆，所以整个循环不可逆。

（3）中间产物的补充   三羧酸循环过程本身不会改变中间产物的总量，但某些中间产物会被其他代谢消耗，例如草酰乙酸和 α-酮戊二酸分别用于合成天冬氨酸和谷氨酸。三羧酸循环中间产物可以通过回补反应（anaplerotic reaction）补充，最基本的补充方式是在线粒体内由丙酮酸羧化酶催化丙酮酸羧化成草酰乙酸（见 163 页）。丙酮酸羧化酶缺乏会导致有氧氧化障碍，引起乳酸酸中毒。

3. 三羧酸循环生理意义   三羧酸循环是最重要的两用代谢途径。

（1）三羧酸循环是糖、脂肪和蛋白质分解代谢的共同途径   ①糖分解成丙酮酸，进一步氧化成乙酰辅酶 A 进入三羧酸循环。②脂肪动员释放甘油和脂肪酸。甘油转化为磷酸二羟丙酮，进一步氧化成乙酰辅酶 A 进入三羧酸循环；脂肪酸通过 β 氧化分解成乙酰辅酶 A 进入三羧酸循环（第九章，182 页）。③蛋白质水解成氨基酸。氨基酸脱氨基生成 α-酮酸，进一步氧化成乙酰辅酶 A 进入三羧酸循环（第十章，218 页）。

（2）三羧酸循环是糖、脂肪和氨基酸代谢联系的枢纽   ①糖分解成乙酰辅酶 A，通过三羧酸循环合成柠檬酸，转到细胞质中，用于合成脂肪酸，并进一步合成脂肪（第九章，185 页）。②糖和甘油代谢生成草酰乙酸等三羧酸循环中间产物，可用于合成非必需氨基酸。③氨基酸分解成 α-酮戊二酸等三羧酸循环中间产物，必要时可用于合成糖或甘油（图 12-1，241 页）。

（四）有氧氧化效率

有氧氧化生成大量高能化合物。在有氧条件下，1 分子葡萄糖经过 19 步酶促反应（包括 3 步脱羧反应和 6 步脱氢反应）氧化成 CO_2 和 H_2O，释放的能量通过底物磷酸化反应推动合成 6 分子 ATP，给出的 12 对还原当量（10 对由 NAD^+ 传递，2 对由 FAD 传递）通过氧化磷酸化推动合成 26 或 28 分子 ATP（有氧氧化的第一阶段发生在细胞质中，3-磷酸甘油醛脱氢给出的 2 对还原当量通过 3-磷酸甘油穿梭或苹果酸-天冬氨酸穿梭进入呼吸链，推动合成 3 或 5 分子 ATP）。因此，标准条件下 1 分子葡萄糖完全氧化推动合成 32 或 34 分子 ATP。因为在有氧氧化第一阶段消耗 2 分子 ATP，所以净合成 30 或 32 分子 ATP（表 8-5），是无氧酵解（净合成 2 分子 ATP）的 15 或 16 倍。人体代谢所需的能量主要来自糖的有氧氧化，生理状态下能量利用率高达 58%。

NOTE

表 8－5　葡萄糖有氧氧化效率

反应	还原当量数	消耗 ATP 数	底物磷酸化生成 ATP 数	氧化磷酸化生成 ATP 数
第一阶段				
葡萄糖→6-磷酸葡萄糖		1		
6-磷酸果糖→1,6-二磷酸果糖		1		
3-磷酸甘油醛→1,3-二磷酸甘油酸	（NADH+H$^+$）×2			1.5（2.5）×2
1,3-二磷酸甘油酸→3-磷酸甘油酸			1×2	
磷酸烯醇式丙酮酸→丙酮酸			1×2	
第二阶段				
丙酮酸→乙酰辅酶 A	（NADH+H$^+$）×2			2.5×2
第三阶段				
异柠檬酸→α-酮戊三酸	（NADH+H$^+$）×2			2.5×2
α-酮戊二酸→琥珀酰辅酶 A	（NADH+H$^+$）×2			2.5×2
琥珀酰辅酶 A→琥珀酸			1×2	
琥珀酸→延胡索酸	FADH$_2$×2			1.5×2
苹果酸→草酰乙酸	（NADH+H$^+$）×2			2.5×2
净生成 ATP 数			30（32）	

（五）有氧氧化调节

当细胞内大量消耗 ATP 导致 ATP 不足、ADP 和 AMP 积累时，磷酸果糖激酶 1、丙酮酸激酶、丙酮酸脱氢酶复合体、柠檬酸合成酶、异柠檬酸脱氢酶和 α-酮戊二酸脱氢酶复合体等均被激活，从而使有氧氧化增加，补充 ATP。反之，当细胞内 ATP 含量丰富时，上述酶活性降低，有氧氧化减少（表 8-6）。

表 8－6　哺乳动物丙酮酸氧化脱羧和三羧酸循环调节

酶	变构激活剂	变构抑制剂	反馈抑制	化学修饰
丙酮酸脱氢酶复合体	AMP、CoA、NAD$^+$	ATP	乙酰辅酶 A、NADH、脂肪酸	磷酸化抑制
柠檬酸合成酶	ADP	ATP	柠檬酸	
异柠檬酸脱氢酶	ADP	ATP	NADH	磷酸化抑制
α-酮戊二酸脱氢酶复合体			琥珀酰辅酶 A、NADH	磷酸化抑制

1. 丙酮酸脱氢酶复合体　可以通过变构和化学修饰等方式进行快速调节。

（1）变构调节　受 ATP 变构抑制，受 AMP、CoA、NAD$^+$ 变构激活。

（2）化学修饰调节　①受蛋白激酶（PDHK）催化磷酸化抑制：蛋白激酶因 ［ATP］/［ADP］、［NADH］/［NAD+］、［乙酰辅酶 A］/［辅酶 A］比值升高而激活。②受蛋白磷酸酶（PDP）催化去磷酸化激活：肝组织和脂肪组织蛋白磷酸酶被胰岛素激活。

（3）反馈调节　受乙酰辅酶 A、NADH 和脂肪酸反馈抑制。①乙酰辅酶 A 变构激活蛋白激

NOTE

酶，后者磷酸化抑制丙酮酸脱氢酶。②NADH 抑制三羧酸循环，导致乙酰辅酶 A 积累，反馈抑制丙酮酸脱氢酶。③当高脂饮食或饥饿致脂肪动员增加时，多数组织器官利用脂肪酸作为能量来源。脂肪酸通过 β 氧化生成大量乙酰辅酶 A 和 NADH。脂肪酸活化生成的脂酰辅酶 A 还抑制 ADP-ATP 载体，导致线粒体内 ATP 积累。上述积累的乙酰辅酶 A、NADH、ATP 反馈抑制丙酮酸脱氢酶复合体，从而使这些组织葡萄糖消耗减少，以确保葡萄糖优先供应脑组织等。

2. 柠檬酸合成酶   是许多细菌三羧酸循环的重要控制点，控制乙酰基进入三羧酸循环。ATP 是其变构抑制剂，使其对乙酰辅酶 A 的 K_m 增大，因此当 ATP 水平升高时柠檬酸合成减少。柠檬酸合成酶曾被视为三羧酸循环的重要调节酶，但真核生物柠檬酸可以向细胞质转运乙酰辅酶 A，用于合成脂肪酸，所以激活柠檬酸合成酶不一定导致三羧酸循环加快。

3. 异柠檬酸脱氢酶   是三羧酸循环的主要调节酶，是变构酶。①受 ADP 变构激活，机制是增强酶与底物的亲和力。异柠檬酸、NAD^+、Mg^{2+}、ADP 与酶的结合具有协同性。②受 ATP 变构抑制，受 NADH 竞争性抑制。

4. α-酮戊二酸脱氢酶复合体   该多酶复合体的组成、催化机制和调节机制与丙酮酸脱氢酶复合体一致，受反应产物琥珀酰辅酶 A 和 NADH 反馈抑制。

异柠檬酸脱氢酶和 α-酮戊二酸脱氢酶复合体控制代谢物分流：①抑制异柠檬酸脱氢酶导致柠檬酸积累，转到细胞质中，既抑制磷酸果糖激酶 1，抑制糖酵解，又运输乙酰辅酶 A 用于合成脂肪酸。②抑制 α-酮戊二酸脱氢酶复合体导致 α-酮戊二酸积累，用于合成几种氨基酸。

5. 氧化磷酸化   通过改变 [NADH]/[NAD^+]、[ATP]/[ADP] 比值及 [AMP] 影响三羧酸循环速度。

（六）巴斯德效应

巴斯德效应（Pasteur effect）是指由 Pasteur 于 1857 年在研究酵母的酒精发酵时发现的一种代谢现象，即有氧条件下酵母的酒精发酵受到抑制，表现为葡萄糖消耗量减少、消耗速度减慢，并维持细胞内各种代谢物浓度基本稳定。其他生物也是如此。机制：①细胞质 ADP 和磷酸进入线粒体，消耗于氧化磷酸化，细胞质无氧酵解底物磷酸化受阻。②要获得等量的 ATP，有氧氧化葡萄糖消耗量仅为无氧酵解的 1/15～1/16。

在一些正常细胞（如视网膜、小肠上皮细胞）中，只要葡萄糖供应充足，即使在有氧条件下，ATP 的生成也以无氧酵解为主，而有氧氧化反而相应减低，这种现象称为 Crabtree 效应、反巴斯德效应。

三、磷酸戊糖途径

磷酸戊糖途径（pentose phosphate pathway）是磷酸己糖转化成磷酸戊糖的途径，其特点是葡萄糖在磷酸化生成 6-磷酸葡萄糖之后直接发生脱氢和脱羧等反应，生成 5-磷酸核糖和 NADPH，作为生物分子的合成原料。

（一）磷酸戊糖途径反应过程

磷酸戊糖途径在各组织细胞质中进行，反应过程可分为两个阶段：①不可逆的氧化阶段（irreversible oxidative phase，图 8-6①～④）：6 分子葡萄糖发生磷酸化（①）、脱氢（②）、水解（③）、脱羧（④）反应生成 6 分子 5-磷酸核酮糖和 12 分子 NADPH。②可逆的非氧化阶段

（reversible nonoxidative phase，图8-6⑤~⑦）：6分子5-磷酸核酮糖经过异构、转酮、转醛等反应，生成5分子6-磷酸葡萄糖。5-磷酸核酮糖也可异构成5-磷酸核糖（⑤），用于合成核苷酸。

图8-6 磷酸戊糖途径

1. 磷酸戊糖途径的第一步反应和糖酵解相同，是葡萄糖磷酸化生成6-磷酸葡萄糖。

2. 6-磷酸葡萄糖脱氢生成6-磷酸葡萄糖酸-δ-内酯，同时将$NADP^+$还原成NADPH，反应由6-磷酸葡萄糖脱氢酶催化，需要Mg^{2+}，在细胞内基本不可逆。该酶对$NADP^+$的K_m为7.07μmol/L，对6-磷酸葡萄糖的K_m为52μmol/L。

3. 6-磷酸葡萄糖酸-δ-内酯水解成6-磷酸葡萄糖酸，反应由内酯酶催化，需要Mg^{2+}，不可逆。

4. 6-磷酸葡萄糖酸氧化脱羧，生成5-磷酸核酮糖，同时将$NADP^+$还原成NADPH，反应由6-磷酸葡萄糖酸脱氢酶催化，需要Mg^{2+}，不可逆。

5. 5-磷酸核酮糖可异构成5-磷酸核糖，反应由磷酸戊糖异构酶催化。

6. 当机体主要需要NADPH时，磷酸戊糖继续代谢：5-磷酸核酮糖经过转酮酶（transketo-lase，又称转酮醇酶，以焦磷酸硫胺素为辅助因子）、转醛酶（transaldolase，又称转醛醇酶）催化的连续反应生成3-磷酸甘油醛和6-磷酸果糖。

7. 3-磷酸甘油醛和6-磷酸果糖可以通过糖酵解途径或有氧氧化途径进行分解代谢，在糖异生组织也可以通过糖异生途径重新生成6-磷酸葡萄糖（图8-6）。究竟转入何种代谢取决于组织细胞对5-磷酸核糖、NADPH、ATP的需要。

（二）磷酸戊糖途径生理意义

磷酸戊糖途径位于各组织的细胞质中，主要是肝脏（合成脂肪酸、胆固醇，生物转化。肝细胞分解的葡萄糖有30%消耗于磷酸戊糖途径）、脂肪组织（合成脂肪酸。脂肪细胞分解的葡萄糖有超过30%消耗于磷酸戊糖途径）、肾上腺皮质（合成类固醇）、红细胞（维持GSH水平）、泌乳期乳腺（合成脂肪酸）、睾丸和卵巢（合成类固醇）等。

5-磷酸核糖和NADPH是重要的生命物质。磷酸戊糖途径是各组织5-磷酸核糖的唯一来源、NADPH的主要来源、红细胞NADPH的唯一来源。

1. 5-磷酸核糖是核苷酸的合成原料　核苷酸是核酸和辅助因子的合成原料。因为磷酸戊糖途径是利用葡萄糖生成5-磷酸核糖的唯一途径，所以在增殖旺盛的细胞（如骨髓、皮肤、肠黏膜）和损伤后修复再生作用强的组织中（如心肌和肝脏等）很活跃。

血中几乎没有核糖，各组织所需的核糖都是自己合成的，有些组织虽然没有磷酸戊糖途径氧化阶段的酶或其活性很低，仍可用6-磷酸果糖通过非氧化阶段的逆过程合成5-磷酸核糖，例如骨骼肌。

2. NADPH为还原性合成代谢提供还原当量　磷酸戊糖途径在脂质合成旺盛的组织中（肝脏、脂肪组织、肾上腺、性腺、泌乳期乳腺）很活跃。

3. NADPH参与羟化反应　肝细胞内质网存在以NADPH为递氢体的P450系统，该系统既参与类固醇代谢，又参与药物及毒物的生物转化（第十八章，329页）。

4. 维持细胞内高水平GSH　NADPH作为谷胱甘肽还原酶（同二聚体，含二硫键、FAD）的辅酶，参与氧化型谷胱甘肽（GSSG）还原成还原型谷胱甘肽（GSH）的反应（GSSG+NADPH+H⁺→2GSH+NADP⁺），维持细胞内高水平GSH，支持其他代谢（第十章，224页）。

（三）磷酸戊糖途径调节

磷酸戊糖途径速度受相关代谢物浓度影响。

6-磷酸葡萄糖脱氢酶催化的反应基本上不可逆，是氧化阶段的关键步骤，NADP⁺是磷酸戊糖途径氧化阶段最重要的调节因素。研究表明营养充足大鼠肝细胞质［NADP⁺］/［NADPH］≈0.014（而［NAD⁺］/［NADH］≈700），因而氧化阶段仅在已有NADPH不能满足需要的时候进行。此外，6-磷酸葡萄糖脱氢酶、6-磷酸葡萄糖酸脱氢酶的基因表达受激素水平、营养水平等因素的调节，例如胰岛素诱导其表达。非氧化阶段主要受底物控制。

磷酸戊糖途径产生的5-磷酸木酮糖激活蛋白磷酸酶，进而影响其他代谢途径：①促进糖酵解：蛋白磷酸酶催化磷酸果糖激酶2/果糖-2,6-二磷酸酶双功能酶去磷酸化，激活其磷酸果糖激酶2，抑制其果糖-2,6-二磷酸酶，促进合成2,6-二磷酸果糖。2,6-二磷酸果糖激活磷酸果糖激酶1，使糖酵解增加。②促进脂肪酸合成：蛋白磷酸酶还催化糖反应元件结合蛋白（ChREBP，852AA）去磷酸化激活，促进脂肪酸合成。

（四）磷酸戊糖途径异常

磷酸戊糖途径酶系异常可引发相关疾病。

1. 6-磷酸葡萄糖脱氢酶缺乏与蚕豆病　蚕豆病（favism）是指6-磷酸葡萄糖脱氢酶缺乏患者进食蚕豆甚至吸入其花粉会发生溶血。蚕豆含蚕豆嘧啶（divicine），是一种氧化剂，会产生过氧化氢损伤细胞

蚕豆嘧啶

NOTE

膜及其他生物大分子。过氧化氢通常由谷胱甘肽过氧化物酶清除，需消耗 GSH。蚕豆病患者 6-磷酸葡萄糖脱氢酶基因异常（X 连锁），6-磷酸葡萄糖脱氢酶活性低下，红细胞内磷酸戊糖途径障碍，导致 NADPH 缺乏，GSH 水平低下，过氧化氢持续损伤细胞膜，容易发生急性溶血，引起溶血性贫血，并且常在进食蚕豆 24~48 小时出现溶血症状，有时还会出现黄疸甚至肾损伤。服用扑疟母星（扑疟喹啉，抗疟药）、磺胺类药物会引起药物性溶血性贫血。

蚕豆病患者 GSH 低下引起红细胞溶血还有另一种机制：GSH 通过保护血红蛋白巯基而参与维持血红蛋白结构。GSH 低下时血红蛋白通过巯基氧化交联，聚集在细胞膜上形成 Heinz 小体。Heinz 小体促进氧化损伤引起的溶血。

2. **转酮酶缺乏与 Wernicke-Korsakoff 综合征** 患者转酮酶基因异常，其转酮酶与焦磷酸硫胺素的亲和力只有正常人的 1/10。多见于嗜酒者，因为酒精影响肠道对某些维生素包括硫胺素的吸收。

3. **5-磷酸核糖异构酶缺乏与脑白质病** 该罕见病首例报道于 1999 年。该 15 岁患者 5-磷酸核糖异构酶基因有一个错义突变和一个无义突变，所以 5-磷酸核糖异构酶活性低下，导致 5-磷酸核糖不足，阿拉伯糖醇、核糖醇、赤藓糖醇积累。其病理尚未阐明，可能是 5-磷酸核糖不足影响 RNA 合成，或者是阿拉伯糖醇、核糖醇积累的毒性作用。

四、糖醛酸途径

糖醛酸途径（uronic acid pathway）是葡萄糖先活化成尿苷二磷酸葡萄糖（UDP-葡萄糖），再氧化成 UDP-葡萄糖醛酸的途径：葡萄糖→6-磷酸葡萄糖→1-磷酸葡萄糖→UDP-葡萄糖→UDP-葡萄糖醛酸。该途径位于细胞质中，前三步反应与糖原合成过程一致（158 页），第四步反应由 UDP-葡萄糖脱氢酶催化：

UDP-葡萄糖醛酸称为**活性葡萄糖醛酸**，既为透明质酸、硫酸软骨素和肝素等黏多糖合成提供葡萄糖醛酸，又参与生物转化（第十八章，331 页）。

五、多元醇途径

在某些组织（不包括肝脏）如晶状体、周围神经、肾小球、附睾，有少量葡萄糖通过**多元醇途径**（polyol pathway，又称山梨醇旁路）代谢（图 8-7）：①葡萄糖生成山梨醇，消耗 NADPH，由醛糖还原酶催化。②山梨醇脱氢生成果糖，消耗 NAD+，由山梨醇脱氢酶催化。果糖是精子的主要能源，精液果糖浓度可达 10mmol/L。③果糖磷酸化生成 6-磷酸果糖，进入糖酵解，由己糖激酶催化。血糖高时多元醇途径代谢增加，导致山梨醇、果糖、NADH 等积累，可能引起糖尿病微血管病变，典型改变是微循环障碍、微血管瘤形成、微血管基底膜增厚。

糖尿病患者晶状体果糖和山梨醇较高，可能参与糖尿病性白内障形成过程。山梨醇不能通过细胞膜，会积累而引起渗透性损伤。

图 8-7   多元醇途径

第三节   糖原代谢

糖原代谢是指葡萄糖与糖原的相互转化过程，其中葡萄糖合成糖原的过程称为糖原合成（glycogenesis），糖原分解成6-磷酸葡萄糖及葡萄糖的过程称为糖原分解（glycogenolysis）。

糖原是糖的储存形式。当血糖升高时，大多数组织细胞可以摄取葡萄糖合成并储存糖原，其中肝细胞和快肌纤维合成储存的最多，其糖原分别称为肝糖原和肌糖原。正常成人肝糖原总量 65（空腹，即进食 12 小时后）～150g（进食后），占肝重（1.8kg）的 5%～10%；肌糖原 120～400g，占骨骼肌重（占体重的 40%～50%）的 0.7%～3%。当血糖下降及细胞需要葡萄糖时，糖原被分解利用。肝糖原分解可生成葡萄糖，释放入血，对维持血糖稳定并供给组织代谢（特别是脑细胞和红细胞）非常重要。肌糖原分解主要为肌肉收缩供能。

一、糖原代谢过程

糖原合成和糖原分解主要在肌肉和肝脏的细胞质中进行，反应发生在糖原的非还原端。

（一）糖原合成

葡萄糖合成糖原的过程由五种酶催化（图 8-8），每连接一个葡萄糖消耗两个高能化合物，包括一个 ATP 和一个 UTP。糖原合成的反应方程式如下：

$$Glc_n + Glc + ATP + UTP + H_2O \rightarrow Glc_{n+1} + ADP + UDP + 2P_i$$

图 8-8   糖原合成

1. **活化**　葡萄糖磷酸化生成 6-磷酸葡萄糖，反应由葡萄糖激酶（肝细胞）或己糖激酶（肌细胞）催化，消耗 ATP。

2. **变位**　6-磷酸葡萄糖异构成 1-磷酸葡萄糖，反应由磷酸葡萄糖变位酶（PGM，562AA）催化，该酶活性中心有一个磷酸化丝氨酸 117（Ser117-P_i）直接参与催化反应。

3. **活化**　1-磷酸葡萄糖尿苷酸化生成 UDP-葡萄糖（称为**活性葡萄糖**），消耗 UTP，反应由 UDP-葡萄糖焦磷酸化酶催化。生成的焦磷酸由焦磷酸酶催化水解，使反应不可逆：$PP_i + H_2O \rightarrow 2P_i$。

4. **缩合**　UDP-葡萄糖的葡萄糖基以 α-1,4-糖苷键连接于糖原的非还原端（非还原端 4-羟基亲核攻击活性葡萄糖 C-1），反应由**糖原合酶**（glycogen synthase）催化，并重复进行，使糖链不断延伸。①糖原合酶不能合成新的糖链，因此糖原合成需要引物，其长度不小于 4 个葡萄糖基。②UDP 通过核苷二磷酸激酶催化的以下反应重新生成 UTP：UDP + ATP → UTP + ADP（第十一章，234 页），因此消耗一分子 UTP 相当于消耗一分子 ATP。

糖原引物是**糖原蛋白**（glycogenin）的一段寡糖链。糖原蛋白是一种葡萄糖基转移酶同二聚体，每个亚基可以利用 UDP-葡萄糖在另一个亚基 Tyr194 的羟基上合成含 10~20 个葡萄糖的寡糖链，作为糖原引物。

5. **分支化**　当糖链延伸到 $Glc_{11~18}$ 时，末端的 $Glc_{6~7}$ 被移至邻近的糖链上，并以 α-1,6-糖苷键连接，从而形成糖原分支，相邻分支点至少间隔 Glc_4。分支化反应由**糖原分支酶**（glycogen-branching enzyme，仅在肝细胞和肌细胞中高表达）催化。糖原合酶和分支酶交替催化，持续合成糖原。分支化既增加糖原水溶性，又支持其快速合成或分解。

除葡萄糖外，果糖和半乳糖等其他单糖也可以先转化成糖原合成途径的中间产物，再合成糖原。

糖原负载（carbohydrate loading）：高分支化糖原代谢快，可为短跑运动员快速供能。低分支化糖原代谢慢，可为长跑运动员持续供能。糖原合酶活性高于分支酶，因而糖链延伸快于分支化。基于此，长跑运动员常于赛前增加运动强度以耗尽肌糖原，然后进食高糖食物以快速合成低分支化糖原。

（二）糖原分解

糖原分解成葡萄糖的过程由四种酶催化进行（图 8-9）。总反应的化学反应式如下：

$$Glc_{n+1} + H_2O \rightarrow Glc_n + Glc$$

1. **磷酸解**　糖原磷酸解生成 1-磷酸葡萄糖，反应由**糖原磷酸化酶**（glycogen phosphorylase）催化，该酶以磷酸吡哆醛为辅基（磷酸吡哆醛与 Lys681 形成席夫碱，其磷酸基为催化基团），催化反应时要抓住非还原端的 $Glc_{4~5}$。

该反应达到平衡时［磷酸］/［1-磷酸葡萄糖］= 3.6，在体外可逆。但细胞内［磷酸］/［1-磷酸葡萄糖］> 100，所以不可逆。

和水解相比，磷酸解有两个优点：节约 ATP，产物 1-磷酸葡萄糖不会逸出细胞。

2. **变位**　1-磷酸葡萄糖异构成 6-磷酸葡萄糖，反应由磷酸葡萄糖变位酶催化。

3. **水解**　6-磷酸葡萄糖水解成葡萄糖，反应由**葡萄糖-6-磷酸酶**（glucose-6-phosphatase，G6Pase）催化，需要 Mg^{2+}：①葡萄糖-6-磷酸酶位于滑面内质网膜上（内质网标志酶，九次跨

图 8-9　糖原分解

膜），活性中心在内质网腔一侧，所以葡萄糖生成于内质网腔，通过葡萄糖转运蛋白 GLUT7 易化扩散至细胞质，通过 GLUT2 易化扩散至血浆，补充血糖。②葡萄糖-6-磷酸酶主要存在于肝脏和肾皮质，饥饿时（及糖尿病患者）胰岛 β 细胞和肠上皮细胞也有少量表达，其他组织特别是骨骼肌不表达该酶。

糖原分解产生 6-磷酸葡萄糖的其他去向：①分解供能，主要发生在肌细胞。②通过磷酸戊糖途径产生 NADPH 和 5-磷酸核糖，发生在各组织。

4. 脱支　当糖原磷酸解到离分支点还有 Glc_4 时发生脱支反应，由脱支酶（debranching enzyme，一种双功能酶）催化。反应分两步进行：①将外支 Glc_4 中的 Glc_3 转移到相邻分支非还原端，以 α-1,4-糖苷键连接。②水解分支点的 α-1,6-糖苷键，生成葡萄糖和脱去一个分支的寡糖链。寡糖链可以继续磷酸解。脱支酶和糖原磷酸化酶交替催化，持续分解糖原。

糖原颗粒可被溶酶体吞噬，并被溶酶体 α-葡萄糖苷酶（又称酸性麦芽糖酶）水解，这一代谢对新生儿特别重要。缺乏 α-葡萄糖苷酶会引起 Ⅱ 型糖原累积病。

二、糖原代谢生理意义

糖原代谢是为了维持合适的血糖水平，缓冲间断进食对血糖的影响。

进食时血糖升高，肝细胞和肌细胞加快摄取葡萄糖，主要用于合成糖原，使血糖回落到正常水平；餐后 6~8 小时或无氧运动时血糖下降，肝糖原分解加快，生成的葡萄糖释放入血，使血糖回升到正常水平。

肝糖原分解是餐后 18（12~24）小时内补充血糖的主要来源。葡萄糖-6-磷酸酶主要存在于肝细胞内，所以肝糖原分解可生成葡萄糖，直接补充血糖。

肌细胞没有葡萄糖-6-磷酸酶。肌糖原分解产生的 6-磷酸葡萄糖主要通过糖酵解途径代谢，生成 ATP 供给肌肉收缩。不过，肌糖原酵解生成的丙酮酸可以还原成乳酸（或氨基化成丙氨酸）转运到肝脏，通过糖异生间接补充血糖（见 164 页）。

肌细胞同时进行脂肪酸 β 氧化（第九章，181 页），产生的乙酰辅酶 A 抑制丙酮酸脱氢酶复合体，导致丙酮酸积累，通过转氨基生成丙氨酸，与产生的 α-酮酸一起运到肝脏，转氨基生成丙酮酸和氨基酸。丙酮酸异生成葡萄糖，氨基酸回到肌细胞，继续运输丙酮酸。

三、糖原代谢调节

肝糖原、肌糖原代谢意义不同，其调节机制也不尽相同。

1. 关键酶　糖原代谢的关键酶是糖原合酶和糖原磷酸化酶。肝细胞和肌细胞有各自的糖原合酶和糖原磷酸化酶同工酶，它们都受化学修饰调节和变构调节（表 8-7）。

表 8-7　糖原代谢调节

酶	磷酸化状态	去磷酸化状态	变构激活剂	变构抑制剂
糖原合酶	低活性（b 型）	高活性（a 型）	6-磷酸葡萄糖（b 型）	
糖原磷酸化酶	高活性（a 型）	低活性（b 型）	AMP（肌）	ATP、6-磷酸葡萄糖、葡萄糖（肝）

（1）糖原合酶　是控制糖原合成的关键酶，催化的反应是不可逆反应。糖原合酶有低活性、磷酸化的 b 型（活性依赖高水平的 6-磷酸葡萄糖）和高活性、去磷酸化的 a 型两种修饰状态，两种状态可以通过磷酸化、去磷酸化相互转化。

（2）糖原磷酸化酶　是控制糖原分解的关键酶，催化的反应是不可逆反应。糖原磷酸化酶是同二聚体，有高活性的 R 构象和低活性的 T 构象两种构象，有去磷酸化的 b 型和磷酸化的 a 型两种修饰状态，两种状态可以通过磷酸化、去磷酸化相互转化。在平衡状态下，a 型主要呈 R 构象，因而属于高活性型，b 型主要呈 T 构象，因而属于低活性型。

糖原磷酸化酶存在肝、肌同工酶。肝糖原磷酸化酶缺省状态（default state，血糖低）下为高活性的 a 型，肌糖原磷酸化酶缺省状态（肌静息状态）下为低活性的 b 型。糖原磷酸化酶是最早发现的磷酸化酶，也是最早阐明调节机制的调节酶。

NOTE

2. **化学修饰调节**　血糖较低时，胰岛 α 细胞分泌胰高血糖素，激活肝细胞胰高血糖素受体，通过信号转导（第十二章，249 页）促进肝糖原分解、抑制肝糖原合成，使血糖回升。紧张、恐惧、出血、缺氧、低血糖或运动兴奋时，肾上腺髓质分泌肾上腺素，激活肌细胞膜 β 肾上腺素能受体，通过信号转导促进肌糖原分解、抑制肌糖原合成，加快 ATP 合成，使肌肉运动加快：

（1）信号转导激活的蛋白激酶 A 催化糖原磷酸化酶激酶（又称糖原磷酸化酶 b 激酶）磷酸化激活，糖原磷酸化酶激酶催化糖原磷酸化酶 b 的 Ser14 磷酸化，激活成糖原磷酸化酶 a，促进糖原分解。

（2）蛋白激酶 A 催化糖原合酶 a 磷酸化，灭活成糖原合酶 b，抑制肝糖原合成，血糖消耗减少。

肝细胞信号转导比肌细胞复杂。肾上腺素也促进肝糖原分解，且除了激活 β 肾上腺素能受体外，还激活 α 肾上腺素能受体，后者通过信号转导诱导内质网释放 Ca^{2+}。Ca^{2+} 与糖原磷酸化酶激酶 $(\alpha\beta\gamma\delta)_4$ 十六聚体的 δ 亚基（即钙调蛋白）结合，将糖原磷酸化酶激酶部分激活。肾上腺素和胰高血糖素共同作用使肝糖原分解达到最快。

血糖较高时，胰岛素通过信号转导调节糖原代谢，使血糖回落：①使糖原合酶 b 去磷酸化激活成糖原合酶 a，促进肝糖原和肌糖原合成，加快血糖消耗。②增加肌细胞膜葡萄糖转运蛋白 GLUT4 数量，加快血糖摄取。

3. **变构调节**　缺省状态下肌糖原磷酸化酶 b 受 ATP 变构抑制、6-磷酸葡萄糖反馈抑制，主要呈 T 构象。AMP 是肌肉收缩消耗 ATP 的产物，是肌糖原磷酸化酶 b 的变构激活剂，与 ATP 竞争同一调节位点，竞争性解除 ATP 的抑制效应，使肌糖原磷酸化酶 b 呈 R 构象，加快肌糖原磷酸解。R 构象的肌糖原磷酸化酶 b 磷酸化成 a 型后不受 AMP、ATP、6-磷酸葡萄糖等变构调节。

缺省状态下肝糖原磷酸化酶 a 主要呈 R 构象，加快肝糖原磷酸解。葡萄糖是肝糖原磷酸化酶 a 的变构抑制剂，血糖正常时与肝糖原磷酸化酶 a 结合，稳定其 T 构象。此外，葡萄糖的结合还使其暴露出磷酸化 Ser14，被蛋白磷酸酶催化去磷酸化成糖原磷酸化酶 b。

糖原合酶 b 有高活性的 R 构象和低活性的 T 构象两种构象，缺省状态下主要呈低活性的 T 构象。6-磷酸葡萄糖是糖原合酶 b 的变构激活剂。血糖较高时，细胞摄取葡萄糖增多，磷酸化生成 6-磷酸葡萄糖，与糖原合酶 b 结合，使其呈高活性的 R 构象，加快糖原合成。

四、糖原累积病

糖原累积病（GSD）是以糖原分解缺陷或结构异常而在细胞内积累为特征的一类遗传病，是由糖原代谢酶缺乏引起的（表 8-8），可引起肝损伤和肌无力，有的甚至引起早逝。其中，Ⅰ～Ⅶ型糖原累积病是常染色体隐性遗传病，Ⅷ型糖原累积病是 X 连锁隐性遗传病。例如：Ⅰ型糖原累积病（又称 von Gierke disease）患者缺乏葡萄糖-6-磷酸酶，其肝糖原分解障碍，导致低血糖，结果代偿性地造成肝细胞糖酵解过度，导致血乳酸、血丙酮酸积累，脂肪代谢增加。

表 8 - 8　糖原累积病主要分型

型别	酶缺乏	受损器官	糖原水平、结构
I	葡萄糖-6-磷酸酶（Ⅰa） 或 6-磷酸葡萄糖转运体系（Ⅰb）	肝、肾小管	糖原累积，结构正常
Ⅱ	溶酶体 α-葡萄糖苷酶	所有器官	糖原累积，结构正常
Ⅲ	脱支酶（Ⅲa、Ⅲb），肌脱支酶（Ⅲa）	肝（Ⅲa、Ⅲb）、肌（Ⅲa）	糖原累积，外支短
Ⅳ	分支酶	肝、脾	水平正常，外支长
Ⅴ	肌糖原磷酸化酶	肌	糖原累积，结构正常
Ⅵ	肝糖原磷酸化酶	肝	糖原累积
Ⅶ	肌磷酸果糖激酶 1	肌	糖原累积，结构正常
Ⅷ	肝糖原磷酸化酶激酶	肝	糖原累积，结构正常
Ⅸ	肝、肌糖原磷酸化酶激酶	肝、肌	糖原累积，结构正常
Ⅹ	蛋白激酶 A	肝	糖原累积，结构正常

第四节　糖异生

糖异生（gluconeogenesis）是指由非糖物质合成葡萄糖的过程。能合成糖的非糖物质主要有乳酸（来自骨骼肌细胞）、氨基酸（食物消化吸收，饥饿时骨骼肌蛋白分解）、甘油（来自脂肪动员）。乳酸和 18 种标准氨基酸（第十章，218 页）可生成三羧酸循环中间产物，因而可合成糖。正常情况下每日可合成葡萄糖 80~160g。糖异生主要在肝细胞质中（个别反应在线粒体内）进行。肾皮质也可进行糖异生，正常情况下每日合成量仅为肝的 10%，空腹时合成量可达肝的 40%，长期禁食时合成量与肝相当，可达 40g。脑、骨骼肌、心肌基本没有糖异生。

一、糖异生过程

在糖酵解途径中，葡萄糖通过 10 步反应生成丙酮酸，其中 3 步是不可逆反应。在糖异生途径中，丙酮酸通过 11 步反应生成葡萄糖，其中 4 步是不可逆反应，绕过了糖酵解途径的 3 步不可逆反应（图 8-10）。糖异生途径总反应的化学反应式如下：

$$2乳酸 + 4ATP + 2GTP + 6H_2O \rightarrow 葡萄糖 + 4ADP + 2GDP + 6P_i$$

1. **丙酮酸羧化支路**　①从细胞质进入线粒体的丙酮酸羧化成草酰乙酸，反应由丙酮酸羧化酶（pyruvate carboxylase，同四聚体，以生物胞素、Mn^{2+} 为辅助因子）催化，消耗 ATP。②草酰乙酸活化成磷酸烯醇式丙酮酸，逸出线粒体，反应由磷酸烯醇式丙酮酸羧激酶 2（PEPCK，同工酶 2）催化，消耗 GTP。③草酰乙酸也可由苹果酸-天冬氨酸穿梭转到细胞质中（第七章，135 页），再活化成磷酸烯醇式丙酮酸，反应由磷酸烯醇式丙酮酸羧激酶 1（同工酶 1）催化。

2. 1,6-二磷酸果糖水解成 6-磷酸果糖　反应由果糖-1,6-二磷酸酶（同四聚体，每个亚基结合三个 Mg^{2+}）催化。

1,6-二磷酸果糖　　　　　　　　　　　　6-磷酸果糖

3. 6-磷酸葡萄糖水解成葡萄糖　反应由葡萄糖-6-磷酸酶催化，在内质网中进行。

6-磷酸葡萄糖　　　　　　　　　　　　　葡萄糖

二、糖异生生理意义

糖异生主要在饥饿时、高蛋白饮食时或剧烈运动后进行。

1. 饥饿时维持血糖稳定　长期禁食或饥饿时肝内糖异生增加，主要原料是氨基酸（来自骨骼肌蛋白分解）和甘油（来自脂肪动员），合成的葡萄糖释放入血，维持血糖稳定，这对主要利用葡萄糖供能的组织非常重要。脑细胞不能利用脂肪酸，主要通过糖的有氧氧化提供能量，每日消耗葡萄糖 100~120g。此外，肾髓质、血细胞和视网膜等每日消耗约 40g，肌细胞每日至少消耗 30~40g，可见这些组织细胞的葡萄糖每日消耗量可达 160~200g。因此，即使在空腹状态下，仍须维持血糖高于 2.2mmol/L（40mg/dL），以保证脑细胞等对血糖的利用。人体储存的可以供全身利用的葡萄糖约 210g（糖原可提供约 190g，体液游离葡萄糖约 20g），在 18（12~24）小时内基本耗尽。

2. 参与食物氨基酸的转化和储存　大多数氨基酸经过脱氨基等分解代谢产生的 α-酮酸可以通过糖异生途径合成葡萄糖（第十章，218 页）。因此，从食物消化吸收的氨基酸可以合成葡萄糖，并进一步合成糖原。

肌细胞以氨基酸为燃料时代谢产生丙氨酸。丙氨酸运到肝脏，既作为糖异生原料用于合成葡萄糖，又作为氨的运输形式参与维持氮平衡（第十章，215 页）。

🍃 低糖饮食养生：每日糖摄入量<20g（正常饮食糖摄入量 100~120g），脂、蛋白质摄入量正常，可以有效促进体重减轻。其机制是机体糖摄入量不足，需通过糖异生补偿。糖异生过程消耗脂肪以供能，消耗氨基酸以获得糖异生原料。

3. 参与乳酸的回收利用　在某些生理（如剧烈运动）和病理（如循环或呼吸功能障碍）

状态下，肌糖原分解和无氧酵解生成大量乳酸，释放入血，运到肝脏，再合成葡萄糖（乳酸循环，167页）。这样可以回收乳酸，避免浪费，并防止发生代谢性酸中毒。

4. 肾脏糖异生促进排氨排酸　氨基酸分解代谢产生的部分氨由谷氨酰胺运到肾脏排泄（第十章，215页）。肾脏糖异生消耗 α-酮戊二酸，促进谷氨酰胺、谷氨酸降解排氨。排至小管液的 NH_3 与 H^+ 结合，既避免 NH_3 重吸收，又促进排氢保钠，防止发生代谢性酸中毒（第十九章，363页）。

三、底物循环

如果糖酵解和糖异生同时进行，则其中间产物会形成以下三个循环：①葡萄糖和6-磷酸葡萄糖的相互转化，总反应的化学反应式是：$ATP+H_2O \rightarrow ADP+P_i$。②6-磷酸果糖和1,6-二磷酸果糖的相互转化，总反应的化学反应式是：$ATP+H_2O \rightarrow ADP+P_i$。③磷酸烯醇式丙酮酸和丙酮酸的相互转化，总反应的化学反应式是：$GTP+H_2O \rightarrow GDP+P_i$（图8-10）。

图 8-10　糖异生和糖酵解的不可逆反应

这三个循环具有以下特点：①循环不可逆，两种代谢物通过由不同酶催化的不可逆反应相互转化。②循环只净消耗高能化合物，把化学能转换成热能。③循环在同一细胞内完成。这类循环称为**底物循环**（substrate cycle）。

底物循环具有以下意义：①是一种代谢调节机制，使调节更灵敏。②新生儿及冬眠动物的棕色脂肪组织通过底物循环产热，维持体温。

不过，在正常生理状态下，底物循环在大多数组织不会进行，以免浪费高能化合物。

四、糖异生调节

糖异生途径的关键酶是丙酮酸羧化酶、磷酸烯醇式丙酮酸羧激酶、果糖-1,6-二磷酸酶和葡萄糖-6-磷酸酶，糖酵解途径的关键酶是己糖激酶、葡萄糖激酶（肝）、磷酸果糖激酶1、丙酮酸激酶（表8-9）。糖异生和糖酵解都受能荷和代谢物水平调节，意义是维持血糖稳定，调节机制包括关键酶的结构调节和水平调节。

（一）果糖-1,6-二磷酸酶和磷酸果糖激酶 1

果糖-1,6-二磷酸酶（F-1,6-BPase）和磷酸果糖激酶 1（PFK）所催化的 1,6-二磷酸果糖（F-1,6-BP）和 6-磷酸果糖（F-6P）的相互转化最重要。

1. **变构调节**　F-1,6-BPase 的变构激活剂是柠檬酸，变构抑制剂是 AMP，竞争性抑制剂是

β-D-2,6-二磷酸果糖（F-2,6-BP）；PFK 的变构激活剂是 AMP、F-2,6-BP、ADP，变构抑制剂是 ATP、柠檬酸。

表 8-9　糖酵解与糖异生变构调节

	酶	变构激活剂	变构抑制剂	竞争性抑制剂
糖酵解	①己糖激酶		6-磷酸葡萄糖	
	②磷酸果糖激酶 1	AMP、2,6-二磷酸果糖、ADP	ATP、柠檬酸	
	③丙酮酸激酶	1,6-二磷酸果糖	ATP、丙氨酸、乙酰辅酶 A、长链脂肪酸	
糖异生	①丙酮酸羧化酶	乙酰辅酶 A	ADP	
	②磷酸烯醇式丙酮酸羧激酶		ADP	
	③果糖-1,6-二磷酸酶	柠檬酸	AMP	2,6-二磷酸果糖

（1）ATP、AMP、柠檬酸　低能荷时 ATP 不足，AMP 积累。AMP 激活 PFK 同时抑制 F-1,6-BPase，因而促进糖酵解同时抑制糖异生。高能荷时 ATP 充足，柠檬酸积累且进入细胞质，柠檬酸和 ATP 抑制 PFK 同时柠檬酸激活 F-1,6-BPase，因而抑制糖酵解同时促进糖异生。

（2）F-2,6-BP　F-2,6-BP 既是 F-1,6-BPase 最重要的抑制剂（使其 K_m 增大），又是 PFK 的变构激活剂。F-2,6-BP 水平与血糖呈正相关，血糖偏高时 F-2,6-BP 水平高，F-2,6-BP 激活 PFK 从而促进糖酵解，同时抑制 F-1,6-BPase 从而抑制糖异生，最终使血糖回落；血糖偏低时 F-2,6-BP 水平低，PFK 失活因而糖酵解减少，同时 F-1,6-BPase 复活因而糖异生增加，最终使血糖回升。

2. 化学修饰调节　肝 PFK 的 Ser528 被 N-乙酰氨基葡萄糖糖基化抑制。

（二）丙酮酸羧化酶、磷酸烯醇式丙酮酸羧激酶和丙酮酸激酶

丙酮酸羧化酶、磷酸烯醇式丙酮酸羧激酶和丙酮酸激酶所催化的磷酸烯醇式丙酮酸和丙酮酸的相互转化也很重要。

1. 变构调节　丙酮酸羧化酶的变构激活剂是乙酰辅酶 A，变构抑制剂是 ADP；磷酸烯醇式丙酮酸羧激酶的变构抑制剂是 ADP；丙酮酸激酶变构激活剂是 F-1,6-BP，变构抑制剂是 ATP、丙氨酸、乙酰辅酶 A、长链脂肪酸。其中乙酰辅酶 A 既是丙酮酸羧化酶必需的变构激活剂，促进糖异生，又是丙酮酸激酶的变构抑制剂，抑制糖酵解。

2. 化学修饰调节　胰高血糖素及肾上腺素通过信号转导激活蛋白激酶 A，蛋白激酶 A 催化肝丙酮酸激酶磷酸化抑制；胰岛素通过信号转导激活一种蛋白磷酸酶，该蛋白磷酸酶催化肝丙酮酸激酶去磷酸化激活。

此外，糖异生和糖酵解的关键酶还受到水平调节：①高糖饮食时胰岛素分泌增加，通过信号转导一方面诱导肝葡萄糖激酶、磷酸果糖激酶 1、丙酮酸激酶、双功能酶基因表达，促进糖酵解；另一方面抑制丙酮酸羧化酶、磷酸烯醇式丙酮酸羧激酶、葡萄糖-6-磷酸酶基因表达，抑制糖异生。②饥饿或糖尿病时胰高血糖素、糖皮质激素分泌增加，通过信号转导一方面抑制肝葡萄糖激酶、磷酸果糖激酶 1、丙酮酸激酶基因表达，抑制糖酵解；另一方面诱导肝丙酮酸羧化酶、磷酸烯醇式丙酮酸羧激酶、F-1,6-BPase、葡萄糖-6-磷酸酶基因表达（第十二章，251页），促进糖异生。

五、乳酸循环

骨骼肌剧烈运动产生的乳酸由单羧酸转运蛋白介导释放入血，被肝细胞摄取，异生成葡萄糖，释放入血，被肌细胞摄取，分解成乳酸，这一过程称为乳酸循环、Cori 循环，由 Cori 夫妇（1947 年诺贝尔生理学或医学奖获得者）阐明。

1. 循环过程　机体剧烈运动时，骨骼肌分解肌糖原，生成 6-磷葡萄糖。①6-磷酸葡萄糖通过无氧酵解生成乳酸，通过底物磷酸化合成 ATP，供给肌肉收缩。②乳酸释放入血，被肝细胞摄取。③乳酸通过糖异生合成葡萄糖。④葡萄糖释放入血，被肌细胞摄取。⑤葡萄糖转化为 6-磷酸葡萄糖，通过无氧酵解生成乳酸，形成乳酸循环（图 8-11）。

图 8-11　乳酸循环

2. 生理意义　乳酸循环的形成是因为肝细胞和肌细胞糖代谢特点的不同：肌细胞运动容易缺氧，无氧酵解活跃，会产生大量乳酸；肝细胞糖异生活跃，可以大量摄取乳酸并合成葡萄糖。因此，乳酸循环具有以下意义：①避免乳酸积累引起酸中毒。②乳酸再利用，避免营养流失。③肝脏通过乳酸循环为骨骼肌供能，不过每运输 2ATP 要付出 4ATP 的代价，因为由乳酸异生 1 分子葡萄糖要消耗 6ATP，而 1 分子葡萄糖无氧酵解只净得 2ATP。

第五节　其他单糖代谢

从食物消化吸收的糖除葡萄糖外还有少量果糖、半乳糖和甘露糖等。它们可以先转化为葡萄糖代谢中间产物，然后进一步代谢（图 8-12）。

图 8-12　各种单糖进入糖酵解途径

1. **果糖代谢**　①来自食物的果糖主要在肝脏通过 **1-磷酸果糖途径**代谢：果糖磷酸化生成1-磷酸果糖（由果糖激酶催化，该酶分布于肝、肾、肠、脾、胰腺等，不受胰岛素调节），1-磷酸果糖裂解成磷酸二羟丙酮和甘油醛（由肝醛缩酶 B 催化，但该酶主要功能是催化1,6-二磷酸果糖裂解），甘油醛磷酸化生成 3-磷酸甘油醛（由丙糖激酶催化），与磷酸二羟丙酮进入糖异生途径或糖酵解途径。②在肌肉和脂肪组织，果糖磷酸化生成 6-磷酸果糖（由己糖激酶催化），6-磷酸果糖进入糖酵解等糖代谢途径。

果糖摄入过多会导致脂肪肝、肥胖、胰岛素抵抗，增加高甘油三酯血症、高胆固醇血症、高尿酸血症、2 型糖尿病风险：肝 1-磷酸果糖途径绕过了糖酵解磷酸果糖激酶 1 催化的关键反应，因而肝细胞糖酵解利用果糖的速度比利用葡萄糖还快，大量果糖代谢生成的丙酮酸和乙酰辅酶 A 量超过生物氧化分解量而用于合成甘油三酯、胆固醇。甘油三酯积累引起脂肪肝。过量极低密度脂蛋白（VLDL）分泌引起高甘油三酯血症、低密度脂蛋白（LDL）胆固醇增加，引起高胆固醇血症（第九章，203 页）。1-磷酸果糖途径消耗大量磷酸（ATP），影响 ATP 合成，ATP 对嘌呤核苷酸从头合成的抑制减弱，尿酸生成增加，引起高尿酸血症和痛风（第十一章，237 页）。

🔖 果糖代谢缺陷：①肝果糖激酶缺乏引起**原发性果糖尿**，不过它是良性的，无临床症状。②醛缩酶 B 缺乏引起**果糖不耐受**，表现为高果糖或蔗糖饮食时呕吐、低血糖。

2. **半乳糖代谢**　半乳糖在肝脏磷酸化生成 1-磷酸半乳糖（由半乳糖激酶催化），进入以下两个代谢：①异构成 1-磷酸葡萄糖，进入糖酵解途径或糖原合成途径。②活化生成 UDP-半乳糖，合成糖脂（脑苷脂）、蛋白多糖、糖蛋白和乳糖等。

半乳糖通过四步反应转化成 6-磷酸葡萄糖：①半乳糖激酶催化半乳糖磷酸化生成 1-磷酸半乳糖。②半乳糖-1-磷酸尿苷酰转移酶催化 1-磷酸半乳糖从 UDP-Glc 获得 UMP 生成 UDP-Gal 和 1-磷酸葡萄糖。③UDP-Glc 差向异构酶（以 NAD^+ 为辅助因子）催化 UDP-Gal 差向异构成 UDP-Glc。④磷酸己糖异构酶催化 1-磷酸葡萄糖异构成 6-磷酸葡萄糖。总反应的化学反应式如下：

$$半乳糖 + ATP \rightarrow 6\text{-}磷酸葡萄糖 + ADP$$

🔖 **半乳糖血症**（galactosemia）　由半乳糖代谢酶缺乏引起，包括：①**半乳糖激酶缺乏症**：引起高半乳糖血、高半乳糖尿，大量半乳糖在婴幼儿晶状体被醛糖还原酶催化还原成半乳糖醇，沉积而导致白内障，通过控制半乳糖摄入可缓解。②**半乳糖-1-磷酸尿苷酰基转移酶缺乏症**：进食奶类会出现呕吐、腹泻、高半乳糖血和高半乳糖尿。伴发白内障（半乳糖醇积累）、肝大（磷酸缺乏）、黄疸，严重时肝硬化，女性卵巢衰竭。此外还有嗜睡、生长缓慢、语言表达能力低下，智力缺陷。预后不佳。诊断标准是红细胞缺乏半乳糖-1-磷酸尿苷酰基转移酶。③**差向异构酶缺乏症**：症状与前面类似，但恶性程度低，通过控制半乳糖摄入可缓解。

3. **甘露糖代谢**　甘露糖磷酸化生成 6-磷酸甘露糖（由己糖激酶催化），异构成 6-磷酸果糖（由磷酸甘露糖异构酶催化），进入糖酵解或糖原合成途径。

第六节　血　糖

血糖是指血中的游离葡萄糖，占血中全部单糖的 95% 以上。正常人空腹血糖为 4.5~

5mmol/L（临床参考值是 3.9～6.1mmol/L，70～110mg/dL）。进食后血糖升至 6.5～7.2mmol/L，但两小时后回落到正常水平。饥饿时血糖也能维持在 3.3～3.9mmol/L。

一、血糖来源和去路

血糖有多个来源和多条去路，并且受到严格调节，保持平衡，以维持血糖稳定。

1. **血糖来源**　①食物糖消化吸收：是血糖的主要来源。②肝糖原分解：是空腹血糖的主要来源。③糖异生：是饥饿时血糖的重要来源。

2. **血糖去路**　①氧化分解供能：是血糖的主要去路。②合成糖原：包括肝糖原和肌糖原。③转化为其他糖或非糖物质：包括核糖、脱氧核糖、氨基糖、唾液酸和糖醛酸等其他糖，脂肪和非必需氨基酸等非糖物质。

二、血糖调节

肝脏是调节血糖的主要器官，肾脏对维持血糖起重要作用。神经系统和激素通过调节肝脏和肾脏的糖代谢维持血糖稳定。

1. **肝脏调节**　肝脏在血糖正常时释放葡萄糖，仅在进食后摄取葡萄糖。进食后肝门静脉血糖可达 20mmol/L，而肝静脉血糖则降至 8～9mmol/L。

肝脏是通过调节糖原代谢和糖异生维持血糖的。当血糖偏高时，肝糖原合成增加，促进血糖消耗；糖异生减少，限制血糖补充，从而使血糖回落。当血糖偏低时，肝糖原分解增加，糖异生增加，补充血糖，从而使血糖回升。当然，肝脏对血糖的调节是在神经和激素的控制下进行的。

2. **肾脏调节**　肾脏对某种物质的重吸收能力通常用肾阈（即该物质在尿中开始出现时的血浆水平）表示。肾小管对葡萄糖虽有很强的重吸收能力，但毕竟有一定限度，其极限值约为 2mmol/分钟，对应血糖水平是 8.9～10.0mmol/L（160～180mg/dL），该值称为**肾糖阈**（renal threshold of sugar）。只要血糖不超过肾糖阈，肾近端小管就能将小管液中的葡萄糖完全重吸收，不会出现糖尿。如果血糖超过肾糖阈，就会出现糖尿。正常人血糖基本低于肾糖阈，所以极少出现糖尿。肾糖阈是可以变化的，长期糖尿病患者肾糖阈升高，而有些孕妇肾糖阈降低。

此外，长期禁食时肾皮质还通过糖异生维持血糖。

3. **神经调节**　是指通过反射调节代谢。用电刺激交感神经系统的视丘下部腹内侧核或内脏神经，导致肾上腺素和去甲肾上腺素分泌，促进肝糖原分解，使血糖升高；用电刺激副交感神经系统的视丘下部外侧或迷走神经，导致胰岛素分泌，促进肝糖原合成，使血糖下降。

4. **激素调节**　是指激素通过信号转导调节代谢。胰岛 β 细胞（又称 B 细胞）合成分泌的胰岛素在主要激素中是唯一能降血糖的激素，且可以拮抗胰高血糖素和糖皮质激素；而能使血糖升高的激素主要有胰岛 α 细胞（又称 A 细胞）合成分泌的胰高血糖素、肾上腺髓质合成分泌的肾上腺素、肾上腺皮质合成分泌的糖皮质激素、垂体前叶合成分泌的生长激素和甲状腺合成分泌的甲状腺激素等。这些激素主要通过调节糖代谢途径维持血糖稳定，其中胰岛素和胰高血糖素起核心作用（表 8-10、表 8-11）。

表 8－10　激素对血糖的影响

	激素		效应	
降血糖激素	胰岛素	①上调肌细胞、脂肪细胞 GLUT4，促进其摄取血糖 ②促进肝、脂肪细胞葡萄糖转化为脂肪 ③促进肝糖酵解和糖原合成，激活肝、骨骼肌糖原合酶，促进肌糖原合成	④抑制肝、骨骼肌糖原分解 ⑤抑制糖异生	
升血糖激素	胰高血糖素	①促进肝糖原分解补充血糖 ②促进肝糖异生	③抑制肝糖原合成 ④抑制肝糖酵解	
	肾上腺素	①促进肝糖原分解补充血糖 ②促进肌糖原分解和糖酵解	③促进糖异生	
	糖皮质激素	①抑制肝外组织细胞摄取葡萄糖	②促进肝细胞摄取氨基酸，促进糖异生	
	生长激素	①抑制肌细胞摄取葡萄糖	②促进糖异生	
	甲状腺激素	①促进小肠吸收单糖 ②促进肝糖原分解和糖异生	③促进糖的氧化分解（降血糖，但效应弱）	

（1）胰岛素　通过以下机制促使细胞摄取葡萄糖，从而降血糖：①使脂肪细胞、肌细胞 GLUT4 补充细胞膜，促进其摄取葡萄糖。②促进肝细胞糖酵解和糖原合成，抑制其糖原分解和糖异生。刺激胰岛素分泌的因素有高血糖、游离氨基酸、游离脂肪酸、酮体、胰高血糖素、促胰液素、磺酰脲类降糖药（甲糖宁、优降糖，用于治疗 2 型糖尿病），抑制胰岛素分泌的因素有肾上腺素和去甲肾上腺素。

（2）胰高血糖素　通过以下机制使血糖升高：①激活肝糖原磷酸化酶，促进肝糖原分解。②促进氨基酸、乳酸糖异生。低血糖促进胰高血糖素分泌。

表 8－11　胰岛素和胰高血糖素的组织效应

组织	肝组织	脂肪组织	肌组织
胰岛素	促进脂肪酸、糖原、蛋白质合成，抑制酮体生成、糖异生	促进葡萄糖摄取、脂肪酸合成，抑制脂肪动员	促进葡萄糖摄取，促进糖原合成、蛋白质合成
胰高血糖素	促进糖原分解、糖异生、酮体生成	促进脂肪动员	

（3）生长激素　又称促生长素，属于垂体前叶激素，拮抗胰岛素效应，促进脂肪动员释放游离脂肪酸，脂肪酸抑制肌细胞摄取葡萄糖。低血糖促进生长激素分泌。

（4）糖皮质激素　一方面通过诱导合成转氨酶、色氨酸加氧酶等促进肝氨基酸分解代谢，为糖异生提供原料，另一方面通过诱导合成糖异生关键酶促进糖异生，此外还抑制肝外组织消耗葡萄糖。垂体前叶合成分泌的促肾上腺皮质激素刺激肾上腺皮质合成分泌糖皮质激素，脂肪组织也组成性合成分泌糖皮质激素。

脂肪组织合成分泌的糖皮质激素和巨噬细胞合成分泌的一组细胞因子都拮抗胰岛素效应，该效应可解释为什么肥胖者易患胰岛素抵抗。

各种激素的调节作用并非孤立地各行其是，而是相互协同或相互制约，共同维持血糖稳定。

三、血糖测定

临床上多用葡萄糖氧化酶法：①葡萄糖氧化酶：葡萄糖+O_2+H_2O→葡萄糖酸+H_2O_2。②过氧化物酶：$2H_2O_2$+4-氨基安替比林+苯酚→醌类化合物+$4H_2O$。③醌类化合物在 500nm 比色。

第七节　糖代谢紊乱

神经功能紊乱、内分泌紊乱、先天性酶缺乏及肝、肾功能不全均可以引起糖代谢紊乱。无论何种原因引起糖代谢紊乱都会影响血糖，但只有血糖持续异常或耐糖曲线异常才可确定为糖代谢紊乱。

一、低血糖

低血糖（hypoglycemia）是指空腹血糖低于 2.8mmol/L（50mg/dL）。低血糖可以由某些生理或病理因素引起：①长期禁食。②持续的剧烈运动。③胰岛 β 细胞增生或癌变导致胰岛素合成分泌过多，或胰岛 α 细胞功能低下导致胰高血糖素合成分泌不足。④垂体前叶或肾上腺皮质功能减退，导致生长激素或糖皮质激素等拮抗胰岛素的激素合成分泌不足。⑤严重的肝脏疾患导致肝糖原合成及糖异生作用降低，肝脏不能有效地调节血糖。⑥孕妇胎儿耗糖量多，饮食间隔太长会导致孕妇和胎儿低血糖。早产儿（胎龄<37 周）和低出生体重儿（<2.5kg）几乎没有脂肪组织为糖异生提供甘油，糖异生酶类基因表达也不高，易患低血糖。

哺乳动物脑组织基本没有能量储备，主要依靠血糖供能，因此低血糖会导致脑功能障碍、昏迷甚至危及生命。

二、高血糖及糖尿

高血糖（hyperglycemia）是指空腹血糖高于 7.0mmol/L（130mg/dL）。高血糖引起体液高渗，影响血液流动性，细胞内酸和超氧阴离子积累，内皮系统、免疫系统、凝血系统受损。血糖超过肾糖阈 8.9~10.0mmol/L 时出现糖尿（glucosuria）。

1. **垂体性糖尿**　生长激素合成分泌过多时，可因血糖升高而出现垂体性糖尿。

2. **肾性糖尿**　肾脏疾患（慢性肾炎、肾病综合征等）导致肾小管重吸收葡萄糖的能力减弱，肾糖阈降低，出现糖尿，称为肾性糖尿，可见尿糖阳性不一定有血糖升高和糖代谢紊乱。

3. **生理性高血糖和糖尿**　正常人偶尔也会出现高血糖和糖尿，但都是暂时的，空腹血糖正常：①高糖饮食时，由于血糖快速升高，会出现一过性糖尿，称为饮食性糖尿。②情绪激动时，交感神经兴奋，肾上腺素分泌增加，引起血糖快速升高，会出现糖尿，称为情感性糖尿。

三、糖尿病

糖尿病（diabetes mellitus）在中医学中属于"消渴"症，是一类多源性代谢紊乱，特征是持续性高血糖和糖尿，严重时还会引起酮症酸中毒（第九章，此时血糖多数为 16.7~33.3mmol/L）。发病机制是胰岛素合成分泌不足或应答障碍，引起糖、脂肪、蛋白质代谢紊乱，即血糖来源增多，去路减少，破坏正常状态下的动态平衡。微血管病变是糖尿病特异性并发症，可以造成各种器官的长期性损伤和功能障碍（如糖尿病肾病、视网膜病）。目前全球有 3.46 亿糖尿病患者。

1. **糖尿病类型**　可分为 1 型、2 型、特殊类型和妊娠期糖尿病，以 1 型、2 型为主。

（1）**1 型糖尿病**　发病是由于自身免疫导致胰岛 β 细胞持续性破坏，导致胰岛素合成分泌不足，主要表现为细胞摄取葡萄糖能力下降、糖异生增加、脂肪动员增加、酮体生成增加。

通常在童年期和青少年期即发病，需要终身接受胰岛素治疗。

（2）2型糖尿病　发病是由于以胰岛素抵抗为主伴β细胞功能缺陷，在葡萄糖刺激时，患者的胰岛素水平可稍低、基本正常、高于正常或分泌高峰延迟。通常在成年期发病，与肥胖、缺乏运动、不健康饮食相关，占糖尿病的90%。治疗方案包括改变生活方式、减肥、口服药物、注射胰岛素。2型糖尿病与1型糖尿病的主要区别是胰岛素基础水平与释放曲线不同。

（3）特殊类型糖尿病　包括已阐明病因的糖尿病和由其他病因所致的继发性糖尿病。例如：慢性胰腺炎后期半数患者因胰腺内分泌功能不全会引起糖尿病。

（4）妊娠期糖尿病　是指妊娠妇女妊娠前未发现，在妊娠期（通常在妊娠中期或后期）才发现的糖尿病。

2. **糖尿病症状**　许多糖尿病患者有"三多一少"的症状，即多食、多饮、多尿和体重减轻：①患者糖氧化供能障碍，饥饿多食。②多食进一步使血糖升高，超过肾糖阈，出现糖尿，导致小管液渗透压升高，引起渗透性利尿，因而多尿。③多尿失水过多，血液浓缩引起口渴，因而多饮。④由于糖氧化供能障碍，体内大量动员脂肪（同时脂肪合成减少），严重时动员组织蛋白氧化供能，因而身体消瘦，体重减轻。此外，糖尿病最常见的精神症状是抑郁情绪。

总之，上述症状源于患者糖代谢出现下列紊乱：①葡萄糖分解减少，糖原合成减少，糖转化成脂肪减少。②糖原分解增加，糖异生增加。

3. **糖尿病血液指标**　血糖、果糖胺与糖化血红蛋白均可用于诊断糖尿病和评价疗效，并指导预防糖尿病并发症。

🔖 果糖胺：又称糖化白蛋白，是血浆蛋白与葡萄糖共价结合（以白蛋白为主，非酶促、不可逆反应）的产物，其水平与血糖水平成正比。果糖胺水平可反映采血前2~3周的血糖总水平，用于鉴别应激性高血糖（心、脑血管等疾病可引起）和糖尿病高血糖。

🔖 糖化血红蛋白（GHB，HbA_{1c}）：是血红蛋白（主要通过赖氨酸ε-氨基、N端氨基）与葡萄糖共价结合（非酶促、不可逆反应）的产物，血红蛋白糖化率通常与血糖水平成正比，血糖正常者血红蛋白糖化率<5%，未经治疗的糖尿病患者可达10%。糖化血红蛋白水平可反映采血前6~8周的血糖总水平，用于评价糖尿病治疗效果。

血红蛋白糖化不影响其携氧功能，但其他血浆蛋白糖化可能影响功能，因而与衰老、动脉粥样硬化、糖尿病等有关。

四、糖耐量试验

葡萄糖耐量（glucose tolerance）简称糖耐量，是指人体处理所给予葡萄糖的能力。**糖耐量试验**（GTT）是临床上测定糖耐量的常用方法。

正常人糖代谢调节机制健全，即使摄入大量的糖，血糖水平也只有短暂升高，很快即可回落到正常水平，这是正常的耐糖现象。如果血糖升高不明显甚至不升高，或升高后回落缓慢，均反映血糖调节存在障碍，称为耐糖现象失常。

临床上常用的糖耐量试验是先测定受试者空腹血糖，然后5分钟内口服75g葡萄糖（或1g/kg体重）。之后在0.5、1、1.5、2、3小时时取血，测定血糖，以时间为横坐标，血糖水平为纵坐标绘制曲线，称为耐糖曲线（图8-13）。通过分析耐糖曲线可以诊断糖代谢紊乱疾病。

1. **正常人耐糖曲线特点**　空腹血糖正常；口服葡萄糖后血糖升高，在1小时内达到高峰，但不超过肾糖阈；而后血糖迅速回落，2~3 小时内降到正常水平。

2. **糖尿病患者耐糖曲线特点** 空腹血糖高于正常水平；口服葡萄糖后血糖急剧升高，并超过肾糖阈；2~3 小时内血糖不能回落到空腹水平。

此外，应激性糖尿、单纯性肥胖、脑垂体前叶功能亢进、甲状腺功能亢进、胰岛 β 细胞功能衰竭、肾上腺皮质功能亢进（柯兴综合征）、药物（如阿司匹林、消炎痛等）或感染导致肝功能损害等都可引起糖耐量减低，其耐糖曲线也有类似特点。

图 8-13　耐糖曲线

3. **胰岛素瘤患者耐糖曲线特点** 空腹血糖低于正常值；口服葡萄糖后血糖升高不明显，并且短时间即回落到空腹水平。

链接

α-葡萄糖苷酶抑制剂与降糖中药

糖尿病患者的高血糖会引起一些严重的并发症，而餐后血糖升高会引起蛋白质糖化，从而引起一些慢性并发症。因此，糖尿病治疗的一个重要目的就是维持血糖稳定，减少并发症。

目前临床应用的口服降糖药属于促胰岛素分泌剂、胰岛素增敏剂和 α-葡萄糖苷酶抑制剂等。

α-葡萄糖苷酶抑制剂能够抑制 α-葡萄糖苷酶（即麦芽糖酶-α-葡萄糖苷酶），从而延缓小肠对葡萄糖的吸收，延迟并降低餐后血糖升高，减轻餐后高血糖对胰岛 β 细胞的刺激作用。因此，α-葡萄糖苷酶抑制剂既可提高糖耐量，防治餐后高血糖和缓解高胰岛素血症（hyperinsulinism），又可防治肥胖和高脂血症，用于治疗因糖代谢紊乱而引起的疾病。

研究发现降糖中药中含 α-葡萄糖苷酶抑制剂，它们在结构上属于黄酮类、生物碱类或皂苷类。

1. **黄酮类** 槲皮素（quercetin）、杨梅酮（myricetin）、非瑟酮（fisetin）和栎素（quercitrin）对 α-葡萄糖苷酶有很强的抑制作用。木犀草素（luteolin）和大豆异黄酮（isoflavone）等也有这种抑制作用。

2. **生物碱类** Asano 等从桑根皮中分离出 18 种生物碱，发现这些多羟基生物碱对小鼠消化道 α-葡萄糖苷酶有抑制作用，特别是其中的两种多羟基去甲莨菪碱（no-rhyoscyamine）的抑制作用很强。

3. **皂苷类** 大豆皂苷（saponin）是一类五环三萜的糖苷。动物实验表明：富含皂苷和异黄酮的大豆胚轴提取物能降低糖尿病大鼠的血糖，并提高其糖耐量。此外，大豆皂苷单体强烈抑制酵母 α-葡萄糖苷酶的活性，并且呈剂量依赖性，其抑制作用属于非竞争性抑制。

小　结

糖既是供能物质、结构成分、合成原料，又参与细胞识别、代谢调节及其他生命过程。

食物中的糖主要是淀粉，在消化道不同部位（以小肠为主）由不同来源的消化酶催化水解成葡萄糖，并在十二指肠和空肠由上皮细胞通过继发性主动转运机制吸收，经过肝脏分配到全身各组织利用。

人体各组织细胞都能从血中摄取葡萄糖，通过糖酵解、有氧氧化途径、磷酸戊糖途径、糖醛酸途径等分解转化，为生命活动提供合成原料、还原当量和高能化合物。

糖酵解和无氧酵解：糖酵解是指葡萄糖分解成丙酮酸。无氧酵解是指在无氧条件下，葡萄糖分解成丙酮酸后进一步还原成乳酸。糖酵解和无氧酵解在各组织细胞质中进行，释放能量的一部分推动合成 ATP 供给生命活动。无氧酵解由 11 种酶催化，其中己糖激酶、葡萄糖激酶（肝）、磷酸果糖激酶 1 和丙酮酸激酶是关键酶，所催化的反应是不可逆反应。生理意义：①无氧酵解是组织细胞在相对缺氧时快速补充能量的一种有效方式。②某些组织在有氧时也通过无氧酵解供能。③无氧酵解的中间产物是其他物质的合成原料。

糖的有氧氧化：是指葡萄糖在供氧充足时完全氧化成 CO_2 和 H_2O，并释放大量能量推动合成 ATP 供给生命活动。有氧氧化途径是葡萄糖氧化供能的主要途径，可以分三个阶段，从细胞质中开始，在线粒体内完成。糖的有氧氧化由 19 种酶催化，其中己糖激酶、磷酸果糖激酶1、丙酮酸激酶、丙酮酸脱氢酶复合体、柠檬酸合成酶、异柠檬酸脱氢酶和 α-酮戊二酸脱氢酶复合体是关键酶，所催化的反应是不可逆反应。

三羧酸循环：是指在线粒体内，草酰乙酸与乙酰辅酶 A 缩合成柠檬酸，经过一系列酶促反应最终又生成草酰乙酸。生理意义：三羧酸循环是重要的两用代谢途径，一方面是生物氧化的第二阶段，因而是糖、脂肪和蛋白质分解代谢的共同途径；另一方面是糖、脂肪和氨基酸代谢联系的枢纽。三羧酸循环特点：①每次循环氧化 1 个乙酰基，合成 10 个 ATP。②关键酶是柠檬酸合成酶、异柠檬酸脱氢酶和 α-酮戊二酸脱氢酶复合体，其中异柠檬酸脱氢酶最重要。③被其他代谢消耗的中间产物可由丙酮酸羧化生成的草酰乙酸补充。

磷酸戊糖途径：葡萄糖在各组织细胞质中氧化分解，生成的 5-磷酸核糖和 NADPH 是重要的生命物质。6-磷酸葡萄糖脱氢酶催化的反应是关键反应。

糖醛酸途径：葡萄糖氧化成 UDP-葡萄糖醛酸，既为透明质酸、硫酸软骨素和肝素等黏多糖合成提供葡萄糖醛酸，又参与生物转化。

糖原代谢：葡萄糖与糖原相互转化以维持血糖稳定。进食时血糖升高，肝细胞和肌细胞加快摄取葡萄糖，主要用于合成糖原，使血糖回落到正常水平。葡萄糖合成糖原过程由 5 种酶催化进行，其中糖原合酶是关键酶，每连接一个葡萄糖需要消耗 1 个 ATP 和 1 个 UTP。餐后 6~8 小时或无氧运动时血糖下降，肝糖原分解加快，生成的葡萄糖释放入血，使血糖回升到正常水平。肝糖原分解过程由 4 种酶催化进行，其中糖原磷酸化酶是关键酶。

糖异生：非糖物质在肝脏（少量在肾皮质）的细胞质和线粒体内合成葡萄糖。能合成糖的非糖物质有乳酸、氨基酸、甘油等。乳酸异生成葡萄糖由 12 种酶催化，其中丙酮酸羧化酶、磷酸烯醇式丙酮酸羧激酶、果糖-1,6-二磷酸酶和葡萄糖-6-磷酸酶是关键酶。生理意义：①饥饿时维持血糖稳定。②参与食物氨基酸的转化和储存。③参与乳酸的回收利用。④肾脏糖异生促进排氨排酸。

乳酸循环：由骨骼肌细胞无氧酵解与肝细胞糖异生联合形成。生理意义：①避免乳酸积累引起酸中毒。②乳酸再利用，避免营养流失。③肝脏通过乳酸循环为骨骼肌供能。

其他单糖代谢：从食物吸收的其他单糖可以转化成葡萄糖代谢中间产物进行代谢。

血糖有多个来源和多条去路，并且受到严格调节，保持平衡，以维持血糖稳定。血糖来源有食物糖消化吸收、肝糖原分解、糖异生，去路有氧化分解供能、合成糖原、转化成其他糖类或非糖物质。

肝脏是调节血糖的主要器官，肾脏对调节血糖起重要作用。神经系统和激素通过调节肝脏和肾脏的糖代谢维持血糖稳定。胰岛素是降血糖激素，胰高血糖素、肾上腺素、糖皮质激素、生长激素和甲状腺激素是升血糖激素。

讨论

1. 葡萄糖分解代谢的主要途径。

2. 从以下方面比较糖的无氧酵解和有氧氧化：反应条件、反应场所、最终产物、ATP 合成量。

3. 6-磷酸葡萄糖、丙酮酸、乙酰辅酶 A、血糖的来源和去路。

4. 无氧酵解、磷酸戊糖途径、糖原代谢、糖异生生理意义。

5. 下列各化合物完全氧化时 ATP 合成量：乙酰辅酶 A、葡萄糖、1,6-二磷酸果糖、丙酮酸、α-酮戊二酸。

6. 丙氨酸、天冬氨酸、乳酸、草酰乙酸的生糖过程。

NOTE

第九章　脂质代谢

脂质是重要的生命物质。人体脂质以体内合成为主，即使从食物摄入的脂质往往也要经过再加工才被利用。脂质代谢紊乱与心血管疾病、脂肪肝等有关。

第一节　概　述

脂质包括脂肪和类脂。它们的组成和结构不同，在体内的分布和生理功能也不尽相同。

一、脂质的分布

脂肪是脂肪组织的主要成分，占脂肪细胞质量的 80%~95%。脂肪组织主要分布于皮下（皮下脂肪，subcutaneous fat）、腹腔（内脏脂肪，visceral fat）和乳腺等部位，统称脂库，其功能是储存脂肪，所储存的脂肪称为贮脂、储脂。贮脂的量因人而异，占体重的 13%~40%，并且受营养状况、运动状态、神经和激素等多种因素影响，所以称为**可变脂**。可变脂通过合成与分解不断更新。

类脂是构成生物膜的基本成分，占体重的 2.5%~5%，而且在各组织器官中的含量比较稳定，基本上不受营养状况和运动状态的影响，所以称为**固定脂、基本脂**。

二、脂质的功能

脂质种类不一，功能多样（表9-1）。

表 9-1　脂质主要功能

功能	举例	功能	举例
储能物质	贮脂	第二信使前体	磷脂酰肌醇类
生物膜主要成分	磷脂、糖脂、胆固醇	辅助因子	维生素 K
膜蛋白锚定	脂酰基、法尼基、磷脂酰肌醇类	乳化剂	胆汁酸
激素	钙三醇、类固醇激素、类花生酸	视觉成分	视黄醇、视黄醛

脂肪是脂肪酸的主要储存形式，是机体最重要的储能物质。正常成人通常每日摄入 50~100g 脂肪，提供所需能量的 20%~40%（推荐每日摄入量少于 70g，提供所需能量的 30% 以下）。新生儿每千克体重脂肪消耗量是成人的 3~5 倍。

脂肪作为储能物质具有以下特点：①储量大：一个 70kg 体重男性体内的储能物质包括 11kg 脂肪和 0.4kg 糖原。11kg 脂肪即使在空腹状态下也能维持 12 周的能量供应，而 0.4kg 糖原在进食 12~24 小时后即基本耗尽。②热值高：氧化 1g 脂肪酸可以释放 37~38kJ 能量，大约是氧化 1g 糖原（16~17 kJ）或蛋白质（17kJ）所释放能量的 2 倍。③占用储存空间小：糖原和蛋白质均以水化状态存在（糖原含水量 2g/g），所占的储存空间是脂肪的 3 倍。1g 脂肪储存的能量是 1g 水化糖原的 6.75 倍。

脂肪导热性差，皮下脂肪可防止热量散失而维持体温；脏器周围的脂肪可降低脏器之间的摩擦，缓冲机械冲击，保护和固定脏器；食物脂肪既提供必需脂肪酸，又作为溶剂促进脂溶性维生素的吸收。

类脂是维持生物膜结构与功能必不可少的成分，含量占膜成分的 50% 以上。类脂中的不饱和脂肪酸赋予膜流动性，饱和脂肪酸和胆固醇赋予膜坚固性。胆固醇可以转化成胆汁酸和类固醇激素等活性物质。

三、脂质的消化

食物脂质每日摄入 60~150g，其中 90% 以上是脂肪（50~100g），即甘油三酯，另有少量磷脂（5%，4~8g）、胆固醇酯（0.85~0.9g）、胆固醇（0.1~0.15g）、脂溶性维生素等。此外，肠道脱落细胞含 2~6g 膜脂，每日死亡肠道细菌提供约 10g 膜脂。WHO 建议每日摄入脂肪 15%~30%，其中饱和脂肪酸低于 10%，多不饱和脂肪酸 6%~10%，反式脂肪酸低于 1%（以上均以供能计）。

食物脂质在消化道不同部位（以小肠为主）由不同来源的酶催化消化（多数需要胆汁酸协助），生成甘油一酯、溶血磷脂、胆固醇、脂肪酸。

1. 口腔 新生儿唾液腺分泌一种舌脂酶，可以把乳汁中含短链、中链脂肪酸的甘油三酯水解成 1,2-甘油二酯，但对成人意义不大。

2. 胃 食物脂肪的 15%（成人）~50%（新生儿）由胃脂肪酶（379AA，一说它就是舌脂酶）消化成 1,2-甘油二酯。胃脂肪酶由胃主细胞合成分泌，其最适 pH 4，耐酸、抗胃蛋白酶，消化时不需要胆汁酸协助，但进入小肠后失活。

3. 小肠 脂质主要在十二指肠和空肠部位消化，消化前先被胆汁酸乳化成微团。消化由胰腺腺泡细胞合成分泌的脂酶催化，主要有胰脂肪酶、辅脂酶、磷脂酶 A_2 和胆固醇酯酶等。

（1）甘油三酯 水解成脂肪酸和 2-甘油一酯（约 72%）、1-甘油一酯（约 6%，由异构酶催化 2-甘油一酯生成）、甘油（22%~25%），由胰脂肪酶（水解甘油 1、3 位酯键）催化，需辅脂酶（由胰腺合成分泌的一种蛋白因子，并无催化活性）协助其锚定于微团表面，以免被胆汁酸清除。

（2）甘油磷脂 水解成脂肪酸和溶血磷脂，由磷脂酶 A_2 催化（见 191 页）。

🐍 某些蛇毒及微生物分泌物中含磷脂酶 A_2，通过水解细胞膜磷脂引起溶血或组织细胞坏死。

（3）胆固醇酯 水解成脂肪酸和胆固醇，由胆固醇酯酶催化。

未消化的食物脂质会在结肠被厌氧菌水解。

母乳中有胆汁酸激活的脂肪酶，抗胃酸，专一性差，在十二指肠和空肠水解甘油三酯、甘油二酯、甘油一酯、胆固醇酯、脂溶性维生素酯。

🐍 其他消化液分泌正常而胆汁不足（因肝功能损害）或胰液缺乏可引起脂肪泻，每日随粪便排出约 30g 脂肪。

🔖 急性胰腺炎时，大量胰酶淤积于炎症区，胰蛋白酶原被激活，进而激活磷脂酶 A$_2$ 等。磷脂酶 A$_2$ 水解细胞膜磷脂，引起胰实质凝固性坏死、酶解性脂肪坏死、溶血。

🔖 奥利司他是一种处方药，用于治疗重度肥胖，作用机制是抑制胃脂肪酶、胰脂肪酶，从而抑制脂质消化吸收。

四、脂质消化产物的吸收

脂质消化产物由小肠（主要是十二指肠下段和空肠上段）上皮细胞摄取，大都再酯化，装配成脂蛋白，通过血液运到全身各组织利用。

1. 短链脂肪酸、中链脂肪酸和甘油　直接被肠上皮细胞摄取，经肝门静脉进入血液循环。

2. 甘油一酯、长链脂肪酸、溶血磷脂、胆固醇和脂溶性维生素等　与胆汁酸形成更小的可溶性微团（3~6nm），被肠上皮细胞摄取。在滑面内质网内，2-甘油一酯通过甘油一酯途径（monoacylglycerol pathway，由脂酰辅酶 A 合成酶、2-甘油一酯酰基转移酶催化）再酯化成甘油三酯，然后与胆固醇酯（胆固醇再酯化，由脂酰辅酶 A 胆固醇酰基转移酶催化，194 页）、胆固醇、磷脂、脂溶性维生素、载脂蛋白形成乳糜微粒（CM），分泌到毛细淋巴管（乳糜管），通过胸导管进入血液循环（第 199 页）。

微团中的胆汁酸并不随食物脂质一同吸收，而是在回肠部位被重吸收（第十八章，335页）。

纤维素、果胶和琼脂等能与胆汁酸形成复合物，影响脂质乳化、消化和吸收，所以高纤维食物有助于控制胆固醇吸收。

🔖 β 谷固醇等植物固醇可用于降低血胆固醇，治疗高胆固醇血症，机制是抑制胆固醇的吸收和在肠上皮细胞内的酯化，未酯化固醇类会通过主动转运排回肠腔。

五、脂质代谢一览

脂质代谢包括食物脂质的消化和吸收、脂肪的储存和动员、磷脂的合成和分解、胆固醇的合成和转化、血浆脂蛋白的形成和运输等。肝脏是脂质代谢中心，经血浆脂蛋白的运输和代谢与肝外组织相互调配（图 9-1）。

图 9-1　脂质代谢一览

第二节　甘油三酯代谢

甘油三酯代谢包括甘油三酯、脂肪酸及酮体的分解和合成。

一、甘油三酯分解代谢

脂肪组织可为绝大多数组织提供燃料。甘油三酯分解代谢过程可分三个阶段：①甘油三酯水解成甘油和脂肪酸，并逸出脂肪细胞，经血液运到其他组织。②甘油被肝脏和肾脏等摄取利用。③脂肪酸被其他组织摄取、活化、转入线粒体，分解成乙酰辅酶A，通过三羧酸循环氧化供能；肝细胞还可以利用乙酰辅酶A合成酮体，供肝外组织利用。

（一）脂肪动员

在静息状态及中等运动状态（如步行）下，机体主要由脂肪动员释放的脂肪酸供能。脂肪动员（mobilization of triacylglycerol）是指脂肪细胞中的甘油三酯被水解成甘油和脂肪酸的过程。甘油（通过水通道蛋白 AQP7）和一部分脂肪酸（通过脂肪酸转运蛋白）扩散入血，供给其他组织利用，其余脂肪酸再酯化，形成底物循环。脂肪动员依次由脂肪组织甘油三酯脂肪酶（ATGL，504AA）、激素敏感性脂肪酶（HSL，1076AA）、甘油一酯脂肪酶（MGL，303AA）催化。脂肪动员可能也发生于肌细胞，但只是为肌细胞自身供能。

1. **脂肪动员涉及两种关键成分**　①激素敏感性脂肪酶（HSL）是一种丝氨酸酶，具有相对专一性，主要水解甘油二酯（DAG）和胆固醇酯（CE），也可水解甘油三酯（TAG）、甘油一酯（MAG）。HSL是控制脂肪动员的关键酶，其活性受化学修饰调节：被蛋白激酶A催化磷酸化激活，被特定蛋白磷酸酶催化去磷酸化抑制。②脂滴包被蛋白（perilipin）参与脂肪细胞脂滴形成，机制是在基础条件下与脂滴结合蛋白（CGI，348AA）形成复合物，包被于脂滴表面，抑制HSL与脂滴甘油三酯接触，从而抑制脂肪动员，但在受脂解激素刺激时被蛋白激酶A催化磷酸化，募集HSL结合于脂滴表面，促进脂肪动员，因此其协调脂肪储存和动员，以适应代谢需要。

脂肪动员时，胰高血糖素通过信号转导激活蛋白激酶A。蛋白激酶A一方面激活HSL，另一方面催化 perilipin 磷酸化。磷酸化 perilipin 变构暴露脂滴表面便于脂肪动员，且募集HSL、释放CGI。CGI结合并激活ATGL。ATGL、HSL、MGL共同水解甘油三酯生成脂肪酸和甘油。

2. **脂肪动员受两类激素调节**　①脂解激素（lipolytic hormone）：包括胰高血糖素、肾上腺素、去甲肾上腺素、促肾上腺皮质激素、促黑素、促甲状腺激素、生长激素、加压素、糖皮质激素和甲状腺激素等，它们通过信号转导激活蛋白激酶A，促进脂肪动员。②抗脂解激素（antilipolytic hormone）：包括胰岛素、前列腺素 E_1、雌二醇（和烟酸）等，它们通过信号转导拮抗蛋白激酶A，抑制脂肪动员。

脂肪细胞摄取葡萄糖增加时不会抑制脂肪动员，但会促进脂肪酸再酯化，因而使脂肪细胞释放脂肪酸减少，但释放甘油不变。

（二）甘油代谢

甘油易溶于水，可以直接经血液运输。肝脏、肾脏、睾丸、肠道、棕色脂肪组织、哺乳期

NOTE

乳腺等细胞质中富含甘油激酶。它们可以摄取甘油，并将其磷酸化生成 3-磷酸甘油，然后脱氢生成磷酸二羟丙酮，通过糖酵解途径分解，或通过糖异生途径生糖（在肝脏）。骨骼肌细胞和脂肪细胞内没有甘油激酶或活性极低，所以不能利用甘油。

（三） 脂肪酸氧化

脂肪动员释放的长链脂肪酸入血后由白蛋白运输（1 分子白蛋白可以结合 10 分子长链脂肪酸，复合物密度>1.281，含脂肪酸 1%），被各组织细胞通过细胞膜脂肪酸转运蛋白摄取，在细胞质中由脂肪酸结合蛋白运到代谢场所，用于氧化供能或合成脂质。除脑细胞和红细胞外，肝脏、心脏、骨骼肌、肾、肺、睾丸、脂肪组织等大多数组织细胞都能摄取并氧化脂肪酸（或合成脂质），其中肝脏、心脏和骨骼肌氧化量最多，分别供给其所需能量的80%、80% 和 50% 以上（静息态）。脂肪酸氧化有多条途径，其中主要途径是先活化成脂酰辅酶 A，再由肉碱转入线粒体，通过 β 氧化分解成乙酰辅酶 A，这一分解过程是脂肪酸生物氧化第一阶段。

1. 脂肪酸活化成脂酰辅酶 A 生成的脂酰辅酶 A 又称活性脂肪酸，它既可以转入线粒体氧化分解，又可以在细胞质中合成脂质。

脂肪酸活化反应由长链脂酰辅酶 A 合成酶（又称脂肪酸硫激酶）催化。该酶是一种单次跨膜蛋白（698AA），位于线粒体外膜、内质网膜、过氧化物酶体膜、微粒体膜上。此外，线粒体基质内有中链、短链脂酰辅酶 A 合成酶。实际上 $C_4 \sim C_{11}$ 脂肪酸可以或必须先进入线粒体再活化。

脂肪酸活化产生的焦磷酸被焦磷酸酶催化水解，因而每活化一分子脂肪酸实际消耗两个高能磷酸键，相当于消耗两分子 ATP。

2. 脂酰辅酶 A 进入线粒体 因为催化脂肪酸 β 氧化的酶主要位于线粒体内，所以脂酰辅酶 A 必须进入线粒体才能被氧化。长链脂酰辅酶 A 和脂肪酸不能直接通过线粒体内膜，需以 L-肉碱（carnitine）为载体转运：①细胞质脂酰辅酶 A 把酰基转给 L-肉碱，生成脂酰肉碱，反应由线粒体外膜肉碱脂酰转移酶 Ⅰ（CPT-Ⅰ，属于两次跨膜蛋白，活性中心位于胞质面，有肝、肌、脑三型）催化。②脂酰肉碱通过线粒体内膜肉碱-脂酰肉碱转位酶（301AA，六次跨膜）转入线粒体。③脂酰肉碱把酰基转给线粒体辅酶 A，生成线粒体脂酰辅酶 A（图9-2），反应由线粒体内膜基质侧肉碱脂酰转移酶 Ⅱ（CPT-Ⅱ，633AA，属于周边蛋白）催化。

图 9-2 脂肪酸转运

3. 脂酰辅酶 A 通过 β 氧化分解 脂酰辅酶 A 接下来的氧化过程主要发生在 β 碳原子上，包括脱氢、加水、再脱氢和硫解四步反应，最终是 β-碳原子被氧化，所以称为 β 氧化（β-oxidation pathway，由 Knoop 于 1904 年通过动物实验阐明，图 9-3）。以棕榈酰辅酶 A 为例，β 氧化过程如下。

图 9-3 脂肪酸 β 氧化

（1）脱氢 脂酰辅酶 A 脱氢生成反-α,β-烯脂酰辅酶 A，反应由线粒体内膜脂酰辅酶 A 脱氢酶（acyl CoA dehydrogenase，一种黄素蛋白，以 FAD 为辅基）催化。脱下的氢由 FAD 通过线粒体基质电子传递黄素蛋白（ETF，含有一个 FAD）、线粒体内膜 ETF-泛醌氧化还原酶（ETF-QO，含有一个［4Fe-4S］型铁硫中心和一个 FAD）传递给辅酶 Q，通过氧化磷酸化推动合成 1.5ATP。

脂酰辅酶 A 脱氢酶有长链、中链、短链三型，分别催化 $C_{12} \sim C_{18}$、$C_4 \sim C_{14}$、$C_4 \sim C_6$ 脂酰辅酶 A 脱氢。

（2）加水 反-α,β-烯脂酰辅酶 A 加水生成 L-β-羟脂酰辅酶 A，反应由 α,β-烯脂酰辅酶 A 水化酶（enoyl CoA hydratase）催化。该酶也可催化顺-α,β-烯脂酰辅酶 A 加水，但生成 D-β-羟脂酰辅酶 A。

（3）再脱氢 L-β-羟脂酰辅酶 A 脱氢生成 β-酮脂酰辅酶 A，反应由 L-β-羟脂酰辅酶 A 脱氢酶（L-3-hydroxyacyl CoA dehydrogenase，以 NAD⁺ 为辅酶）催化。脱下的氢由 NAD⁺ 送入 NADH 氧化呼吸链，通过氧化磷酸化推动合成 2.5ATP。

（4）硫解 β-酮脂酰辅酶 A 硫解生成豆蔻酰辅酶 A 和 1 分子乙酰辅酶 A，反应由硫解酶（β-酮脂酰辅酶 A 硫解酶，β-ketoacyl-CoA-thiolase）催化。棕榈酰辅酶 A 一轮 β 氧化的反应方程式如下：

$$棕榈酰辅酶A + CoA + FAD + NAD^+ + H_2O \rightarrow 豆蔻酰辅酶A + 乙酰辅酶A + FADH_2 + (NADH + H^+)$$

豆蔻酰辅酶 A 再进行六轮脱氢、加水、再脱氢和硫解反应，最终分解成七分子乙酰辅酶 A。棕榈酰辅酶 A 经过七轮 β 氧化分解的反应方程式如下：

$$棕榈酰辅酶A + 7CoA + 7FAD + 7NAD^+ + 7H_2O \rightarrow 8乙酰辅酶A + 7FADH_2 + 7(NADH + H^+)$$

极长链脂肪酸（如 $C_{20} \sim C_{26}$）先在过氧化物酶体内通过 β 氧化缩短成辛酰辅酶 A，之后转入线粒体继续完成 β 氧化。过氧化物酶体 β 氧化第一步反应是由脂酰辅酶 A 氧化酶催化，脱下的氢直接由 FAD 传递给 O_2，生成 H_2O_2。此外，过氧化物酶体 β 氧化途径还参与胆汁酸合成。

4. 乙酰辅酶 A 氧化　β 氧化生成的乙酰辅酶 A 有三个去向：氧化供能、合成胆固醇和合成酮体。在标准条件下，1 分子棕榈酸完全氧化推动合成 106 分子 ATP（表 9-2），并生成 122 分子 H_2O，其反应方程式如下：

$$棕榈酸 + 23O_2 + 106(ADP + P_i) \rightarrow 16CO_2 + 106ATP + 122H_2O$$

标准条件下棕榈酸生物氧化的自由能利用率为 33%，生理状态下高达 68%。

表 9-2　棕榈酸氧化生成的 ATP

8 乙酰辅酶 A	$7FADH_2$	7NADH	活化消耗 ATP	净得 ATP
10×8	1.5×7	2.5×7	2	106

5. 脂肪酸氧化调节　肉碱脂酰转移酶 I 是控制脂肪酸氧化分解的关键酶。

（1）关键酶调节　①在饥饿或高脂低糖饮食时机体糖供应不足，糖尿病患者不能有效利用血糖，均需通过脂肪酸氧化分解供能，此时肉碱脂酰转移酶 I 活性增加，脂肪酸转运、氧化增加。②饱食后机体甘油三酯合成增加，细胞内丙二酰辅酶 A 增加（见 188 页），竞争性抑制肉碱脂酰转移酶 I（特别是在心、肾、肝、肌细胞），脂肪酸转运、氧化减少。

（2）代谢物调节　①高糖饮食时，糖代谢增加，一方面消耗 NAD^+，抑制 β-羟脂酰辅酶 A 脱氢；另一方面生成大量乙酰辅酶 A，抑制 β-酮脂酰辅酶 A 硫解。②高脂低糖饮食或饥饿、糖尿病促进脂肪动员时，脂肪酸大量供应，组织细胞摄取、氧化增加。

6. 脂肪酸的其他氧化方式　除 β 氧化外，脂肪酸还可以进行 ω 氧化和 α 氧化等。

（1）不饱和脂肪酸的氧化　不饱和脂肪酸也可以通过 β 氧化途径分解，只是其所含的顺式双键要异构成反式双键。异构由 Δ^3, Δ^2-烯脂酰辅酶 A 异构酶（Δ^3, Δ^2-enoyl-CoA isomerase，可将 Δ^3-顺或 Δ^3-反-烯脂酰辅酶 A 异构成 Δ^2-反-烯脂酰辅酶 A）和 2,4-二烯脂酰辅酶 A 还原酶（2,4-dienoyl-CoA reductase，可将 Δ^2-反-Δ^4-顺-二烯脂酰辅酶 A 还原成 Δ^3-反-烯脂酰辅酶 A，消耗 NADPH）催化。

（2）奇数碳脂肪酸的氧化　奇数碳脂肪酸可以进行 β 氧化，只是最后生成 1 分子丙酰辅酶 A。①丙酰辅酶 A 羧化成 D-甲基丙二酰辅酶 A，由线粒体丙酰辅酶 A 羧化酶催化。该酶为 $\alpha_6\beta_6$ 十二聚体，以生物胞素为辅助因子（消耗 ATP），其缺乏会导致丙酸血症（propionic acidemia）。②异构成 L-甲基丙二酰辅酶 A，由线粒体差向异构酶催化。③变位成琥珀酰辅酶 A，由线粒体甲基丙二酰辅酶 A 变位酶催化。该酶以 5'-脱氧腺苷钴胺素（辅酶 B_{12}）为辅基，其缺乏会导致甲基丙二酸尿（methylmalonic aciduria）。④琥珀酰辅酶A可合成葡萄糖。

（3）脂肪酸的ω氧化　在肝细胞和肾细胞的内质网上，少量中链和长链（C_{10}～C_{16}）脂肪酸的ω碳原子可以由羟化酶、脱氢酶催化氧化成羧基，得到α,ω-二羧酸，然后转入线粒体进行β氧化。

（4）脂肪酸的α氧化　在过氧化物酶体中，脂肪酸由羟化酶催化氧化成α-羟脂酸，然后通过α-氧化脱羧反应生成比原来少一个碳原子的脂酰辅酶A，再进行β氧化。

7. 脂肪酸代谢紊乱　脂肪酸转运异常或氧化异常（肉碱缺乏、遗传性肉碱脂酰转移酶Ⅰ缺乏、肉碱脂酰转移酶Ⅱ缺乏、脂肪酸氧化酶系缺乏、中链脂酰辅酶A脱氢酶缺乏、牙买加呕吐病、Refsum病、Zellweger综合征）引起低血糖等疾病。

（四）酮体代谢

酮体（ketone body）包括乙酰乙酸（20%）、D-(-)-β-羟丁酸（β-羟丁酸，78%）和丙酮（2%），是脂肪酸分解代谢的产物。

1. 酮体生成（ketogenesis）　肝脏是脂肪酸分解最活跃的器官之一。肝脏通过β氧化分解脂肪酸生成大量乙酰辅酶A，一部分乙酰辅酶A在线粒体内合成酮体（图9-4）。

图9-4　酮体生成

（1）两分子乙酰辅酶A缩合成乙酰乙酰辅酶A，反应由线粒体乙酰辅酶A乙酰转移酶（ACAT1，又称乙酰乙酰辅酶A硫解酶，394AA×4，以K^+为激活剂）催化。

（2）乙酰乙酰辅酶A与一分子乙酰辅酶A缩合成羟甲基戊二酰辅酶A（HMG-CoA），反应由线粒体羟甲基戊二酰辅酶A合成酶（HMG-CoA合成酶）催化。

肝细胞线粒体HMG-CoA合成酶活性最高，至少是其他组织（结肠、肾、睾丸、胰脏）的200倍，脑细胞无此酶。

（3）HMG-CoA裂解成乙酰乙酸和乙酰辅酶A，反应由线粒体HMG-CoA裂解酶催化。

肝细胞线粒体HMG-CoA裂解酶活性最高，脑、胰、肠、肾、睾丸、骨骼肌、成纤维细胞、淋巴母细胞也有，脑、骨骼肌活性最低。

（4）乙酰乙酸可以由$NADH+H^+$还原成D-β-羟丁酸，反应由D-β-羟丁酸脱氢酶催化。

（5）少量乙酰乙酸自发脱羧生成丙酮。

2. 酮体氧化　肝脏合成的酮体从线粒体扩散进入细胞质，通过细胞膜单羧酸转运蛋白介导出细胞入血液循环，被肝外组织（如心、肾）通过细胞膜单羧酸转运蛋白介导摄取，在线粒体内被氧化分解。

（1）D-β-羟丁酸脱氢生成乙酰乙酸，反应由 D-β-羟丁酸脱氢酶催化（图 9-4④）。

（2）乙酰乙酸被琥珀酰辅酶 A 活化成乙酰乙酰辅酶 A，反应由线粒体琥珀酰辅酶 A 转移酶（又称 β-酮脂酰辅酶 A 转移酶）催化，该酶在心、肾、脑、肌肉、白细胞、成纤维细胞水平较高，但肝细胞没有。

乙酰乙酸　　　　琥珀酰CoA　　　　　　琥珀酸　　　　乙酰乙酰CoA

（3）乙酰乙酰辅酶 A 硫解生成乙酰辅酶 A，反应由线粒体乙酰辅酶 A 乙酰转移酶催化（图 9-4①）。丙酮不能被利用，主要由肺呼出。

人肾、心、脑细胞质存在一种乙酰乙酰辅酶 A 合成酶（672AA），催化以下反应：ATP+乙酰乙酸+CoA → AMP+PP$_i$+乙酰乙酰辅酶 A。考虑到存在细胞质乙酰辅酶 A 乙酰转移酶（ACAT2，397AA×4），极少量酮体可能用于合成脂肪酸。

3. 酮体代谢生理意义　酮体是脂肪酸分解代谢的产物，是乙酰辅酶 A 的转运和运输形式。肝脏的 β 氧化能力最强，生成的乙酰辅酶 A 可以供给其他组织。不过乙酰辅酶 A 不能直接通过生物膜，必须转化成可以转运的形式，这就是酮体。酮体是水溶性小分子，容易通过毛细血管壁，被肝外组织特别是骨骼肌、心肌、肾皮质甚至脑细胞摄取利用。空腹状态下骨骼肌和心肌所需能量主要由脂肪酸和酮体提供，脑细胞所需能量的 20% 也由酮体提供。长期禁食引起血糖下降或长期高脂饮食时，脑组织所需能量的 60%~75% 由酮体提供。

4. 酮体代谢调节　在正常代谢条件下，酮体的生成和利用在三个环节受到调节，保持平衡。

（1）脂肪动员　酮体生成量与血浆游离脂肪酸水平呈正相关。无论血浆游离脂肪酸水平高低，流过肝脏时均约有 30% 被肝细胞摄取，因而血浆游离脂肪酸水平高时肝细胞摄取增加，酮体生成增加。因此，可以通过调节脂肪动员调节酮体生成。反之，血酮体积累会抑制脂肪动员。

（2）脂酰辅酶 A 转运　肝细胞摄取的游离脂肪酸有两个去向：合成甘油三酯和磷脂，或通过 β 氧化分解，生成的乙酰辅酶 A 氧化供能或合成酮体。两个去向受肉碱脂酰转移酶 I（CPT-I）调节：①进食状态下糖代谢产生乙酰辅酶 A，羧化成丙二酰辅酶 A，抑制 CPT-I，抑制 β 氧化。脂肪动员减少，血浆游离脂肪酸减少（0.1~0.7mmol/L），肝细胞摄取的游离脂肪酸较少，且几乎全部用于合成甘油三酯，并形成极低密度脂蛋白输出。②空腹状态下脂肪动员增加，血浆游离脂肪酸增加（0.7~0.8mmol/L），肝细胞摄取的游离脂肪酸增加，活化成脂酰辅酶 A，抑制乙酰辅酶 A 羧化酶，抑制丙二酰辅酶 A 合成，解除 CPT-I 抑制，β 氧化增强，酮体生成增加。

（3）乙酰辅酶 A 分流　脂肪酸 β 氧化生成的乙酰辅酶 A 进入三羧酸循环完全氧化或合成酮体，ATP 合成总量保持稳定。血浆游离脂肪酸增加时，肝细胞多摄取的部分全用于合成酮体。以棕榈酸为例：一分子棕榈酸完全氧化生成 106ATP，用于合成酮体时也生成 21~26ATP。

因此，如果肝细胞多摄取 10% 的游离脂肪酸（110%），用于合成酮体的将增加 12.5% ~ 13.3%，而完全氧化的将减少 2.5% ~ 3.3%。显然，肝细胞 β 氧化增强时，氧化磷酸化增加，三羧酸循环反而减慢。

5. **酮体代谢紊乱** 肝脏是酮体生成的唯一场所。在正常饮食的条件下，酮体生成较少，并且很快被肝外组织吸收利用，所以血中仅有少量酮体（<0.3mmol/L 或 3mg/100mL，主要是 D-β-羟丁酸）。在长期禁食、高脂低糖饮食、1 型糖尿病未经治疗、先天性缺乏琥珀酰辅酶 A 转移酶时，肝细胞葡萄糖缺乏，草酰乙酸缺乏，三羧酸循环减弱；脂肪动员增加，血浆游离脂肪酸可达 2.0mmol/L；脂肪酸氧化增加，酮体生成增加，超过肝外组织利用酮体的能力，造成血酮体升高（多在 4.8mmol/L 以上，甚至达到 9mmol/L 或 90mg/100mL），称为酮血症（keto-nemia），此时尿酮体也会升高（日排泄量 500mmol 或 5g，而正常人日排泄量 < 12mmol 或 125mg，主要是 D-β-羟丁酸），称为酮尿症（ketonuria）。酮血症和酮尿症统称酮症（ketosis）。乙酰乙酸和 D-β-羟丁酸都是有机酸，所以长期酮症会引起酮症酸中毒（ketoacidosis），属于代谢性酸中毒（第十九章，363 页），累及组织，特别是中枢神经系统，可出现昏迷、危及生命。

二、甘油三酯合成代谢

肝脏、脂肪组织和小肠黏膜是甘油三酯的主要合成场所。甘油三酯的合成原料是脂肪酸和（3-磷酸）甘油。脂肪酸和甘油可来自食物消化吸收，或用消化吸收的葡萄糖和氨基酸合成。

（一）脂肪酸合成

体内可根据需要合成脂肪酸，或因营养过剩而合成脂肪酸。

1. **合成场所和合成原料** 脂肪酸是在肝、脑、肺、肾、乳腺、脂肪组织等的细胞质中合成的。肝脏脂肪酸合成最活跃，其合成能力较脂肪组织大 8~9 倍。

乙酰辅酶 A 和 NADPH 是脂肪酸合成原料：乙酰辅酶 A 主要来自糖的有氧氧化，NADPH 来自磷酸戊糖途径及细胞质异柠檬酸脱氢酶（第八章，150 页）、苹果酸酶催化的反应（图 9-5⑤）。

此外，脂肪酸合成还需要 ATP、生物素、HCO_3^-（CO_2）和 Mn^{2+}（或 Mg^{2+}）等。

2. **乙酰辅酶 A 转运** 乙酰辅酶 A 在线粒体内生成，而脂肪酸在细胞质中合成。乙酰辅酶 A 不能自由通过线粒体内膜，必须通过以下循环转到细胞质中，才能用于合成脂肪酸（图 9-5）。

图 9-5 乙酰辅酶 A 转运

（1）柠檬酸-丙酮酸循环 又称柠檬酸-丙酮酸穿梭，是主要转运途径。①乙酰辅酶 A 与草酰乙酸合成柠檬酸。②柠檬酸由柠檬酸转运体（又称三羧酸转运体，同时转运苹果酸）转到细胞质中。③柠檬酸裂解成乙酰辅酶 A 和草酰乙酸，由 ATP 柠檬酸裂解酶催化。④草酰乙酸还原成苹果酸，由苹果酸脱氢酶1催化。⑤苹果酸氧化脱羧生成丙酮酸和NADPH，由苹果酸酶催化。⑥丙酮酸通过丙酮酸转运体转入线粒体。⑦丙酮酸羧化再生草酰乙酸。该穿梭的另一个意义是为脂肪酸合成提供NADPH，可提供所需量的50%以上，其余NADPH可由磷酸戊糖途径提供。

（2）柠檬酸-苹果酸循环　又称柠檬酸-苹果酸穿梭：⑧苹果酸也可以由柠檬酸转运体、α-酮戊二酸转运体或二羧酸转运体转入线粒体。⑨苹果酸脱氢再生草酰乙酸，由苹果酸脱氢酶2催化。

3. 乙酰辅酶A活化　即乙酰辅酶A羧化成丙二酰辅酶A（又称丙二酸单酰辅酶A），反应由乙酰辅酶A羧化酶催化。乙酰辅酶A羧化酶是一种多功能酶，以生物胞素和Mn^{2+}为辅助因子。

4. 棕榈酸合成　棕榈酸是人体内从头合成的主要脂肪酸，由一分子乙酰辅酶A与七分子丙二酰辅酶A合成。棕榈酸合成过程实际上是乙酰辅酶A经历七个循环，每个循环从丙二酰辅酶A获得两个碳原子，最终被加长成棕榈酸。

棕榈酸是脂肪酸合成酶催化合成的主要产物。人脂肪酸合成酶是一种多功能酶，一级结构2511AA，分子结构中有一个酰基载体蛋白结构域（ACP，57AA，通过Ser连接磷酸泛酰巯基乙胺，其巯基直接参与催化反应，以ACP-SH表示）和六个活性中心：①丙二酰辅酶A/乙酰辅酶A-ACP酰基转移酶（MAT）。②β-酮脂酰-ACP合酶（KS），其一个半胱氨酸巯基直接参与催化反应，以KS-SH表示。③β-酮脂酰-ACP还原酶（KR）。④β-羟脂酰-ACP脱水酶（DH）。⑤烯脂酰-ACP还原酶（ER）。⑥棕榈酰-ACP水解酶（TE，又称硫酯酶）。两分子脂肪酸合成酶首尾相连构成的同二聚体为其活性形式。

🖎 细菌烯脂酰-ACP还原酶抑制剂三氯生（triclosan）是具有广谱抗菌性的抗菌剂、防腐剂，添加于牙膏、香皂、护肤霜等。

🖎 脂肪酸合成酶抑制剂有抗肿瘤及减肥效应：大多数肿瘤细胞存在脂肪酸合成酶过度表达，且与肿瘤恶性程度呈正相关，所合成的脂肪酸用于合成磷脂，在细胞增殖过程中用于构建生物膜。动物实验表明脂肪酸合成酶和乙酰辅酶A羧化酶抑制剂可以降低肿瘤细胞增殖速度（可能是诱导凋亡）。此外，酮脂酰合酶抑制剂可使小鼠体重减轻，食欲减退。

棕榈酸合成是一个复杂的循环过程，可分为缩合（图9-6①~③）、加氢（图9-6④）、脱水（图9-6⑤）、再加氢（图9-6⑥）四个反应阶段。

（1）乙酰辅酶A的乙酰基先转移到ACP-SH的巯基上，再转移到KS-SH的巯基上，形成乙酰KS，反应由MAT催化。

（2）丙二酰辅酶A与ACP-SH缩合成丙二酰ACP，反应由MAT催化。

（3）乙酰基与丙二酰ACP缩合成β-酮丁酰ACP，并释放CO_2，反应由KS催化。

（4）NADPH将β-酮丁酰ACP还原成D-β-羟丁酰ACP，反应由KR催化。

（5）D-β-羟丁酰ACP脱去1分子H_2O，生成反-α,β-烯丁酰ACP（巴豆酰ACP），反应由DH催化。

（6）NADPH将反-α,β-烯丁酰ACP还原成丁酰ACP，反应由ER催化。

图 9-6 棕榈酸合成

经过上述循环，乙酰基（乙酰辅酶 A）从丙二酰辅酶 A 获得 1 个二碳单位，合成了丁酰基（丁酰 ACP），反应方程式如下：

ACP-SH + 乙酰**辅酶**A + 丙二酰**辅酶**A + 2(NADPH + 2H$^+$) → 丁酰ACP + 2CoA + CO_2 + H_2O + 2NADP$^+$

（7）接下来，丁酰 ACP 把丁酰基转移到 KS-SH 的巯基上（图 9-6⑦），反应由 MAT 催化。

之后重复②~⑦，依次生成己酰 KS、辛酰 KS、癸酰 KS、月桂酰 KS、豆蔻酰 KS。最后一循环重复②~⑥，生成棕榈酰 ACP。

（8）棕榈酰 ACP 水解释放棕榈酸，反应由 TE 催化（图 9-6⑧）。

棕榈酸合成的反应方程式如下：

乙酰**辅酶**A + 7丙二酰**辅酶**A + 14(NADPH + H$^+$) → 棕榈酸 + 8CoA + 7CO_2 + 6H_2O + 14NADP$^+$

5. 脂肪酸延长 脂肪酸合成酶主要催化合成棕榈酸，更长的脂肪酸是由脂肪酸延长酶系催化棕榈酸（或其他 C_{10} 以上的脂肪酸）进一步延长合成的，延长反应在滑面内质网胞质面进行，延长过程与脂肪酸合成酶催化的反应过程类似，但不需要 ACP。滑面内质网脂肪酸延长酶系可将饱和或不饱和脂肪酸链延长至二十四碳，但主要合成十八碳的硬脂酸。

棕榈酰**辅酶**A + 丙二酰**辅酶**A + 2(NADPH + 2H$^+$) → 硬脂酰**辅酶**A + CoA + CO_2 + H_2O + 2NADP$^+$

6. 不饱和脂肪酸合成 哺乳动物滑面内质网表面存在脂酰辅酶 A 去饱和酶系和脂肪酸去饱和酶系，由细胞色素 b_5 还原酶（以 FAD 为辅基）、细胞色素 b_5 和去饱和酶（又称脱饱和酶，以非血红素铁为辅基）构成，可以催化脂酰辅酶 A 和脂肪酸脱氢，从而引入顺式双键，把饱和脂肪酸转化为不饱和脂肪酸，例如把棕榈酸转化为棕榈油酸，把硬脂酰辅酶 A 转化为油酰辅酶 A。

硬脂酰**辅酶**A + O_2 + NAD(P)H + H$^+$ → 油酰**辅酶**A + 2H_2O + NAD(P)$^+$

不过，这些去饱和酶系不能在 C-10 至 ω 碳之间引入顺式双键，因此不能把硬脂酸转化为

NOTE

必需脂肪酸亚油酸和 α 亚麻酸。

7. 脂肪酸合成调节   乙酰辅酶 A 羧化酶是控制脂肪酸合成最重要的关键酶，其活性受多种机制调节。

（1）**变构调节**   乙酰辅酶 A 羧化酶是一种多功能变构酶，含有一个生物素和两个 Mn^{2+}，具有单体、同二聚体、同四聚体、棒状寡聚体等不同结构形式，以棒状寡聚体活性最高。①高脂饮食或脂肪动员增加时，肝细胞棕榈酰辅酶 A 增加，使乙酰辅酶 A 羧化酶棒状寡聚体解聚失活。棕榈酰辅酶 A 还抑制柠檬酸转运体、6-磷酸葡萄糖脱氢酶。②高糖饮食时糖代谢增加，ATP 增加，抑制异柠檬酸脱氢酶，导致异柠檬酸和柠檬酸积累。柠檬酸逸出线粒体，促使乙酰辅酶 A 羧化酶形成棒状寡聚体而变构激活，促进脂肪酸合成。③丙二酰辅酶 A 反馈抑制乙酰辅酶 A 羧化酶。

（2）**化学修饰调节**   乙酰辅酶 A 羧化酶被 AMP 激活的蛋白激酶（AMPK）催化磷酸化抑制（有活性的寡聚体解聚成无活性的二聚体），被蛋白磷酸酶 2A（PP2A）催化去磷酸化激活。

对乙酰辅酶 A 羧化酶进行化学修饰调节的 AMPK 和 PP2A 受激素调节和代谢物调节：①胰高血糖素、肾上腺素通过信号转导促使蛋白激酶 A 磷酸化激活 AMPK。②胰岛素通过信号转导一方面使 AMPK 去磷酸化失活，另一方面激活 PP2A。③脂酰辅酶 A 激活 AMPK 激酶（AMP-KK），AMPKK 激活 AMPK。

（3）**水平调节**   禁食动物高糖低脂饮食数日即通过胰岛素和葡萄糖诱导乙酰辅酶 A 羧化酶（和脂肪酸合成酶）基因高表达，在饥饿、高脂饮食、糖尿病时表达下调，这种机制称为自适应控制（adaptive control）。胰岛素的这种调节机制受胰高血糖素拮抗。

（4）**代谢物调节**   ①高糖饮食时糖代谢增加，NADPH 和乙酰辅酶 A 增加，在底物水平促进脂肪酸合成。②禁食或高脂低糖饮食时血浆游离脂肪酸增加，细胞摄取游离脂肪酸增加，脂肪酸合成被抑制。

此外，ATP 柠檬酸裂解酶也是控制脂肪酸合成的关键酶，被胰岛素通过信号转导激活的蛋白激酶 B 磷酸化激活，被 6-磷酸果糖变构激活。

（二）3-磷酸甘油合成

合成甘油三酯所需的甘油是其活化形式 3-磷酸甘油，主要由糖代谢中间产物磷酸二羟丙酮还原生成。此外，肝细胞富含甘油激酶，可以利用甘油；脂肪细胞甘油激酶活性极低，不能利用甘油。

（三）甘油三酯合成

由脂肪酸和甘油合成 1 分子甘油三酯要消耗 7 分子 ATP。总反应的化学反应式如下：

$$3脂肪酸 + 甘油 + 7ATP + 4H_2O \rightarrow 甘油三酯 + 7(ADP + P_i)$$

1. 合成过程   由四种酶在内质网膜上组成的甘油三酯合成酶复合体催化：①脂肪酸（多为饱和脂肪酸）先活化成脂酰辅酶 A，反应由脂酰辅酶 A 合成酶催化；然后与 3-磷酸甘油缩合成溶血磷脂酸，反应由 3-磷酸甘油酰基转移酶（GPAT，内质网、线粒体外膜多次跨膜蛋白）催化。②溶血磷脂酸与脂酰辅酶 A（多为不饱和脂肪酸）缩合成磷脂酸，反应由溶血磷脂酸酰基转移酶（1-AGPAT，内质网膜多次跨膜蛋白）催化。③磷脂酸水解脱磷酸，生成甘油二酯，反应由磷脂酸磷酸酶（PAP，内质网、高尔基体多次跨膜蛋白，是关键酶）催化。④甘油二酯与脂酰辅酶 A 缩合成甘油三酯，是控制甘油三酯合成的关键步骤，反应主要由甘油二酯-O-酰基转移酶 2（DGAT2，内质网膜多次跨膜蛋白，受烟酸抑制）催化（图 9-7）。

图 9-7　甘油三酯合成

上述合成途径从 3-磷酸甘油开始，有磷脂酸、甘油二酯生成，所以称为磷酸甘油途径（glycerol phosphate pathway）、磷脂酸途径、甘油二酯途径，这是肝细胞和脂肪细胞合成甘油三酯的主要途径。

2. 合成场所和意义　肝脏、脂肪组织和小肠黏膜是合成甘油三酯的主要场所，但合成原料及来源不同，意义不同：①肝脏合成甘油三酯最多，但合成后几乎全部输出，合成原料来自消化吸收的脂肪酸、以消化吸收的其他营养物质（特别是葡萄糖）为原料合成的脂肪酸和脂肪动员释放的脂肪酸。②脂肪组织是甘油三酯的储存场所，它合成甘油三酯所需的脂肪酸主要来自血浆脂蛋白。③小肠黏膜用消化吸收的甘油一酯与游离脂肪酸合成甘油三酯（甘油一酯途径），是食物甘油三酯消化吸收的一个环节。

三、激素对甘油三酯代谢的调节

脂肪组织甘油三酯代谢很快，2~3 周更新一次。对甘油三酯代谢影响较大的激素有胰岛素、胰高血糖素、肾上腺素、甲状腺激素、糖皮质激素和生长激素等，其中胰岛素促进甘油三酯合成，其余激素促进甘油三酯分解，以胰岛素、肾上腺素和胰高血糖素最为重要。

1. 胰岛素　脂肪组织是对胰岛素最敏感的组织。胰岛素通过信号转导既促进甘油三酯合成又抑制脂肪动员，从而使脂肪组织贮脂增加：①胰岛素促进脂肪酸和甘油三酯合成，机制是促进脂肪细胞通过 GLUT4 摄取葡萄糖；激活乙酰辅酶 A 羧化酶、脂肪细胞（不是肝细胞）丙酮酸脱氢酶和 ATP 柠檬酸裂解酶，诱导乙酰辅酶 A 羧化酶基因表达，从而促进脂肪酸合成；胰岛素激活 3-磷酸甘油酰基转移酶，从而促进磷脂酸和甘油三酯合成。②胰岛素抑制脂肪动员，机制是通过信号转导的蛋白激酶 B 途径激活磷酸二酯酶 3，降解 cAMP。另一方面，抑制脂肪动员即降低血浆游离脂肪酸水平，降低细胞内长链脂酰辅酶 A 水平，避免其抑制脂肪酸合成。③胰岛素诱导脂肪细胞和肌细胞表达脂蛋白脂酶，促进这些细胞摄取游离脂肪酸并合成甘

NOTE

油三酯。

2. 胰高血糖素和肾上腺素　既抑制脂肪组织甘油三酯合成又促进脂肪动员：胰高血糖素激活信号转导的蛋白激酶 A 途径，一方面抑制乙酰辅酶 A 羧化酶，从而抑制脂肪酸合成，抑制和内化脂蛋白脂酶，从而抑制脂肪酸摄取及甘油三酯合成；另一方面激活激素敏感性脂肪酶，从而促进脂肪动员，向肝、心、骨骼肌提供脂肪酸，节约葡萄糖。

3. 糖皮质激素　对机体不同部位脂肪代谢作用不同，促进四肢脂肪组织脂肪动员，促进腹部、面部、背部、两肩脂肪合成。因此，糖皮质激素合成分泌过多会引起脂肪在体内重新分布，四肢消瘦，躯干肥胖，面圆背厚。

脂肪组织具有内分泌活性，其合成分泌的信号分子统称脂肪细胞因子（adipokine），例如瘦素和脂联素。瘦素（leptin）的作用是促进能量代谢，控制食物吸收。瘦素的合成分泌与贮脂水平呈正相关，缺乏瘦素导致饮食过度而肥胖。脂联素（adiponectin）的作用是调节肌细胞、肝细胞糖代谢和脂质代谢，增强这些组织对胰岛素的敏感性。脂联素的合成分泌与贮脂水平呈负相关。

第三节　磷脂代谢

磷脂包括甘油磷脂和鞘磷脂，合成于内质网和高尔基体。各组织都能合成磷脂，其中 90% 合成于肝脏。

一、甘油磷脂代谢

磷脂酰胆碱和磷脂酰乙醇胺是人体内含量最高的甘油磷脂，占血液和各组织磷脂的 75% 以上。

（一）甘油磷脂合成

甘油磷脂可以从食物中消化吸收，也可以在体内合成。

1. 合成场所　机体各种组织细胞都能合成甘油磷脂，以肝脏、肾脏和小肠等最为活跃，合成主要在滑面内质网胞质面进行。

2. 合成原料　①合成各种甘油磷脂都需要甘油和脂肪酸。细胞摄取或合成的脂肪酸优先用于甘油磷脂合成，之后才用于甘油三酯合成。②合成不同的甘油磷脂还需要胆碱、乙醇胺、丝氨酸或肌醇等。③ATP 和 CTP 提供能量，ATP 还提供甘油磷脂中的磷酸基。

3. 合成过程　有两条途径分别合成不同的甘油磷脂。甘油二酯途径合成磷脂酰胆碱和磷脂酰乙醇胺，CDP-甘油二酯途径合成磷脂酰肌醇和心磷脂。两条途径都消耗 CTP，只是 CTP 的活化对象不同。

（1）甘油二酯途径　以磷脂酰胆碱为例，食物胆碱磷酸化生成磷酸胆碱，由胆碱激酶催化。磷酸胆碱与 CTP 反应，生成 CDP-胆碱。CDP-胆碱与甘油二酯（来自甘油三酯合成途径）缩合成磷脂酰胆碱（图 9-8），并融入膜脂，反应由磷酸胆碱胞苷转移酶催化。磷脂酰乙醇胺的合成机制与磷脂酰胆碱相同，先生成 CDP-乙醇胺。

磷酸胆碱胞苷转移酶（CCT A）是催化磷脂酰胆碱合成的关键酶，其 C 端富含丝氨酸，被磷酸化抑制并游离于细胞质中，被去磷酸化激活并结合于内质网膜上。

图9-8 甘油二酯途径

（2）CDP-甘油二酯途径 又称磷脂的从头合成途径（*de novo* pathway），是利用甘油三酯合成过程产生的磷脂酸合成甘油磷脂，即磷脂酸先与CTP反应生成CDP-甘油二酯，由磷脂酸胞苷转移酶（又称CDP-DAG合成酶）催化。CDP-甘油二酯与肌醇缩合成磷脂酰肌醇（由磷脂酰肌醇合酶催化），或与磷脂酰甘油缩合成心磷脂（由线粒体内膜心磷脂合酶催化）（图9-9）。

图9-9 CDP-甘油二酯途径

此外：①人体内磷脂酰丝氨酸是由丝氨酸取代磷脂酰乙醇胺/胆碱的乙醇胺/胆碱生成的，由内质网磷脂酰丝氨酸合酶催化。②磷脂酰乙醇胺的另一个合成途径是磷脂酰丝氨酸脱羧基，由线粒体内膜磷脂酰丝氨酸脱羧酶催化。③肝细胞磷脂酰胆碱的另一个合成途径是磷脂酰乙醇胺甲基化（特别是食物胆碱摄入不足时，反应由位于肝细胞内质网膜和线粒体膜上的磷脂酰乙醇胺-*N*-甲基转移酶催化，*S*-腺苷蛋氨酸提供甲基，第十章，222页），合成量占肝脏磷脂酰胆碱合成总量的10%~15%。④磷脂酸还可由甘油二酯磷酸化生成，由甘油二酯激酶催化。

　呼吸窘迫综合征（respiratory distress syndrome） 肺表面活性物质主要由脂质和蛋白质、糖类组成，这些成分（特别是二棕榈酰磷脂酰胆碱）可以降低气液界面表面张力，从而降低呼吸功，防止肺泡塌陷。许多早产儿肺组织未成熟，不能合成足够的二棕榈酰磷脂酰胆碱，易发生新生儿呼吸窘迫综合征（IRDS）。呼吸窘迫综合征可用天然或人工表面活性物质治疗。临床上常通过分析羊水[磷脂酰胆碱]/[鞘磷脂]比值评价胎儿肺发育状况，正常情况下比值大于2，比值小于1.5的新生儿易患呼吸窘迫综合征。

（二）甘油磷脂分解

甘油磷脂在溶酶体内水解。水解甘油磷脂的酶主要有磷脂酶A_1、磷脂酶A_2、磷脂酶C和磷脂酶D。它们水解甘油磷脂不同的酯键，得到不同的水解产物（图9-10）。

二、鞘磷脂代谢

鞘脂合成分两个阶段，第一阶段合成神经酰胺，第二阶段合成鞘磷脂（图9-11）。神经酰胺还用于合成鞘糖脂。

图9-10 磷脂水解

图 9-11 鞘磷脂合成

1. 神经酰胺合成 神经酰胺的合成原料包括棕榈酰辅酶 A、脂酰辅酶 A、丝氨酸和 NADPH，此外还需要磷酸吡哆醛和 Mn^{2+} 等参与：①棕榈酰辅酶 A 与丝氨酸缩合并脱羧生成 3-酮基-D-二氢鞘氨醇，是限速反应，由滑面内质网膜丝氨酸棕榈酰转移酶催化，该酶以磷酸吡哆醛为辅基。②3-酮基二氢鞘氨醇被 NADPH 还原成二氢鞘氨醇，反应由滑面内质网膜 3-酮基二氢鞘氨醇还原酶催化。③二氢鞘氨醇与脂酰辅酶 A 缩合成二氢神经酰胺，反应由滑面内质网膜神经酰胺合酶催化。④二氢神经酰胺氧化脱氢，生成神经酰胺，反应由滑面内质网膜鞘脂-4-去饱和酶催化（以细胞色素 b_5 为辅基）。

2. 鞘磷脂合成 神经酰胺从磷脂酰胆碱获得磷酸胆碱，生成鞘磷脂，反应由鞘磷脂合酶催化，该酶位于高尔基体膜和细胞膜上。鞘磷脂合成以脑细胞最为活跃，此外还有心、肾、肝、胃、肌细胞等。

3. 鞘磷脂分解 鞘磷脂水解产物为磷酸胆碱和神经酰胺，反应由酸性鞘磷脂酶催化，该酶分布于脑、肝、脾、肾溶酶体。

4. 鞘脂贮积症 鞘脂属于固定脂，其合成与分解保持平衡，因而水平相当稳定。鞘脂在溶酶体内水解，由一组酶催化。不同的酶水解不同的化学键。其中某些酶的缺乏或缺陷导致水解的中间产物在组织中积累，引起**鞘脂贮积症**（sphingolipidose）（表 9-3）。

表 9-3 鞘脂贮积症

疾病	缺陷酶	贮积脂质
Tay-Sachs 病	氨基己糖苷酶 A	神经节苷脂 G_{M2}
Fabry 病	α-半乳糖苷酶	神经酰胺三己糖苷
异染性脑白质营养不良	芳基硫酸酯酶 A	3-硫酸半乳糖神经酰胺
Krabbe 病	β-半乳糖苷酶	半乳糖神经酰胺
Gaucher 病	β-葡萄糖苷酶	葡萄糖神经酰胺
Niemann-Pick 病	鞘磷脂酶	神经鞘磷脂
Farber 病	神经酰胺酶	神经酰胺

鞘脂贮积症属于溶酶体病，有几个特征：①鞘脂在细胞内、特别是神经细胞内积累，引起神经退行性疾病，缩短寿命。②贮脂合成正常。③鞘脂溶酶体降解途径存在酶缺乏。④酶缺乏

发生在所有组织且程度相似。除了个别的酶替代疗法和骨髓移植可用于治疗 Gaucher 病和 Fabry 病外，多数尚无有效的治疗措施。

第四节　类固醇代谢

机体每日消耗胆固醇约 1.5g，可以通过消化吸收食物胆固醇（称为外源性胆固醇）和自身合成（称为内源性胆固醇）进行补充，以合成为主。胆固醇转化主要在肝内进行，且主要转化为胆汁酸。大部分胆固醇不经转化直接随胆汁排入肠道，随粪便排出。

一、胆固醇合成

机体每日合成胆固醇 0.5~1g。

1. 合成场所　各种有核细胞都可以合成胆固醇，其中肝脏合成最多，小肠、肾皮质和生殖系统（卵巢、睾丸、胎盘）合成较多。胆固醇合成酶系存在于细胞质中和滑面内质网上。

2. 合成原料　乙酰辅酶 A 和 NADPH 是胆固醇的合成原料：乙酰辅酶 A 主要来自糖的有氧氧化，NADPH 主要来自磷酸戊糖途径。

此外，胆固醇合成还需要 ATP 供能。

3. 合成过程　胆固醇的合成过程比较复杂（图 9-12），可分为三个阶段。

图 9-12　胆固醇合成

（1）合成甲羟戊酸（$3C_2 \rightarrow C_6$）　在细胞质中，两分子乙酰辅酶 A（C_2）缩合成乙酰乙酰辅酶 A（C_4），然后与一分子乙酰辅酶 A 缩合成 HMG-CoA（C_6）。在滑面内质网（和过氧化物酶体）上，HMG-CoA 被 NADPH 还原成甲羟戊酸（C_6），反应由 HMG-CoA 还原酶催化。

（2）合成鲨烯（$6C_6 \rightarrow C_{30}$）　在细胞质中，甲羟戊酸经过磷酸化和脱羧基等生成五碳中间产物异戊烯焦磷酸（C_5）和二甲基丙烯焦磷酸（C_5）。两分子异戊烯焦磷酸和一分子二甲基丙烯焦磷酸缩合成焦磷酸法尼酯（C_{15}）。在内质网上，两分子焦磷酸法尼酯缩合成鲨烯（C_{30}）。

（3）合成胆固醇（$C_{30} \rightarrow C_{27}$）　在内质网上，鲨烯与细胞质固醇载体蛋白（SCP）结合，经过两步酶促反应环化生成羊毛固醇（C_{30}）。后者再经过氧化、脱羧和还原等 19 步反应，生成胆固醇（C_{27}）。

二、胆固醇酯化

胆固醇酯是胆固醇的储存形式和运输形式。胆固醇酯化在两个部位进行（图 9-13）。

图 9-13　胆固醇酯化

1. 在肝细胞和小肠上皮细胞内，胆固醇与脂酰辅酶 A 缩合成胆固醇酯，反应由滑面内质网膜脂酰辅酶 A 胆固醇酰基转移酶（ACAT，550AA）催化。

2. 在血浆高密度脂蛋白（HDL）上，胆固醇从磷脂酰胆碱获得 C-2 脂酰基，生成胆固醇酯和 1-溶血磷脂酰胆碱，反应由肝实质细胞合成分泌的卵磷脂-胆固醇酰基转移酶（LCAT，416AA）催化。

🔖 肝实质细胞有病变或损伤时 LCAT 和胆固醇合成均减少，引起血浆 LCAT 减少，血胆固醇酯和胆固醇下降，临床上可以据此评价肝功能。

三、胆固醇转化和排泄

人体内胆固醇不能完全分解成 CO_2 和 H_2O，但可以转化为具有重要功能的物质，包括胆汁酸（第十八章，333 页）和类固醇激素。

人体每日排泄胆固醇约 1.5g：①大部分以原形直接随胆汁（少量通过肠黏膜）排入小肠，随粪便排出（其中一部分先被肠道细菌还原成粪固醇）。②约 0.5g 在肝细胞转化为胆汁酸后汇入胆汁，排入小肠，随粪便排出。③少许（1%）以原形通过皮脂腺排泄。

四、胆固醇代谢调节

机体每日更新胆固醇约 1.5g，其来源和去路保持平衡，其中来源以合成为主。

（一）调节点

胆固醇合成是为了维持胆固醇平衡、满足代谢需要。细胞内胆固醇平衡维持机制包括吸收调节和代谢调节，主要调节点是 HMG-CoA 还原酶、脂酰辅酶 A 胆固醇酰基转移酶、胆固醇 7α-羟化酶、低密度脂蛋白受体（图 9-14）。

图 9 - 14 胆固醇代谢调节

1. **HMG-CoA 还原酶** 是控制胆固醇合成的关键酶、大多数降胆固醇药物的靶点。

HMG-CoA 还原酶是一种七次跨膜糖蛋白（888AA），活性中心由 Gln450 ~ Ala888 序列构成，位于胞质面。各种因素主要通过调节该酶活性影响肝脏和小肠胆固醇合成。

（1）水平调节 肝脏 HMG-CoA 还原酶在转录、翻译、降解水平受到调节。该调节效应显著，水平变化可达 200 倍，且更新快，半衰期只有 4 小时。

（2）结构调节 HMG-CoA 还原酶受到化学修饰调节，即被 AMP 激活的蛋白激酶（AMPK）磷酸化抑制（与脂肪酸合成调节一致，188 页），被蛋白磷酸酶去磷酸化激活。

2. **低密度脂蛋白受体** 简称 LDL 受体，位于细胞膜上，参与低密度脂蛋白摄取。

3. **脂酰辅酶 A 胆固醇酰基转移酶** 催化胆固醇酯化生成胆固醇酯。

4. **胆固醇 7α-羟化酶** 胆汁酸代谢的关键酶，催化胆固醇羟化成 7α-羟胆固醇（第十八章，335 页）。

（二）调节因素

作用于上述调节点的调节因素包括激素、胆固醇、能荷和营养状况，它们直接或间接（通过信号转导）改变上述酶和受体的结构和水平，从而维持胆固醇平衡。

1. **激素** ①胰岛素通过信号转导激活蛋白磷酸酶，去磷酸化灭活 AMPK、激活 HMG-CoA 还原酶，从而促进胆固醇合成。②胰高血糖素通过信号转导抑制蛋白磷酸酶，从而拮抗胰岛素效应，即磷酸化抑制 HMG-CoA 还原酶，从而抑制胆固醇合成。③生理浓度甲状腺激素能诱导 HMG-CoA 还原酶的合成，从而促进胆固醇合成，但同时还能促使胆固醇转化成胆汁酸，而且后一效应更强，所以甲状腺功能亢进患者的血胆固醇下降，且不易出现高脂血症。

2. **胆固醇** 高水平胆固醇使胆固醇合成和摄取减少，酯化和转化增加。①抑制 HMG-CoA 还原酶基因表达。②抑制 LDL 受体基因转录，使细胞膜 LDL 受体减少，LDL 摄取减少。③激活 ACAT，促进胆固醇酯化、储存，降游离胆固醇。④作为诱导物诱导胆固醇 7α-羟化酶基因表达，使胆固醇转化成胆汁酸增加、降游离胆固醇。

3. **营养状况** 高糖高脂饮食使胆固醇合成增加。①诱导 HMG-CoA 还原酶基因表达。②代谢产生大量 ATP，通过变构调节抑制 AMPK、间接激活 HMG-CoA 还原酶。③代谢产生大量胆固醇合成原料乙酰辅酶 A 和 NADPH，从底物水平使胆固醇合成增加。

4. **药物因素** ①他汀类（statins）降脂药如阿托伐他汀、辛伐他汀、氟伐他汀、普伐他汀主要作用是抑制肝细胞 HMG-CoA 还原酶，导致低密度脂蛋白（LDL）受体激活，加速清除血浆 LDL，从而降血胆固醇，也可降血甘油三酯。②依折麦布的作用是抑制小肠吸收胆固醇。

1985 年，Brown 和 Goldstein 因阐明胆固醇代谢调节机制而获得诺贝尔生理学或医学奖。

第五节　血脂和血浆脂蛋白

血脂是血浆中所含脂质的统称。血浆脂蛋白（lipoprotein）是脂质在血浆中的存在形式和运输形式。脂质不溶于水，所以必须与蛋白质结合才能在血浆中运输。血浆脂蛋白是由脂质和蛋白质非共价结合形成的球形颗粒，其种类不一，结构、功能和来源、去路不尽相同。

一、血脂

血脂包括胆固醇酯、磷脂、甘油三酯、胆固醇和游离脂肪酸等，其来源和去路保持平衡（表9-4）。禁食12~14 小时后血脂水平维持在 400~700mg/dL（表9-5），但受饮食、种族、性别、年龄、职业、运动状态、生理状态和激素水平等因素影响，差异较大，如青年人血胆固醇低于老年人。由于各组织器官之间脂质的交换或运输都经血液进行，因而血脂水平可以反映其脂质代谢情况。某些疾病影响血脂水平，如糖尿病患者和动脉粥样硬化患者的血脂明显偏高，所以血脂测定具有重要的临床意义。

表9-4　血脂的来源和去路

来源	食物脂质消化吸收	脂库动员	体内合成	
去路	氧化供能	进入脂库储存	转化成其他物质	构成生物膜

表9-5　正常成人空腹血脂的组成和含量

组成	含量（均值）		
	mmol/L	mg/dL	%
总脂	-	400~700（500）	100
甘油三酯	0.11~1.69（1.13）	10~160（100）	16
游离脂肪酸	0.7~0.8	5~20（15）	4
总磷脂	48.44~80.73（64.58）	150~250（200）	30
总胆固醇	2.59~6.47（5.17）	150~200（200）	50
胆固醇酯	1.81~5.17（3.75）	70~200（145）	36
游离胆固醇	1.03~1.81（1.42）	40~70（55）	14

二、血浆脂蛋白的分类和命名

脂质不溶于水，所以必须与蛋白质结合才能在血浆中运输。血浆脂蛋白是由脂质和蛋白质非共价结合形成的球形颗粒，其种类不一，结构功能和来源去路不尽相同，可根据电泳或离心沉降特征进行分类和命名。

1. 电泳分类法　各类脂蛋白的颗粒大小和所带电荷量不同，电泳速度也就不同（图9-15），可分离出四类脂蛋白。①α 脂蛋白：移动最快，位于血浆蛋白电泳 α_1 球蛋白的位置，占脂蛋白总量的 30%~47%。②前 β 脂蛋白：位于 α_2 球蛋白的位置，占脂蛋白总量的 4%~16%，含量低时检不出。③β 脂蛋白：位于 β 球蛋白的位置，含量最高，占脂蛋白总量的 48%～68%。④乳糜微粒：位于点样处，在正常人空腹血浆中检不出，仅在进食后较多。

图 9－15　血浆脂蛋白电泳图谱

2. 离心分类法　脂蛋白中脂质和蛋白质的比例不同，密度也就不同。脂质含量高蛋白质含量低的脂蛋白密度低。通过密度梯度离心分离时，各种脂蛋白因密度不同而漂浮或沉降，可以按密度从低到高分出乳糜微粒（CM）、极低密度脂蛋白（VLDL）、低密度脂蛋白（LDL）和高密度脂蛋白（HDL）。

电泳分类法与离心分类法的对应关系是 α 脂蛋白、前 β 脂蛋白、β 脂蛋白分别相当于高密度脂蛋白、极低密度脂蛋白、低密度脂蛋白。

除上述脂蛋白外，血浆中还有中密度脂蛋白和脂蛋白（a）：①中密度脂蛋白（IDL）：是极低密度脂蛋白在血浆中代谢的中间产物，又称极低密度脂蛋白残粒（VLDL 残粒）。②脂蛋白（a）：脂质组成与低密度脂蛋白相似，但含载脂蛋白 apo(a)。脂蛋白（a）水平与患心血管疾病的危险性呈正相关。

三、血浆脂蛋白的组成

血浆脂蛋白由脂质和载脂蛋白组成。

1. 脂质　血浆脂蛋白中的脂质包括甘油三酯、磷脂、胆固醇酯和胆固醇等，其含量和比例在不同脂蛋白中差别极大（表9-6）。

表 9－6　血浆脂蛋白一览表

离心分类	CM	VLDL	IDL	LDL	HDL
对应电泳分类	CM	前 β 脂蛋白		β 脂蛋白	α 脂蛋白
密度（g/cm³）	<0.95	0.95～1.006	1.006～1.019	1.019～1.063	1.063～1.21
直径（nm）	50～1200	28～90	15～35	18～25	5～25
分子量	$4×10^8$	$1×10^7～8×10^7$	$5×10^6～1×10^7$	$2.3×10^6$	$1.75×10^5～3.6×10^5$
甘油三酯（%）	84～89	50～65	22～38	7～10	3～10
胆固醇酯（%）	3～5	10～15	30	35～40	12～21
游离胆固醇（%）	1～3	5～10	8	7～10	2～7
磷脂（%）	7～9	15～20	22～23	15～22	19～35
蛋白质（%）	1.0～2.5	5～10	11～20	20～25	32～57
主要载脂蛋白	A-Ⅰ、A-Ⅱ、A-Ⅳ B-48 C-Ⅰ、C-Ⅱ、C-Ⅲ E	B-100 C-Ⅰ、C-Ⅱ、C-Ⅲ E	B-100 C-Ⅲ E	B-100	A-Ⅰ、A-Ⅱ、A-Ⅳ C-Ⅰ、C-Ⅱ、C-Ⅲ D E
主要来源	小肠黏膜	肝	血浆 VLDL	血浆 VLDL/IDL	肝，小肠黏膜
功能	运输食物甘油三酯和胆固醇	向肝外组织运输甘油三酯和胆固醇	LDL 前体	向肝外组织运输胆固醇	向肝内运输胆固醇

2. 载脂蛋白（apo）　是指血浆脂蛋白中的蛋白质成分，由肝脏和小肠合成，分为 apo A、B、C、D、E 五类，每类又分为若干亚类。既有周边蛋白（如 apo C）又有整合蛋白（如 apo B）。有些载脂蛋白可以在不同脂蛋白之间转移，如 apo A、C、E。各种载脂蛋白的主要功能是结合及运输脂质，此外各有其特殊功能（表 9-7）。

表 9-7　载脂蛋白的分布与功能

载脂蛋白	大小（AA）	合成场所	主要分布	特殊功能
apo A-I	243	肝脏、小肠	HDL、CM	促进肝外组织释放胆固醇，激活 LCAT，识别 HDL 受体
apo A-II	77×2	肝脏、小肠	CM、HDL	稳定 HDL 结构，抑制脂蛋白脂酶（LPL）
apo A-IV	376×2	小肠	HDL、CM	协助 apo C-II 激活 LPL，激活 LCAT
apo B-48	2152	小肠	CM	
apo B-100	4536	肝脏	VLDL、LDL	识别 LDL 受体，促进 LDL 内吞
apo C-I	57	肝脏、小肠（少量）	VLDL、HDL	抑制脂蛋白与 LDLR、LRP、VLDLR 结合，与游离脂肪酸结合，抑制其被细胞摄取，抑制血浆胆固醇酯转移蛋白（CETP），激活 LCAT
apo C-II	79	肝脏、小肠	HDL、VLDL、LDL、CM	激活 LPL
apo C-III	79	肝脏	VLDL、HDL、CM	抑制 LPL 和肝脂肪酶
apo D	169	肝脏、小肠、肾	HDL	与 LCAT 形成复合体
apo E	299	肝脏、脑、脾脏等	CM、VLDL（10%~20%）、HDL（1%~2%）	识别 LDL 受体，识别肝细胞 apo E 受体，激活 LCAT

四、血浆脂蛋白的结构

各种血浆脂蛋白的基本结构相似，即近似球形，由疏水性较强的甘油三酯和胆固醇酯形成内核，表面覆盖由磷脂、胆固醇和载脂蛋白形成的单分子层，其疏水基团与内核结合，亲水基团朝外（图 9-16）。

图 9-16　CM 结构

五、血浆脂蛋白的功能

不同血浆脂蛋白的形成场所不同，功能也不同。

1. CM　形成于小肠上皮细胞，功能是运输食物甘油三酯和胆固醇。

2. VLDL　主要形成于肝细胞，功能是向肝外组织运输甘油三酯和胆固醇。此外有少量形成于小肠上皮细胞。

3. LDL　由 VLDL/IDL 在血浆中转化而成，功能是向肝外组织运输胆固醇（从而调节其胆固醇的从头合成）。

4. HDL　主要形成于肝细胞，少量形成于小肠上皮细胞，功能是从肝外组织向肝内运输胆固醇（来自细胞膜更新和死亡细胞释放），此外通过 apo C、E 循环参与 CM、VLDL 代谢。

六、血浆脂蛋白的代谢

不同血浆脂蛋白运输的脂质不同，代谢过程也不同。

（一）乳糜微粒

乳糜微粒（CM）从形成到清除经历新生乳糜微粒、成熟乳糜微粒和乳糜微粒残粒三个阶段（图 9-17）。

图 9-17　CM 代谢

1. **新生乳糜微粒形成**　食物脂质被消化吸收后，在滑面内质网再酯化成甘油三酯、胆固醇酯、磷脂，与游离胆固醇、脂溶性维生素和来自粗面内质网的 apo B-48、A-Ⅰ、A-Ⅳ形成新生乳糜微粒（新生 CM）。

　　⚘ **无 β 脂蛋白血症**（abetalipoproteinemia）　是一种罕见病，患者 *APOB* 基因存在无义突变，不能形成含 apo B 的脂蛋白，脂滴在肝、肠积累。

2. **成熟乳糜微粒形成**　新生 CM 分泌到毛细淋巴管，通过胸导管、左侧锁骨下静脉进入血液，从高密度脂蛋白获得 apo C-Ⅱ、E，成为成熟乳糜微粒（成熟 CM）。

3. **乳糜微粒残粒形成**　在经血液运到脂肪组织和骨骼肌、心肌、泌乳期的乳腺等组织时，成熟 CM 的 apo C-Ⅱ激活毛细血管内皮细胞表面脂蛋白脂酶。脂蛋白脂酶（LPL）催化乳糜微粒甘油三酯水解成脂肪酸和甘油一酯，被组织细胞摄取，其中 80% 被脂肪细胞和肌细胞通过脂肪酸转运蛋白摄取（摄取后脂肪细胞再酯化并储存，肌细胞直接氧化供能），20% 被白蛋白运到肝，被肝细胞摄取（摄取后基本不氧化分解，而是再酯化并形成极低密度脂蛋白，继续分泌并向肝外组织运输）。最终，乳糜微粒中 70%~90% 的甘油三酯都被水解，而且 apo C、A、部分胆固醇与磷脂酰胆碱转移到高密度脂蛋白（HDL）。结果，乳糜微粒脂质减少，成为含

NOTE

6%~8%载脂蛋白（apo B-48、E）和92%~94%脂质（甘油三酯、磷脂、胆固醇酯和胆固醇）的乳糜微粒残粒（CM残粒，直径约为乳糜微粒的一半）。

脂蛋白脂酶（LPL）是一种同二聚体糖蛋白，分布在心肌、脂肪组织、骨骼肌、脾、肺、肾髓质、主动脉、膈肌、泌乳期乳腺的毛细血管内皮细胞膜上，被磷脂和apo C-Ⅱ激活，被apo A-Ⅱ、C-Ⅲ抑制。其中脂肪组织和骨骼肌毛细血管LPL还受胰岛素的结构调节和水平调节。

肝细胞不表达脂蛋白脂酶，但表达一种称为肝脂肪酶（HL，477AA，可以水解磷脂、甘油三酯、甘油二酯、甘油一酯、脂酰辅酶A）的同工酶，通过肝素结合于肝细胞膜的血窦面。肝脂肪酶不参与乳糜微粒、极低密度脂蛋白代谢，但参与CM残粒的内吞和代谢、HDL代谢。

4. 乳糜微粒残粒清除　在肝脏，CM残粒通过apo E与肝细胞膜低密度脂蛋白受体（LDL受体，以apo B-100、apo E为配体，又称apo B-100/E受体）或LDL受体相关蛋白（LRP）结合，被肝细胞以受体介导内吞方式摄取，在溶酶体内水解，释放的胆固醇、脂肪酸再酯化后与肝细胞载脂蛋白形成极低密度脂蛋白（VLDL），向肝外组织运输。CM代谢迅速，半衰期为5~15分钟。空腹血浆中不含CM。

CM所含胆固醇有95%随CM残粒被肝细胞摄取。相比之下，VLDL所含胆固醇大部分保留到IDL、LDL，被肝内外组织细胞通过LDL受体介导摄取。

（二）极低密度脂蛋白

极低密度脂蛋白（VLDL）主要形成于肝实质细胞，在内质网中，apo B-100与由微粒体甘油三酯转运蛋白（MTP）转入的磷脂、甘油三酯形成极低密度脂蛋白前体，由运输小泡运到高尔基体，与富含甘油三酯的脂滴融合成新生极低密度脂蛋白（新生VLDL，含甘油三酯、胆固醇、胆固醇酯、一分子apo B-100、少量apo E）。

新生VLDL先分泌到狄氏间隙，再经肝血窦内皮细胞窗孔进入肝血窦，先后转化成成熟极低密度脂蛋白（成熟VLDL）、极低密度脂蛋白残粒（VLDL残粒，即中密度脂蛋白，IDL），此过程与乳糜微粒代谢类似。IDL去路有二：30%~50%被肝细胞通过LDL受体介导摄取，50%~70%继续循环，被脂蛋白脂酶水解所含甘油三酯（80%~90%），转化成富含胆固醇酯、胆固醇和一分子apo B-100的低密度脂蛋白（LDL）。VLDL的半衰期不到1小时（图9-18）。

图9-18　VLDL代谢

1. VLDL代谢影响因素　肝细胞甘油三酯的合成直接促进VLDL的形成和分泌。甘油三酯不应在肝细胞内积累，因此甘油三酯合成应与向肝外运输同步。促进肝细胞合成甘油三酯和分泌VLDL的因素有饱食、高糖饮食（特别是高蔗糖、果糖）、高血浆游离脂肪酸、饮酒、高胰岛素和低胰高血糖素。

2. **VLDL 与肝脂肪变性、脂肪肝** 正常肝脏所含脂质占肝重的 4%~7%，其中 50% 为甘油三酯。肝脏是脂肪代谢中心，脂肪代谢障碍导致甘油三酯在肝细胞积累，细胞质中出现脂滴，称为**肝脂肪变性**，显著弥漫性肝脂肪变性称为**脂肪肝**（fatty liver），重度肝脂肪变性可发展为肝坏死、肝硬化、肝癌、肝功能衰竭。导致肝脂肪变性和脂肪肝的两个直接原因是肝脏甘油三酯合成过多和 VLDL 形成发生障碍。

（1）甘油三酯合成过多 见于禁食、糖尿病（脂肪动员增加）或高脂饮食（乳糜微粒代谢增加）、缺氧、脂肪酸氧化障碍时，血浆游离脂肪酸增加，肝细胞摄取脂肪酸和合成甘油三酯增加，VLDL 形成却没有同步增加，导致甘油三酯积累，导致脂肪肝。

（2）VLDL 形成发生障碍 导致甘油三酯积累。可能的原因：①载脂蛋白合成过慢或分解过快。②脂蛋白形成被嘌呤霉素、乙硫氨酸（在蛋氨酸循环中代替蛋氨酸与 ATP 反应，生成 S-腺苷乙硫氨酸，消耗腺苷，从而导致 ATP 缺乏）、四氯化碳（参与形成自由基，引起脂质过氧化）、氯仿、磷、铅、砷等化学物质抑制。③磷脂摄取或合成不足。④脂蛋白分泌障碍。

蛋氨酸是胆碱的合成原料，合成过程需要维生素 B_{12} 参与；胆碱和 CTP 是磷脂酰胆碱的合成原料。因此，蛋氨酸、维生素 B_{12}、胆碱、CTP 和磷脂酰胆碱都能促进 VLDL 的形成，具有抗脂肪肝作用，其中胆碱缺乏导致脂肪肝，因此称为**促脂解因子**。

（三）低密度脂蛋白

低密度脂蛋白（LDL）含 1500 多个胆固醇酯分子，主要是亚油酰胆固醇酯。70%~75% 被肝细胞回收，25%~30% 被肝外组织细胞例如肾上腺皮质、睾丸、卵巢摄取。实际上肝外细胞主要是通过摄取 LDL 获取胆固醇，而不是从头合成。

各组织细胞主要通过两种受体介导的内吞作用摄取 LDL。

1. **LDL 受体** 大部分 LDL 被肝细胞和肝外细胞通过 LDL 受体介导摄取，在溶酶体内水解，释放的游离胆固醇被细胞利用：①融入膜结构成为膜成分。②再酯化后储存。再酯化胆固醇酯主要含油酸、棕榈油酸。

LDL 受体是通过与 B-100 或 apo E 特异性结合介导细胞摄取 LDL 及 CM 残粒、VLDL 残粒的。

2. **清道夫受体** 一部分 LDL 被氧化成**氧化低密度脂蛋白**（oxLDL）后，被巨噬细胞由一组清道夫受体（scavenger receptor）介导摄取。正常情况下巨噬细胞会将这部分 LDL 中的胆固醇通过细胞膜 ATP 结合盒转运蛋白 A1（ABCA1，又称胆固醇流出调节蛋白，CERP）转运给 HDL，如果转运障碍，则巨噬细胞会转化成泡沫细胞，在血管壁沉积，推动形成动脉粥样硬化斑块，引起动脉狭窄、心脏发病。

LDL 是正常人空腹时主要的血浆脂蛋白，占脂蛋白总量的 1/2~2/3，半衰期为 2~3 天。

不饱和脂肪酸上调 LDL 受体，促进 LDL 代谢，减少血胆固醇；饱和脂肪酸促进形成小颗粒 VLDL，它含较多的胆固醇，肝外组织摄取慢，因而增加血胆固醇。

（四）高密度脂蛋白

高密度脂蛋白（HDL）由肝和小肠分泌，其中肝 HDL 含 apo C、E，此外它们还在血浆中从 CM、VLDL 获得 apo C。

新生 HDL 具有圆盘状脂质双层结构，含 apo A-Ⅰ、apo C-Ⅰ、apo C-Ⅱ、apo E、LCAT、磷脂、少量胆固醇，不含胆固醇酯，在血浆中进行以下代谢（图 9-19）：

1. 肝脏 HDL 把一部分 apo C、E 提供给 CM、VLDL 及小肠 HDL。

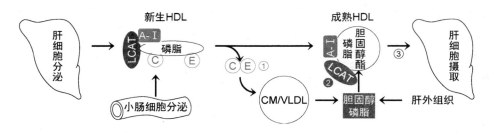

图 9-19   HDL 代谢

2. HDL 的 LCAT 被 apo A-Ⅰ 激活，催化游离胆固醇酯化。生成的胆固醇酯有 20% 进入 HDL 内核，使圆盘状新生 HDL 逐渐膨大成球形成熟 HDL；其余由血浆胆固醇酯转移蛋白（CETP）通过胆固醇酯-甘油三酯交换转移给 VLDL、IDL、LDL（意义是避免胆固醇酯抑制 LCAT）。

（1）游离胆固醇来源   HDL 表面、其他脂蛋白、肝外组织（巨噬细胞、脑、肾等通过胆固醇流出调节蛋白释放，死亡细胞释放，细胞膜更新释放）。

（2）酰基供体   HDL 及来自 CM、VLDL 的磷脂酰胆碱的 2-脂酰基，供出酰基后生成的 1-溶血磷脂酰胆碱离开 HDL，与血浆白蛋白结合。

3. 成熟 HDL 通过 apo A-Ⅰ 与肝细胞 HDL 受体（清道夫受体 B1）结合，把一部分胆固醇酯转入肝细胞（汇入胆汁或转化为胆汁酸后汇入胆汁）。HDL 的半衰期为 3~5 天。

清道夫受体 B1（SR-B1）是一种多次跨膜蛋白，广泛存在于各组织细胞膜上，其功能是作为 HDL 受体，在 HDL 代谢中起双重作用：①在肝和其他类固醇生成组织，SR-B1 与 HDL 的 apo A-Ⅰ 结合，介导细胞从 HDL 获取胆固醇酯（不是获取 HDL）。②在其他组织，SR-B1 介导 HDL 从细胞收集游离胆固醇，酯化后向肝脏运输。

HDL 能将来自肝外细胞特别是巨噬细胞的胆固醇逆向运到肝脏进行转化或排出体外，减少泡沫细胞的形成及胆固醇在肝外组织的沉积，因而有对抗动脉粥样硬化形成的作用。因为 HDL 中的胆固醇主要来自 CM、VLDL 代谢，所以 HDL 水平与脂蛋白脂酶活性呈正相关，与血浆甘油三酯水平及动脉粥样硬化发生率呈负相关。

七、血脂测定

1. 甘油三酯测定   ①脂肪酶：甘油三酯+H_2O→甘油+脂肪酸。②甘油激酶：甘油+ATP→3-磷酸甘油+ADP。③3-磷酸甘油氧化酶：3-磷酸甘油+O_2→磷酸二羟丙酮+H_2O_2。④过氧化物酶：$2H_2O_2$+4-氨基安替比林+苯酚→醌类化合物+$4H_2O$。⑤醌类化合物在 500nm 比色。

2. 总胆固醇测定   ①胆固醇酯酶：胆固醇酯+H_2O→胆固醇+脂肪酸。②胆固醇氧化酶：胆固醇+O_2→胆甾-4-烯-3-酮+H_2O_2。③过氧化物酶：$2H_2O_2$+4-氨基安替比林+苯酚→醌类化合物+$4H_2O$。④醌类化合物在 500nm 比色。

3. HDL 胆固醇测定   加磷钨酸和 Mg^{2+} 沉淀 LDL、VLDL、CM，离心，上清液分析同总胆固醇测定。

第六节 脂质代谢紊乱

1. **高脂血症**（hyperlipidemia） 简称**脂血症**（lipidemia，lipemia），是指空腹血脂持续高于正常水平。临床上的高脂血症主要是指血胆固醇或甘油三酯水平超过正常上限的异常状态。血胆固醇和甘油三酯的正常上限因地区、种族、饮食、年龄、职业以及测定方法等的不同而异。一般以禁食 12~14 小时后血浆甘油三酯 1.7mmol/L（150mg/dL）、总胆固醇 5.2mmol/L（200mg/dL）为正常上限。脂质在血浆中均以脂蛋白形式存在，所以高脂血症实际上是**高脂蛋白血症**（hyperlipoproteinemia），又称**异常脂蛋白血症**。1970 年，WHO 建议将高脂血症分为六型（表 9-8）。我国高脂血症主要为Ⅳ型（占 50% 以上）和Ⅱ型（约占 40%）。

表 9-8 高脂血症分型

分型	CM	VLDL	IDL	LDL	甘油三酯	胆固醇	分布（%）
Ⅰ	↑				↑↑↑	↑	<1
Ⅱa				↑		↑↑	10
Ⅱb		↑		↑	↑↑	↑↑	40
Ⅲ			↑		↑↑	↑↑	<1
Ⅳ		↑			↑↑		45
Ⅴ	↑	↑			↑↑↑		5

高脂血症根据病因分为原发性高脂血症和继发性高脂血症。**原发性高脂血症**（又称家族性高脂血症）有一定的遗传性，其载脂蛋白及受体基因的结构、功能和调控异常可能是发病的重要原因。**继发性高脂血症**继发于糖尿病、肾病综合征和甲状腺功能减退等疾病。例如 1 型糖尿病患者胰岛素缺乏，脂肪动员增加，CM、VLDL 代谢减慢，引起高甘油三酯血症。

🖝 贝特类降脂药如安妥明、吉非罗齐/吉非贝齐、烟酸可以抑制肝细胞分泌 VLDL，从而降血甘油三酯。

2. **家族性高胆固醇血症**（FH） 是一类遗传性代谢紊乱，患者 LDL 受体缺乏或功能异常，不能介导 LDL 摄取。血浆 LDL 及总胆固醇显著升高，且胆固醇合成因反馈抑制缺失而失控。纯合子和杂合子血胆固醇分别是 680、300mg/dL（健康值＜ 200mg/dL）。血浆 LDL 胆固醇水平与早期动脉粥样硬化发生率呈正相关，因而家族性高胆固醇血症患者易患早期动脉粥样硬化。

🖝 家族性高胆固醇血症纯合子大多数在童年期死于冠心病，可通过肝移植缓解。杂合子可药物治疗：①消胆胺等带正电荷的聚合物抑制小肠胆盐重吸收，从而抑制食物胆固醇及其他脂质吸收。②洛伐他汀（lovastatin）、美伐他汀（mevastatin）等他汀类药物是甲羟戊酸类似物，可竞争性抑制 HMG-CoA 还原酶，从而抑制胆固醇从头合成。

3. **动脉粥样硬化**（AS）**和冠心病**（CHD） **动脉粥样硬化**是一种炎症性疾病，是由于动脉内皮损伤，脂质浸润，胆固醇过高而沉积于动脉内膜下，内膜灶状纤维化，粥样斑块形成，致管壁变硬、管腔狭窄，从而影响受累器官（心、脑、肾等）的供血，可发生斑块内出血、斑

NOTE

块破裂、血栓形成、钙化、动脉瘤形成、血管腔狭窄等继发性改变。冠状动脉如有上述变化，会引起心肌缺血、缺氧的功能性或器质性病变，称为**冠状动脉硬化性心脏病**，简称**冠心病**。VLDL、LDL 过高和 HDL 过低是导致动脉粥样硬化的关键因素。动脉粥样硬化是引起心脏病的主要因素。

降低 VLDL、LDL 和提高 HDL 是防治动脉粥样硬化的基本原则。

4. 黄色瘤（xanthoma）　　动脉粥样硬化或高脂血症时，某些非脂肪细胞如巨噬细胞、平滑肌细胞蓄积过量的胆固醇和胆固醇酯。此类巨噬细胞显著增加并聚集于皮肤和肌腱，形成胆固醇结节，称为**黄色瘤**。

5. 肥胖（obesity）　　是指贮脂过多导致体内发生一系列病理生理变化，是内分泌系统疾病的常见症状和体征。目前国际上用**体重指数**（BMI）作为肥胖度的衡量标准：$BMI = 体重(kg)/身高^2(m^2)$，$BMI>30$ 为肥胖。成人脂肪细胞数目稳定，故肥胖导致脂肪细胞体积增大，可达正常脂肪细胞的 1000 倍；生长发育期儿童肥胖则表现为脂肪细胞体积增大，数目也增加。

肥胖（特别是腹部肥胖）是导致冠心病、2 型糖尿病、肿瘤（子宫内膜、乳腺、结肠）、高血压、血脂异常（高胆固醇、高甘油三酯）、中风、肝胆疾病、呼吸问题（睡眠呼吸暂停）、骨关节炎、妇科问题（月经异常、不育）及其他内分泌紊乱的危险因素。

引起肥胖的基本因素是进食长期超过生理需要量，超出部分转化成贮脂。其他因素包括遗传因素、环境条件、饮食结构、体力活动等。这些因素引起的肥胖会出现各种临床表现，如怕热、多汗、疲乏、心悸、呼吸困难、嗜睡和腹胀等。因为不伴明显的神经及内分泌功能紊乱，常称为**单纯性肥胖**。此外，一些内分泌系统疾病包括皮质醇增多症、多囊卵巢综合征、下丘脑综合征、甲状腺功能减退、胰岛素瘤等都可以引起肥胖。

链接

高脂血症与中药

随着生活水平的不断提高，高脂血症的发生率呈上升趋势。高脂血症是导致脂肪肝、动脉粥样硬化、冠心病等的重要因素，因此寻找高效降脂药具有重要的现实意义。

中医将高脂血症归于肝肾亏虚、脾虚痰湿、气滞血瘀等，多用补益肝肾、健脾化湿、活血化瘀、清热通便、消食化痰药治疗。

许多中药有降脂作用，其降脂机制是抑制脂质特别是胆固醇的吸收或从头合成，促进脂质运输和排泄，其所含降脂成分概述如下：

1. 皂苷类　　降脂中药的有效成分以皂苷类居多，如绞股蓝、人参、柴胡、三七叶和刺五加叶等，它们可以促进脂质运输和排泄，调节脂质代谢，能显著降低高脂血症动物的胆固醇、甘油三酯和 LDL。

2. 蒽醌类　　广泛存在于天然药物中，主要代表药物有大黄、何首乌和虎杖等，可以抑制脂质吸收。

3. 黄酮类　　其生物活性多样，可通过抗氧化作用降脂。如山楂所含以金丝桃苷（hyperin）为主的黄酮能显著降小鼠 LDL，升高 HDL；荞麦总黄酮、沙棘黄酮和银杏叶黄酮均能抑制高脂血症动物胆固醇和甘油三酯升高。

4. **生物碱类**　利用荷叶生物碱制剂喂饲高脂血症小鼠，其血胆固醇显著减少。

5. **挥发油及脂肪油类**　挥发油主要含萜、小分子脂肪族和芳香族化合物，如沙棘油、微孔草油、月见草油、中华大蒜油及火麻仁油均属于此类，可降脂。

6. **蛋白质类**　包括活性蛋白、活性肽及氨基酸等，可以与胆汁酸结合，从而抑制胆固醇的吸收。如大豆蛋白、甘薯黏蛋白和决明子蛋白等都能显著降高脂血症大鼠的胆固醇和甘油三酯。

7. **活性多糖类**　枸杞多糖和海带多糖等可显著降高脂血症动物胆固醇和甘油三酯，升高 HDL，降脂机制与蛋白质类似。

8. **不饱和脂肪酸类**　与胆固醇结合生成的胆固醇酯易于运输、代谢和排泄，改变胆固醇的体内分布，减少胆固醇酯在血管壁上的沉积。

9. **多酚类**　可通过抗氧化和清除自由基进行降脂。

10. **其他**　绿豆植物固醇可以抑制胆固醇吸收，泽泻所含三萜类化合物可以抑制胆固醇合成，降血胆固醇和甘油三酯，升高 HDL。

小　结

脂质包括脂肪和类脂。脂肪是脂肪组织的主要成分，是脂肪酸的主要储存形式、机体最重要的储能物质。类脂是构成生物膜的基本成分。

食物脂质主要是甘油三酯。食物脂质在消化道不同部位（以小肠为主）由不同来源的酶催化消化（多数需要胆汁酸协助），生成甘油一酯、溶血磷脂、胆固醇、脂肪酸，由小肠（主要是十二指肠下段和空肠上段）上皮细胞摄取，再酯化，装配成脂蛋白，经血液运到全身各组织利用。

脂肪动员：脂肪细胞中的甘油三酯被水解成甘油和脂肪酸。脂肪动员受激素敏感性脂肪酶和脂滴包被蛋白控制，其活性受化学修饰调节，其化学修饰受脂解激素和抗脂解激素调节。

甘油代谢：脂肪动员释放的甘油被肝脏、肾脏和睾丸等摄取利用。

脂肪酸氧化：脂肪动员释放的脂肪酸入血，由白蛋白运输，被各组织细胞摄取，在细胞质中活化成脂酰辅酶 A，由肉碱转入线粒体，通过 β 氧化分解成乙酰辅酶 A，通过三羧酸循环完全氧化供能。肉碱脂酰转移酶 I 是控制脂肪酸氧化分解的关键酶。

酮体代谢：肝脏通过 β 氧化分解脂肪酸生成大量乙酰辅酶 A，一部分乙酰辅酶 A 在线粒体内合成酮体，运到肝外组织利用。

脂肪酸合成：脂肪酸在肝、肾、脑、肺、乳腺和脂肪组织等的细胞质中合成，合成原料是乙酰辅酶 A 和 NADPH。乙酰辅酶 A 通过柠檬酸-丙酮酸循环或柠檬酸-苹果酸循环从线粒体转到细胞质中，由乙酰辅酶 A 羧化酶催化羧化成丙二酰辅酶 A，由脂肪酸合成酶催化合成棕榈酸。乙酰辅酶 A 羧化酶是控制脂肪酸合成最重要的关键酶。

3-磷酸甘油合成：3-磷酸甘油主要由糖代谢中间产物磷酸二羟丙酮还原生成。

甘油三酯合成：主要在肝脏、脂肪组织和小肠黏膜合成，肝脏和脂肪组织通过甘油二酯途径合成甘油三酯，小肠黏膜通过甘油一酯途径合成甘油三酯。

甘油磷脂合成：甘油磷脂在肝脏、肾脏和小肠等合成最多，磷脂酰胆碱和磷脂酰乙醇胺通过甘油二酯途径合成，磷脂酰肌醇和心磷脂通过CDP-甘油二酯途径合成。

甘油磷脂分解：甘油磷脂在溶酶体内由多种磷脂酶催化水解。

胆固醇合成：体内胆固醇包括外源性胆固醇和内源性胆固醇，以后者为主。胆固醇主要在肝脏合成，合成原料是乙酰辅酶A和NADPH。

胆固醇酯化：胆固醇酯是胆固醇的储存形式和运输形式。胆固醇酯化在两个场所进行：在肝细胞和小肠上皮细胞内由ACAT催化，由脂酰辅酶A提供酰基；在血浆中由LCAT催化，由磷脂酰胆碱提供酰基。

胆固醇转化和排泄：胆固醇可以转化成胆汁酸和类固醇激素；胆固醇大部分以原形、少量转化成胆汁酸后随胆汁排入肠道，随粪便排出。

细胞内胆固醇代谢维持平衡，平衡维持机制包括吸收调节和代谢调节，主要调节点是HMG-CoA还原酶、脂酰辅酶A胆固醇酰基转移酶、胆固醇7α-羟化酶、低密度脂蛋白受体，调节因素包括激素、胆固醇和营养状况。

血浆脂蛋白是脂质在血浆中的存在形式和运输形式，主要有四类：①CM形成于小肠上皮细胞，功能是运输食物甘油三酯和胆固醇。②VLDL主要形成于肝细胞，功能是向肝外组织运输甘油三酯和胆固醇。③LDL由VLDL/IDL在血浆中转化而成，功能是向肝外组织运输胆固醇。④HDL主要形成于肝细胞，少量形成于小肠上皮细胞，功能是从肝外组织向肝内运输胆固醇。

讨论

1. 脂肪动员及其影响因素。
2. 脂肪酸如何进入线粒体？
3. 棕榈酸、硬脂酸完全氧化过程、催化反应的酶、ATP合成量。
4. 酮体生成的第二步反应，乙酰乙酰辅酶A为什么没有直接水解生成乙酰乙酸？
5. 比较棕榈酸β氧化与棕榈酸合成。
6. 酮体代谢的生理意义。
7. 柠檬酸在脂肪酸合成中的作用。
8. 人体为何不能将胆固醇完全分解？
9. 血浆脂蛋白的功能、代谢过程。

第十章　蛋白质的分解代谢

　　蛋白质具有重要的生理功能，并通过合成和分解不断更新。因为基因表达过程是基因指导合成功能产物 RNA 和 mRNA 指导蛋白质合成的过程，所以蛋白质合成是基因表达过程的后期事件，将在第十五章介绍，这里介绍其分解代谢。

第一节　概　述

　　蛋白质是食物重要的营养成分，在消化道内由消化酶水解成氨基酸。氨基酸由小肠上皮细胞摄取，经血液供给全身各组织利用。少量未被消化的蛋白质、寡肽和未被吸收的氨基酸被肠道细菌代谢。某些代谢产物对人体有害。

一、食物蛋白质的营养作用

　　蛋白质是生命的物质基础，其重要的生理功能是维持组织细胞的结构、代谢、更新、修复。蛋白质是用 20 种氨基酸合成的，其中一部分氨基酸必须从食物获取。因此，食物蛋白质对生命活动十分重要。

（一）氮平衡

　　氮平衡（nitrogen balance）是氮摄入量与氮排出量的动态平衡关系，用以评价机体蛋白质代谢状况。摄入氮主要来自食物蛋白质，大部分用于合成组织蛋白。排出氮主要来自组织蛋白分解，约 90% 随尿液（主要以尿素形式）、10% 随粪便（主要是食物蛋白质未消化或消化后未吸收部分）排出，此外表皮脱落、出汗也丢失部分。因此，分析氮摄入量和氮排出量在一定程度上可以评价机体蛋白质的合成和分解状况。氮平衡有以下三种类型：

　　1. 总氮平衡（equilibrium）　即氮摄入量等于氮排出量，体内总氮量不变，说明蛋白质的合成与分解保持平衡，多见于正常成人。

　　2. 正氮平衡（positive nitrogen balance）　即氮摄入量多于氮排出量，体内总氮量增加，说明蛋白质合成多于分解，多见于成长期、怀孕期、康复期。注意：大量摄入蛋白质不会出现正氮平衡。

　　3. 负氮平衡（negative nitrogen balance）　即氮摄入量少于氮排出量，体内总氮量减少，说明蛋白质合成少于分解，多见于外伤（烧伤、手术等）、晚期肿瘤、恶性营养不良、消瘦、感染。

　　根据氮平衡状态可分析体内蛋白质代谢状况，还可推荐蛋白质需要量。

（二）蛋白质的生理需要量

　　人体含蛋白质约 16%，每天更新 1%~2%，主要是肌肉蛋白质。氮平衡实验研究表明：在不进食蛋白质时，成人每日至少要消耗 20~30g 蛋白质。由于食物蛋白质与组织蛋白在组成上有差异，食物蛋白质不可能全部用于补偿组织蛋白更新，一部分通过生物氧化分解供能。因此，成人每日至少需摄入 30~50g 食物蛋白质才能维持总氮平衡，这是蛋白质的最低生理需要量。实际上，由于存在个体差异及代谢量不同等因素，食物蛋白质摄入量应当高于最低生理需要量才能满足需要。联合国粮农组织（FAO）和世界卫生组织（WHO）于 1985 年推荐的每日蛋白质摄入量为 45g/60kg 体重。我国营养学会推荐成人每日蛋白质摄入量为 80g。不同食物的蛋白质含量不同。

（三） 食物蛋白质的营养价值

摄入蛋白质不仅要考虑量，还必须考虑质——蛋白质的营养价值。蛋白质的营养价值取决于其所含必需氨基酸的种类、含量和比例。

1. 必需氨基酸和非必需氨基酸　20 种标准氨基酸中有 8 种氨基酸（苯丙氨酸、蛋氨酸、缬氨酸、赖氨酸、异亮氨酸、亮氨酸、色氨酸和苏氨酸）不能在人体内合成，需从食物获取（因此食物蛋白质的营养作用不能被糖和脂肪替代），缺乏其中任何一种都会出现负氮平衡。这 8 种氨基酸称为营养必需氨基酸（nutritionally essential amino acid，简称必需氨基酸）。其余 12 种氨基酸可以在人体内合成，不依赖食物供给，称为营养非必需氨基酸（nutritionally nonessential amino acid，简称非必需氨基酸）。人体内合成的精氨酸量可以满足正常成人的代谢需要，但对于生长发育期的个体来说仍然需要从食物中获取；组氨酸合成不多（待考），食物中若长期缺乏也会出现负氮平衡，因而有人将组氨酸和精氨酸也归入必需氨基酸（表 10-1）。

表 10 - 1　WHO（1985）推荐成人必需氨基酸最低日需要量（mg/kg 体重）

必需氨基酸	苯丙氨酸	蛋氨酸	缬氨酸	赖氨酸	异亮氨酸	亮氨酸	色氨酸	苏氨酸
最低日需要量	25	10.4	26	30	20	39	4	15

食物蛋白质营养价值的高低主要取决于其必需氨基酸含量高低及种类和比例是否与人体需要一致。蛋白质必需氨基酸的含量高并且种类和比例与人体需要一致，营养价值就高。动物蛋白必需氨基酸含量较高并且种类和比例更接近人体需要，所以牛肉、鸡蛋和牛奶蛋白的营养价值较植物蛋白高。

2. 食物蛋白质的互补作用　将几种营养价值较低的食物蛋白质搭配食用，可使必需氨基酸得到相互补充，营养价值得到提高，称为食物蛋白质的互补作用。例如，谷物蛋白含赖氨酸较少而色氨酸较多，豆类蛋白含色氨酸较少而赖氨酸较多，这两种蛋白质单独食用营养价值较低，按一定比例搭配食用可提高营养价值。

二、食物蛋白质的消化

消化道消化的蛋白质既有食物蛋白质又有内源蛋白质（各占约 50%）。内源蛋白质包括酶、激素、免疫球蛋白、肠道脱落细胞蛋白质。蛋白质是生物大分子，未经消化很难吸收，而且食物蛋白质有免疫原性，如果不经消化直接吸收会引起过敏反应（如小麦面筋蛋白引起乳糜泻），严重时会因血压下降等引起休克。因此，蛋白质必须被水解成氨基酸和寡肽，才能被机体有效吸收和安全利用。

食物蛋白质在消化道不同部位由不同来源的蛋白酶催化消化，其中小肠是主要消化部位。

（一）口腔

食物蛋白质在口腔内没有酶促消化，因为口腔细胞不分泌蛋白酶。

（二）胃

食物蛋白质在胃内由胃蛋白酶部分消化。胃蛋白酶（pepsin）属于内肽酶，最适pH 1.8～3.5（pH>5时失活）。胃蛋白酶专一性较差，但优先水解 R 基较大的疏水性氨基酸形成的肽键。

胃蛋白酶是胃蛋白酶原的激活产物。胃蛋白酶原（pepsinogen）是由胃主细胞合成分泌的一组消化酶原的统称，由胃蛋白酶及胃壁细胞分泌的盐酸激活。盐酸的分泌受胃窦、十二指肠和空肠上段黏膜 G 细胞合成分泌的胃泌素促进。

由于食物在胃内停留时间较短，食物蛋白质在胃内消化程度仅为 10%～20%，消化产物是多肽和寡肽。另一方面，食物蛋白质在胃内的消化并不是必需的，胃切除或不分泌酸的恶性贫血患者（胃液 pH>7）的食物蛋白质消化不受影响。不过，胃蛋白酶可使乳酪蛋白形成凝块，延长留胃时间，使其消化更充分，这对婴儿较重要。

（三）小肠

食物蛋白质主要在小肠的十二指肠和空肠部位消化，消化产物是氨基酸和部分寡肽，消化过程由胰腺和小肠上皮细胞合成分泌的多种蛋白酶和肽酶催化。

1. **胰腺分泌的蛋白酶**　统称胰酶，经胰管分泌到十二指肠后，与食糜混合，将食物蛋白质水解成氨基酸（约 30%）和寡肽（约 70%，主要是二肽和三肽）的混合物。胰酶根据专一性的不同分为内肽酶和外肽酶。

（1）内肽酶（endopeptidase）　水解肽链非末端肽键，水解产物是寡肽。内肽酶主要有胰蛋白酶（trypsin）、糜蛋白酶（chymotrypsin，又称胰凝乳蛋白酶）和弹性蛋白酶（elastase）。

（2）外肽酶（exopeptidase）　水解肽链末端肽键，水解产物是氨基酸。胰腺合成分泌的外肽酶主要有羧肽酶 A（carboxypeptidase A）和羧肽酶 B（表 10-2）。

促胰酶素（即胆囊收缩素）促进胰酶分泌。

表 10-2　部分蛋白酶专一性

蛋白酶	水解肽键的专一性
激肽释放酶，凝血酶	精氨酸羧基形成的肽键
胃蛋白酶	R 基较大的疏水性氨基酸形成的肽键
胰蛋白酶	R 基较长且带正电荷氨基酸（精氨酸、赖氨酸）羧基形成的肽键
糜蛋白酶	芳香族氨基酸或 R 基较大的疏水性氨基酸羧基形成的肽键
弹性蛋白酶	R 基较小的氨基酸（如丙氨酸、丝氨酸）羧基形成的肽键
金黄色葡萄球菌 V8 蛋白酶	天冬氨酸、谷氨酸羧基形成的肽键
假单胞菌天冬氨酸-N-蛋白酶	天冬氨酸、谷氨酸氨基形成的肽键
羧肽酶 A	C 端氨基酸（精氨酸、赖氨酸、脯氨酸、谷氨酸、天冬氨酸除外）
羧肽酶 B	C 端氨基酸（特别是赖氨酸、精氨酸）

2. **肠上皮细胞蛋白酶**　包括肠激酶和寡肽酶。

（1）肠激酶（enterokinase）　位于十二指肠刷状缘（小肠刷状缘又称纹状缘）膜上的一种丝氨酸蛋白酶，可以激活胰蛋白酶原。

前述胰酶最初从胰腺细胞分泌时都是无活性酶原，进入十二指肠后被激活。先是胰蛋白酶原被肠激酶激活成胰蛋白酶（如胰蛋白酶原 1 切除 N 端八肽）。胰蛋白酶既正反馈激活胰蛋白酶原，又激活糜蛋白酶原、弹性蛋白酶原和羧肽酶原等（第五章，93 页）。

🐾 胰液中含有胰蛋白酶抑制剂，可以防止胰蛋白酶原提前激活对胰腺组织造成消化损伤。急性胰腺炎时，弹性蛋白酶原等被提前激活，溶解胰腺组织细胞和血管弹性纤维，引起胰腺出血、血栓形成、血管坏死。

（2）寡肽酶（oligopeptidase）　位于十二指肠和空肠刷状缘膜上和细胞质中，刷状缘寡肽酶主要是氨肽酶 N（aminopeptidase N）和二肽酶（dipeptidase），此外还有内肽酶、羧肽酶。氨肽酶 N 可水解寡肽 N 端的肽键，生成氨基酸和 C 端为脯氨酸的二肽。二肽由二肽酶水解。

综上所述，在各种蛋白酶的共同作用下，通常有超过 96% 的食物蛋白质在消化道内被消化，既消除了其免疫原性，又可被机体有效吸收和安全利用。

三、氨基酸的吸收

食物蛋白质消化产物氨基酸大部分在十二指肠和空肠被吸收，吸收后大部分通过毛细血管进入血液循环，少量用于小肠蛋白质合成。氨基酸的吸收机制与葡萄糖类似，即由小肠刷状缘膜同向转运体通过继发性主动转运机制吸收进入肠上皮细胞，以载体介导的易化扩散方式由基侧膜进入组织液、血液。由于氨基酸种类多，结构各异，因而其转运蛋白有多种类型。

1. 中性氨基酸转运蛋白　是一组转运氨基酸的主要转运体，主要转运 R 基不带电荷的氨基酸。

🐾 Hartnup 病　表现为光敏性糙皮病样皮疹，分子基础是中性氨基酸转运蛋白缺陷导致肠道吸收、肾小管重吸收障碍，中性氨基酸缺乏。

2. 碱性氨基酸转运蛋白　转运效率仅为中性氨基酸转运蛋白的 10%，主要转运精氨酸和赖氨酸。

3. 酸性氨基酸转运蛋白　转运效率很低，主要转运天冬氨酸和谷氨酸。

4. 亚氨基酸和甘氨酸转运蛋白　转运效率很低，主要转运脯氨酸、羟脯氨酸和甘氨酸。

由同一转运体转运的氨基酸之间有竞争作用。

其他：①继发性主动转运及易化扩散也是肾近曲小管的氨基酸重吸收机制。肾小球滤过游离氨基酸每日超过 50g，但几乎完全重吸收。②小肠能以同样机制吸收二肽和三肽，即由刷状缘膜钠肽转运体通过继发性主动转运机制摄取二肽和三肽，被细胞质寡肽酶水解成氨基酸后，通过基侧膜氨基酸载体逸出细胞，进入肝门静脉。③部分较大的肽也可通过跨细胞途径（transcellular）和细胞旁途径（paracellular）完整吸收。

食物蛋白质消化吸收部分 99% 为氨基酸，极少量是肽，微量是蛋白原形（这部分有时会引起过敏反应）。

🐾 新生儿在 6 月龄前能以顶端膜内吞（胞饮）机制直接吸收初乳蛋白质，之后由激素介导终止。成人吸收蛋白质极少，但也足以成为免疫原：①肠上皮细胞内吞 3200ng/（h·cm²），其中 3000ng 被溶酶体降解，200ng 直接通过基侧膜进入组织液。②散布于肠上皮细胞之间的 M 细胞内吞 400ng/（h·cm²），其中 200ng 被溶酶体降解，200ng 直接通过基侧膜进入固有层，引起免疫反应。

四、腐败

腐败（putrefaction）是指少量（不到摄入氮的 4%）未被消化的食物蛋白质和未被吸收的消化产物在远端结肠被肠道细菌发酵，进行分解。腐败产物中既有营养成分如 B 族维生素、维生素 K 和短链脂肪酸，又有有害成分如胺类、酚类和氨。

1. 部分腐败产物　①胺类：氨基酸脱羧产物，例如组胺、尸胺、酪胺、苯乙胺。②酚类：酪氨酸的腐败产物，例如苯酚和对甲酚。③氨：氨基酸还原脱氨基产物，尿素水解产物。④硫化氢：含硫氨基酸的腐败产物。⑤吲哚类：色氨酸腐败产生的吲哚和甲基吲哚。两者随粪便排出，成为粪臭成分（表 10-3）。

表 10-3　腐败产物

氨基酸	腐败产物	氨基酸	腐败产物
组氨酸	组胺	苯丙氨酸	苯乙胺、苯乙醇胺
赖氨酸	尸胺	氨基酸	氨
精氨酸	腐胺	半胱氨酸	硫化氢
酪氨酸	酪胺、β-羟酪胺、苯酚、对甲酚	色氨酸	吲哚、甲基吲哚

2. 肝性脑病的假神经递质学说　腐败产物也会被吸收。胺类腐败产物大多有毒性，例如组胺和尸胺会使血压下降，酪胺会使血压升高。它们被吸收后通常会被肝细胞摄取并转化解毒，例如酪胺和苯乙胺由单胺氧化酶（MAO）转化清除。肠梗阻导致腐败产物生成增加，肝功能损害导致肝脏不能及时转化腐败产物，这些疾病均导致一些胺类进入脑组织。例如，酪胺和苯乙胺进入脑细胞，分别由多巴胺-β-羟化酶转化为 β-羟酪胺和苯乙醇胺，其结构类似于儿茶酚胺类神经递质（多巴胺、去甲肾上腺素、肾上腺素），故称假神经递质（false neurotransmitter）。假神经递质并不能传递兴奋，反而竞争性抑制神经递质传递兴奋，引起脑功能障碍，产生深度抑制而昏迷，临床上称为肝性脑病、肝昏迷，这就是肝性脑病的假神经递质学说。

β-羟酪胺　　　　多巴胺　　　　去甲肾上腺素　　　　肾上腺素

五、组织蛋白分解

组织蛋白通过不断地合成和分解得到更新，每日更新量占总蛋白的 1%~2%。组织蛋白分解产生的氨基酸约 75% 用于合成新的组织蛋白，其余被分解或转化为两用代谢物（amphibolic metabolite）。细胞外蛋白、膜蛋白和半衰期长的细胞内蛋白通过溶酶体途径降解。其他蛋白质可通过泛素-蛋白酶体途径降解（第五章，93 页）。

六、氨基酸代谢一览

氨基酸代谢库（amino acid metabolic pool）简称氨基酸库，是指体液中的全部游离氨基酸，其中超过 50% 位于肌组织，约 10% 位于肝组织、约 4% 位于肾、1%~6% 位于血浆。

1. 氨基酸代谢库的三个来源　①食物蛋白质消化吸收。②组织蛋白分解。③机体利用 α-酮酸和氨合成非必需氨基酸。

2. 氨基酸代谢库的三条去路　①合成组织蛋白，是主要去路。②脱氨基生成 α-酮酸和氨，是氨基酸的主要分解途径，称为一般代谢。③通过脱羧基及其他特殊代谢途径生成胺类和其他活性物质。氨基酸的来源和去路保持平衡（图 10-1）。

图 10-1　氨基酸代谢库及代谢一览

第二节　氨基酸的一般代谢

氨基酸的一般代谢通常是指氨基酸的脱氨基代谢（deamination），即氨基酸脱氨基生成 α-酮酸和氨。生成的氨一部分用于合成含氮化合物，其余排出体外，且主要是先合成尿素。α-酮酸则被进一步代谢利用。氨基酸的一般代谢主要在肝细胞进行，但支链氨基酸的一般代谢主要在肌细胞进行。

一、氨基酸脱氨基

氨基酸可以通过转氨基、氧化脱氨基、联合脱氨基及其他脱氨基代谢进行脱氨基，以联合脱氨基为主。

1. 转氨基　是指氨基酸的 α-氨基转移到一个 α-酮酸的羰基碳上，生成相应的 α-酮酸和一个新的 α-氨基酸，反应由转氨酶（transaminase，又称氨基转移酶，aminotransferase）催化。

转氨反应具有以下特点。

（1）反应过程只发生转氨基，未产生游离氨（NH_3）。

NOTE

（2）转氨反应是可逆的，通过其逆反应可以合成非必需氨基酸。

丙氨酸　　　α-酮戊二酸　　　谷丙转氨酶　　　谷氨酸　　　丙酮酸

（3）转氨酶以磷酸吡哆醛（PLP）或磷酸吡哆胺（PMP）为辅助因子。

氨基酸　　　磷酸吡哆醛　　　转氨酶　　　磷酸吡哆胺　　　α-酮酸

（4）许多氨基酸都能通过转氨反应脱氨基（甚至鸟氨酸的 δ-氨基也可以），但标准氨基酸中赖氨酸、苏氨酸、脯氨酸例外。

转氨酶广泛存在于各组织细胞质中和线粒体内，特别是在心肌细胞和肝细胞内活性最高，但在血浆中活性很低。重要的转氨酶有谷丙转氨酶（GPT，又称丙氨酸转氨酶，alanine aminotransferase，ALT：丙氨酸+α-酮戊二酸→谷氨酸+丙酮酸）和谷草转氨酶（GOT，又称天冬氨酸转氨酶，AST：天冬氨酸+α-酮戊二酸→谷氨酸+草酰乙酸）（表10-4）。

表10-4　正常成人各组织及血浆中 GOT 和 GPT 活性（单位/每克组织）

组织	心脏	肝脏	骨骼肌	肾脏	胰腺	脾	肺	血浆
GOT	156 000	142 000	99 000	91 000	28 000	14 000	10 000	20
GPT	7100	44 000	4800	19 000	2000	1200	700	16

当组织细胞受损时，细胞膜通透性增加，转氨酶会从细胞内逸出，进入血液，引起血浆转氨酶升高。例如病毒性肝炎、化脓性胆管炎、急性胆囊炎、心肌梗死患者血浆 GPT 活性明显升高，心肌梗死患者血浆 GOT 活性明显升高。临床上常用 GPT 和 GOT 作为这些疾病的诊断和预后指标。

多数转氨酶催化的转氨反应都是把氨基酸的 α-氨基转移给 α-酮戊二酸，生成谷氨酸和相应 α-酮酸，或其逆反应；但也有例外，例如丝氨酸-丙酮酸转氨酶、丙氨酸-乙醛酸转氨酶、色氨酸-丙酮酸转氨酶、谷氨酰胺-6-磷酸果糖转氨酶、鸟氨酸-α-酮酸转氨酶。

2. 氧化脱氨基　是指在酶的催化下，氨基酸氧化脱氢、水解脱氨基，生成氨和 α-酮酸，反应在线粒体内进行。催化氧化脱氨基的酶有谷氨酸脱氢酶和氨基酸氧化酶，以谷氨酸脱氢酶为主。

NAD(P)$^+$　　NAD(P)H + H$^+$　　H_2O　　NH_3

谷氨酸　　　α-酮戊二酸

谷氨酸脱氢酶（L-glutamate dehydrogenase）具有以下特点：

（1）分布广、活性高（除肌细胞外），能催化谷氨酸氧化脱氨基，生成氨和 α-酮戊二酸。

（2）是以 NAD⁺（或 NADP⁺）为辅酶的不需氧脱氢酶，所产生的 NADH 可通过氧化磷酸化推动合成 2.5 个 ATP。

（3）所催化的反应可逆（平衡常数约为 1），细胞内通过其逆反应合成谷氨酸。

（4）是一种同六聚体变构酶，其活性受 ATP、GTP 变构抑制，受 ADP 变构激活。

人免疫组织细胞溶酶体内存在一种氨基酸氧化酶（546AA），可以催化氨基酸（特别是苯丙氨酸）氧化脱氨基，同时生成过氧化氢，其功能可能是参与抗原加工和抗原提呈。

3. 联合脱氨基　是指氨基酸转氨基与谷氨酸氧化脱氨基的联合，即氨基酸将氨基转移给 α-酮戊二酸，生成谷氨酸，谷氨酸再氧化脱氨基生成氨。联合脱氨基由转氨酶和谷氨酸脱氢酶联合催化，两种酶在体内普遍存在，所以联合脱氨基是体内许多氨基酸脱氨基的主要途径。联合脱氨基反应可逆，其逆反应是合成非必需氨基酸的主要途径（图 10-2）。

图 10-2　联合脱氨基

4. 嘌呤核苷酸循环　肌组织谷氨酸脱氢酶活性很低，难以进行上述联合脱氨基，但是可以通过嘌呤核苷酸循环将氨基酸脱氨基。在嘌呤核苷酸循环中，氨基酸首先通过两步转氨反应将氨基转移给草酰乙酸，生成天冬氨酸；然后天冬氨酸与肌苷酸（IMP）缩合成腺苷酸琥珀酸；腺苷酸琥珀酸进一步裂解成延胡索酸和腺苷酸（AMP）；AMP 水解，生成 IMP 和氨，从而实现氨基酸脱氨基（图 10-3）。

图 10-3　嘌呤核苷酸循环

5. 其他非氧化脱氨基　少数氨基酸可通过其他方式脱氨基：①丝氨酸脱水脱氨基，生成丙酮酸。②半胱氨酸脱硫化氢脱氨基，生成丙酮酸。③天冬氨酸通过尿素循环裂解脱氨基，生成延胡索酸。④组氨酸裂解脱氨基生成尿刊酸。

二、氨的代谢

除氨基酸脱氨基外，体内其他代谢也产生一部分氨。它们与消化道吸收的氨汇入血液，统称血氨。血氨一部分用于合成含氮化合物，其余排出体外，并且大部分先在肝脏合成尿素，经肾脏排泄。

（一）氨的来源和去路

氨的来源：①氨基酸脱氨基，是氨的主要来源。②其他含氮物质分解，例如核苷酸分解、胺类氧化。③肠道内腐败和尿素分解产氨（4g，90% 来自尿素水解），在结肠吸收。④在肾远曲小管上皮细胞内，谷氨酰胺可水解产生氨，这部分氨通常分泌到小管液中，与 H^+ 结合成 NH_4^+，经肾脏排泄，此过程与泌氨同步，因而酸性尿有利于肾小管排氨，碱性尿则不利于排氨，反而导致氨重吸收入血，成为血氨的另一个来源。

氨的去路：①在肝脏合成尿素，经肾脏排泄，是氨的主要去路，占总量的 80% ~ 95%（每日约 450mmol）。②合成谷氨酸、谷氨酰胺等非必需氨基酸和嘌呤碱基、嘧啶碱基等含氮化合物。③部分由谷氨酰胺运到肾脏，水解产生 NH_3，与 H^+ 结合成 NH_4^+，排出体外（每日约 40mmol）。

（二）氨的运输

各组织代谢产生的氨以谷氨酰胺和丙氨酸的形式经血液运到肝脏，或以谷氨酰胺的形式运到肾脏。

1. 谷氨酰胺的运氨作用　谷氨酸和氨合成谷氨酰胺，反应由谷氨酰胺合成酶（glutamine synthetase）催化，消耗 ATP。

谷氨酰胺无毒、易溶于水，是脑中氨的主要解毒产物，在脑、肌等细胞内合成后可以经血液运到肝脏和肾脏，由线粒体谷氨酰胺酶（glutaminase）催化水解成谷氨酸和氨（图 10-4）。①在肝细胞内，由肝型谷氨酰胺酶（588AA）催化水解，产物氨用于合成其他含氮化合物（如天冬酰胺），或合成尿素，经肾脏排泄。②在肾细胞中，由肾型谷氨酰胺酶（653AA）催化水解，产物氨排至小管液，与 H^+ 结合成 NH_4^+，排出体外。由于肾脏排氨伴随泌氢，所以肾脏排氨量取决于血液的酸度，例如代谢性酸中毒时排氨增加，代谢性碱中毒时排氨减少。

新生儿谷氨酰胺合成酶缺乏会引起严重的脑损伤、多器官衰竭，直至死亡。

图 10-4　谷氨酰胺运氨作用

2. 丙氨酸-葡萄糖循环　空腹状态下骨骼肌细胞释放的丙氨酸多于骨骼肌蛋白分解产生的丙氨酸，多出部分来自丙酮酸转氨基，意义是向肝脏运氨。运输过程形成丙氨酸-葡萄糖循环：①在肌细胞中，氨基酸通过两步转氨反应将氨基转移给丙酮酸，生成丙氨酸，经血液运到肝脏。②在肝细胞内，丙氨酸通过联合脱氨基作用释放氨，用于合成尿素或其他含氮化合物。③丙酮酸通过糖异生途径合成葡萄糖，所需 ATP 由脂肪酸氧化提供。④葡萄糖经血液运到肌细胞，通过糖酵解途径分解成丙酮酸，从而形成循环（图 10-5）。

图 10-5　丙氨酸-葡萄糖循环

丙氨酸-葡萄糖循环的意义是既实现了氨的无毒运输，又使肝脏为肌细胞运动提供能量。

（三） 尿素合成

1932 年，德国科学家 Krebs 和 Henseleit 研究发现：①在有氧条件下将大鼠肝切片与铵盐保温数小时后，铵盐减少，尿素增加。②鸟氨酸、瓜氨酸和精氨酸都能促进尿素合成，但它们的总量并不减少。从三种氨基酸的结构上推断，它们在代谢上可能有一定联系。经过进一步研究，Krebs 和 Henseleit 于 1932 年提出了尿素合成的循环机制：首先鸟氨酸与氨及 CO_2 合成瓜氨酸，然后瓜氨酸再与一分子氨合成精氨酸，最后精氨酸水解产生一分子尿素并重新生成鸟氨酸，鸟氨酸进入下一个循环。该循环过程最终被阐明，称为尿素循环（urea cycle）、鸟氨酸循环（ornithine cycle）。

1. 尿素的合成过程　在肝细胞中进行的尿素合成过程包括五步反应，前两步在线粒体内进行，后三步在细胞质中进行（图 10-6）。

图 10-6　尿素循环

（1）NH_3、CO_2 和 ATP 合成氨甲酰磷酸，反应由线粒体氨甲酰磷酸合成酶 I（CPSase I）催化。

（2）氨甲酰磷酸与鸟氨酸缩合成瓜氨酸，反应由线粒体鸟氨酸氨基甲酰转移酶（OTCase）催化。

（3）瓜氨酸由线粒体内膜鸟氨酸-瓜氨酸逆向转运蛋白转到细胞质中，与天冬氨酸缩合成精氨琥珀酸，其中天冬氨酸提供尿素的第二个氮原子，反应由细胞质精氨琥珀酸合成酶（argininosuccinate synthetase，ASS）催化。

（4）精氨琥珀酸裂解成精氨酸和延胡索酸，反应由细胞质精氨琥珀酸裂解酶（ASAL）催化。

在细胞质中，延胡索酸可加水生成苹果酸，脱氢生成草酰乙酸，通过转氨基作用再生天冬氨酸，为尿素合成供氮。

（5）精氨酸水解成尿素和鸟氨酸，反应由肝型细胞质精氨酸酶（arginase）催化。生成的鸟氨酸由线粒体内膜鸟氨酸-瓜氨酸逆向转运蛋白转入线粒体，进入下一个尿素循环。尿素则通过血液运到肾脏排泄。

尿素循环的反应方程式如下：

$$CO_2 + NH_3 + 天冬氨酸 + 3H_2O + 3ATP \rightarrow 尿素 + 延胡索酸 + 2ADP + AMP + 4P_i$$

2. 尿素合成的生理意义　氨是含氮化合物分解产生的有毒物质，尿素是氨的主要排泄形式。正常人肝脏每日合成尿素约450mmol（333～500mmol），可排出氨总量的80%～95%。尿素合成消耗的氨是碱、二氧化碳是酸，因此尿素合成还调节体液酸碱平衡。

3. 尿素合成的调节　尿素合成酶系是诱导酶，饥饿时组织蛋白分解增加，产氨增加，尿素合成酶系的水平可升高10～20倍。此外，以下两种关键酶还受到结构调节：

（1）氨甲酰磷酸合成酶Ⅰ　该酶是一种变构酶，主要存在于肝细胞线粒体内，以 N-乙酰谷氨酸为必需变构激活剂。精氨酸是 N-乙酰谷氨酸合成酶的激活剂，可通过促进 N-乙酰谷氨酸合成而加快尿素合成。

（2）精氨琥珀酸合成酶　该酶活性最低，控制尿素合成速度。

4. 高氨血症和氨中毒　正常生理状态下，血氨的来源和去路保持平衡，并处于低水平（成人15～110μg/dL，儿童40～80μg/dL，新生儿90～150μg/dL）。合成尿素对保持血氨平衡起重要作用。肝脏是合成尿素的唯一部位，是清除血氨的主要器官。当肝功能严重受损时，尿素合成障碍，导致血氨升高，称为**高氨血症**（hyperammonemia），临床上称为**氨中毒**（ammonia intoxication）。氨中毒的临床症状包括震颤抽搐、言语不清、视力模糊、呕吐、嗜睡、昏迷等，直至死亡。

氨中毒机制尚未阐明，可能是高氨血导致 Na-K-Cl 协同转运蛋白（其功能是维持细胞体积和离子平衡）异常激活，结果破坏了神经细胞的渗透压平衡，引起细胞肿胀、损伤，导致神经障碍；也可能是 NH_3（不是 NH_4^+）能通过血脑屏障进入脑细胞，与 α-酮戊二酸合成谷氨酸，并进一步合成谷氨酰胺，结果：①消耗 NADH 和 ATP 等供能物质。②氨抑制 α-酮戊二酸脱氢酶，加之消耗 α-酮戊二酸，使三羧酸循环减弱，有氧氧化减少，ATP 合成不足。③谷氨酸是神经递质，也被消耗。能量及神经递质缺乏影响脑功能直至昏迷，称为**肝性脑病**，这就是**肝性脑病的氨中毒学说**。

氨中毒多发于肝病晚期，另见于某些氨基酸代谢缺陷遗传病，如 HHH 综合征。

🔖 **尿素合成障碍与氨中毒**　氨甲酰磷酸合成酶Ⅰ（1型高氨血症）、鸟氨酸氨基甲酰转移酶（2型高氨血症）、精氨琥珀酸合成酶、精氨琥珀酸裂解酶（精氨琥珀酸尿）缺陷均导致尿素合成障碍，相应代谢物特别是氨、谷氨酰胺积累，其中氨甲酰磷酸合成酶Ⅰ、鸟氨酸氨基甲酰转移酶缺乏引起的氨中毒最严重。尿素合成障碍的特征是高氨血症、脑病、呼吸性碱中毒，临床症状是呕吐、间歇性共济失调、易激惹、嗜睡、重度智力低下。通过控制蛋白质摄入可以缓解。

🔖 **HHH 综合征**　即高氨血症-高鸟氨酸血症-同型瓜氨酸尿综合征，线粒体内膜鸟氨酸-瓜氨酸逆向转运蛋白缺陷造成细胞质鸟氨酸不能转入线粒体，导致高氨血症、高鸟氨酸血症。线粒体内缺乏鸟氨酸时，氨甲酰磷酸与赖氨酸缩合成大量同型瓜氨酸，导致同型瓜氨酸尿。

🔖 某些山黧豆含2,4-二氨基丁酸，是鸟氨酸的类似物、鸟氨酸氨基甲酰转移酶的竞争性抑制剂，被吸收后可抑制尿素合成，引起氨中毒。

🔖 NH_3 比 NH_4^+ 容易通过自由扩散通过细胞膜。在碱性环境中，NH_4^+ 解离成 NH_3，所以碱性肠液促进 NH_3 的吸收，碱性小管液促进 NH_3 的重吸收。为此临床上对高氨血、肝性脑病、

NOTE

肝硬化腹水患者禁用碱性肥皂水灌肠或碱性利尿剂利尿，避免血氨升高。临床上还可让高氨血症患者口服或静脉输注谷氨酸盐使其与血氨合成谷氨酰胺，从而降血氨。

🔔 低钾碱中毒促进 NH₃ 通过血脑屏障，对脑细胞毒性增加。乳果糖（半乳糖 β1→2β 果糖）和乳糖醇（4-β-半乳糖-山梨醇）能抑制 NH₃ 的吸收，可用于治疗肝性脑病。

5. 尿素测定　①尿素酶水解尿素生成 NH₃，NH₃ 与硝普钠、苯酚、次氯酸盐反应呈蓝色，640nm 比色分析。②尿素酶水解尿素生成 NH₃，NH₃ 与 NADH、α-酮戊二酸合成谷氨酸，340nm 比色分析。正常成人血清尿素含量 1.78~7.14mmol/L。

三、α-酮酸的代谢

氨基酸脱氨基生成的 α-酮酸在不同营养状况下经历不同代谢。

1. 氧化供能　α-酮酸可分解成乙酰辅酶 A，然后通过三羧酸循环完全氧化，生成 CO_2 和 H_2O，同时释放能量供给生命活动。因此，蛋白质也是供能物质。成人每日代谢所需能量有 10%~15% 通过分解蛋白质获得，不过蛋白质的供能作用可由糖或脂肪代替。

支链氨基酸包括异亮氨酸、亮氨酸和缬氨酸，均为必需氨基酸，它们的分解代谢存在共性：①转氨基生成相应的 α-酮酸。②α-酮酸氧化脱羧生成相应的脂酰辅酶 A，由支链 α-酮酸脱氢酶复合体催化。③脂酰辅酶 A 通过 β 氧化分解：缬氨酸分解生成琥珀酰辅酶 A，亮氨酸分解生成乙酰辅酶 A 和乙酰乙酰辅酶 A，异亮氨酸分解生成琥珀酰辅酶 A 和乙酰辅酶 A，所以三种氨基酸分别属于生糖氨基酸、生酮氨基酸、生糖兼生酮氨基酸（表10-5）。④分解代谢主要在骨骼肌中进行。⑤槭糖尿病（MSUD）患者先天性缺乏支链 α-酮酸脱氢酶，血浆支链氨基酸及其脱氨基产生的 α-酮酸升高而经肾脏排泄，其尿液有类似槭糖浆味。

🔔 支链氨基酸能抑制假神经递质形成，或拮抗假神经递质，所以临床上可用于治疗肝性脑病。

2. 合成糖和脂质　动物实验发现，如果用各种氨基酸喂养糖尿病犬，大多数氨基酸可使尿糖升高，表明这些氨基酸经过脱氨基等分解代谢生成的 α-酮酸可通过糖异生途径合成葡萄糖，因而称为生糖氨基酸；少数氨基酸可使尿糖和尿酮体同时升高，称为生糖兼生酮氨基酸、生酮生糖氨基酸；亮氨酸和赖氨酸可使尿酮体升高，称为生酮氨基酸（表10-5）。

表 10－5　生糖或生酮氨基酸种类

分类	氨基酸
生糖氨基酸	半胱氨酸、丙氨酸、甘氨酸、谷氨酸、谷氨酰胺、蛋氨酸、精氨酸、脯氨酸、丝氨酸、苏氨酸、天冬氨酸、天冬酰胺、组氨酸、缬氨酸
生糖兼生酮氨基酸	苯丙氨酸、酪氨酸、色氨酸、异亮氨酸
生酮氨基酸	赖氨酸、亮氨酸

现已阐明：氨基酸通过分解代谢生成丙酮酸、草酰乙酸、α-酮戊二酸、琥珀酰辅酶 A、延胡索酸、乙酰辅酶 A、乙酰乙酰辅酶 A，所以生糖或生酮。

3. 合成非必需氨基酸　α-酮酸可循联合脱氨基逆过程还原氨基化，生成 α-氨基酸。不过，以此方式合成非必需氨基酸的 α-酮酸主要来自糖代谢。此代谢的意义是可以把体内非蛋白氮（第十七章，320 页）转化成蛋白氮。例如临床上可以给慢性肾功能不全（如尿毒症）患者调配富含必需氨基酸的低蛋白饮食，使机体利用非蛋白氮合成非必需氨基酸，既能满足蛋白质合成需要，避免营养不良，又可降低尿素氮，减轻肾负荷，防止水盐代谢和酸碱平衡紊乱，延缓慢性肾功能不全进程。

第三节 氨基酸的特殊代谢

除一般代谢外，有些氨基酸还通过特殊代谢产生一些具有重要生理功能的含氮化合物（表10-6）。本节主要介绍以下特殊代谢：氨基酸脱羧基代谢、一碳单位代谢、含硫氨基酸代谢、芳香族氨基酸代谢和甘氨酸代谢。

表 10-6 氨基酸代谢产生的含氮化合物

活性物质	功能	氨基酸前体	活性物质	功能	氨基酸前体
γ-氨基丁酸	神经递质	谷氨酸	烟酰胺	维生素	色氨酸
乙酰胆碱	神经递质	丝氨酸	肉碱	脂肪酸氧化	赖氨酸
5-羟色胺	神经递质	色氨酸	血红素	合成血红素蛋白	甘氨酸
褪黑素	激素	色氨酸	肌酸	能量储存	甘氨酸、精氨酸、蛋氨酸
儿茶酚胺	神经递质，激素	酪氨酸	嘌呤碱	合成核苷酸、核酸	谷氨酰胺、甘氨酸、天冬氨酸
一氧化氮	激素	精氨酸	嘧啶碱	合成核苷酸、核酸	谷氨酰胺、天冬氨酸
甲状腺激素	激素	酪氨酸	鞘氨醇	合成鞘脂	丝氨酸
组胺	血管扩张剂	组氨酸	牛磺酸	合成结合胆汁酸	半胱氨酸
多胺	促进细胞增殖	鸟氨酸、蛋氨酸	黑色素	皮肤、毛发色素	酪氨酸

一、氨基酸脱羧基

部分氨基酸可以脱羧生成相应的胺。这些产物具有重要的生理功能，因而其水平受到控制，例如可被相应的单胺氧化酶催化氧化成醛和氨而灭活（第十八章，329页）。脱羧反应由特异的氨基酸脱羧酶催化，以磷酸吡哆醛为辅助因子。

1. γ-氨基丁酸（GABA） 由谷氨酸脱羧生成，反应由谷氨酸脱羧酶催化。

$$H_2N-\overset{COOH}{\underset{}{|}}-COOH \quad \xrightarrow[\text{谷氨酸脱羧酶}]{\quad CO_2 \quad} \quad H_2N-\sim-COOH$$

谷氨酸　　　　　　　　　　　　　　　　　　γ-氨基丁酸

谷氨酸脱羧酶在脑细胞内活性最高，所以脑细胞 γ-氨基丁酸含量最高。γ-氨基丁酸是一种抑制性神经递质，其生成不足会引起中枢神经系统的过度兴奋。磷酸吡哆醛是谷氨酸脱羧酶的辅助因子，因此临床上给妊娠呕吐孕妇和抽搐惊厥小儿补充维生素 B_6，以促进 γ-氨基丁酸生成，抑制中枢兴奋，缓解临床症状。

2. 5-羟色胺（5-hydroxytryptamine，5-HT） 又称血清素（serotonin），由色氨酸通过羟化和脱羧生成。

5-羟色胺分布广泛，在神经系统、消化道、血小板和乳腺等细胞均能生成，但约90%储存于肠嗜铬细胞。

色氨酸 —羟化酶→ 5-羟色氨酸 —脱羧酶→ 5-羟色胺 —乙酰转移酶→ N-乙酰-5-羟色胺 —甲基转移酶→ 褪黑素

（1）在脑组织，5-羟色胺是一种抑制性神经递质，与调节睡眠、体温和镇痛等有关。

（2）在外周组织，5-羟色胺是一种血管收缩剂，可刺激（胃、肠、血管、哮喘患者支气管）平滑肌收缩。

（3）在松果体，5-羟色胺通过乙酰化和甲基化等反应生成褪黑素（melatonin）。褪黑素的分泌有昼夜节律（昼低夜高）和月经节律（月经前最高，排卵期最低），与生物节律（维持生物钟）、神经系统（镇静、催眠、镇痛、抗惊厥、抗抑郁）、生殖系统（与性激素抗衡）和免疫系统（提高免疫力）功能有密切关系。

　　良性嗜银细胞瘤（argentaffinoma）合成 5-羟色胺过多，尿中可检出其代谢物。

3. 组胺（histamine）　由组氨酸脱羧生成，主要存在于呼吸道、消化道和皮肤等组织的肥大细胞内及血液嗜碱性粒细胞内。

组胺的生理功能：①是一种强烈的血管扩张剂，并能增加毛细血管通透性，引起血压下降。②在变态反应中起关键作用。过敏反应（Ⅰ型超敏反应）时过敏原诱导肥大细胞释放组胺，促进平滑肌收缩，引起支气管痉挛，引起哮喘。③能刺激胃酸和胃蛋白酶原分泌，常用于研究胃功能。④是一种中枢神经递质，与控制觉醒和睡眠、调节情感和记忆等功能有关。

组氨酸 —组氨酸脱羧酶→ (CO_2↑) 组胺

4. 多胺　由鸟氨酸、赖氨酸和蛋氨酸通过脱羧基等反应生成的腐胺、尸胺、亚精胺（又称精脒）和精胺含有不止一个氨基，它们统称多胺（polyamine）。

亚精胺　　　　　　　　　　精胺

多胺可以促进细胞增殖。生长旺盛的组织（如胚胎、再生肝）以及肿瘤组织多胺含量较高。临床上把测定患者血中或尿中多胺的含量作为肿瘤诊断和预后的辅助指标。

胺类物质大多活性较高，如果产生或吸收过多，会引起代谢紊乱。不过，体内存在一组单胺氧化酶，在正常情况下可以分解多余的胺类。

二、一碳单位代谢

一碳单位（one carbon unit）是部分氨基酸在分解代谢过程中产生的含有一个碳原子的活

性基团，其转移或转化过程称为一碳单位代谢、一碳代谢。

1. 一碳单位的种类和来源　体内重要的一碳单位有甲酰基（formyl，-CHO）、亚胺甲基（formimino，-CH=NH）、次甲基（methenyl，-CH=）、亚甲基（methylene，-CH$_2$-）和甲基（methyl，-CH$_3$）（图 10-7），它们主要来自丝氨酸（可用 3-磷酸甘油酸合成），此外还有甘氨酸、组氨酸、色氨酸。

四氢叶酸　　N^5-甲基四氢叶酸　　N^5,N^{10}-亚甲基四氢叶酸

N^5-亚胺甲基四氢叶酸　　N^5,N^{10}-次甲基四氢叶酸　　N^5-甲酰基四氢叶酸　　N^{10}-甲酰基四氢叶酸

图 10-7　一碳单位

2. 一碳单位的载体　一碳单位是一类活性基团，由四氢叶酸（FH$_4$，THF）或钴胺素携带传递。四氢叶酸仅在参与一碳单位代谢时携带一碳单位，否则是空载的。

3. 一碳单位的生成　氨基酸分解生成一碳单位，需要四氢叶酸作为一碳单位转移酶的辅酶，例如丝氨酸和甘氨酸分解生成 N^5,N^{10}-亚甲基四氢叶酸：在丝氨酸羟甲基转移酶的催化下，丝氨酸的羟甲基转移给四氢叶酸，脱水生成 N^5,N^{10}-亚甲基四氢叶酸和甘氨酸；甘氨酸在甘氨酸裂解酶系的催化下与四氢叶酸反应，生成 N^5,N^{10}-亚甲基四氢叶酸。

4. 一碳单位的相互转化　各种一碳单位所含碳原子的氧化态不同。在一定条件下，这些一碳单位可以通过氧化还原反应相互转化（图 10-8）。不过，由其他一碳单位还原成甲基（N^5-甲基四氢叶酸）的反应是不可逆的，即该甲基不能再氧化成其他一碳单位。实际上 N^5-甲基四氢叶酸携带的甲基都是由其他一碳单位还原生成的，而不是从蛋氨酸获得的。相反，该甲基不能直接传递给甲基接受体（acceptor），必须通过蛋氨酸循环传递给同型半胱氨酸生成蛋氨酸，进一步活化成 S-腺苷蛋氨酸，才能传递给甲基接受体（图 10-9）。

图 10-8　一碳单位的相互转化

NOTE

5. 一碳单位代谢的生理意义   ①参与嘌呤核苷酸和嘧啶核苷酸的合成，其中嘌呤环的 C-2 和 C-8 是由 N^{10}-甲酰基四氢叶酸提供的，胸苷酸的 5-甲基是由 N^5, N^{10}-亚甲基四氢叶酸提供的（第十一章，234 页）。②N^5-甲基四氢叶酸通过蛋氨酸循环传递甲基，合成甲基化合物。

如上所述，一碳单位代谢与核苷酸和核酸代谢关系密切。当一碳单位代谢发生障碍或四氢叶酸缺乏时，核酸代谢会受影响，可发生巨幼细胞性贫血等疾病。磺胺类药物抑菌及甲氨蝶呤类药物抗肿瘤的机制（第十一章，238 页）就是抑制四氢叶酸合成，从而抑制一碳单位、核苷酸和核酸代谢，抑制细菌和肿瘤生长。

三、含硫氨基酸代谢

含硫氨基酸包括蛋氨酸、半胱氨酸和胱氨酸。它们的代谢是相互联系的：蛋氨酸为半胱氨酸合成提供硫，半胱氨酸与胱氨酸可以相互转化。不过，半胱氨酸与胱氨酸不能用于合成蛋氨酸。蛋氨酸是必需氨基酸。

（一）蛋氨酸代谢

蛋氨酸除作为蛋白质的合成原料外，还在蛋氨酸循环中传递甲基，用于合成甲基化合物。

1. 蛋氨酸循环过程   蛋氨酸循环（methionine cycle）是一个同型半胱氨酸获得甲基生成蛋氨酸、蛋氨酸传出甲基后再生同型半胱氨酸的过程，是 N^5-甲基四氢叶酸为合成甲基化合物提供活性甲基的必由之路，有四氢叶酸和维生素 B_{12} 参与且消耗 ATP（图 10-9）。

图 10-9   蛋氨酸循环

（1）四氢叶酸再生 N^5-甲基四氢叶酸将甲基传递给同型半胱氨酸（又称高半胱氨酸），使四氢叶酸再生，反应由蛋氨酸合成酶（又称 N^5-甲基四氢叶酸转甲基酶）催化，需要维生素 B_{12} 作为辅助因子。注意：不可因蛋氨酸在此生成而将其归入非必需氨基酸，因为同型半胱氨酸就是蛋氨酸的去甲基化产物，人体内不能合成。

（2）蛋氨酸活化   蛋氨酸与 ATP 反应，生成 S-腺苷蛋氨酸（SAM），反应由蛋氨酸腺苷转移酶催化。

（3）SAM 转甲基   S-腺苷蛋氨酸称为活性蛋氨酸，其甲基称为活性甲基（activated methyl），可用于合成一组甲基化合物，反应由相应的甲基转移酶催化。

据统计，体内有 50 多种分子可以从 S-腺苷蛋氨酸获得甲基，合成相应的甲基化合物。例如：去甲肾上腺素、胍乙酸、磷脂酰乙醇胺获得甲基后分别生成肾上腺素、肌酸、磷脂酰胆碱。DNA 甲基化也由 SAM 提供甲基。

（4）同型半胱氨酸再生　SAM 供出甲基后生成的 S-腺苷同型半胱氨酸进一步脱去腺苷，生成同型半胱氨酸（homocysteine），反应由 S-腺苷同型半胱氨酸酶催化。

2. 蛋氨酸循环生理意义　①再生四氢叶酸，参与其他一碳单位代谢。②提供活性甲基，用于合成甲基化合物。

维生素 B_{12} 是蛋氨酸合成酶的辅助因子。当维生素 B_{12} 缺乏时，N^5-甲基四氢叶酸的甲基不能传递出去，既影响甲基化合物的合成，又影响四氢叶酸的再生，进而影响一碳单位代谢、核苷酸合成，导致核酸合成减少、蛋白质合成减少，细胞分裂减慢。红细胞成熟受到影响，表现为幼红细胞分裂减慢，红细胞体积增大，发生恶性贫血。

🔖 高同型半胱氨酸血症　是指由胱硫醚 β-合成酶、亚甲基四氢叶酸还原酶缺陷或叶酸、维生素 B_{12}、维生素 B_6 缺乏等因素引起功能性叶酸缺乏，同型半胱氨酸代谢障碍，血浆同型半胱氨酸水平升高，超过 $15\mu mol/L$。流行病学表明高同型半胱氨酸血症是动脉粥样硬化、冠心病、血栓形成、高血压的危险因子，但是否有因果关系尚未阐明。

（二）半胱氨酸和胱氨酸代谢

半胱氨酸与胱氨酸相互转化。半胱氨酸含有巯基，蛋白质或肽中的两个半胱氨酸残基氧化脱氢生成胱氨酸（二硫键形成）；胱氨酸还原分解生成两个半胱氨酸（第三章，45 页）。此外，半胱氨酸代谢生成其他含硫化合物。

1. 半胱氨酸氧化脱羧生成牛磺酸　①牛磺酸在肝细胞内参与结合胆汁酸合成及其他生物转化第二相反应（第十八章，334 页）。②牛磺酸在脑组织中含量较高，可能起抑制性神经递质作用。

2. 半胱氨酸氧化分解产生活性硫酸　半胱氨酸可以氧化脱硫脱氨基，生成丙酮酸、硫酸和氨。一部分硫酸以无机盐形式经肾脏排泄，另一部分与 ATP 反应，生成 3′-磷酸腺苷-5′-磷酰硫酸（PAPS），称为活性硫酸、活性硫酸基。

3′-磷酸腺苷-5′-磷酰硫酸（PAPS）

PAPS 性质活泼，为各种代谢提供活性硫酸：①蛋白多糖合成：合成硫酸软骨素、硫酸角质素和肝素等黏多糖，进而合成蛋白多糖。②蛋白质硫酸化：例如结合到蛋白多糖的酪氨酸羟基上。③生物转化第二相反应：与类固醇、酚类物质结合，促使其经肾脏排泄（第十八章，331 页）。

3. 半胱氨酸参与合成还原型谷胱甘肽 还原型谷胱甘肽（GSH）由谷氨酸、半胱氨酸和甘氨酸合成。

$$\text{谷氨酸} \xrightarrow[\text{ATP+半胱氨酸} \quad \text{ADP+P}_i]{} \gamma\text{-谷氨酰半胱氨酸} \xrightarrow[\text{ATP+甘氨酸} \quad \text{ADP+P}_i]{} \boxed{\text{谷胱甘肽}}$$

GSH 在大多数动物细胞内的浓度高达 5mmol/L，至少是氧化型谷胱甘肽（GSSG）的 500倍，是重要的抗氧化剂：①保护硒蛋白（包括含硒酶）、巯基蛋白（包括巯基酶），从而维持这些蛋白质的结构和功能。②清除活性氧及其他氧化剂，从而抗氧化损伤。③参与生物转化第二相反应，与药物或毒物等结合，抑制这些物质对 DNA、RNA、蛋白质结构的破坏和功能的干扰。

四、芳香族氨基酸代谢

芳香族氨基酸包括苯丙氨酸、酪氨酸和色氨酸，它们主要在肝中分解。这里介绍苯丙氨酸和酪氨酸代谢。

1. 苯丙氨酸羟化成酪氨酸 反应由苯丙氨酸羟化酶（以四氢生物蝶呤为辅助因子）催化，且不可逆，故酪氨酸不能生成苯丙氨酸，但补充酪氨酸可"节省"苯丙氨酸。

$$\text{苯丙氨酸} \xrightarrow[\text{苯丙氨酸羟化酶}]{\text{NADPH+H}^+\text{+O}_2 \quad \text{NADP}^+\text{+H}_2\text{O}, \ \text{四氢生物蝶呤}} \text{酪氨酸}$$

正常人有 1/4 苯丙氨酸用于合成蛋白质，3/4 羟化成酪氨酸，极少量转氨基生成苯丙酮酸。当先天性缺乏苯丙氨酸羟化酶时，苯丙氨酸不能羟化成酪氨酸。一方面血中苯丙氨酸升高，超过 1.2mmol/L（正常水平 0.1mmol/L），对中枢神经系统有毒性作用，会影响幼儿脑发育，造成不可逆转的智力低下；另一方面脱氨基生成苯丙酮酸。过多的苯丙氨酸、苯丙酮酸及其部分代谢产物（苯乳酸、苯乙酸）会经肾脏排泄，故临床上称为**苯丙酮尿症**（PKU，Ⅰ型，Ⅱ~Ⅴ型由四氢生物蝶呤合成异常引起）。苯丙酮尿症患者出生时没有症状，但如不接受治疗，出生不到 1 岁即发病，有 1/2 寿命不超过 20 岁，3/4 寿命不超过 30 岁。对这种患儿的治疗原则是早期诊断，严格控制（至少在 18 岁之前）饮食苯丙氨酸含量，同时补充酪氨酸。

2. 酪氨酸合成甲状腺激素 甲状腺激素（thyroid hormone）是甲状腺滤泡细胞合成分泌激素的统称，包括三碘甲状腺原氨酸（T_3）、逆-三碘甲状腺原氨酸（r-T_3，1%，无活性）和四碘甲状腺原氨酸（T_4）等，其中 T_4 又称甲状腺素（thyroxine）。T_4 合成最多（90%），通常是 T_3

（9%）的 10 倍，但 T_3 活性最高，是 T_4 的 5 倍。

甲状腺激素的合成原料是甲状腺滤泡细胞甲状腺球蛋白同二聚体。人体甲状腺球蛋白单体（含糖 8%~10%）一级结构 2768AA，其中 Tyr24、Tyr1310、Tyr2573、Tyr2587 可合成四个 T_4，Tyr2766 可合成一个 T_3。甲状腺球蛋白分泌到滤泡腔胶质后，由甲状腺过氧化物酶催化合成甲状腺激素，反应包括生成活性碘，酪氨酸碘化成一碘酪氨酸和二碘酪氨酸，两分子二碘酪氨酸缩合成 T_4，或二碘酪氨酸与一碘酪氨酸缩合成 T_3、r-T_3。

甲状腺激素是影响神经系统发育最重要的激素，其分泌受垂体分泌的促甲状腺激素（TSH）调节。促甲状腺激素刺激甲状腺滤泡细胞顶部一侧微绒毛伸出伪足，将含甲状腺球蛋白的胶质吞回滤泡细胞，由溶酶体蛋白酶水解释放甲状腺激素，从滤泡细胞底部分泌入血。

四碘甲状腺原氨酸

三碘甲状腺原氨酸

逆-三碘甲状腺原氨酸

🖝 硫脲类药物能抑制甲状腺过氧化物酶，抑制甲状腺激素合成，是临床上治疗甲状腺功能亢进的常用药。

3. **酪氨酸转化为儿茶酚胺** 在神经组织（黑质纹状体系统）和肾上腺髓质中有一种称为嗜铬细胞的神经内分泌细胞，可从血液循环摄取酪氨酸，由酪氨酸羟化酶催化羟化，生成 3,4-二羟苯丙氨酸，又称 L-多巴（Dopa）。L-多巴由多巴脱羧酶催化脱羧生成多巴胺（dopamine）。多巴胺由多巴胺 β-羟化酶（DBH，需要 Cu^{2+} 和抗坏血酸）催化羟化，生成去甲肾上腺素（norepinephrine）。去甲肾上腺素由 N-甲基转移酶催化从 SAM 获得甲基，生成肾上腺素（epinephrine）。多巴胺、去甲肾上腺素和肾上腺素都是具有儿茶酚结构的胺类物质，故统称儿茶酚胺（catecholamine）。肾上腺髓质儿茶酚胺约 80% 是肾上腺素。

酪氨酸　　　　3,4-二羟苯丙氨酸　　　　多巴胺　　　　去甲肾上腺素　　　　肾上腺素

酪氨酸羟化酶（tyrosine hydroxylase）以四氢生物蝶呤作为辅助因子，是控制儿茶酚胺合成的关键酶，受儿茶酚胺的反馈抑制。

儿茶酚胺是重要的活性物质，它们都是神经递质，此外肾上腺素及去甲肾上腺素还是激素。多巴胺缺乏是帕金森病（parkinsonism，又称震颤麻痹，paralysis agitans）发生的重要原因。多巴胺在临床上可用于收缩皮肤和肌肉小动脉、扩张肾和内脏小动脉。

🖝 肝性脑病时中枢神经系统多巴胺缺乏，需要补充，但多巴胺不能通过血脑屏障，故不

NOTE

能直接补充，可补充能通过血脑屏障的 L-多巴，在体内由 L-多巴脱羧酶催化脱羧生成多巴胺起作用。α-甲基多巴竞争性抑制 L-多巴脱羧酶，可用于治疗某些高血压。

4. 酪氨酸合成黑色素　在皮肤和毛囊等的黑色素细胞内，在酪氨酸酶（tyrosinase，一种含 Cu^{2+} 的羟化酶）的催化下，酪氨酸发生羟化反应生成 3,4-二羟苯丙氨酸，再通过氧化脱羧等反应生成吲哚-5,6-醌，聚合成黑色素，成为这些组织中色素的来源。

酪氨酸　　　　　3,4-二羟苯丙氨酸　　　　多巴醌　　　　吲哚-5,6-醌

酪氨酸酶缺乏导致黑色素合成障碍，毛发、皮肤等发白，称为白化病（albinism）。患者对阳光敏感，易患皮肤癌。

5. 酪氨酸氧化分解　酪氨酸可以完全分解，即由酪氨酸转氨酶催化脱氨基生成对羟基苯丙酮酸，对羟基苯丙酮酸氧化酶催化氧化脱羧生成尿黑酸，尿黑酸氧化酶催化氧化成马来酰乙酰乙酸，马来酰乙酰乙酸异构酶（以 GSH 为辅助因子）催化异构成延胡索酰乙酰乙酸，延胡索酰乙酰乙酸酶催化水解成延胡索酸和乙酰乙酸。

酪氨酸　　　　　对羟苯丙酮酸　　　　尿黑酸　　　　马来酰乙酰乙酸

延胡索酸　　　乙酰乙酸　　　　　　　　　　　　　延胡索酰乙酰乙酸

当先天性缺乏尿黑酸氧化酶（又称尿黑酸双加氧酶）时，尿黑酸只能经肾脏排泄，被氧化后呈黑色，故称尿黑酸尿症（alkaptonuria）。患者的骨等结缔组织会有广泛的黑色物质沉积，患关节炎和褐黄病（ochronosis）。

芳香族氨基酸及其腐败产物的代谢和转化主要在肝脏进行，所以肝性脑病患者血液芳香族氨基酸水平升高。

五、甘氨酸代谢

甘氨酸本身就是活性物质，例如位于脊髓前角的闰绍细胞释放的甘氨酸就是抑制性神经递质。此外，甘氨酸还用于合成其他活性物质：①参与一碳单位代谢。②与谷氨酸、半胱氨酸合成 GSH。③与精氨酸、S-腺苷蛋氨酸合成肌酸（肝和肾）。④与谷氨酰胺、天冬氨酸等合成嘌

嘌呤核苷酸（第十一章，230 页）。⑤与琥珀酰辅酶 A 合成血红素（第十七章，322 页）。⑥参与生物转化第二相反应，合成结合胆汁酸、马尿酸等（第十八章，331 页）。其中肌酸合成如下：

$$H_2N-CH_2-COOH \xrightarrow[\text{+ 精氨酸 - 鸟氨酸}]{} H_2N-\overset{NH}{\underset{H}{\overset{\|}{C}}}-N-CH_2-COOH \xrightarrow[\text{+ S-腺苷蛋氨酸 - S-腺苷同型半胱氨酸}]{} H_2N-\overset{NH}{\overset{\|}{C}}-\underset{CH_3}{N}-CH_2-COOH$$

甘氨酸 → 胍基乙酸 → 肌酸

第四节　激素对蛋白质代谢的调节

正常人每日组织蛋白代谢量基本稳定。有许多激素可以调节蛋白质代谢，如胰岛素、生长激素、性激素、甲状腺激素、肾上腺素和糖皮质激素等。

1. 胰岛素　可以通过信号转导使肝细胞等通过易化扩散加快摄取氨基酸，促进组织蛋白合成，抑制组织蛋白分解，抑制氨基酸生糖，是促进蛋白质合成不可缺少的激素。

空腹状态下蛋白质合成少于分解，进食状态下胰岛素使蛋白质合成速度增加 20%~25%，且多于分解。蛋白质合成高度耗能，进食后能耗可占静息能量消耗量（REE）的 20%（空腹时仅 9%）。

2. 生长激素　可以促进各种细胞摄取氨基酸，促进蛋白质合成。

3. 性激素　可以通过不同途径促进蛋白质合成，抑制氨基酸分解。其中雌激素促进子宫摄取氨基酸，睾酮可使肌肉蛋白增加 30%~50%。

4. 甲状腺激素　调节效应因激素水平而异，正常水平促进蛋白质合成，高水平（如甲亢）则促进蛋白质分解，增加血尿素氮（第十七章，321 页）。

5. 肾上腺素和糖皮质激素　可以促进蛋白质分解，糖皮质激素还促进肝细胞摄取氨基酸并生糖。

链接

慢性肾功能衰竭的中药治疗

慢性肾功能衰竭（CRF）是指原发性或继发性肾脏疾患造成肾结构和功能损害、引起一系列代谢紊乱和临床症状的一组综合征。中西医结合非透析疗法可以缓解症状，与透析疗法相结合能保护肾功能、延缓病情进展、推迟必须透析或移植的时间等。

探讨慢性肾功能衰竭进行性恶化的机制，寻找有效方药早期预防、延缓或阻止慢性肾功能衰竭病情进展，这是中西医结合研究的重要课题。研究表明：大黄等药物对慢性肾功能衰竭的多种病理机制均有不同程度的改善作用。

大黄主要功效为泻下攻积，清热泻火，凉血解毒，逐瘀通经，利湿退黄，是治疗慢性肾功能衰竭的有效药物之一，不论是其单味药，还是复方，均有较显著的疗效。大黄治疗慢性肾功能衰竭的机制包括以下几个方面。

1. 影响氮代谢　促进血浆蛋白合成，抑制肌动蛋白和肌球蛋白分解，从而使尿素合成减少，血尿素氮（BUN）下降。

2. 抑制肾代谢　从而缓解慢性肾功能衰竭进展。

3. 抑制系膜细胞增殖　既直接抑制肾小球系膜细胞增殖，又拮抗白细胞介素2（IL-2）和促肾生长因子对系膜细胞增殖的促进作用，延缓肾小球硬化。

4. 纠正脂质代谢紊乱　延缓慢性肾功能衰竭进展。

5. 促进肠道排泄肌酐、尿素等非蛋白氮　减轻肾脏排泄负荷。

6. 其他作用　大黄在抗凝血、血液流变、消炎、免疫调节等方面的作用对慢性肾功能衰竭进展可能也有影响。

小　结

机体蛋白质代谢状况可用氮平衡评价。食物蛋白质的营养价值取决于其所含必需氨基酸的种类、含量和比例是否与人体需要一致。将几种营养价值较低的食物蛋白质搭配食用，可使必需氨基酸相互补充，营养价值得到提高。

食物蛋白质主要在小肠的十二指肠和空肠部位消化，消化产物是氨基酸和部分寡肽，消化过程由胰腺和小肠上皮细胞合成分泌的多种蛋白酶和肽酶催化。消化产物氨基酸大部分通过继发性主动转运机制吸收。少量未被消化的食物蛋白质和未被吸收的消化产物在大肠下部受肠道细菌腐败作用，进行分解。腐败产物中既有营养成分，又有有害成分，后者吸收后通常会被肝细胞摄取并转化解毒。

氨基酸的一般代谢通常是指氨基酸脱氨基生成 α-酮酸和氨。脱氨基方式有转氨基、氧化脱氨基、联合脱氨基等，以转氨酶和谷氨酸脱氢酶催化的联合脱氨基为主。

除氨基酸脱氨基外，体内其他代谢也产生一部分氨。各组织代谢产生的氨以谷氨酰胺和丙氨酸的形式经血液运到肝脏，或以谷氨酰胺的形式运到肾脏。这些氨一部分用于合成含氮化合物，其余排出体外，并且大部分先在肝脏合成尿素，经肾脏排泄。

尿素是氨的主要排泄形式。尿素在肝细胞线粒体内和细胞质中通过尿素循环合成。尿素合成受氮摄入量及氨甲酰磷酸合成酶Ⅰ和精氨琥珀酸合成酶调节。

氨基酸脱氨基之后生成的 α-酮酸可以氧化供能、合成糖和脂质。

有些氨基酸通过特殊代谢产生一些具有重要生理功能的含氮化合物。

部分氨基酸由氨基酸脱羧酶（以磷酸吡哆醛为辅助因子）催化脱羧生成的胺具有重要的生理功能，如 γ-氨基丁酸、5-羟色胺、组胺、多胺等。

部分氨基酸通过分解代谢产生一碳单位，由四氢叶酸或钴胺素传递，参与合成嘌呤核苷酸、嘧啶核苷酸、甲基化合物等。

含硫氨基酸的代谢相互联系。蛋氨酸在蛋氨酸循环中传递甲基，用于合成甲基化合物；半胱氨酸氧化脱羧生成的牛磺酸既参与生物转化第二相反应，又在脑组织中起抑制性神经递质作用；半胱氨酸氧化分解产生的活性硫酸根参与蛋白多糖合成、蛋白质硫酸化、生物转化第二相反应；半胱氨酸参与合成的 GSH 是重要的抗氧化剂。

芳香族氨基酸中的苯丙氨酸可以羟化成酪氨酸，后者进一步代谢生成甲状腺激素、儿茶酚胺（多巴胺、去甲肾上腺素和肾上腺素）等重要的活性物质，或合成黑色素。

甘氨酸既是抑制性神经递质，又参与一碳单位代谢，还用于合成 GSH、肌酸、嘌呤核苷酸、血红素、结合胆汁酸等。

讨论

1. 假如膳食中缺乏天冬氨酸，机体是否会出现天冬氨酸缺乏的现象？为什么？

2. 必需氨基酸为何不能在人体内合成？

3. 肝性脑病的假神经递质学说、氨中毒学说。

4. 联合脱氨基过程、催化反应的酶、需要的辅助因子、意义。

5. 血氨来源、去路、运输机制。

6. 鸟氨酸循环、蛋氨酸循环过程和意义。

7. 下列各化合物完全氧化时 ATP 合成量：丙氨酸、谷氨酸、天冬氨酸。

8. 维生素 B_{12} 缺乏导致恶性贫血的生化机制。

第十一章　核苷酸代谢

核苷酸可来自食物核酸消化吸收，但主要由机体自身合成。食物中的核酸以核蛋白形式存在。核蛋白在胃内受胃酸作用，解离成核酸和蛋白质。食物核酸的消化和吸收主要在小肠内进行，其消化过程由来自胰腺的多种水解酶催化进行（图 11-1）。

核酸 ——核酸酶—→ 核苷酸 ——核苷酸酶—→ 核苷 + 磷酸 ——核苷磷酸化酶—→ 碱基 + 1-磷酸戊糖

图 11-1　核酸消化

核苷酸及其水解产物均可被小肠上皮细胞摄取，吸收后可进一步分解。

第一节　核苷酸合成代谢

核苷酸通过细胞质中的两条途径合成：①从头合成途径（*de novo* pathway），是指机体以 5-磷酸核糖、氨基酸、一碳单位和 CO_2 等简单物质为原料，通过一系列酶促反应合成核苷酸，是机体、特别是肝脏合成核苷酸的主要途径。②补救途径（salvage pathway），是指机体直接利用核苷酸分解的中间产物（碱基和核苷），通过简单反应合成核苷酸，是脑细胞合成核苷酸的主要途径，骨髓、中性粒细胞和红细胞的唯一途径。

一、嘌呤核苷酸的从头合成途径

嘌呤核苷酸从头合成途径的主要特点是：嘌呤碱基是在 5-磷酸核糖焦磷酸（PRPP）的基础上逐步合成的，嘌呤碱基的九个成环原子分别来自谷氨酰胺、天冬氨酸、甘氨酸、一碳单位（甲酰基）和 CO_2（图 11-2）。

嘌呤核苷酸的从头合成途径可分为两个阶段：第一阶段合成肌苷酸（IMP），第二阶段由 IMP 合成一磷酸腺苷（AMP）和一磷酸鸟苷（GMP）。

1. 合成 IMP　从 5-磷酸核糖（R-5-P，来自磷酸戊糖途径）合成 5-磷酸核糖焦磷酸开始，经过 11 步反应生成 IMP（图 11-3）。

5-磷酸核糖由磷酸核糖焦磷酸合成酶催化生成 5-磷酸核糖焦磷酸（①），由谷氨酰胺提供酰胺基生成 5-磷酸核糖胺（②，重氮正亮氨酸靶点），然后与甘氨酸缩合（③）并从 N^{10}-甲酰基四氢叶酸获得甲酰基，生成甲酰甘氨酰胺核苷酸（④），再从谷氨酰胺获得酰胺基

图 11-2　嘌呤碱成环原子来源

图中文字标注：

5-磷酸核糖

① 合成酶　ATP → AMP

5-磷酸核糖焦磷酸

② 酰胺转移酶　Gln+H$_2$O → Glu+PP$_i$

5-磷酸核糖胺

③ 合成酶　ATP+Gly → ADP+P$_i$

甘氨酰胺核苷酸

④ 转甲酰基酶　N^{10}-甲酰基四氢叶酸 → 四氢叶酸

甲酰甘氨酰胺核苷酸

⑤ 酰胺转移酶　ATP+Gln+H$_2$O → ADP+P$_i$+Glu

甲酰甘氨脒核苷酸

⑥ 合成酶　ATP → ADP+P$_i$ → 5-氨基咪唑核苷酸

⑦ 羧化酶　CO$_2$ → 5-氨基咪唑-4-羧酸核苷酸

⑧ 合成酶　ATP+Asp → ADP+P$_i$ → 5-氨基咪唑-4(N-琥珀酰)-氨甲酰核苷酸

⑨ 裂解酶　延胡索酸 → 5-氨基咪唑-4-氨甲酰核苷酸

⑩ 转甲酰基酶　N^{10}-甲酰基四氢叶酸 → 四氢叶酸 → 5-甲酰胺咪唑-4-氨甲酰核苷酸

⑪ 环水解酶　H$_2$O → 肌苷酸

图 11-3　肌苷酸从头合成

（⑤，氮杂丝氨酸靶点），脱水环化生成 5-氨基咪唑核苷酸（⑥），至此合成了嘌呤环中的咪唑环部分。5-氨基咪唑核苷酸被 CO$_2$ 羧化后（⑦）从天冬氨酸获得氨基（⑧⑨），然后从 N^{10}-甲酰基四氢叶酸获得甲酰基（⑩），脱水环化生成 IMP（⑪）。

2. 合成 AMP 和 GMP　IMP 是嘌呤核苷酸从头合成途径重要的中间产物，是 AMP 和 GMP 的前体：①IMP 从天冬氨酸获得氨基生成 AMP（6-巯基嘌呤靶点），反应消耗 GTP。②IMP 氧化成黄嘌呤核苷酸（XMP）（霉酚酸、6-巯基嘌呤靶点），然后从谷氨酰胺获得氨基生成 GMP，反应消耗 ATP（图 11-4）。

二、嘧啶核苷酸的从头合成途径

嘧啶核苷酸从头合成途径的主要特点是：先合成嘧啶碱基，再与 5-磷酸核糖焦磷酸缩合，合成一磷酸尿苷（UMP）。嘧啶碱基的六个成环原子分别来自谷氨酰胺、CO$_2$ 和天冬氨

图 11－4　一磷酸腺苷和一磷酸鸟苷合成

酸（图 11-5）。

嘧啶核苷酸的从头合成途径可分为两个阶段：第一阶段合成一磷酸尿苷（UMP），第二阶段由 UMP 合成三磷酸胞苷（CTP）。

1. 合成 UMP　在细胞质中，谷氨酰胺和 CO_2 在氨甲酰磷酸合成酶Ⅱ的催化下合成氨甲酰磷酸。氨甲酰磷酸通过多步反应合成含嘧啶环的乳清酸。乳清酸与 5-磷酸核糖焦磷酸缩合（5-氟尿嘧啶靶点）并脱羧生成 UMP（图 11-6）。

图 11－5　嘧啶碱成环原子来源

图 11－6　一磷酸尿苷从头合成

值得注意的是：尿素循环中也有氨甲酰磷酸合成，但合成区室（线粒体）、氮源（氨）和催化反应的酶（氨甲酰磷酸合成酶Ⅰ）各不相同。

2. 合成 CTP　UMP 依次由尿苷酸激酶催化磷酸化生成 UDP、核苷二磷酸激酶催化磷酸化生成 UTP。UTP 由谷氨酰胺提供氨基（也可直接利用氨），由 CTP 合成酶催化氨基化生成 CTP，反应消耗 ATP。

三磷酸尿苷（UTP）　　　　Gln+ATP+H₂O　Glu+ADP+Pᵢ　　　　三磷酸胞苷（CTP）
CTP合成酶

三、核苷酸的补救途径

有些组织可以（甚至只能）通过补救途径合成核苷酸，所需碱基、核苷可由肝组织提供。
补救途径包括三类反应：

1. **碱基**　与5-磷酸核糖焦磷酸缩合成核苷酸，反应由碱基磷酸核糖转移酶催化：

碱基 + 5-磷酸核糖焦磷酸 → 核苷酸 + PPᵢ

2. **胸腺嘧啶**　与1-磷酸脱氧核糖缩合成胸苷，反应由胸苷磷酸化酶催化：

胸腺嘧啶 + 1-磷酸脱氧核糖 → 胸苷 + Pᵢ

3. **核苷**　磷酸化生成核苷酸，反应由核苷激酶催化：

核苷 + ATP → 核苷酸 + ADP

可以通过补救途径合成核苷酸的碱基、核苷及催化反应的酶见表 11-1。

表 11-1　核苷酸补救途径一览

碱基	酶	产物	核苷	酶	产物
腺嘌呤	腺嘌呤磷酸核糖转移酶	AMP	腺苷	腺苷激酶	AMP
鸟嘌呤	次黄嘌呤鸟嘌呤磷酸核糖转移酶	GMP	鸟苷	鸟苷-肌苷激酶	GMP
次黄嘌呤	次黄嘌呤鸟嘌呤磷酸核糖转移酶	IMP	肌苷	鸟苷-肌苷激酶	IMP
黄嘌呤	黄嘌呤磷酸核糖转移酶	XMP	黄嘌呤核苷	-	-
尿嘧啶	尿嘧啶磷酸核糖转移酶	UMP	尿苷	尿苷-胞苷激酶	UMP
胞嘧啶	-	-	胞苷	尿苷-胞苷激酶	CMP
胸腺嘧啶	胸苷磷酸化酶	胸苷	胸苷	胸苷激酶	TMP
			dC/dG/dA	脱氧胞苷激酶	dCMP/dGMP/dAMP
			dG	脱氧鸟苷激酶	dGMP

脑细胞嘌呤核苷酸从头合成途径的谷氨酰胺磷酸核糖焦磷酸酰胺转移酶活性低下，需要通过补救途径合成一部分嘌呤核苷酸；骨髓、中性粒细胞和红细胞等没有该酶，只能通过补救途径合成嘌呤核苷酸。对于这些细胞来说，通过补救途径合成嘌呤核苷酸可以节约能量和原料。

☝ 胸苷激酶（TK）在正常细胞中活性很低，在恶性肿瘤细胞中活性明显增强，并且与肿瘤的恶性程度相关。此外，胸苷激酶基因是重组 DNA 技术常用的报告基因。

⚘2,8-二羟腺嘌呤尿石症　人体缺乏腺嘌呤磷酸核糖转移酶（APRT）导致腺嘌呤的代谢产物 2,8-二羟腺嘌呤积累，导致尿石症、肾衰竭等，称为 2,8-二羟腺嘌呤尿石症，是一种常染色体隐性遗传病。

⚘自毁容貌症　人体缺乏次黄嘌呤鸟嘌呤磷酸核糖转移酶（HGPRT）导致脑细胞嘌呤核苷酸的补救合成不足，从头合成增加，尿酸生成过多。中枢神经系统 2~3 岁即开始受损，表现为咬指、咬唇等自残行为及攻击行为，智力缺陷，伴有高尿酸血症，进而出现肾结石、通风等，称为自毁容貌症（Lesch-Nyhan syndrome），是一种 X 连锁隐性遗传病。

四、核苷三磷酸的合成

核苷一磷酸（NMP）在相应核苷酸激酶的催化下从 ATP 获得高能磷酸基团，生成相应的核苷二磷酸（NDP）。核苷二磷酸（NDP）在核苷二磷酸激酶的催化下从 ATP 获得高能磷酸基团，生成相应的核苷三磷酸（NTP）。ADP 则通过底物磷酸化或氧化磷酸化生成 ATP。NTP 是 RNA 的合成原料。

$$\text{NMP} \xrightarrow[\text{核苷酸激酶}]{\text{ATP} \quad \text{ADP}} \text{NDP} \xrightarrow[\text{核苷二磷酸激酶}]{\text{ATP} \quad \text{ADP}} \text{NTP}$$

五、脱氧核苷酸的合成

核糖核苷酸还原成脱氧核苷酸，还原反应在核苷二磷酸水平上进行，由核苷酸还原酶催化。生成的二磷酸脱氧核苷（dNDP）再由核苷二磷酸激酶催化磷酸化，生成三磷酸脱氧核苷（dNTP）。dNTP 是 DNA 的合成原料。

$$\text{NDP} \xrightarrow[\text{核苷酸还原酶}]{\text{NADPH}+\text{H}^+ \quad \text{NADP}^++\text{H}_2\text{O}} \text{dNDP} \xrightarrow[\text{核苷二磷酸激酶}]{\text{ATP} \quad \text{ADP}} \text{dNTP}$$

胸苷酸（TMP）是由脱氧尿苷酸（dUMP，来自 dUDP 水解或 dCMP 脱氨基）通过一碳单位代谢生成的，一碳单位由 N^5,N^{10}-亚甲基四氢叶酸提供，反应由胸苷酸合成酶（甲氨蝶呤靶点）催化。TMP 进一步磷酸化生成 TTP，用于合成 DNA。dUMP 还可由线粒体 dUTPase 催化水解 dUTP 生成。dUTP 有两个来源：UDP 脱氧生成 dUDP，磷酸化生成 dUTP。CDP 脱氧生成 dCDP，磷酸化生成 dCTP，脱氨基生成 dUTP。

$$\text{一磷酸脱氧尿苷（dUMP）} \xrightarrow[\text{胸苷酸合成酶}]{N^5,N^{10}\text{-亚甲基四氢叶酸} \quad 7,8\text{-二氢叶酸}} \text{一磷酸胸苷（TMP）}$$

✍羟基脲是一种抗肿瘤药物，其作用机制是抑制核苷酸还原酶，进而抑制二磷酸脱氧核苷的合成，最终抑制 DNA 合成。

核苷酸合成一览见图 11-7。

图 11-7 核苷酸合成一览

六、核苷酸合成的调节

从头合成途径是核苷酸的主要来源，但从头合成途径消耗大量的合成原料和高能化合物，因此机体有必要对其进行调节，既满足需要，又避免浪费。

1. **嘌呤核苷酸从头合成的调节** 嘌呤核苷酸从头合成途径的关键酶都是变构酶，以代谢途径下游产物为变构抑制剂（表 11-2），受反馈调节，包括以下三种机制（图 11-8）。

表 11-2 嘌呤核苷酸从头合成途径关键酶

关键酶	变构抑制剂	关键酶	变构抑制剂
磷酸核糖焦磷酸合成酶	ADP、GDP	腺苷酸琥珀酸合成酶	AMP
谷氨酰胺磷酸核糖焦磷酸酰胺转移酶	IMP、AMP、GMP	肌苷酸脱氢酶	GMP

图 11-8 核苷酸从头合成调节

（1）**总体调节** 磷酸核糖焦磷酸合成酶和谷氨酰胺磷酸核糖焦磷酸酰胺转移酶催化的反应发生在嘌呤核苷酸从头合成途径第一阶段的上游，ADP、GDP、IMP、AMP、GMP 都可以调节其活性，而且这种调节对 AMP 和 GMP 的合成都有影响。

（2）**分支调节** 腺苷酸琥珀酸合成酶和肌苷酸脱氢酶催化的反应发生在嘌呤核苷酸从头合成途径第二阶段的起点，它们被各自下游产物调节，而且这种调节只会影响各自下游产物的合成：AMP 调节腺苷酸琥珀酸合成酶只抑制 AMP 合成，GMP 调节肌苷酸脱氢酶只抑制 GMP

合成。

（3）交叉调节   嘌呤核苷酸从头合成途径第二阶段两个分支的终产物均促进对方的合成：XMP 合成 GMP 时需要 ATP，IMP 合成 AMP 时需要 GTP。因此，ATP 促进 GMP（进而 GTP）的生成，GTP 促进 AMP（进而 ATP）的生成。这种交叉调节对维持 ATP 与 GTP 水平的平衡具有重要意义。

此外，①人体嘌呤核苷酸从头合成途径的 11 步反应中有 7 步是由 3 种多功能酶催化的（反应③④⑥、⑦⑧、⑩⑪），这种形式非常有利于均衡控制嘌呤核苷酸的合成。②嘌呤核苷酸从头合成途径的中间产物很不稳定，一旦脱离酶蛋白，就会被水解。实际上，在嘌呤核苷酸从头合成途径启动时，催化反应的酶系会形成称为嘌呤体（purinosome）的多酶复合体，因而中间产物可以从一个活性中心直接进入下一个活性中心而不会脱离酶蛋白。

值得注意的是：实施反馈调节的核苷酸既可来自从头合成途径，又可来自补救途径。

2. 嘧啶核苷酸从头合成的调节   原核生物和真核生物嘧啶核苷酸的从头合成有不同的调节机制（图 11-8）。

（1）细菌嘧啶核苷酸从头合成途径的关键酶   是天冬氨酸转氨甲酰酶（ATCase），该酶是一种十二聚体变构酶（$2C_3 : 3R_2$），有两个活性中心和三个调节位点，被合成途径最终产物 CTP 变构抑制（反馈抑制），被 ATP 变构激活。

（2）哺乳动物嘧啶核苷酸从头合成途径的关键酶   是氨甲酰磷酸合成酶 Ⅱ，是变构酶，以 PRPP 为变构激活剂，UMP、UTP 为变构抑制剂。

此外，人体嘧啶核苷酸从头合成途径的前六步反应中有五步反应是由两种多功能酶催化的，这种形式非常有利于均衡控制嘧啶核苷酸的合成：①CAD 蛋白：分子量为 $2.43×10^5$，含氨甲酰磷酸合成酶 Ⅱ、天冬氨酸转氨甲酰酶和二氢乳清酸酶活性中心，而且形成同六聚体。②UMP 合成酶：分子量为 $5.22×10^4$，含乳清酸磷酸核糖转移酶、乳清苷酸脱羧酶活性中心，而且形成同二聚体。

3. 脱氧核苷酸合成的调节   大肠杆菌核苷酸还原酶是一种具有相对专一性的变构酶，四种核苷二磷酸都是它的底物。该酶有两种调节位点，一种可以控制总活性，以 dATP 为抑制剂、ATP 为激活剂。另一种控制底物特异性，在结合 dATP 或 ATP 时促进 UDP、CDP 脱氧，结合 TTP 时抑制 UDP/CDP 脱氧、促进 GDP 脱氧，结合 dGTP 时促进 ADP 脱氧。

第二节   核苷酸分解代谢

核苷酸在细胞内的分解代谢过程类似于在消化道内的消化过程。核苷酸由核苷酸酶催化水解成核苷和磷酸，核苷（不包括腺苷）由核苷磷酸化酶催化磷酸解生成碱基和 1-磷酸（脱氧）核糖，碱基可以进一步代谢。

1. 嘌呤碱基的分解代谢   在人体内，嘌呤碱基分解最终生成尿酸（UA）：①AMP 分解生成次黄嘌呤，次黄嘌呤由黄嘌呤氧化酶催化氧化成黄嘌呤。②GMP 水解成鸟嘌呤，鸟嘌呤脱氨基生成黄嘌呤。③黄嘌呤由黄嘌呤氧化酶催化氧化成尿酸，经肾脏排泄（图 11-9）。

图 11-9 核苷酸分解代谢

嘌呤核苷酸的分解代谢主要在肝脏、小肠和肾中进行，黄嘌呤氧化酶在这些器官中活性较高。黄嘌呤氧化酶（xanthine oxidase）是一种双功能酶，含以下辅基：[2Fe-2S] 型铁硫中心、FAD、Mo^{6+}，催化次黄嘌呤脱氢、黄嘌呤氧化。

（1）痛风 在西方国家发生率为 1%，其中男性为女性的 9 倍。正常血尿酸男性为 0.202~0.416mmol/L，女性为 0.155~0.357mmol/L，已接近其溶解度 0.48mmol/L。当尿酸排泄发生障碍（如肾脏疾病）、大量进食高嘌呤食物（如海鲜）或自身核酸大量分解（如白血病、恶性肿瘤）造成尿酸生成过多时，尿酸会在体内积累，引起高尿酸血症。尿酸水溶性较差，如果其浓度超过0.48mmol/L，且持久不降，就会形成尿酸盐晶体。晶体沉积于软骨组织和关节会导致**痛风**（gout）和痛风性关节炎，沉积于肾小管会形成肾结石。临床上常用别嘌呤醇治疗痛风。别嘌呤醇是次黄嘌呤的类似物，可自杀性抑制黄嘌呤氧化酶，从而减少尿酸的生成。

次黄嘌呤   酮式别嘌呤醇   烯醇式别嘌呤醇

痛风患者应注意饮食结构，肉类（包括海鲜及动物内脏、骨髓）、豆类及发酵食物中嘌呤含量较高，进食过多会加重病情。

（2）腺苷脱氨酶缺乏症 **腺苷脱氨酶**（adenosine deaminase，ADA）催化腺苷脱氨基：

$$腺苷 + H_2O \rightarrow 肌苷 + 氨$$

腺苷脱氨酶缺乏的后果：①导致腺苷积累，进而导致脱氧腺苷和 S-腺苷同型半胱氨酸积累。它们具有细胞毒性，因为不能被淋巴细胞排出，所以对淋巴细胞毒性最大，可以杀死 T 细胞和 B 细胞，导致免疫缺陷。②导致 dATP 积累，达正常水平的 50~100 倍。dATP 抑制脱氧核苷酸合成，从而抑制 DNA 复制，抑制细胞分裂。腺苷脱氨酶缺乏症是一种单基因隐性遗传病，85%的患者伴有致死性重症联合免疫缺陷（SCID，俗称气泡男孩症）。

（3）尿酸测定 ①尿酸酶：尿酸 +O_2+H_2O→尿囊素+CO_2+H_2O_2。②过氧化物酶：H_2O_2+4-氨基安替比林+2,4,6-三溴-3-羟基苯甲酸→醌类化合物+$4H_2O$。③醌类化合物在 546nm 比色。

2. 嘧啶碱基的分解代谢 与嘌呤碱基的分解不同，嘧啶碱基在人体内分解代谢的产物都是开环化合物且易溶于水：①胞嘧啶脱氨基生成尿嘧啶，尿嘧啶还原并水解开环，生成氨、CO_2 和 β-丙氨酸。②胸腺嘧啶脱氨基、还原并水解开环，生成氨、CO_2 和 β-氨基异丁酸。③β-丙氨酸和

NOTE

β-氨基异丁酸可继续分解，或直接经肾脏排泄（图 11-9）。

第三节　核苷酸抗代谢物

抗代谢物（antimetabolite）又称代谢抑制物，是指能干扰细胞正常代谢过程的物质，多数是正常代谢物的类似物，如酶的竞争性抑制剂、受体的拮抗剂。核苷酸抗代谢物是指能干扰细胞核苷酸正常代谢过程的物质，多数是氨基酸、叶酸、碱基和核苷的类似物（图 11-10）。

图 11-10　核苷酸抗代谢物

1. **氨基酸类似物**　氮杂丝氨酸和 6-重氮-5-氧正亮氨酸是谷氨酰胺类似物，能干扰谷氨酰胺参与的由以下酶催化的反应，从而抑制核苷酸合成：5-磷酸核糖焦磷酸酰胺转移酶、甲酰甘氨酰胺核苷酸酰胺转移酶、鸟苷酸合成酶、氨甲酰磷酸合成酶Ⅱ、CTP 合成酶。它们曾被作为抗肿瘤药物进行研究，但最终并未应用于临床。

2. **叶酸类似物**　氨基蝶呤和甲氨蝶呤是二氢叶酸的结构类似物，能竞争性抑制二氢叶酸还原酶，从而抑制二氢叶酸还原成四氢叶酸，抑制一碳单位代谢，导致以下核苷酸合成反应受阻：①嘌呤环 C-8 和 C-2 掺入。②dUMP 合成 TMP。甲氨蝶呤在临床上用于治疗急性白血病、绒毛膜癌等肿瘤。

3. **碱基类似物**　包括嘌呤碱基类似物和嘧啶碱基类似物。

（1）嘌呤碱基类似物　如 6-巯基嘌呤（6-MP）、硫鸟嘌呤和 8-氮鸟嘌呤等，其中 6-MP 在临床上应用较多，用于治疗急性白血病和绒毛膜上皮癌等，其前药硫唑嘌呤作为免疫抑制剂用于器官移植。6-MP 的结构与次黄嘌呤相似，只是由巯基取代了次黄嘌呤的羟基。6-MP 的作用机制：①通过补救途径转化为 6-巯基嘌呤核苷酸，进而抑制由 IMP 合成 AMP 和 GMP 及由 5-磷酸核糖焦磷酸合成 5-磷酸核糖胺，从而抑制 IMP/GMP 从头合成。②竞争性抑制次黄嘌呤鸟嘌吟磷酸核糖转移酶，从而抑制 IMP/GMP 补救合成。

（2）嘧啶碱基类似物 如 5-氟尿嘧啶（5-FU），在临床上用于治疗结肠癌、胃癌、胰腺癌、乳腺癌等，其作用机制是：①作为自杀性抑制剂通过补救途径转化为 5-氟脱氧尿苷酸（FdUMP），不可逆胸苷酸合成酶，抑制 TMP 的合成，从而抑制 DNA 合成。②通过补救途径转化成三磷酸氟尿嘧啶核苷（FUTP），作为假底物掺入 RNA，破坏 RNA 的结构。③竞争性抑制尿嘧啶磷酸核糖转移酶，从而抑制 UMP 补救合成。

4. 核苷类似物 这类核苷酸抗代谢物中的戊糖不是核糖：①阿糖胞苷（AraC，图 11-10）能直接抑制核苷酸还原酶，也可转化成三磷酸阿糖胞苷后抑制 DNA 聚合酶和 RNA 聚合酶，从而抑制肿瘤细胞 DNA 和 RNA 合成，用于治疗急性白血病。②叠氮胸苷（AZT）、双脱氧胞苷（DDC）、双脱氧肌苷（DDI）磷酸化产物可抑制逆转录酶，从而抑制 HIV 复制。

抗代谢物的研究对阐明药物作用机制和发现药物十分有益。以往许多药物是经过随机筛选确定的，成功率极低。现在，以抗代谢物理论为依据有目的地发现药物，在抗肿瘤和抗病毒的核苷酸类似物方面已经获得成功。

链接

第七大营养素？

营养素（nutrient）是人类膳食组分，是保证人体健康和生长发育的物质基础，其生理功能是通过代谢为机体提供能量、建造和修补细胞与组织、调节代谢，从而维持人体的正常生命活动。在目前已知人体必需的营养素中，蛋白质、脂质和糖称为"三大营养素"，蛋白质、脂质、糖、维生素、无机盐和水称为"六大营养素"。

现在，随着生活水平的不断提高，人们越来越重视健康饮食，甚至有人提出了第七大营养素。然而，究竟谁会成为第七大营养素？目前人们各持己见，已有核酸、膳食纤维、益生菌和大豆生理功能因子等纷纷争当第七大营养素。其实，第七大营养素也许是多胞胎，也许会"难产"，这并不重要。应当明确的是：随着科学的发展，我们会发现，人体所需要的营养素比我们已知的要多。

核酸是遗传的物质基础，是生命的"身份证"。一切生命活动都离不开核酸，核酸也是人类膳食组分。几乎所有疾病都与核酸异常有关，很多制药企业也试图开发核酸药物用于治疗疾病。然而，这些是让核酸成为第七大营养素的理由吗？

我们知道，核酸是在细胞内起作用的。正常人体细胞中的核酸都是机体自身用核苷酸合成的，而核苷酸也是通过从头合成途径和补救途径合成的。食物核酸不能直接被人体吸收利用，更不能进入人体细胞。核酸必须水解成核苷酸甚至进一步水解成（脱氧）核糖、碱基和磷酸，才能被吸收利用。当然，除了通过注射外，有一种途径可以让核酸进入人体，这就是病原体感染。

在临床上，碱基和核苷的确已经成功地用于治疗疾病，如别嘌呤醇、5-氟尿嘧啶、阿糖胞苷和叠氮胸苷等；也有学者在探索应用基因治疗技术将核酸用于治疗疾病，如基因添加、反义核酸和自杀基因等（第二十章，378 页）。不过，这些核酸都是药品，其作用并不是膳食、营养食品或保健食品中的核酸成分可以替代的。

NOTE

小　结

核苷酸由机体通过从头合成途径和补救途径合成。

从头合成途径以简单物质为原料合成核苷酸，是肝脏合成核苷酸的主要途径：①嘌呤核苷酸的从头合成是在 5-磷酸核糖焦磷酸的基础上逐步合成嘌呤碱基，嘌呤碱基的九个成环原子分别来自谷氨酰胺、天冬氨酸、甘氨酸、一碳单位和 CO_2，过程是先合成 IMP，再合成 AMP 和 GMP。②嘧啶核苷酸的从头合成是先合成嘧啶碱基，再与 5-磷酸核糖焦磷酸缩合，嘧啶碱基的六个成环原子分别来自谷氨酰胺、CO_2 和天冬氨酸，过程是先合成 UMP，再合成 CTP 和 TMP。

补救途径是直接利用核苷酸分解的中间产物（碱基和核苷），通过简单反应合成核苷酸，是脑细胞合成核苷酸的主要途径，骨髓、中性粒细胞和红细胞的唯一途径。

NMP、NDP 磷酸化生成 NTP，用于合成 RNA；NDP 还原成 dNDP，dNDP 磷酸化生成 dNTP，用于合成 DNA。

嘌呤碱基分解的终产物是尿酸。尿酸晶体沉积于软骨组织和关节会导致痛风和痛风性关节炎，沉积于肾脏会形成肾结石。嘧啶碱基的分解产物是氨、CO_2 和 β-氨基酸。

核苷酸抗代谢物是氨基酸、叶酸、碱基和核苷的类似物，它们能竞争性抑制核苷酸合成，从而抑制 DNA 合成，具有抗肿瘤作用。

讨论

1. 比较核苷酸从头合成途径和补救途径。
2. 比较氨甲酰磷酸合成酶Ⅰ和Ⅱ。
3. 痛风的分子基础。
4. 氨基蝶呤、别嘌呤醇、5-FU、6-MP 药物作用的生化机制。

NOTE

第十二章　代谢调节

　　机体无论是适应环境还是应答刺激，都会产生功能改变，这种改变在分子水平就是代谢变化，代谢变化导致功能改变。代谢变化是调节的结果，代谢调节是功能改变的微观过程。一旦代谢调节出现障碍，生理功能随之出现异常，这是许多疾病发病的基础，几乎所有疾病都存在调节障碍、代谢紊乱的问题。药物治疗的本质是纠正功能异常，或抑制病原体代谢，这是通过药物干预代谢及其调节实现的。因此，揭示代谢调节机制，才能阐明代谢紊乱，从而理解疾病病因病理和药物药理药效，为医药研发和应用提供支持。

　　机体代谢高度统一、协调。各代谢途径不是孤立进行的，而是相互联系、相互协调、相互制约。健康机体通过一套复杂精密的机制调节代谢，使其随着内外环境的变化而不断调整，以维持稳态即内环境稳定，在整体上保持动态平衡。生命进化程度越高，其代谢调节机制越复杂。

第一节　代谢的相互联系

　　糖、脂质和蛋白质是人体重要的营养物质，核苷酸是遗传物质的结构单位，它们的代谢已在第八至十一章系统介绍。它们之间通过中间产物相互联系，并由能荷协调（图 12-1）。

图 12-1　糖、脂质、氨基酸和核苷酸代谢的相互联系

一、物质代谢的相互联系

糖、脂质和蛋白质的代谢一方面有其独立性，体现在一些代谢或代谢物功能不能替代，另一方面有其依赖性，体现在通过一些代谢的联系和中间产物的转化。

（一）糖和脂质的转化

乙酰辅酶 A 和磷酸二羟丙酮是糖代谢和脂质代谢的主要结合点。

1. 糖可转化成脂肪　糖代谢产生的乙酰辅酶 A、NADPH 可以合成脂肪酸和胆固醇，糖代谢产生的磷酸二羟丙酮可以还原成 3-磷酸甘油，所以从食物摄入的糖超过氧化供能及糖原合成需要部分主要合成脂肪酸和 3-磷酸甘油，进而合成甘油三酯，存入脂库。

2. 脂肪中甘油可生糖　甘油三酯水解成甘油和脂肪酸。甘油磷酸化生成 3-磷酸甘油，3-磷酸甘油脱氢生成磷酸二羟丙酮，磷酸二羟丙酮可合成葡萄糖。脂肪酸通过 β 氧化分解成乙酰辅酶 A，乙酰辅酶 A 可通过三羧酸循环完全氧化，也可在肝脏合成酮体。因为乙酰辅酶 A 在人体内不能生成丙酮酸或其他可生糖成分，不是糖异生原料，所以不能通过糖异生途径合成葡萄糖，因此糖和脂肪的关系以糖转化成脂肪为主，即糖可转化成脂肪，而脂肪中只有甘油及奇数碳脂肪酸 β 氧化分解生成的丙酰辅酶 A（极少）可转化成糖。

（二）糖和氨基酸的转化

α-酮酸是氨基酸代谢和糖代谢的重要结合点。

1. 糖代谢产生的 α-酮酸可合成非必需氨基酸　如丙酮酸合成丙氨酸、草酰乙酸合成天冬氨酸。除酪氨酸和组氨酸外，其他非必需氨基酸都可由糖代谢提供碳骨架合成。

2. 氨基酸分解生成的 α-酮酸可合成葡萄糖　它们是饥饿或进食高蛋白食物时糖异生的主要原料。赖氨酸和亮氨酸除外，它们是生酮氨基酸。

（三）氨基酸和脂质的转化

氨基酸与脂质的转化几乎是单向的。

1. 氨基酸可转化成脂质　①氨基酸可以分解成乙酰辅酶 A，进而合成脂肪酸和胆固醇。②丝氨酸可以合成磷脂酰丝氨酸，进而合成磷脂酰乙醇胺、磷脂酰胆碱，还可以合成鞘氨醇，进而合成鞘脂。③甘氨酸可以合成结合胆汁酸。

2. 脂肪中的甘油可转化成非必需氨基酸　但合成量很少，不能满足需要，没有实际意义。

（四）糖、脂质、氨基酸与核苷酸代谢的联系

核苷酸是代谢不可缺少的生命物质，主要由葡萄糖和氨基酸合成：①葡萄糖通过磷酸戊糖途径转化成 5-磷酸核糖。②谷氨酰胺、天冬氨酸和甘氨酸直接用于核苷酸合成。③丝氨酸、甘氨酸、组氨酸和色氨酸代谢提供一碳单位，用于核苷酸合成。④葡萄糖（和脂肪）的氧化分解为核苷酸合成提供能量。

核苷酸的分解代谢与糖和氨基酸的分解代谢联系密切：①5-磷酸核糖通过磷酸戊糖途径转化或分解。②嘌呤碱和嘧啶碱分解产生的氨通过尿素循环合成尿素。③嘧啶碱分解产生 β-氨基酸。

二、能量代谢的相互协作关系

人体每千克耗能量与体重呈负相关。一个 70kg 的成人每日耗能 8~12MJ（1920~2900 kcal）。

糖、脂肪和蛋白质都可以通过生物氧化为生命活动供能，分别提供所需能量的 40%～60%、30%～40%、10%～15%（WHO 推荐比例为 50%～60%、20%～35%、15%～20%。中国营养学会推荐比例为 55%～65%、20%～25%、11%～15%，摄入量分别为 424、75、81g）。不过，不同组织或同一组织在不同代谢条件下对供能物质的利用不尽相同，表现在：

1. **不同组织器官以不同物质为主要能量来源**　例如：①脑组织在正常条件下以葡萄糖为主要供能物质，是静息状态耗糖量（100～120g/日）、耗氧量（20%～25%）最多的组织。②心肌 80% 的能量通过摄取并分解脂肪酸获得，此外也消耗少量葡萄糖和酮体。③红细胞没有线粒体，只能摄取葡萄糖并通过糖酵解供能，每日消耗 15～30g 葡萄糖。

2. **同一组织在不同生理状态下消耗不同供能物质**　例如骨骼肌：①静息状态下摄取并分解脂肪酸和酮体获得能量。②一般活动时摄取并分解葡萄糖作为补充。③剧烈运动时启动肌糖原分解，通过无氧酵解获得能量，并产生大量乳酸。

3. **糖供应不足时脂肪动员增加**　例如饥饿时：①脂肪酸氧化提供机体代谢所需能量的 25%～50%，是肝、心、骨骼肌的主要燃料。②心脏活动所需能量的 95% 由脂肪酸和酮体提供。③长期禁食时脑组织 60%～75% 的能量来自酮体。

综上所述，各代谢途径通过一些中间产物相互联系，形成错综复杂的代谢网络。机体必须严格调节各代谢途径，才能保证整体代谢有条不紊，保持动态平衡，维持生命活动。

第二节　细胞水平的代谢调节

高等动物代谢调节分三个层次：细胞水平的代谢调节、激素水平的代谢调节和整体水平的代谢调节。细胞水平的代谢调节是指通过改变代谢物浓度调节关键酶的活性，是最原始、最基本的调节机制。激素水平和整体水平的代谢调节是在进化过程中形成的，都要通过细胞水平的代谢调节来实现。

细胞水平的代谢调节是对代谢途径的直接调节，包括：①将各种代谢限制在特定区域。②调节各代谢途径关键酶活性。

一、代谢途径的定位化

细胞内与细胞外由细胞膜分隔。细胞内又进一步区室化，又称分室化（compartmentalization），即由膜系统将细胞质进一步分隔成许多区域，包括细胞质和各种细胞器。各代谢途径在不同区室进行，既避免相互干扰，又可以通过控制代谢物的跨膜转运来调节代谢（表 12-1）。

表 12-1　主要代谢途径的亚细胞定位

代谢	分布	代谢	分布	代谢	分布
糖酵解途径	细胞质	磷脂合成	内质网	三羧酸循环	线粒体
磷酸戊糖途径	细胞质	胆固醇合成	细胞质和内质网	脂肪酸 β 氧化	线粒体
糖原合成	细胞质	核酸合成	细胞核	酮体代谢	线粒体
糖异生	线粒体和细胞质	蛋白质合成	细胞质和内质网	尿素循环	线粒体和细胞质
脂肪酸合成	细胞质	氧化磷酸化	线粒体	多种水解酶	溶酶体

NOTE

细胞分化、细胞内区室化是进化的结果，分子基础是同工酶和其他蛋白同源体（isoform）的出现。酶（及其他蛋白质）的功能和活性由构象直接决定，构象受 pH、离子强度、调节剂等因素影响，这些因素因细胞或区室而异。因此，发生于不同细胞或不同区室的同一代谢途径（或不同代谢途径）中的同一酶促反应分别由同工酶的不同成员催化，既可保证各代谢途径顺利进行，又有利于各代谢途径独立调节。

二、代谢途径的关键酶

通过调节酶活性控制代谢速度和代谢方向是代谢调节的重要方式。调节酶活性时不必改变代谢途径中所有酶的活性，只需调节其中关键酶的活性。每条代谢途径都有一种或几种关键酶，各主要代谢途径的关键酶见表 12-2。

表 12-2　主要代谢途径的关键酶

代谢途径	关键酶
糖酵解途径	己糖激酶（肌）、葡萄糖激酶（肝）、磷酸果糖激酶 1、丙酮酸激酶
三羧酸循环	柠檬酸合成酶、异柠檬酸脱氢酶、α-酮戊二酸脱氢酶复合体
糖原分解	糖原磷酸化酶
糖原合成	糖原合酶
糖异生	丙酮酸羧化酶、磷酸烯醇式丙酮酸羧激酶、果糖 1,6-二磷酸酶、葡萄糖-6-磷酸酶
脂肪动员	激素敏感性脂肪酶
脂肪酸合成	乙酰辅酶 A 羧化酶
胆固醇合成	HMG-CoA 还原酶
血红素合成	δ-氨基-γ-酮戊酸合成酶

关键酶具有以下特点：

1. 所催化反应的速度在代谢途径或代谢分支中最慢，所以又称限速酶，控制着代谢途径或代谢分支的代谢速度。

2. 所催化的反应是不可逆反应或非平衡反应（nonequilibrium reaction），从而赋予代谢途径单向性。

3. 所催化的反应通常位于代谢途径的上游或分支点上。

4. 关键酶至少有两种典型构象：一种是有活性或高活性构象（R 构象），另一种是无活性或低活性构象（T 构象）。

5. 多数关键酶是多体。

6. 关键酶多为诱导酶或阻遏酶，半衰期短，仅为 0.5~2 小时，如肝细胞血红素合成途径的关键酶 δ-氨基-γ-酮戊酸合成酶 1 的半衰期只有 1 小时；相比之下，组成酶半衰期长达 100 多个小时。

7. 关键酶活性受到调节，所以又称调节酶，其活性调节方式包括结构调节和水平调节。①结构调节显效快，又称快速调节，在数秒钟至数分钟内即可显效（第五章，91 页）。结构调节包括变构调节、化学修饰调节和酶原激活。②水平调节显效慢，又称缓慢调节，通常经过数分钟、数小时甚至数天才能显效。水平调节包括酶蛋白合成调节和分解调节。酶蛋白合成调节即基因表达调控（第十六章，301 页）。

关键酶常成为药物靶点，例如他汀类药物降胆固醇的机制是抑制胆固醇合成途径关键酶 HMG-CoA 还原酶，从而抑制胆固醇合成（第九章，195 页）。

8. 一种关键酶可同时受结构调节和水平调节。

三、关键酶的变构调节

各代谢途径的关键酶多属于变构酶，其变构调节剂通常是代谢途径的小分子代谢物，例如底物（底物调节酶，homotropic enzyme）、中间产物、终产物、ATP、ADP 和 AMP 等（表 12-3），它们在细胞内的水平与代谢物供求或能荷密切相关。

表 12-3　主要代谢途径的变构酶及其变构调节剂

代谢途径	变构酶	变构激活剂	变构抑制剂
糖酵解途径	己糖激酶		6-磷酸葡萄糖
	磷酸果糖激酶 1	AMP、ADP、2,6-二磷酸果糖	ATP、柠檬酸
	丙酮酸激酶	1,6-二磷酸果糖	ATP、乙酰辅酶 A、丙氨酸
三羧酸循环	柠檬酸合成酶	ADP	ATP
	异柠檬酸脱氢酶	ADP	ATP
糖异生	丙酮酸羧化酶	乙酰辅酶 A	ADP
	果糖-1,6-二磷酸酶		AMP
糖原分解	糖原磷酸化酶	AMP（肌）	ATP（肌）、6-磷酸葡萄糖（肌）、葡萄糖（肝）
糖原合成	糖原合酶	6-磷酸葡萄糖	
脂肪酸合成	乙酰辅酶 A 羧化酶	柠檬酸	棕榈酰辅酶 A
氨基酸代谢	L-谷氨酸脱氢酶	ADP	GTP
嘌呤核苷酸从头合成	谷氨酰胺磷酸核糖焦磷酸酰胺转移酶		IMP、AMP、GMP
嘧啶核苷酸从头合成	氨甲酰磷酸合成酶 Ⅱ	PRPP	UMP、UTP

1. 变构调节机制　变构调节剂通过非共价键作用于变构酶调节位点，改变其构象，从而改变其催化活性。

（1）所有变构酶都含催化位点和调节位点　催化位点即活性中心，是底物结合位点。调节位点是变构调节剂结合位点。变构调节剂与调节位点结合后引起酶蛋白变构，从 T 构象转换为 R 构象（变构激活剂），或反之（变构抑制剂）。

（2）多数变构酶都由多亚基构成　其活性中心和调节位点往往位于不同的亚基上，含活性中心的亚基称为催化亚基；含调节位点的亚基称为调节亚基。多亚基变构酶的变构调节常体现在亚基的解聚和聚合上。有些酶聚合状态下有催化活性，解聚后失活，例如磷酸果糖激酶 1 四聚体。有些酶则相反，聚合状态下无催化活性，解聚后激活，例如蛋白激酶 A 四聚体（见 250 页）。此外，变构酶也可以是单体酶，如葡萄糖激酶。

2. 变构调节特点　变构调节有以下特点：

（1）变构调节是一个物理过程，变构调节剂与调节位点非共价可逆结合，所以结合程度取决于变构调节剂水平，只要变构调节剂水平改变，结合程度就会改变，变构酶活性也随之改变。

（2）变构调节灵敏，可以微调（fine-tuning），且不消耗高能化合物。

（3）变构调节属于快速调节，只要变构调节剂水平改变，变构酶活性立刻改变，显效只需数毫秒到数秒钟。例如，ATP 是丙酮酸激酶的变构抑制剂，高浓度 ATP 与丙酮酸激酶的结合优于解离，因而抑制其活性。一旦 ATP 浓度降低，已经结合的 ATP 就会与酶解离，从而解除抑制。

（4）有的酶分子只有一个调节位点，有的酶分子有几个甚至十几个调节位点。

（5）多亚基变构酶与底物的结合具有协同效应（即一个底物分子与一个活性中心的结合影响下一个底物分子与同一酶分子其他活性中心的结合，与变构蛋白协同效应一致，第三章，49 页），其动力学曲线是一条 S 曲线而不是双曲线，因而变构酶动力学不符合米氏动力学。

（6）许多变构酶的变构抑制剂是代谢途径下游中间产物或终产物，因而受其反馈抑制。

3. 变构调节意义　　变构调节是一种重要的快速调节方式，是生物界普遍存在的一种基本调节机制。

（1）防止代谢终产物积累　　例如，葡萄糖有氧氧化生成的乙酰辅酶 A 与草酰乙酸缩合成柠檬酸。能荷较高时 ATP 变构抑制磷酸果糖激酶 1、丙酮酸激酶、丙酮酸脱氢酶复合体、柠檬酸合成酶、异柠檬酸脱氢酶，从而抑制糖酵解和糖的有氧氧化，避免乙酰辅酶 A 和 ATP 积累。ATP 的这种抑制效应属于反馈抑制。

（2）合理调配和有效利用代谢物　　一种变构调节剂可以抑制一种变构酶，同时激活另一种变构酶，使代谢物根据需要进入不同代谢途径。例如糖酵解或丙氨酸脱氨基生成的丙酮酸的去向：脂肪酸供应充足（或 ATP 充足）导致乙酰辅酶 A 较高，乙酰辅酶 A 一方面反馈抑制丙酮酸脱氢酶复合体，抑制丙酮酸氧化分解；另一方面变构激活丙酮酸羧化酶，催化丙酮酸羧化成草酰乙酸，可补充三羧酸循环中间产物或进入糖异生途径。

有些变构酶受调节亚基或调节蛋白（regulatory protein）调节，其调节机制也属于变构调节，例如蛋白激酶 A 的调节亚基对催化亚基的变构抑制，细胞周期蛋白对细胞周期蛋白激酶的变构激活。

四、关键酶的化学修饰调节

关键酶的化学修饰发生在酶蛋白特定部位氨基酸的侧链基团上，如羟基、氨基、咪唑基等。化学修饰方式包括磷酸化和去磷酸化、甲基化和去甲基化、腺苷酸化和脱腺苷酸化、乙酰化和去乙酰化等，以磷酸化和去磷酸化最为常见（第五章，92 页）。

1. 化学修饰调节机制　　化学修饰使酶从 T 构象转换为 R 构象，或反之（表 12-4）。

表 12-4　磷酸化和去磷酸化对酶活性的影响

酶	磷酸化效应	去磷酸化效应	酶	磷酸化效应	去磷酸化效应
糖原磷酸化酶	激活	抑制	糖原合酶	抑制	激活
糖原磷酸化酶激酶	激活	抑制	磷酸果糖激酶 2	抑制	激活
激素敏感性脂肪酶	激活	抑制	丙酮酸脱氢酶	抑制	激活
ATP 柠檬酸裂解酶	激活	抑制	HMG-CoA 还原酶	抑制	激活
HMG-CoA 还原酶激酶	激活	抑制	乙酰辅酶 A 羧化酶	抑制	激活

糖原磷酸化酶是磷酸化修饰调节的典型例子。糖原磷酸化酶是同二聚体，有高活性的 a 型和低活性的 b 型两种典型构象：①糖原磷酸化酶 b 的 Ser14 羟基由糖原磷酸化酶激酶催化磷酸化，转换成高活性的糖原磷酸化酶 a，由 ATP 提供磷酸基。②糖原磷酸化酶 a 的 Ser14 由蛋白磷酸酶催化脱去磷酸基，转换成低活性的磷酸化酶 b（图 12-2）（第八章，162 页）。

图 12-2　化学修饰调节

2. 化学修饰调节特点　化学修饰调节具有以下特点：

（1）化学修饰调节是一个化学反应过程，通过基团转移改变酶的构象。

（2）化学修饰调节是一个酶促反应过程，即关键酶的修饰受其他酶催化，例如受蛋白激酶催化磷酸化，受蛋白磷酸酶催化去磷酸化。

酶具有专一性，因此不同蛋白激酶催化不同底物蛋白磷酸化：丝氨酸/苏氨酸激酶（如蛋白激酶 A、B、C、G）催化丝氨酸/苏氨酸羟基磷酸化，酪氨酸激酶（如 Src、表皮生长因子受体、胰岛素受体）催化酪氨酸羟基磷酸化。人类基因组编码的 518 种蛋白激酶已被鉴定。

（3）化学修饰调节有放大效应，因此调节效率高于变构调节，例如一个蛋白激酶 A 分子可以磷酸化修饰几十个至上百个酶分子。催化关键酶化学修饰的蛋白激酶和蛋白磷酸酶通常本身也受化学修饰调节（或变构调节），从而形成级联反应，产生级联放大效应。

（4）化学修饰调节消耗 ATP，但消耗量远少于酶蛋白合成的消耗量。

（5）化学修饰调节属于快速调节，显效只需数秒钟到数分钟。

（6）有的酶分子只有一个修饰位点，有的酶分子有几个甚至十几个修饰位点。

3. 化学修饰调节意义　化学修饰调节和变构调节相辅相成，共同维持代谢顺利进行，稳定内环境。

（1）当变构调节剂太少、不能独立完成调节时，化学修饰调节可以迅速起作用，满足应激需要。

（2）许多关键酶可受变构和化学修饰双重调节，例如，肌糖原磷酸化酶 b 受变构调节：被 AMP 激活，被 ATP 或 6-磷酸葡萄糖抑制；同时又受化学修饰调节：被磷酸化激活，被去磷酸化抑制。

蛋白质是生理功能的执行者，所以细胞水平的调节对象是以关键酶为核心的所有功能蛋白。因此，本节阐述的关键酶的调节机制也是其他功能蛋白的调节机制。例如，血红蛋白是变构蛋白，其携氧效率受 2,3-二磷酸甘油酸变构调节（第三章，49 页）；胰高血糖素受体是变构蛋白，被胰高血糖素变构激活；细胞因子受体被磷酸化后才能激活信号转导，调节代谢。真核生物有 1/3～1/2 的蛋白质（如特异转录因子、翻译起始因子）都会发生磷酸化修饰。

第三节　激素水平的代谢调节

人体由 $3.72×10^{13}$ 个高度分化的细胞组成，从细胞到组织到器官，各层次各部分密切联系，高度协调，形成统一整体。因此，人体内必然有复杂的细胞通讯和信号转导机制。有些细胞能合成分泌信号分子，包括激素、生长因子、细胞因子和神经递质等。这些信号分子作用于靶细胞，通过信号转导调节靶细胞代谢，进而影响细胞增殖和分化、肌肉收缩和舒张、神经兴奋和抑制等。其中通过激素传递信号调节代谢的方式称为激素水平的代谢调节。外源物质如毒物、药物等可干预信号分子的代谢调节过程，这是毒物致病和药物治病的分子机制。

激素水平的代谢调节可分为两个阶段：①细胞通讯：内分泌腺分泌激素，通过细胞外液到达靶细胞，与受体结合成激素-受体复合物。②信号转导：激素-受体复合物激活靶细胞内特定信号通路（又称信号途径），启动细胞水平的代谢调节，最终改变细胞代谢和细胞行为。下面以激素为例阐述信号分子如何通过信号转导调节代谢。

一、激素

激素（hormone）是由内分泌腺或散在的内分泌细胞合成分泌的一类高效能活性物质，这些物质通过细胞外液运到靶细胞，通过与特异受体结合激活特定信号通路，调节代谢。激素可根据受体定位分为两大类。

1. 通过细胞膜受体起作用的激素　包括蛋白质激素（如促甲状腺激素、促性腺激素、甲状旁腺激素、生长激素、催乳素、胰岛素、红细胞生成素）、肽类激素（如催产素、降钙素、胰高血糖素）和儿茶酚胺等。

2. 通过细胞内受体起作用的激素　包括类固醇激素、甲状腺激素、钙三醇和视黄酸等。

二、受体

激素受体（receptor）是一类细胞膜跨膜蛋白或细胞内可溶性蛋白（个别受体是糖脂），可以通过与激素特异性结合而变构，激活信号转导。激素受体是毒素或药物最重要的靶点。受体可根据细胞定位分为细胞膜受体和细胞内受体两大类。

1. 细胞膜受体　简称膜受体，位于细胞膜上，与激素结合后改变构象及活性，进而激活信号转导，引起细胞代谢和行为的改变。膜受体又分为 G 蛋白偶联受体、单次跨膜受体、离子通道受体、依赖泛素化受体等。

2. 细胞内受体　又称激素核受体，绝大多数位于细胞核内，个别位于细胞质中。绝大多数属于转录因子，与激素结合形成激素-受体复合物，结合于靶基因的调控元件（激素反应元件，HRE），调控基因表达（第十六章，314 页），表达产物调节代谢。

不同激素与相应受体结合激活不同的信号通路。不同信号通路既相对独立又相互联系，既有某些共性又有各自特点。

三、蛋白激酶 A 途径

蛋白激酶 A 途径以改变靶细胞中 cAMP 水平和蛋白激酶 A 活性为主要特征，是激素调节细胞代谢和调控基因表达的重要途径。以胰高血糖素促进肝糖原分解补充血糖为例，其触发的蛋白激酶 A 途径有多个环节，可简要表示为：

胰高血糖素 → 受体 → 三聚体G蛋白 → 腺苷酸环化酶 → cAMP →

蛋白激酶A → 糖原磷酸化酶激酶 → 糖原磷酸化酶 → 糖原

蛋白激酶 A 途径主要成分及信号转导机制如下（图 12-3）：

图 12-3　蛋白激酶 A 途径

1. **G 蛋白偶联受体（GPCR）**　通过与三聚体 G 蛋白作用转导细胞外信号，故得名。G 蛋白偶联受体是七次跨膜的单体蛋白，因此又称七次跨膜受体，其 N 端在细胞外，含配体（激素）结合位点；C 端在细胞内，含三聚体 G 蛋白结合位点。

G 蛋白偶联受体是一个膜受体大家族，在真核生物中普遍存在。除胰高血糖素外，通过 G 蛋白偶联受体调节代谢的激素有肾上腺素、去甲肾上腺素、缓激肽、促甲状腺激素、黄体生成素、甲状旁腺激素等，神经递质、信息素、视觉、味觉、嗅觉等非激素信号也通过 G 蛋白偶联受体起作用。约 50% 临床药物的靶点是 G 蛋白偶联受体。

2. **三聚体 G 蛋白（trimeric G protein）**　又称大 G 蛋白，是参与信号转导的两类鸟苷酸结合蛋白（guanine nucleotide-binding proteins，简称 G 蛋白，是在细胞内普遍存在的一个功能蛋白家族）之一，是 G 蛋白偶联受体的效应蛋白。三聚体 G 蛋白由 G_α、G_β 和 G_γ 三个亚基构成，其中 G_α 和 G_γ 与脂酰基共价结合，锚定于细胞膜胞质面。

三聚体 G 蛋白有两种结构状态：一种是无活性的 $G_{\alpha\beta\gamma}\cdot GDP$，另一种是有活性的 $G_\alpha \cdot GTP$。激素-受体复合物能使无活性的 $G_{\alpha\beta\gamma}\cdot GDP$ 释放 GDP 和 $G_{\beta\gamma}$ 亚基，结合 GTP，成为有活性的 $G_\alpha \cdot GTP$。

$G_\alpha \cdot GTP$ 有两种活性：①变构调节剂活性：$G_\alpha \cdot GTP$ 使下游效应蛋白变构，进一步转导信号，如变构激活腺苷酸环化酶。②GTPase（GTP 酶）活性：$G_\alpha \cdot GTP$ 将 GTP 水解为 GDP，$G_\alpha \cdot GDP$ 与效应蛋白解离，与 $G_{\beta\gamma}$ 重新结合成无活性 $G_{\alpha\beta\gamma}\cdot GDP$，终止信号转导。

人类基因组至少编码 27 种 G_α、5 种 G_β 和 13 种 G_γ。它们组合成不同的三聚体 G 蛋白，介导不同 G 蛋白偶联受体的信号转导，产生不同的细胞应答。

蛋白激酶 A 途径有两类效应相反的三聚体 G 蛋白：激活型三聚体 G 蛋白（stimulatory G protein，G_s）和抑制型三聚体 G 蛋白（inhibitory G protein，G_i）。激活型激素-受体复合物（如胰高血糖素-受体复合物）激活 G_s，$G_{s\alpha}\cdot GTP$ 激活腺苷酸环化酶；抑制型激素-受体复合物（如生长抑素-受体复合物）激活 G_i，$G_{i\alpha}\cdot GTP$ 抑制腺苷酸环化酶。

🔖 **霍乱毒素**　是霍乱弧菌（*V. cholerae*）合成分泌的一种**外毒素**，作用于 $G_{s\alpha}$，抑制其 GTPase 活性，使 $G_{s\alpha}$ 组成性激活，持续激活腺苷酸环化酶，肠上皮细胞 cAMP 长时间保持高水平，造成细胞膜上依赖 cAMP 的氯通道持续开放，Cl^- 大量逸出，水及其他无机盐也大量逸出，进入肠腔，出现水样腹泻甚至脱水症状。

　　🖈 单体 G 蛋白　　又称小 G 蛋白，是参与信号转导的另一类 G 蛋白，其特点是通过 C 端半胱氨酸与法尼基共价结合，通过其他氨基酸与棕榈酰基共价结合，锚定于细胞膜胞质面，具有较低的 GTPase 活性，不被受体直接激活。Ras 蛋白是最早发现的单体 G 蛋白，其典型的下游效应蛋白是丝裂原活化蛋白激酶（mitogen-activated protein kinase，MAPK）级联反应系统。

　　3. 腺苷酸环化酶（adenylyl cyclase，AC）　　是一类十二次跨膜蛋白（细胞膜标志酶之一），其活性中心位于细胞膜胞质面，催化 ATP 合成 cAMP。腺苷酸环化酶是变构酶，被 G_s 激活后催化合成 cAMP，使细胞内 cAMP 在几秒钟内增加，从 10^{-9} mol/L 升至 10^{-6} mol/L。

　　4. cAMP　　是蛋白激酶 A 的变构激活剂，是最早被阐明的第二信使。

　　许多信号分子（第一信使）本身不进入细胞，而是与膜受体结合，引起细胞内一些小分子物质水平的改变，这些小分子物质是下游效应蛋白的变构调节剂，通过变构调节效应蛋白转导信号。它们称为第二信使（second messenger）。Sutherland 因最早发现 cAMP 并提出第二信使学说，于 1971 年获得诺贝尔生理学或医学奖。

　　目前已被阐明的第二信使包括 cAMP、cGMP、甘油二酯（DAG）、三磷酸肌醇（IP_3）、Ca^{2+} 和神经酰胺（Cer）等。不同的第二信使介导不同的信号通路（表 12-5）。

表 12 - 5　第二信使及其效应蛋白

第二信使	cAMP	cGMP	IP_3	DAG	Ca^{2+}
效应蛋白	蛋白激酶 A	蛋白激酶 G	IP_3 门控钙通道	蛋白激酶 C	钙调蛋白激酶

　　第二信使的水平是由其合成与分解速度或门控通道的开关来决定的，受多种因素控制。例如，cAMP 由腺苷酸环化酶催化合成、磷酸二酯酶催化分解，因此抑制腺苷酸环化酶或激活磷酸二酯酶会使 cAMP 减少，激活腺苷酸环化酶或抑制磷酸二酯酶会使 cAMP 增加。

　　🖈 咖啡中的咖啡因（caffeine，1,3,7-三甲基黄嘌呤）、茶叶中的茶碱（theophylline，1,3-二甲基黄嘌呤）和巧克力中的可可碱（theobromine，3,7-二甲基黄嘌呤）等甲基黄嘌呤类是环磷酸腺苷磷酸二酯酶的抑制剂，因此喝咖啡、茶等可以增强肾上腺素效应。

　　5. 蛋白激酶 A（PKA）　　即依赖 cAMP 的蛋白激酶，是一类蛋白丝氨酸/苏氨酸激酶，为异四聚体（R_2C_2）结构，由两个催化亚基 C 和两个调节亚基 R 构成。调节亚基与催化亚基结合，封闭其活性中心而抑制其催化活性。每个调节亚基有两个 cAMP 结合位点。cAMP 与调节亚基结合使其变构，与催化亚基分离。游离的催化亚基活性中心暴露而有催化活性。因此，cAMP 是蛋白激酶 A 的变构激活剂（图 12-4）。

图 12 - 4　cAMP 变构激活蛋白激酶 A

　　6. 转导效应　　激活的蛋白激酶 A 可催化代谢途径关键酶或功能蛋白磷酸化，从而调节代谢，产生短期效应和长期效应。

　　（1）短期效应　　又称核外效应，发生在细胞质中。蛋白激酶 A 修饰已有关键酶或功能蛋白，所以显效快。例如：①在肝细胞内促进肝糖原分解，补充血糖：蛋白激酶 A→糖原磷酸化酶激酶→糖原磷酸化酶→糖原磷酸解→葡萄糖→血糖。②在心肌细胞内磷酸化钙通道蛋白，增加细胞膜有效钙通道数量，增强心肌收缩。③在胃壁细胞内促进胃酸分泌。

（2）长期效应　又称核内效应，发生在细胞核内。蛋白激酶 A 磷酸化修饰转录因子，调控基因表达（第十六章，314 页），从而影响细胞增殖或细胞分化等。因为涉及基因表达，所以显效慢但持久。例如：①在肝细胞内诱导合成糖异生酶类，促进糖异生。②在内分泌细胞内诱导合成生长抑素（somatostatin，又称促生长素抑制素），抑制生长激素分泌、胃分泌和胃蠕动。

四、蛋白激酶 C 途径

Ca^{2+} 是重要的第二信使，和 cAMP 一样通过浓度变化转导信号。细胞质游离 Ca^{2+} 通常由内质网膜、肌浆网膜、线粒体膜、细胞膜钙泵清除，所以浓度极低，约 10^{-7} mol/L，仅为细胞外浓度 10^{-3} mol/L 的 $1/10^4$。信号分子或其他信号刺激可使 Ca^{2+} 通过钙通道从钙库（内质网、肌浆网、线粒体）和细胞外进入细胞质，浓度增加 10~100 倍。这种浓度改变使信号通路下游发生一系列变化。

Ca^{2+} 参与的信号通路主要是蛋白激酶 C 途径和钙调蛋白途径，两个途径的开始阶段是共同的。这里简要介绍蛋白激酶 C 途径，该途径以改变细胞质 Ca^{2+} 水平和蛋白激酶 C 活性为主要特征，是激素调节细胞代谢和调控基因表达的重要途径。

以血管紧张素 Ⅱ 通过作用于血管内皮细胞而刺激血管收缩为例，其激活的蛋白激酶 C 途径可以表示为：

蛋白激酶 C 途径主要成分及信号转导机制如下（图 12-5）：

图 12-5　蛋白激酶 C 途径

1. **激素**　除血管紧张素 Ⅱ 外，通过蛋白激酶 C 途径起作用的激素有促甲状腺激素释放激素、去甲肾上腺素、肾上腺素、加压素等，乙酰胆碱、5-羟色胺也通过该途径起作用。

2. **G 蛋白**　蛋白激酶 C 途径的三聚体 G 蛋白称为 G_q，其活性形式可以激活细胞膜胞质面

的磷脂酶 C_β（PLC_β）。

3. **磷脂酶 C_β** 具有绝对专一性，催化磷脂酰肌醇-4,5-二磷酸（PIP_2）水解成甘油二酯（DAG）和1,4,5-三磷酸肌醇（IP_3）（第二章，24页），它们都是第二信使。

4. **IP_3 门控钙通道** 是一种同四聚体内质网膜蛋白，每个亚基可结合一分子三磷酸肌醇（IP_3），结合后通道开放，第二信使 Ca^{2+} 从内质网逸出，导致细胞质 Ca^{2+} 增加。

5. **蛋白激酶 C** 是一类蛋白丝氨酸/苏氨酸激酶。游离的蛋白激酶 C（PKC）没有活性，与 Ca^{2+} 结合后转移并结合于细胞膜，被甘油二酯（DAG）和磷脂酰丝氨酸（PS）激活。

6. **转导效应** 与蛋白激酶 A 类似，激活的蛋白激酶 C 可催化代谢途径关键酶或功能蛋白磷酸化，从而调节代谢，产生短期效应和长期效应：①短期效应：磷酸化修饰某些关键酶，调节代谢。②长期效应：磷酸化修饰某些转录因子，调控基因表达。

五、糖皮质激素作用机制

糖皮质激素是典型的类固醇激素，其功能之一是促进肝细胞糖异生。糖皮质激素受体属于细胞内受体，与抑制蛋白（如 FKBP5）结合而位于细胞质中。饥饿时糖皮质激素合成分泌增加，约92%以结合形式由皮质类固醇结合球蛋白（少量由白蛋白）运输到肝，以游离形式通过自由扩散进入肝细胞质，与糖皮质激素受体配体结合区（LBD）结合，形成激素-受体复合物，变构释放抑制蛋白，暴露出核定位信号（NLS）。复合物通过主动转运经核孔进入细胞核，形成同二聚体，或与维甲酸 X 受体（RXR）形成异二聚体，通过 DNA 结合域（DBD）与糖异生途径关键酶基因的糖皮质激素受体反应元件（GRE）结合，促进基因表达，使糖异生途径关键酶增加，糖异生增加（图12-6）。

图12-6 糖皮质激素调节机制

六、甲状腺激素作用机制

甲状腺激素是维持机体功能活动的基础性激素，几乎作用于所有组织。

甲状腺激素超过99%以结合形式在血中运输，运输载体主要是甲状腺素结合球蛋白。

甲状腺激素主要通过甲状腺激素受体起作用。甲状腺激素受体（TR）位于细胞核内，即使未与甲状腺激素结合，也与靶基因的甲状腺激素受体反应元件（TRE）结合，但同时与维甲酸 X 受体（RXR）结合。TR 与甲状腺激素结合后形成同二聚体，或与 RXR 形成异二聚体，促进基因表达，产生生物学效应，包括调节细胞代谢，促进生长发育。

第四节　整体水平的代谢调节

整体水平的代谢调节是指高等动物通过神经系统和内分泌系统调节整体代谢，使不同细胞、组织、器官的代谢相互协调和整合，以保持内环境稳定。

神经系统和内分泌系统是调节机体各种机能的两大信息传递系统。神经系统调节整体代谢，一方面通过神经活动直接影响各器官的功能，另一方面通过神经-体液途径控制内分泌系统，使激素的分泌保持协调和相对平衡。

下丘脑是联系神经系统和内分泌系统的枢纽。中枢神经系统释放的神经递质控制下丘脑分泌神经激素，从而把神经信息转换为激素信息。下丘脑促垂体区肽能神经元能合成分泌九种统称下丘脑调节肽的肽类神经激素（如促甲状腺激素释放激素、促肾上腺皮质激素释放激素、促性腺激素释放激素等），这些激素可以调节垂体前叶的分泌活动。垂体前叶（又称腺垂体）合成分泌的促激素（如促甲状腺激素、促肾上腺皮质激素、卵泡刺激素等）进一步调节下一级靶内分泌腺（如甲状腺、肾上腺皮质、性腺等）的分泌活动，如此构成下丘脑-垂体前叶-内分泌腺轴（图12-7）。

与此同时，各内分泌腺之间还有横向的联系和制约（如生长抑素可抑制胰岛素分泌，而胰高血糖素可促进胰岛素分泌）及纵向的反馈调节，包括长反馈（内分泌腺激素对垂体前叶、下丘脑的反馈）、短反馈（垂体激素对下丘脑的反馈）和超短反馈（下丘脑激素对下丘脑肽能神经元的反馈），因此神经系统和内分泌系统形成一个整体调节网络。当机体内外条件发生变化时，神经系统和内分泌系统统一作用，从整体上调节代谢，以满足生理需要。下面以饥饿和应激时的代谢调节及动物血糖调节为例简要说明（表12-6）。

表 12-6　血浆能源水平 mmol/L

	进食	禁食 40 小时	禁食 7 天
葡萄糖	5.5	3.6	3.5
游离脂肪酸	0.30	1.15	1.19
酮体	极少	2.9	4.5

1. **短期禁食（短期饥饿）**　是指禁食 1~3 天。期间糖原已耗尽（如果没有葡萄糖供应，可维持 12~24 小时），血糖减少，甘油和游离脂肪酸增加，氨基酸增加。胰岛素分泌极少，胰高血糖素分泌增加，引起代谢和器官能源调整。

（1）生物氧化前体调整　①血糖消耗减少，保障供给脑组织、红细胞等。②脂肪动员增加，成为主要生物氧化前体，提供所需能量的 85% 以上。③酮体生成增加，可转化脂肪动员产物的 25%。④骨骼肌（占体重的 40%~50%）蛋白质分解增加，每日分解 180~200g，成为重要生物氧化前体，并为糖异生提供原料，但会出现负氮平衡。⑤糖异生增加：禁食一夜之后，糖原分

图 12-7　神经-体液调节

解和糖异生各贡献一半血糖。禁食 16~36 小时后糖异生能力最强，每日可合成 150g 葡萄糖（80% 在肝脏，20% 在肾皮质，以氨基酸为主要原料，此外还有乳酸、甘油），成为血糖主要来源，可以维持血糖基本水平。

（2）组织器官能源调整　整体以脂肪动员为主，以脂肪酸和酮体为基本能源：①肝脏、脂肪组织利用脂肪酸。②心肌、骨骼肌、肾皮质利用脂肪酸和酮体。③脑组织不能利用脂肪酸，仍以葡萄糖为主要能源（80%，正常人脑脊液最低糖含量为 2.5mmol/L），但开始利用酮体。

2. 长期禁食（长期饥饿）　是指禁食 3 天以上，引起代谢和器官能源进一步调整。

（1）生物氧化前体调整　①血糖消耗进一步减少。②脂肪动员和酮体生成进一步增加。③肌肉蛋白分解减少，每日分解 35~125g，负氮平衡缓解。④糖异生总体减少，其中肝脏减少，肾皮质增加。两者每日各合成 40g 葡萄糖，其中 60g 来自乳酸、丙酮酸和氨基酸，20g 来自甘油。血糖维持在 3.6~3.8mmol/L。

（2）组织器官能源调整　糖代谢仅提供所需能量的不到 10%：①肝脏、脂肪组织仍然利用脂肪酸。②肌组织以脂肪酸为主要能源，保障酮体优先供给脑组织。③脑组织减少耗糖，转而以酮体为主要能源。禁食 3~4 天时，每日消耗酮体约 50g，耗氧量占其总耗氧量的 60%，可以节约葡萄糖约 50%；禁食两周时每日消耗酮体增至 100g。

3. 应激（stress）　是由创伤、剧痛、寒冷、酷热、缺氧、中毒、感染等异常刺激及强烈的情绪激动或恐惧引起的非特异性紧张状态。应激引起一系列神经、体液和代谢的变化：①交感神经兴奋，肾上腺髓质激素和皮质激素分泌增加，胰高血糖素和生长激素分泌增加，胰岛素分泌减少。②糖原分解、糖异生、脂肪动员、脂肪酸 β 氧化、蛋白质分解和尿素合成增加，糖原合成和脂肪合成减少。③血中葡萄糖、乳酸、脂肪酸、甘油、氨基酸增加，尿素增加。

4. 副交感神经阻断实验　用阿托品竞争性结合大鼠乙酰胆碱受体，模拟阻断其副交感神经传导，发现其胰岛素分泌减少，血糖升高；注射胰岛素使其达到正常水平时，血糖并未回落，出现类似胰岛素抵抗现象。分析表明这是因为肝细胞某些因子的合成分泌减少，胰岛素受体合成也减少，注射胰岛素并不能使这些因子的合成分泌回升；只有解除阿托品的竞争性抑制，使肝细胞因子合成分泌回升时，胰岛素受体合成才回升，注射胰岛素才能显现降糖效应。因此，神经系统、内分泌系统以及肝脏对糖代谢的调节不是孤立的，而是协调统一的整体调节。

链接

代谢组学与传统医药研究

　　具有几千年历史的传统医学蕴藏着朴素的辩证分析思想及系统论的观念，强调从整体和系统的角度认识和调节人体活动，积累了大量有效的治疗方法；但尚缺乏在分子水平对物质基础和作用机制的认识，至今仍停留在朴素的辩证哲学思辨层次，难以与现代科学沟通，不能被现代社会特别是现代医学界接受。

　　随着人类基因组计划等重大项目的实施，人类研究复杂生物系统的能力取得了突破性进展，人类医学研究进入了系统生物学（systems biology）时代。代谢组学是 20 世纪 90 年代中期发展起来的一门新兴学科，是系统生物学的重要组成部分。代谢组学（metabonomics）是通过组群指标分析，进行高通量检测和数据处理，研究生物体整体或组织细胞系统的动态代谢变化，特别是对内源代谢、遗传变异、环境变化乃至各种物质进入代谢系统的特征和影响的科学。代谢组学的研究方法是用多参数动态系统检测和量化整体代谢随时间变化的规律，建立内外因素影响下整体代谢的变化轨迹，反映某种病理（生理）过程所发生的一系列代谢事件，包括环境条件改变、疾病和治疗时机体的代谢应答。代谢组学的研究方法是以高通量、大规模实验和计算机统计分析为特征的，具有"动态性研究"和"整体性研究"的特点。代谢组学可以达到从整体上把握人体的健康状态和疾病的治疗效果，从而更有效地发现药物和实现用药个体化。

代谢组学创始人、英国帝国理工大学 Nicholson 教授认为人体应当作为一个完整的系统来研究，应用代谢组学来理解疾病过程，这与传统医学的整体观和辨证论治思维方式不谋而合。代谢组学与传统医学在许多方面有相近的属性，如果把它们有机地结合起来研究，可能将有力推动传统医学理论的现代化进程。代谢组学已经成为运用系统生物学研究传统医药的重要手段，还可能成为传统医药走向世界的通用语言。

小　结

机体无论是适应环境还是应答刺激，都会产生功能改变，代谢调节是功能改变的微观过程。

糖、脂质和蛋白质的代谢一方面有其独立性，体现在一些代谢或代谢物功能不能替代，另一方面有其依赖性，体现在通过一些代谢的联系和中间产物的转化：①乙酰辅酶 A 和磷酸二羟丙酮是糖代谢和脂质代谢的主要结合点：糖可转化成脂肪，而脂肪中只有甘油及奇数碳脂肪酸 β 氧化分解生成的丙酰辅酶 A（极少）可转化成糖。②α-酮酸是氨基酸代谢和糖代谢的重要结合点：糖代谢产生的 α-酮酸可合成非必需氨基酸，氨基酸分解生成的 α-酮酸可合成葡萄糖。③氨基酸可转化成脂质，脂肪中的甘油可转化成非必需氨基酸，但合成量很少，没有实际意义。④核苷酸主要由葡萄糖和氨基酸合成，核苷酸的分解代谢与糖和氨基酸的分解代谢联系密切。

糖、脂肪和蛋白质都可以通过生物氧化为生命活动供能。整体供能以糖和脂肪为主，但不同组织或同一组织在不同代谢条件下对供能物质的利用不尽相同。

高等动物代谢调节分三个层次：细胞水平的代谢调节、激素水平的代谢调节和整体水平的代谢调节。细胞水平的代谢调节是最原始、最基本的调节机制。

细胞内的膜系统将细胞质进一步分隔成许多区室。各代谢途径在不同区室进行，既避免相互干扰，又可以通过控制代谢物的跨膜转运来调节代谢。

通过调节酶活性控制代谢速度和代谢方向是代谢调节的重要方式。调节酶活性时只需调节关键酶，调节方式包括结构调节和水平调节：①结构调节显效快，又称快速调节，包括变构调节、化学修饰调节和酶原激活。变构调节是变构调节剂通过非共价键作用于变构酶调节位点，改变其构象，从而改变其催化活性；化学修饰调节是对酶蛋白特定部位进行化学修饰，修饰方式以磷酸化和去磷酸化最为常见。②水平调节显效慢，又称缓慢调节，包括酶蛋白合成调节和分解调节。酶蛋白合成调节即基因表达调控。

激素水平的代谢调节可分为两个阶段：①细胞通讯：内分泌腺分泌激素，通过细胞外液到达靶细胞，与受体结合成激素-受体复合物。②信号转导：激素-受体复合物激活靶细胞内特定信号通路，启动细胞水平的代谢调节，最终改变细胞代谢和细胞行为。

蛋白激酶 A 途径以改变靶细胞中 cAMP 水平和蛋白激酶 A 活性为主要特征，是激素调节细胞代谢和调控基因表达的重要途径。

蛋白激酶 C 途径以改变细胞质 Ca^{2+} 水平和蛋白激酶 C 活性为主要特征，是激素调节细胞代谢和调控基因表达的重要途径。

糖皮质激素是典型的类固醇激素，通过自由扩散进入肝细胞质，与糖皮质激素受体配体结合形成激素-受体复合物，进入细胞核，与糖异生途径关键酶基因的糖皮质激素受体反应元件结合，促进基因表达，使糖异生增加。

甲状腺激素受体位于细胞核内，与甲状腺激素结合后形成同二聚体，或与维甲酸 X 受体形成异二聚体，促进基因表达，产生生物学效应，包括调节细胞代谢，促进生长发育。

神经系统和内分泌系统是调节机体各种机能的两大信息传递系统。神经系统调节整体代谢，一方面通过神经活动直接影响各器官的功能，另一方面通过神经-体液途径控制内分泌系统，使激素的分泌保持协调和相对平衡。

讨论

1. 脑、肝脏、骨骼肌在物质代谢和能量代谢中的主要特点。
2. 关键酶活性的调节方式。
3. 变构调节的特点。
4. 变构酶的动力学特征和生理意义。
5. 酶的化学修饰调节及其特点。
6. 肾上腺素调节糖原代谢机制。

第十三章　DNA 的生物合成

　　不同生物有不同的遗传特征。早在 19 世纪，Mendel 通过豌豆杂交实验发现了遗传规律，并推断控制遗传性状的是细胞内的一对等位"基因"。不过，那时基因还只是一个抽象概念。1944 年，Avery 等通过肺炎链球菌转化实验证明 DNA 是遗传物质。

　　DNA 是遗传物质。基因（gene）是 DNA 表达遗传信息的功能单位，以一段或一组特定的碱基序列为载体，通过表达功能产物 RNA 和蛋白质，控制着各种生命活动，从而控制着生物的遗传性状。一个基因除了含有决定功能产物一级结构的编码序列外，还含有表达该编码序列所需的调控元件等非编码序列。一个细胞或一种病毒所含的一套遗传物质称为基因组（genome）。

　　DNA 携带的遗传信息既可以通过基因组 DNA 的复制从亲代细胞传递给子细胞，又可以通过转录（transcription）传递给 RNA，然后通过翻译（translation）指导蛋白质合成，从而赋予细胞特定功能，赋予生物特定表型。1958 年，

图 13-1　中心法则

Crick 把遗传信息的上述传递规律归纳为中心法则（central dogma）。1970 年，Baltimore 和 Temin 发现了逆转录现象，对中心法则进行了补充（图 13-1）。

　　本章介绍中心法则中关于 DNA 合成的内容，RNA 和蛋白质的合成在后面两章介绍。

　　生物体内至少有以下 DNA 合成过程：①细胞在分裂周期中进行的染色体 DNA 的复制合成，其中真核生物端粒的复制具有特殊性。②细胞随时进行的 DNA 修复。③逆转录病毒 DNA 在宿主细胞内进行的逆转录合成。这些合成过程具有不同的生理意义。

第一节　DNA 复制的基本特征

　　DNA 复制（DNA replication）是指亲代 DNA 双链解链，每股单链作为模板按照碱基配对原则分别指导合成新的互补链，从而形成两个子代 DNA 的过程，是细胞增殖和多数 DNA 病毒复制时发生的核心事件。因此，DNA 的复制实际上是基因组的复制。

　　无论是原核生物还是真核生物，DNA 的复制合成都需要 DNA 模板、DNA 聚合酶、dNTP 原料、引物和 Mg^{2+}。DNA 聚合酶催化脱氧核苷酸以 3′,5′-磷酸二酯键连接合成 DNA，合成方向为 5′→3′，合成反应可表示如下：

$$5'\ (dNMP)_n\text{-OH}\ 3' + dNTP \xrightarrow[\text{DNA聚合酶}]{\text{DNA模板, } Mg^{2+}} 5'\ (dNMP)_n\text{-dNMP-OH}\ 3' + PP_i$$

NOTE

Watson 和 Crick 于 1953 年提出 DNA 的双螺旋结构模型时就推测了其复制的基本特征，并认为碱基配对原则使 DNA 复制和修复成为可能。现已阐明：在绝大多数生物体内，DNA 复制的基本特征是相同的。

1. 半保留复制（semiconservative replication）   是指 DNA 复制时，亲代 DNA 双链解成两股单链，分别作为模板，按照碱基配对原则指导合成新的互补链，最后形成与亲代 DNA 相同的两个子代 DNA 分子，每个子代 DNA 分子都含有一股亲代 DNA 链和一股新生 DNA 链（图 13-2）。

图 13-2   半保留复制

1958 年，Meselson 和 Stahl 通过实验研究证明，DNA 的复制方式是半保留复制。他们先用以 $^{15}NH_4Cl$ 作为唯一氮源的培养基（称为重培养基）培养大肠杆菌，繁殖约 15 代（每代 20~30 分钟），使其 DNA 全部标记为 ^{15}N-DNA，再改用含 $^{14}NH_4Cl$ 的普通培养基（称为轻培养基）继续培养，在不同时刻收集大肠杆菌，提取 DNA。用氯化铯密度梯度离心法分析 DNA。^{15}N-DNA 的浮力密度最高（$\rho=1.80$），离心形成的条带称为高密度带，靠近离心管低端；^{14}N-DNA 的浮力密度最低（$\rho=1.65$），离心形成的条带称为低密度带，离离心管顶端更近；$^{14}N/^{15}N$-DNA 离心形成的条带称为中密度带，位于两者之间。结果表明，细菌在重培养基中增殖时合成的 DNA 显示为一条高密度带，转入轻培养基中繁殖的子一代 DNA 显示为一条中密度带，子二代 DNA 显示为一条中密度带和一条低密度带（图 13-3）。因此，DNA 的复制方式是半保留复制。

图 13-3   Meselson-Stahl 实验

半保留复制是 DNA 复制最重要的特征。DNA 分子独特的双螺旋结构为复制提供了精确的模板，碱基配对原则保证了亲代和子代遗传信息的高度保真。通过半保留复制，新形成的两个子代 DNA 分子的碱基序列都与亲代 DNA 相同，保留了亲代全部的遗传信息，保证了遗传信息传递的保守性与延续性。

2. 从复制起点双向复制（bidirectional replication）　　DNA 的解链和复制是从有特定序列的位点开始的，该位点称为复制起点（ori）。从一个复制起点启动复制的全部 DNA 序列是一个复制单位，称为复制子（replicon）。原核生物的 DNA 分子通常只有一个复制起点，因而构成一个复制子；真核生物的染色体 DNA 有多个复制起点，因而构成多复制子，这些复制起点分别控制一段 DNA 的复制，并共同完成整个 DNA 分子的复制（图 13-4①）。

①多复制起点

②内部双向复制　　　③末端单向复制　　　④内部单向复制

图 13-4　复制起点与复制方向

Cairns 等用放射自显影技术（autoradiography）研究大肠杆菌 DNA 的复制过程，证明其先从复制起点解开双链，然后边解链边复制，所以在解链点形成分叉结构，这种结构称为复制叉（replication fork）。

绝大多数生物的 DNA 从复制起点解链时都是双向解链，形成两个复制叉，这种方式称为双向复制（图 13-4②）。

其他方式：从线性 DNA 两端开始相向解链，两端各形成一个复制叉，例如腺病毒 DNA 的复制（图 13-4③）。从一个复制起点开始单向解链，形成一个复制叉，例如质粒 ColE I 的复制（图 13-4④）。

3. 半不连续复制（semidiscontinuous replication）　　DNA 的两股链是反向互补的，但 DNA 新生链的合成是单向的，只能以 5′→3′方向合成。因此，在一个复制叉上，一股新生链的合成方向与其模板的解链方向相同，合成与解链可以同步进行，合成是连续的，这股新生链称为前导链（leading strand）；另一股新生链的合成方向与其模板的解链方向相反，只能先解开一段模板，再合成一段新生链，合成是不连续的，这股新生链称为后随链（lagging strand）。分段合成的后随链片段称为冈崎片段（Okazaki fragment，图 13-5）。在一个复制叉上进行的这种 DNA 复制称为半不连续复制（semidiscontinuous replication）。

图 13-5　半不连续复制

第二节 大肠杆菌 DNA 的复制

原核生物基因组 DNA 呈共价闭合环状，复制过程比真核生物简单。我们以大肠杆菌为例介绍原核生物 DNA 的复制。

一、参与 DNA 复制的酶和其他蛋白质

大肠杆菌 DNA 的复制是由 30 多种酶和其他蛋白质共同完成的，主要有 DNA 聚合酶、DNA 解旋酶、DNA 拓扑异构酶、引物酶和 DNA 连接酶等。

（一）DNA 聚合酶

DNA 聚合酶（DNA polymerase）全称 DNA 依赖的 DNA 聚合酶（DDDP），又称 DNA 复制酶，作用是催化以 dNTP 为原料合成 DNA。

1. DNA 聚合酶催化特点　DNA 聚合酶催化的合成反应有以下特点：

（1）需要模板　DNA 聚合酶催化的反应是 DNA 复制，即合成单链 DNA 的互补链，该单链 DNA 称为模板。

在中心法则中，模板（template）是指可以指导合成互补链的单链核酸。模板可以是 DNA 或 RNA，其指导合成的单链核酸可以是 DNA 或 RNA。DNA 模板指导 DNA 合成称为 DNA 复制，DNA 模板指导 RNA 合成称为转录，RNA 模板指导 RNA 合成称为 RNA 复制，RNA 模板指导 DNA 合成称为逆转录。

（2）需要引物　DNA 聚合酶不能催化两个 dNTP 形成 3′,5′-磷酸二酯键，只能催化一个 dNTP 的 5′-α-磷酸基与一段（或一股）核酸的 3′-羟基形成 3′,5′-磷酸二酯键，并且这段核酸必须与模板 DNA 互补结合，这段核酸就是引物（primer）。引物可以是 DNA，也可以是 RNA。引导大肠杆菌 DNA 复制的引物都是 RNA。

（3）以 5′→3′方向催化合成 DNA　这是由 DNA 聚合酶的催化机制决定的。DNA 合成的基本反应是由引物或新生链的 3′-羟基对 dNTP 的 α-磷酸基发动亲核攻击，形成 3′,5′-磷酸二酯键，并释放出焦磷酸（图 13-6）。

图 13-6　3′,5′-磷酸二酯键形成

2. 大肠杆菌 DNA 聚合酶种类　大肠杆菌 DNA 聚合酶有五种，分别用罗马数字编号，其中 DNA 聚合酶Ⅰ、Ⅱ、Ⅲ的结构和功能研究得比较明确。

（1）DNA 聚合酶 I　　由 Kornberg（1959 年诺贝尔生理学或医学奖获得者）于 1955 年发现，是一种多功能酶，有三个不同的活性中心：5′→3′外切酶活性中心、3′→5′外切酶活性中心和 5′→3′聚合酶活性中心。Klenow 用枯草杆菌蛋白酶（subtilisin）水解 DNA 聚合酶 I 得到两个片段。其中大片段称为 Klenow 片段，含 3′→5′外切酶活性中心和 5′→3′聚合酶活性中心（常用于合成 cDNA 第二股链、标记双链 DNA 3′端）；小片段含 5′→3′外切酶活性中心。DNA 聚合酶 I 活性低，延伸能力弱，主要功能不是催化 DNA 复制合成，而是在复制过程中切除 RNA 引物，合成 DNA 填补缺口（gap）。此外，DNA 聚合酶 I 还参与 DNA 修复。

（2）DNA 聚合酶 II　　有 5′→3′聚合酶活性中心和 3′→5′外切酶活性中心，但没有 5′→3′外切酶活性中心。DNA 聚合酶 II 的功能是参与 DNA 修复。

（3）DNA 聚合酶 III　　是一种多酶复合体，全酶由两个核心酶（αεθβ₂）和一个 γ 复合物（γτ₂δδ′χψ）构成（图 13-7）。①在核心酶中，α 亚基含 5′→3′聚合酶活性中心；ε 亚基含 3′→5′外切酶活性中心；β₂ 称为 β 夹子（clamp），赋予其最强的延伸能力；θ 亚基可能起组装作用。②在 γ 复合

图 13-7　DNA 聚合酶 III

物中，γτ₂δδ′复合物称为 β 夹子装置器（clamp loader），可以控制 β 夹子开合以夹住或释放 DNA。χψ 作用于单链 DNA 结合蛋白（262 页）。DNA 聚合酶 III 活性最高，是催化 DNA 复制合成的主要酶。

大肠杆菌三种 DNA 聚合酶的结构、特点和功能总结见表 13-1。

表 13-1　大肠杆菌 DNA 聚合酶

DNA 聚合酶	I	II	III
结构基因*	*polA*	*polB*	*polC*
亚基种类	1	≥7	≥10
分子量	1.03×10^5	$8.8 \times 10^{4\ddagger}$	7.92×10^5
3′→5′外切酶活性	+	+	+
5′→3′外切酶活性	+	-	-
5′→3′聚合酶活性	+	+	+
5′→3′聚合速度（nt/s）	10~20	40	200~1000
功能	引物切除，缺口填补；DNA 修复	DNA 修复	DNA 复制合成

注：* 对于多酶复合体，这里仅列出聚合酶活性亚基的结构基因；‡ 仅聚合酶活性亚基，DNA 聚合酶 II 与 DNA 聚合酶 III 有许多共同亚基

（4）DNA 聚合酶 IV 和 V　　发现于 1999 年，主要参与 DNA 修复（跨损伤合成）。

3. 大肠杆菌 DNA 聚合酶功能　　大肠杆菌 DNA 聚合酶各个活性中心有不同的功能。

（1）5′→3′聚合酶活性中心与聚合反应　　5′→3′聚合酶活性中心催化用 dNTP 按 5′→3′方向合成 DNA，反应还需要模板、引物、Mg^{2+}。

（2）3′→5′外切酶活性中心与校对功能　　DNA 聚合酶的 3′→5′外切酶（exonuclease）活性中心可以切除新生链 3′端不能与模板形成 Watson-Crick 碱基配对（错配）的脱氧核苷酸。因

此，在 DNA 合成过程中，一旦连接了错配脱氧核苷酸，聚合反应就会中止，错配脱氧核苷酸进入 3′→5′外切酶活性中心并被切除，然后聚合反应继续进行，这就是 DNA 聚合酶的校对功能。

（3）5′→3′外切酶活性中心与切口平移　仅 DNA 聚合酶Ⅰ有 5′→3′外切酶活性中心，而且只作用于双链核酸。因此，如果双链 DNA 中存在切口（nick），DNA 聚合酶Ⅰ可在切口处催化两个反应：一个是水解反应，从 5′端切除核苷酸或脱氧核苷酸；另一个是聚合反应，在 3′端延伸合成 DNA。结果反应过程像是切口在移动，故称切口平移（nick translation，图 13-8）。在切口平移过程中被水解的可以是 RNA 引物，也可以是损伤 DNA。

图 13-8　切口平移

DNA 聚合酶Ⅰ的切口平移作用有两个意义：①在 DNA 复制过程中切除后随链冈崎片段 5′端的 RNA 引物，并合成 DNA 填补，即切除较早合成的冈崎片段 1 的 RNA 引物，延伸合成较晚合成的冈崎片段 2（图 13-11）。②参与 DNA 修复。

（二）解链、解旋酶类

DNA 有超螺旋、双螺旋等结构。在 DNA 复制时，作为模板的亲代 DNA 需要松解超螺旋，解开双链，暴露碱基，才能作为模板，按照碱基配对原则指导合成子代 DNA。参与亲代 DNA 解链，并将其维持在解链状态的酶和其他蛋白质主要有 DNA 解旋酶、DNA 拓扑异构酶和单链 DNA 结合蛋白。

1. DNA 解旋酶（DNA helicase）　作用是解开 DNA 双链。解链过程需要通过水解 ATP 提供能量，每解开一个碱基对消耗一个 ATP。目前在大肠杆菌中已经鉴定到解旋酶 rep、Ⅱ、Ⅲ、Ⅳ和 DnaB 等至少 13 种 DNA 解旋酶，其中解旋酶 DnaB 参与 DNA 复制。

解旋酶 DnaB 是 dnaB 基因产物（471AA），形成同六聚体结构，有依赖 DNA 的 ATP 酶（ATPase）活性。在 DNA 复制过程中，解旋酶 DnaB 同六聚体环套在复制叉的后随链模板上（图 13-11），沿着 5′→3′方向移动解链，解链过程中会在前方形成正超螺旋结构，由 DNA 拓扑异构酶松解。

2. DNA 拓扑异构酶（DNA topoisomerase）　简称拓扑酶，通过催化 3′,5′-磷酸二酯键的断裂和形成改变 DNA 超螺旋结构。大肠杆菌 DNA 拓扑异构酶有Ⅰ型和Ⅱ型两类，均参与 DNA 的复制、转录和重组及染色质重塑。

（1）Ⅰ型 DNA 拓扑异构酶　又称转轴酶（swivelase），有 DNA 拓扑异构酶 1 和 DNA 拓扑异构酶 3 两种，能消除超螺旋，即在双链 DNA 的某一部位将其中一股切断（不是水解），在消除超螺旋之后再连接起来，使 DNA 呈松弛状态，反应过程不消耗 ATP。

（2）Ⅱ型 DNA 拓扑异构酶　有 DNA 拓扑异构酶 2（又称 DNA 促旋酶）和 DNA 拓扑异构酶 4 两种，能在双链 DNA 的某一部位将两股链同时切断（不是水解），在消除超螺旋或使连环体解离（或形成，265 页）之后再连接起来，反应过程消耗 ATP。此外，DNA 促旋酶还可以在 DNA 中引入负超螺旋。

3. 单链 DNA 结合蛋白（SSB）　大肠杆菌 DNA 解链时，两股单链 DNA 会被 SSB 结合。SSB 活性形式是同四聚体，其功能是：①稳定解开的 DNA 单链（覆盖约 32nt），防止其重新形成双链结构。②抗核酸内切酶降解。

（三）引物酶

DNA 复制需要 RNA 引物提供 3′-羟基，RNA 引物由引物酶催化合成。引物酶（primase）又称引发酶，属于 RNA 聚合酶，但对利福平不敏感。大肠杆菌的引物酶是 DnaG。游离的引物酶 DnaG 没有活性。当解旋酶 DnaB 联合其他复制因子识别复制起点并启动解链形成复制叉时，引物酶 DnaG 被解旋酶 DnaB 募集，组装成引发体（primosome）。DnaG 并被激活，在后随链模板的一定部位合成 RNA 引物，合成方向与 DNA 一样，也是 5′→3′。RNA 引物合成后可提供 3′-羟基引发 DNA 合成。

（四）DNA 连接酶

DNA 聚合酶催化合成冈崎片段或环状 DNA 时会形成切口，需要 DNA 连接酶（DNA ligase）催化切口处的 5′-磷酸基和 3′-羟基缩合，形成磷酸二酯键。

大肠杆菌 DNA 连接酶不能连接游离的单链 DNA，只能连接双链 DNA 中的切口。连接反应由 NAD^+ 供能（真核生物和古细菌由 ATP 供能）。

除 DNA 复制外，DNA 连接酶也参与 DNA 重组、DNA 修复等，还是重组 DNA 技术重要的工具酶。

二、复制过程

在大肠杆菌 DNA 的复制过程中，各种与复制有关的酶和其他蛋白质结合在复制叉上，形成多酶复合体，称为复制体（replisome），催化 DNA 的复制合成。复制过程可分为复制起始、复制延伸和复制终止三个阶段。三个阶段的复制体有不同的组成和结构。

（一）复制起始

在复制起始阶段，一组酶和其他蛋白质从亲代 DNA 复制起点解链、解旋，形成复制叉，组装引发体。

1. 复制起点　大肠杆菌染色体 DNA 的复制起点称为 oriC，位于天冬酰胺合成酶和 ATP 合成酶操纵子之间，长度是 245bp，包含两种保守序列（conserved sequence，DNA、RNA 或蛋白质一级结构中的一些在进化过程中变化极小的序列）：①五段重复排列的 9bp 序列，是 DnaA 蛋白识别和结合区，共有序列（consensus sequence，一组 DNA、RNA 或蛋白质的同源序列所含的共有碱基序列或氨基酸序列）为 TTA/TTNCACC（N 为任意碱基，全书同）（图 13-9）。②三段串联重复排列的 13bp 序列，是起始解链区，富含 AT，共有序列为 GATCT-NTTNTTTT。

图 13-9　大肠杆菌 DNA 复制起点

2. 有关的酶和其他蛋白质　复制起始阶段至少需要 10 种酶和其他蛋白质，例如 DnaA 蛋白（染色体复制起始蛋白，识别复制起点并解链）、DnaB 蛋白（DNA 解旋酶，DNA 解链，组装引发体）、DnaC 蛋白（DNA 复制蛋白，协助 DNA 解旋酶结合于复制起点）、HU 类组蛋白（细菌组蛋白，DNA 结合蛋白，促进起始）、SSB（保护单链 DNA）、DNA 促旋酶（松解 DNA

超螺旋)、DnaG 蛋白 (引物酶,组装引发体,合成引物)、RNA 聚合酶 (提高 DnaA 蛋白活性)。它们从复制起点解开 DNA 双链,组装引发体前体 (preprimosome)。

3. 起始过程 ①DnaA 蛋白与 ATP 形成复合物,6~8 个 DnaA·ATP 结合于复制起点 *oriC* 的 DnaA 蛋白识别和结合区,被 DNA 缠绕形成复合物。②HU 蛋白与 DNA 结合,协助 DnaA 蛋白使起始解链区解链 (消耗 ATP),成为开放复合物。③两个解旋酶 DnaB 六聚体在 DnaC 蛋白的协助下与开放复合物结合,组装两个引发体前体,沿着后随链模板 5′→3′方向移动解链 (消耗 ATP),形成两个复制叉 (图 13-10)。

图 13-10 大肠杆菌 DNA 复制起始

随着解链进行,引物酶 DnaG 被引发体前体的解旋酶 DnaB 等募集,组装成引发体,合成 RNA 引物。RNA 引物使 DnaC 水解 ATP 并释放。解旋酶 DnaB 移动解链并使 DnaA 蛋白释放。单链 DNA 结合蛋白与单链 DNA 模板结合,DNA 促旋酶则负责松解 DNA 双链因解链而形成的正超螺旋结构,或引入负超螺旋,以协助解链。

(二) 复制延伸

DNA 复制的延伸阶段合成前导链和后随链。两股链的合成反应都由 DNA 聚合酶Ⅲ催化,但合成过程有显著区别。

1. 前导链的合成 复制启动之后,前导链的合成通常是一个连续过程。先由一个复制叉的引发体在复制起点处催化合成一段 10~12nt 的 RNA 引物,随后 DNA 聚合酶Ⅲ通过 τ 亚基与解旋酶 DnaB 结合,以 dNTP 为原料在引物 3′端合成另一个复制叉的前导链。前导链的合成与其模板的解链保持同步。

2. 后随链的合成 后随链的合成是分段进行的。当亲代 DNA 解开 1000~2000nt 时,先由引发体催化合成 RNA 引物,再由 DNA 聚合酶Ⅲ在引物 3′端催化合成冈崎片段。当冈崎片段合成遇到前方引物时,DNA 聚合酶Ⅰ替换 DNA 聚合酶Ⅲ,通过切口平移切除引物,合成 DNA 填补。最后,DNA 连接酶催化连接 DNA 切口。如图 13-11 所示,DNA 聚合酶Ⅰ通过切口平移切除引物 1,同时延伸合成冈崎片段 2 填补,由 DNA 连接酶催化连接。

图 13-11 DNA 复制过程

后随链合成的长号模型　DNA 双链是反向互补的，而前导链和后随链是由一个 DNA 聚合酶Ⅲ复合体催化同时合成的，称为 DNA 的并行合成、协同合成。为此，后随链的模板必须形成一个突环（looping out），使后随链的合成方向与前导链一致，这样它们就可以由同一个 DNA 聚合酶Ⅲ复合体催化合成。DNA 聚合酶Ⅲ不断地与

图 13－12　后随链合成的长号模型

后随链的模板结合、合成 1000~2000nt 冈崎片段、释放，再结合、合成、释放……（图 13－12）。这一机制称为长号模型（trombone model）。

3. DNA 复制过程中的保真机制　①5′→3′聚合酶活性中心对核苷酸的选择使其错配率仅为 10^{-4} ~ 10^{-5}。②3′→5′外切酶活性中心的校对进一步将错配率降至 10^{-6} ~ 10^{-8}（错配修复系统进一步将错配率降至 $1/10^9$ ~ $1/10^{10}$）。

（三）复制终止

大肠杆菌环状 DNA 的两个复制叉向前推进，最后到达终止区（terminus region），形成连环体（catenane），又称 DNA 连环，在细胞分裂前由 DNA 拓扑异构酶 4 催化解离（图 13－13）。

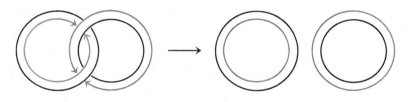

图 13－13　连环体解离

第三节　真核生物染色体 DNA 的复制

真核生物染色体 DNA 在细胞周期 S 期复制，复制机制与大肠杆菌相似，但复制过程更为复杂。

一、染色体 DNA 复制特点

真核生物的基因组比原核生物大。例如人类为 3000Mb，而大肠杆菌只有 4.6Mb。不过，真核生物染色体 DNA 的复制周期并不长，并有以下特点：

1. 发生染色质解离与重塑　真核生物的染色体 DNA 与组蛋白形成核小体结构，复制叉经过时需短暂解离；而当复制叉经过之后，还要马上在两条子代 DNA 双链上重塑核小体结构。相比之下，原核生物的 DNA 是裸露的，复制叉在推进过程中少有阻碍，所以复制速度较快。

2. 复制速度慢　受染色质解离与重塑影响，真核生物染色体 DNA 复制叉的推进速度约为 50nt/s，仅为大肠杆菌 DNA 复制叉推进速度（800~1000nt/s）的 1/20。

3. 多起点复制　真核生物的染色体 DNA 是多复制子 DNA，每个复制子都比较短，为 30（酵母）~100kb（动物）。部分复制子同时启动复制。

4. 冈崎片段短　真核生物冈崎片段的长度是 100~200nt，而大肠杆菌冈崎片段的长度是

NOTE

1000~2000nt。

5. DNA 连接酶耗能差异　真核生物 DNA 连接酶连接冈崎片段时由 ATP 供能，而大肠杆菌由 NAD⁺供能。

6. 终止阶段涉及端粒合成　真核生物的染色体 DNA 为线性结构，其末端端粒通过特殊机制合成。

7. 受 DNA 复制检验点控制　真核生物的染色体 DNA 在一个细胞周期中只复制一次；而快速生长的大肠杆菌分裂一次仅需 18 分钟，其 DNA 在一轮复制完成之前即可启动下一轮复制。

二、DNA 聚合酶及其他因子

真核生物参与复制和修复的 DNA 聚合酶及其他因子比原核生物多而复杂（表 13-2）。

表 13-2　大肠杆菌与真核生物参与 DNA 复制的功能相关酶和蛋白质对比

大肠杆菌	真核生物
DNA 聚合酶Ⅲ	DNA 聚合酶 δ
DNA 聚合酶Ⅰ	DNA 聚合酶 ε
DnaA	起始识别复合物（ORC）
DnaC	细胞分裂周期蛋白 6（Cdc6）和 DNA 复制因子 1（Cdt1）
解旋酶 DnaB	MCM 解旋酶
引物酶 DnaG	DNA 聚合酶 α
Ⅰ型、Ⅱ型拓扑异构酶	Ⅰ型、Ⅱ型拓扑异构酶
单链 DNA 结合蛋白（SSB）	复制蛋白 A（RPA）、复制因子 C（RFC）、增殖细胞核抗原（PCNA）

真核生物有 α、β、γ、δ、ε 等十几种 DNA 聚合酶，它们的基本性质和大肠杆菌 DNA 聚合酶一致，都有 5′→3′聚合酶活性。DNA 聚合酶 δ 催化复制染色体 DNA，DNA 聚合酶 α 催化合成引物，DNA 聚合酶 ε 催化切除引物。此外，DNA 聚合酶 β、ε 参与染色体 DNA 修复，DNA 聚合酶 γ 催化复制线粒体 DNA。

三、端粒合成

1971 年，Olovnikov 提出末端复制问题（end replication problem）：既然真核生物的染色体 DNA 为线性结构，那么在复制时，后随链 5′端切除 RNA 引物之后会留下短缺，无法由 DNA 聚合酶催化补齐，反而会被 DNA 酶削平，因而 DNA 每复制一次都会缩短一段（图 13-14）。

图 13-14　染色体 DNA 复制时末端短缺

1978 年，Blackburn 发现真核生物线性 DNA 末端存在端粒结构；1984 年，Greider（在读研究生）发现了端粒酶。Blackburn、Greider 和 Szostak 因发现端粒和端粒酶并阐明其对染色体 DNA 的保护作用而获得 2009 年诺贝尔生理学或医学奖。

1. 端粒结构　端粒（telomere）是一种短串联重复序列，人端粒新生链（后随链）重复单位是 CCCTAA，模板重复单位是 TTAGGG。复制后端粒的后随链模板长出，所以形成 3′端突出结构。

2. **端粒功能**　端粒的功能是维持染色体结构的独立性和稳定性，从而在染色体 DNA 复制和末端保护、染色体定位、细胞寿命维持等方面起作用。①末端保护，防止 DNA 被修复系统降解。②延伸合成，防止 DNA 随着复制而缩短。③参与同源染色体配对和重组，促进减数分裂。

研究表明，体细胞染色体 DNA 的端粒会随着细胞分裂而缩短。当端粒缩短到一定程度时，细胞会停止分裂。因此，端粒起细胞分裂计数器的作用，其长度能反映细胞分裂的次数。

3. **端粒酶**　端粒是由端粒酶催化合成的。端粒酶（telomerase）的化学本质是含有一段 RNA 的核糖核蛋白。人端粒酶 RNA 长 451nt，含 CUAACCCUAA 序列，可以作为模板指导合成其端粒的后随链模板 DNA。因此，端粒酶是一种自带 RNA 模板的特殊逆转录酶。

4. **端粒合成**　①端粒酶结合于端粒后随链模板（富含 G 股）的 3′端，以端粒酶 RNA 为模板，催化合成端粒后随链模板一个重复单位。②端粒酶前移一个重复单位。③重复合成重复单位、前移（图 13-15）。端粒合成到一定长度时，端粒酶脱离。端粒后随链模板募集引物酶、DNA 聚合酶等，合成冈崎片段填补后随链短缺。虽然端粒依然保持 3′端突出结构，但最终可以形成 t 环（t-loop，图 13-16）。

端粒的长度反映端粒酶的活性。端粒酶分布广泛，在生殖细胞、胚胎细胞、干细胞和 85%～90% 的肿瘤细胞（如 Hela 细胞）中活性较高，这些细胞染色体 DNA 的端粒也一直保持一定的长度；而其他体细胞中端粒酶活性很低，其染色体 DNA 的端粒随着细胞分裂进行性地缩短，成为导致某些器官功能减退的原因之一。

图 13-15　端粒合成

图 13-16　端粒 t 环结构

NOTE

第四节 DNA 损伤与修复

DNA 聚合酶的校对功能可保证 DNA 复制的保真性，对遗传信息在细胞增殖时的准确传递至关重要。不过，DNA 复制的保真性并不是万无一失的，虽然极少出错。此外，即使在非复制期间，DNA 也会受到各种损伤，损伤的可能是碱基、脱氧核糖、磷酸二酯键或一段 DNA，导致 DNA 的序列或结构出现异常，甚至发生基因突变。这种突变会影响表型，一方面是生物进化的基础，另一方面又是个体患病甚至死亡的遗传因素。不过，在漫长的进化过程中，生物体已经建立了各种修复系统，可以修复 DNA 损伤，以保证生命的延续性和遗传的稳定性。

一、DNA 损伤

DNA 复制的保真性使生物体维持着遗传信息的稳定性。不过，稳定是相对的，变异是绝对的。变异即基因突变（mutation），其化学本质是 DNA 损伤（DNA damage），是指 DNA 结构出现异常，导致细胞或病毒的基因型发生稳定的、可遗传的变化，这种变化有时导致基因产物功能的改变或缺失，从而导致细胞转化或死亡。

1. 损伤意义 DNA 损伤会导致基因突变，一方面有利于生物进化，另一方面又可能产生不利后果。

（1）突变是生物进化的分子基础 遗传与变异是对立统一的生命现象。突变容易被片面理解成会危害生命，但实际上突变的发生在各种生物体内普遍存在，并且有其积极意义。有突变才有生物进化，没有突变就不会有大千世界的生物多样性。

（2）致死突变消灭有害个体 致死突变（lethal mutation）发生在对生命过程至关重要的基因上，可导致细胞死亡或个体夭亡，消灭病原体。例如短指（brachydactyly）是一种隐性致死突变，其纯合子个体会因骨骼缺陷而夭亡。

（3）突变是许多疾病的分子基础 在导致疾病的基因突变中，点突变占 70%，插入缺失占 23%，重排等占 7%。

（4）突变是多态性的分子基础 例如单核苷酸多态性。

多态性（polymorphism）是指有两种或两种以上的存在形式。如：①生物体在其生命周期中的不同形式。②遗传多态性发生于基因组群体，表现出由于等位基因受影响而产生不同的基因型，由此形成个体之间的多态性。结构基因的遗传性变化可以影响到表达的蛋白质（或酶）的序列变化，从而有等位基因蛋白质（或酶）。DNA 结构的变化也会影响到限制性片段长度多态性或单链构象多态性，可用于基因诊断。

2. 损伤类型 DNA 损伤类型多种多样，其中有些损伤可以遗传，因此导致基因突变。

（1）错配（mismatch） 导致 DNA 链上的一个碱基对被另一个碱基对置换，称为碱基置换（base substitution）（图 13-17）。碱基置换有两种类型：①转换（transition），是嘧啶碱基之间或嘌呤碱基之间的置换，这种方式最常见。②颠换（transversion），是嘌呤碱基和嘧啶碱基之间的置换。

（2）插入缺失（indel） 是指 DNA 序列中发生一个碱基对或一小段碱基序列的插入或缺

```
野生型：GGG AGT GTA CGT CAG ACC CCG CCC TAT AGC
         Gly  Ser  Val  Arg  Gln  Thr  Pro  Pro  Tyr  Ser
错  配：GGG AGT GTA CGT CGG ACC CCG CCC TAT AGC
         Gly  Ser  Val  Arg  Arg  Thr  Pro  Pro  Tyr  Ser
插  入：GGG AGT GTA CGT CAG ACC CCG GCC CTA TAG C
         Gly  Ser  Val  Arg  Gln  Thr  Pro  Ala  Leu  终止
缺  失：GGG AGT GTA CGT CAG ACC CGC CCT ATA GC
         Gly  Ser  Val  Arg  Gln  Thr  Arg  Pro  Ile
```

图 13-17　错配和插入缺失

失。插入缺失位点如果位于编码区内（第十五章，286 页），且插入缺失的不是 $3n$ 个碱基对，会导致该位点下游的遗传密码全部发生改变，这种改变称为**移码突变**（frameshift mutation，图 13-17）；插入缺失的如果是 $3n$ 个碱基对，则不会引起移码突变。

由一个碱基的置换或插入缺失所导致的突变统称**点突变**（point mutation）。镰状细胞贫血是点突变致病的典型例子：患者血红蛋白 β 亚基基因的编码序列有一个点突变 A→T（腺嘌呤被胸腺嘧啶置换），使原来 6 号谷氨酸密码子 GAG 变成缬氨酸密码子 GTG。

（3）**重排**（rearrangement）　又称基因重排、DNA 重排、染色体易位（chromosomal translocation），是指基因组中较大 DNA 片段移动位置，但不包括基因组序列的丢失或获得。重排可发生在 DNA 分子内部（染色体内），也可发生在 DNA 分子之间（染色体间），例如血红蛋白 Lepore 病就是重排的结果（图 13-18）。

图 13-18　重排与血红蛋白 Lepore 病

（4）**共价交联**　是指碱基之间形成共价键连接。例如同一股 DNA 链上相邻的胸腺嘧啶发生共价交联，形成胸腺嘧啶二聚体，会抑制复制和转录。

3. **损伤因素**　内部因素与外部因素都会引起 DNA 损伤。内部因素如复制错误、自发性损伤会产生**自发突变**（spontaneous mutation），特点是突变率相对稳定，例如细菌的碱基对突变率 $10^{-9} \sim 10^{-10}$/代，基因（1000bp）突变率约 10^{-6}/代，基因组突变率约 3×10^{-3}/代。人类基因突变率 $10^{-6} \sim 10^{-7}$/（细胞·代）。外部因素如物理因素、化学因素、生物因素会产生**诱发突变**（induced mutation）。

胸腺嘧啶二聚体

（1）**复制错误**　主要导致点突变。复制虽然高度保真，但错配在所难免。DNA 聚合酶选择核苷酸的错误率为 $10^{-4} \sim 10^{-5}$，经过 $3' \rightarrow 5'$ 外切酶活性校对降至 $10^{-6} \sim 10^{-8}$。

（2）**自发性损伤**　DNA 分子可以由于各种原因发生化学变化。碱基发生酮-烯醇互变异构是导致自发突变的主要原因，此外还有碱基修饰、碱基脱氨基甚至碱基丢失等。这些变化会影响碱基对氢键的形成，因而影响碱基配对。如果这些变化发生在 DNA 复制过程中，就会发生错配。

（3）物理因素　紫外线和电离辐射可导致碱基丢失、主链断裂或交联等。紫外线通常使 DNA 链上相邻的嘧啶碱基形成嘧啶二聚体，在局部扭曲 DNA 双螺旋结构，阻断复制和转录。电离辐射可直接使 DNA 主链断裂，也可作用于水而产生活性氧，间接导致 DNA 断链或碱基氧化。

（4）化学因素　碱基类似物、碱基修饰剂、烷化剂、染料、芳香族化合物、黄曲霉毒素等许多诱变剂（mutagen）可以引起 DNA 损伤。

（5）生物因素　病毒 DNA 整合等可以改变基因结构，或者改变基因表达活性。

二、DNA 修复

虽然 DNA 损伤导致的基因突变是生物进化的分子基础，但对个体而言绝大多数突变都是有害的。一个细胞只有两套甚至一套基因组 DNA，并且 DNA 分子本身是不可替换的，所以一旦受到损伤必须及时修复，以维持遗传信息的稳定性和完整性。目前研究得比较清楚的 DNA 修复机制有错配修复、直接修复、切除修复、重组修复和 SOS 修复等。其中错配修复、直接修复和切除修复发生在 DNA 复制过程外，是准确修复；重组修复和 SOS 修复发生在 DNA 复制过程中，不能完全修复 DNA 损伤。

1. 错配修复（mismatch repair）　是指在 DNA 复制完成后，在模板序列的指导下对新生链上的错配、单股插入缺失环进行修复。大肠杆菌错配修复系统可修复离 GATC 序列 1kb 以内的错配，将复制精确度提高 $10^2 \sim 10^3$ 倍。

2. 直接修复（direct repair）　是指不切除损伤碱基或核苷酸，直接将其修复。嘧啶二聚体的光修复和烷基化碱基的去烷基化修复都属于直接修复。光修复是指由 DNA 光解酶修复嘧啶二聚体。DNA 光解酶（photolyase）以 FAD、N^5,N^{10}-次甲基四氢叶酸为辅助因子，被 300 ~ 600nm 光激活后可催化嘧啶二聚体解聚。DNA 光解酶广泛分布于低等单细胞生物到鸟类及各种植物，不过除有袋动物之外的有胎盘哺乳动物没有。

3. 切除修复（excision repair）　是指将一股 DNA 的损伤片段切除，然后以其互补链为模板，合成 DNA 填补缺口，将其修复。切除修复是细胞内最普遍的修复机制。原核生物和真核生物都有核苷酸切除修复系统（图 13-19ⓐ）和碱基切除修复系统（图 13-19ⓑ），以核苷酸切除修复系统为主。两套系统都包括两个步骤：①由特异性核酸酶寻找损伤部位，切除损伤片段。②合成 DNA 填补缺口。

4. 重组修复（recombinational repair）　DNA 复制过程中有时会遇到尚未修复的 DNA 损伤，可以先复制再修复。此修复过程中有 DNA 重组发生，因此称为重组修复。

在有些损伤部位（如断裂、嘧啶二聚体），复制酶系统无法根据碱基配对原则合成新生链，可以通过图 13-20 所示的重组修复机制先行复制，再通过切除修复机制进行修复。

5. SOS 修复　DNA 修复系统的修复能力与 DNA 的损伤程度相关。DNA 损伤严重时会激活与 DNA 修复有关的基因，这一现象称为 SOS 反应（SOS response）。SOS 反应产生两类效应：①诱导切除修复和重组修复等修复系统基因的表达，从而提高修复能力。②启动 SOS 修复，该系统的 DNA 聚合酶缺乏校对功能，即对碱基的识别能力差，在损伤部位仍然进行复制，从而避免死亡，但同时因保留较多的 DNA 损伤而造成突变积累。因此，不少诱发 SOS 修复的

ⓐ核苷酸切除修复　　　　　　　ⓑ碱基切除修复

图 13-19　切除修复

图 13-20　重组修复

化学物质都是致癌物。SOS 修复系统的基因一般情况下都是沉默的，紧急情况下才被整体激活，因此属于应急修复系统。

　　DNA 损伤后果取决于 DNA 的损伤程度和细胞的 DNA 修复能力。如果细胞不能修复 DNA，就会因基因功能异常而导致疾病。一些遗传病和肿瘤等就与 DNA 修复缺陷有关。例如着色性干皮病（XP）是一种常染色体隐性遗传病，患者存在 DNA 修复缺陷，特别是核苷酸切除修复缺陷，不能修复由紫外线照射等引起的表皮细胞 DNA 损伤，特别是嘧啶二聚体，导致高突变率（是正常人的 1000 多倍）。着色性干皮病的特征是对日光尤其是紫外线特别敏感，易被晒伤，皮肤暴露部分形成大量黑斑甚至溃烂，常在学龄前即发展为基底细胞上皮瘤及其他皮肤癌。

NOTE

第五节 DNA 的逆转录合成

逆转录又称反转录（reverse transcription），是以 RNA 为模板，以 dNTP 为原料，在逆转录酶的催化下合成 DNA 的过程。这是一个从 RNA 向 DNA 传递遗传信息的过程，与从 DNA 向 RNA 传递遗传信息的转录过程正好相反，所以称为逆转录。

1. 逆转录酶 1970 年，Baltimore 和 Temin（1975 年诺贝尔生理学或医学奖获得者）发现致癌 RNA 病毒能以 RNA 为模板指导 DNA 合成，所以这类病毒又称逆转录病毒（retrovirus）。逆转录病毒的逆转录过程由逆转录酶催化进行。逆转录酶（reverse transcriptase）又称 RNA 依赖的 DNA 聚合酶（RNA-dependent DNA polymerase，RDDP），由逆转录病毒基因编码，有三种催化活性（图 13-21）。

（1）逆转录活性 即 RNA 依赖的 DNA 聚合酶活性，能催化合成 RNA 的单链互补 DNA（sscDNA），形成 RNA-DNA 杂交体。该合成反应需要引物提供 3′-羟基，该引物是逆转录病毒颗粒自带的一种 tRNA。

（2）水解活性 即核糖核酸酶 H 活性，能内切降解 RNA-DNA 杂交体中的 RNA（所以命名为 RNase H、核糖核酸酶 H。H：hybridation），得到游离的单链互补 DNA。

图 13-21 逆转录酶催化合成 cDNA

（3）复制活性 即 DNA 依赖的 DNA 聚合酶活性，能催化复制单链互补 DNA，得到双链互补 DNA（dscDNA）。单链互补 DNA 和双链互补 DNA 统称互补 DNA（cDNA）。

逆转录酶没有 3′→5′ 外切酶活性和 5′→3′ 外切酶活性，所以在逆转录合成 DNA 过程中不能校对，错配率较高（$2×10^{-4}$，在体外高浓度 dNTP 和 Mg^{2+} 下，错配率高达 $2×10^{-3}$），这可能是逆转录病毒突变率高、容易形成新病毒株的原因。值得注意的是：艾滋病病毒逆转录酶错配率比其他逆转录酶高 10 倍，几乎每次复制都会出现错配。

2. 逆转录病毒 逆转录酶是逆转录病毒基因组的表达产物。逆转录病毒的基因组是 RNA，其指导合成的双链互补 DNA 称为前病毒（provirus）。前病毒可以整合到宿主染色体 DNA 中，随之复制和表达，适当条件下可促使宿主细胞转化为肿瘤细胞，因此逆转录病毒属于致癌 RNA 病毒。人类免疫缺陷病毒（HIV）就是逆转录病毒，是艾滋病的病原体。对逆转录的深入研究有利于探索逆转录病毒致癌、HIV 致艾滋病等的机制，从而开发治疗药物。

3. 逆转录意义 ①逆转录机制的阐明完善了中心法则。遗传物质不都是 DNA，也可以是 RNA。②研究逆转录病毒有助于阐明肿瘤的发病机制，探索其防治策略。③逆转录酶是重组 DNA 技术常用的工具酶，可用于构建 cDNA 文库等（第二十章，378 页）。

链接

分子生物学与中医基础理论研究

　　中医基础理论研究是中医药现代化研究的基石。多年来，虽然从不同角度取得了一些进展，但就本质而言，依旧没有重大突破。在新的形势下，研究人员将分子生物学技术与中医基础理论相结合，从微观角度阐明中医基础理论如藏象和证候的实质，为进一步研究提供了理论基础。在证候理论的研究方面，研究人员提出设想：通过对足够数量的同一疾病证候患者的基因表达进行分析，建立辨证要素的基因表达谱数据库，再相互组合，建立证型基因表达谱数据库，以此作为辨证的客观规范化标准，开展证候与相关易感基因的研究，探索证候的相关易感基因型及其表达，寻找证候易感性差异的遗传学基础，从基因多态性方面为证候学研究提供现代的基因组依据。

小　结

　　基因是 DNA 表达遗传信息的功能单位，通过生殖细胞世代传递。基因表达的功能产物包括 RNA 和蛋白质。基因的传递和表达过程均遵循中心法则。

　　DNA 的复制合成都需要 DNA 模板、DNA 聚合酶、dNTP 原料、引物和 Mg^{2+}，合成方向是 $5'→3'$。

　　DNA 复制的基本特征是半保留复制、从复制起点双向复制、半不连续复制。

　　大肠杆菌 DNA 的复制由 30 多种酶和其他蛋白质共同完成，主要有 DNA 聚合酶、DNA 解旋酶、DNA 拓扑异构酶、引物酶和 DNA 连接酶等。

　　大肠杆菌有五种 DNA 聚合酶：①DNA 聚合酶Ⅰ在复制过程中切除 RNA 引物，合成 DNA 填补缺口，另参与 DNA 修复。②DNA 聚合酶Ⅲ是催化 DNA 复制合成的主要酶。③DNA 聚合酶Ⅱ、Ⅳ和Ⅴ参与 DNA 修复。

　　DNA 在复制时需要由解旋酶 DnaB、DNA 促旋酶和单链 DNA 结合蛋白等松解其超螺旋，解开双链，暴露碱基，才能作为模板，按照碱基配对原则指导合成子代 DNA。

　　DNA 复制需要 RNA 引物，RNA 引物由引物酶 DnaG 与解旋酶 DnaB 构成的引发体在模板的一定部位合成。

　　DNA 聚合酶催化合成冈崎片段或环状 DNA 时会形成切口，由 DNA 连接酶催化连接。

　　大肠杆菌 DNA 的复制过程可分为三个阶段：①复制起始，亲代 DNA 从复制起点解链、解旋，形成复制叉，组装引发体。②复制延伸，前导链由 DNA 聚合酶Ⅲ催化连续合成，后随链先由引发体催化合成 RNA 引物，再由 DNA 聚合酶Ⅲ催化合成冈崎片段，由 DNA 聚合酶Ⅰ催化通过切口平移切除引物，合成 DNA 填补，由 DNA 连接酶催化连接冈崎片段切口。③复制终止，两个子代 DNA 形成连环体，由拓扑异构酶 4 催化解离。

　　真核生物染色体 DNA 的复制特点是发生染色质解离与重塑、复制速度慢、多起点复制、冈崎片段短、DNA 连接酶耗能差异、终止阶段涉及端粒合成、受 DNA 复制检验点控制。

NOTE

真核生物有十几种 DNA 聚合酶：DNA 聚合酶 δ 催化复制染色体 DNA，DNA 聚合酶 α 催化合成引物，DNA 聚合酶 ε 催化切除引物。此外，DNA 聚合酶 β、ε 参与染色体 DNA 修复，DNA 聚合酶 γ 催化复制线粒体 DNA。

真核生物端粒由端粒酶催化合成。端粒酶是一种自带 RNA 模板的特殊逆转录酶。

DNA 在复制时会出现错误，在非复制期间也会受到各种损伤，导致 DNA 的序列或结构出现异常，包括错配、插入缺失、重排、共价交联。它们都会导致突变。这种突变会影响表型，一方面是物种进化的基础，另一方面又是个体患病甚至死亡的遗传因素。

引起 DNA 损伤的因素包括复制错误、自发性损伤、物理因素、化学因素、生物因素。

DNA 一旦受到损伤必须及时修复，以维持遗传信息的稳定性和完整性。DNA 修复机制有错配修复、直接修复、切除修复、重组修复和 SOS 修复等。其中错配修复、直接修复和切除修复是准确修复，而重组修复和 SOS 修复不能完全修复 DNA 损伤。

致癌 RNA 病毒又称逆转录病毒，编码逆转录酶。该酶有 RNA 依赖的 DNA 聚合酶活性、核糖核酸酶 H 活性和 DNA 依赖的 DNA 聚合酶活性，通过逆转录、水解、复制合成双链互补 DNA。

讨论

1. DNA 复制及其基本特征。
2. 参与 DNA 复制的酶、蛋白质及其功能。
3. 大肠杆菌 DNA 聚合酶 I 的活性与功能。
4. 大肠杆菌 DNA 半保留复制的基本过程。
5. 比较真核生物与原核生物 DNA 复制的异同。
6. 真核生物 DNA 聚合酶的种类及其生理功能。
7. 逆转录的生物学意义。

第十四章 RNA 的生物合成

细胞内存在各种功能 RNA，可分为信使 RNA（mRNA）和非编码 RNA（ncRNA）。它们都是基因表达的产物，是由 RNA 聚合酶以 DNA 为模板指导合成各种 RNA 前体（pre-RNA），再经过后加工得到的。

第一节 转录的基本特征

转录（transcription）是遗传信息从 DNA 向 RNA 传递的过程，即一股 DNA 的碱基序列按照碱基配对原则指导 RNA 聚合酶催化合成与之序列互补 RNA 的过程。中心法则的核心内容就是由 DNA 指导合成 mRNA，再由 mRNA 指导蛋白质合成。合成蛋白质的过程还需要 tRNA 和 rRNA 的参与，而 tRNA 和 rRNA 也是转录的产物。因此，转录是中心法则的关键，是基因表达的首要环节，并且是绝大多数生物 RNA 的主要合成方式，转录产物 RNA 在 DNA 和蛋白质之间建立联系。

无论是原核生物还是真核生物，RNA 的转录合成都需要 DNA 模板、RNA 聚合酶、NTP 原料和 Mg^{2+}（或 Mn^{2+}）。RNA 聚合酶催化核苷酸以 3′,5′-磷酸二酯键连接合成 RNA，合成方向为 5′→3′，合成反应可表示如下：

$$5'\ (NMP)_n\text{-OH } 3' + NTP \xrightarrow[\text{RNA聚合酶}]{\text{DNA模板，} Mg^{2+}} 5'\ (NMP)_n\text{-NMP-OH } 3' + PP_i$$

转录的基本特征是选择性转录、不对称转录、连续性转录和转录后加工。

1. **选择性转录** 是指在不同组织细胞、或同类细胞在机体不同的生长发育阶段，根据生存条件和代谢需要转录表达不同的基因，因而转录的只是基因组的一部分。相比之下，DNA 复制是全部染色体 DNA 的复制（图 14-1）。

图 14-1 选择性转录和不对称转录

2. **不对称转录** 是指 DNA 每个基因的转录区都只有一股链可被转录，称为模板链（template strand），因其序列与转录产物互补，又称负链（negative strand）、反义链（antisense strand）；另一股链通常不被转录，称为编码链（coding strand），因其序列与转录产物一致，又称正链（positive strand）、有义链（sense strand）。不同转录区的模板链可能分布在双链 DNA 的不同股上。因此，就整个双链 DNA 而言，其每一股链都可能含指导 mRNA、tRNA 或 rRNA

合成的模板链（图 14-1）。

为了便于学习，这里简单介绍基因序列的书写和编号规则：

（1）因为 DNA 双链的序列是互补的，所以只要给出一股链的序列，另一股链的序列也可推出。因此，为了避免繁琐，书写 DNA 序列时只写出一股链。

（2）因为 DNA 编码链与转录产物 RNA 的碱基序列一致，只是 RNA 中以 U 取代了 DNA 中的 T，所以为了方便解读遗传信息，一般只写出编码链。

（3）通常将编码链上位于转录起始位点的核苷酸编为 +1 号；转录进行的方向称为下游（downstream），核苷酸依次编为 +2 号、+3 号等；相反方向称为上游（upstream），核苷酸依次编为 -1 号、-2 号等，没有 0 号（图 14-2）。

图 14-2　DNA 序列编号

3. 连续性转录　一个 RNA 分子从头到尾由一个 RNA 聚合酶分子催化合成。

4. 转录后加工　RNA 聚合酶转录合成的 RNA 称为 RNA 前体、初级转录产物（primary transcript），包括 mRNA 前体、rRNA 前体、tRNA 前体，大多数需要经过加工才能成为成熟 RNA。RNA 前体加工成成熟 RNA 的过程称为转录后加工。

第二节　RNA 聚合酶

RNA 聚合酶（RNA Pol）全称 DNA 依赖的 RNA 聚合酶（DDRP），又称转录酶（transcriptase）。RNA 聚合酶催化 RNA 的转录合成，是参与转录的关键物质之一。原核生物和真核生物的 RNA 聚合酶有其共同特点，但在组成、结构和性质等方面不尽相同。

1. RNA 聚合酶的特点　原核生物和真核生物的 RNA 聚合酶有许多共同特点，其中以下特点与 DNA 聚合酶一致：①以 DNA 为模板合成其互补链。②催化核苷酸通过聚合反应合成核酸。③聚合反应是依赖 DNA 的聚合酶催化核苷酸形成 3',5'-磷酸二酯键的反应。④以 3'→5' 方向阅读模板，5'→3' 方向合成核酸。⑤忠实复制/转录模板序列。此外，RNA 聚合酶有许多特点不同于 DNA 聚合酶（表 14-1）。

2. 大肠杆菌 RNA 聚合酶　RNA 聚合酶全酶（holoenzyme）是由五种亚基构成的六聚体（$\alpha_2\beta\beta'\omega\sigma$），其中 $\alpha_2\beta\beta'\omega$ 称为核心酶。大肠杆菌只有一种核心酶（约 13000 个），可催化合成 mRNA、tRNA 和 rRNA。σ 亚基又称 σ 因子，是大肠杆菌的转录起始因子，其作用是在与核心酶结合成全酶后，协助核心酶识别并结合启动子元件。

1955 年，Ochoa（1959 年诺贝尔生理学或医学奖获得者）报道鉴定了 RNA 聚合酶，后被确定是多聚核苷酸磷酸化酶，RNA 聚合酶是由 Hurwitz 和 Weiss 于 1959 年鉴定的。

大肠杆菌 RNA 聚合酶各亚基的功能见表 14-2。不同原核生物的 RNA 聚合酶在分子大小、组成、结构、功能以及对某些药物的敏感性等方面都类似。

表 14 - 1　转录和复制对比

项目	转录	复制
聚合酶	RNA 聚合酶	DNA 聚合酶
DNA 模板	基因组局部（转录区，选择性转录） 转录单链（模板链，不对称转录）	基因组全部 复制双链（半保留复制）
原料	NTP	dNTP
起始	启动子	复制起点
引物	不需要	需要
碱基配对原则	dA-rU, dT-rA, dG-rC, dC-rG	dA-dT, dT-dA, dG-dC, dC-dG
错配率	$10^{-4} \sim 10^{-5}$（保真性低）	$10^{-6} \sim 10^{-8}$（保真性高）
连续性	连续	不连续
终止	终止子	终止区
产物	单链 RNA	双链 DNA
后加工	有	无

表 14 - 2　大肠杆菌 RNA 聚合酶

亚基	大小（AA）	功能	基因
α	329	启动 RNA 聚合酶组装，直接识别并结合上游启动子元件，与某些激活蛋白结合	rpoA
β	1342	含活性中心，催化形成磷酸二酯键	rpoB
β′	1407	结合 DNA 模板	rpoC
ω	90	促进 RNA 聚合酶组装，参与转录调控	rpoZ
σ^{70}	613	与核心酶构成全酶后直接识别并结合启动子元件	rpoD

3. 真核生物 RNA 聚合酶　到目前为止研究的所有真核生物细胞核内都有 RNA 聚合酶 I、RNA 聚合酶 II、RNA 聚合酶 III（表 14-3），分别由 12~17 个亚基构成，组成和结构比大肠杆菌 RNA 聚合酶更复杂，但活性一致。植物还有 RNA 聚合酶 IV、RNA 聚合酶 V。

表 14 - 3　真核生物细胞核 RNA 聚合酶

RNA 聚合酶	名称缩写	亚细胞定位	转录产物	α 鹅膏蕈碱的抑制作用
RNA 聚合酶 I	Pol I	核仁	18S、5.8S、28S rRNA 前体	无
RNA 聚合酶 II	Pol II	核质	mRNA、snRNA、调控 RNA 前体	强
RNA 聚合酶 III	Pol III	核质	tRNA、5S rRNA、snRNA 前体	弱

第三节　大肠杆菌 RNA 的转录合成

大肠杆菌 RNA 的转录合成分为起始、延伸、终止和后加工四个阶段。起始阶段需要 RNA 聚合酶全酶催化，其所含的 σ 因子协助核心酶识别并结合启动子元件，延伸阶段需要核心酶催化，终止阶段有的需要 ρ 因子参与。

一、转录起始

转录起始是基因表达的关键阶段，核心内容就是 RNA 聚合酶全酶识别并结合到启动子上，形成转录起始复合物，启动 RNA 合成。

1. 启动子（promoter）　是 RNA 聚合酶识别、结合和赖以启动转录的一段 DNA 序列，具有方向性。大肠杆菌基因的启动子位于 −70 ~ +30 区，长度 40 ~ 70bp，其中含有三段保守序列，具有高度的保守性和一致性，分别称为 Sextama 盒、Pribnow 盒和转录起始位点（图 14-3）。

图 14 − 3　原核基因的启动子

（1）Sextama 盒　共有序列 TTGACA，中心位于 −35 号核苷酸处，故又称 -35 区，是 RNA 聚合酶依靠 σ 因子识别并初始结合的位点，因而又称 RNA 聚合酶识别位点。

（2）Pribnow 盒　共有序列 TATAAT，中心位于 −10 号核苷酸处，故又称 -10 区，是 RNA 聚合酶依靠 σ 因子识别并牢固结合的位点，因而又称 RNA 聚合酶结合位点。Pribnow 盒富含 A-T 碱基对，容易解链，有利于 RNA 聚合酶启动解链和转录。

（3）转录起始位点　位于共有序列 CA^{+1}T 内。

实际上，仅有少数基因启动子 −35 区和 −10 区的碱基序列与共有序列完全相同，多数启动子存在碱基差异，并且差异碱基的多少影响到转录的启动效率：差异碱基少的启动子启动效率高，属于强启动子；差异碱基多的启动子启动效率低，属于弱启动子。

另外，−35 区与 −10 区的距离也影响到转录的启动效率。研究表明：两区相隔 17nt 时启动效率最高。

2. 起始过程　大肠杆菌的转录起始过程分四步（图 14-4）：

（1）结合　RNA 聚合酶全酶通过其 σ 因子与启动子区结合，形成闭合复合物，覆盖约 55bp（−55 ~ +1）。

大肠杆菌 RNA 聚合酶核心酶与 DNA 的结合是非特异性的，在与 σ 因子结合成全酶时获得特异性，表现为与其他位点的亲和力下降到原来的 $1/10^4$，与启动子的亲和力则增强 10^3 倍，从而与启动子形成特异性结合。

（2）解链　RNA 聚合酶全酶从 −10 区将 DNA 解开 12 ~ 17bp（包含转录起始位点），形成开放复合物，覆盖 70 ~ 75bp（-55 ~ +20）。

（3）合成　RNA 聚合酶全酶根据模板链指令获取第一、二个 NTP，形成 3′,5′-磷酸二酯键，启动 RNA 合成。90% 以上基因转录产物的第一个核苷酸是嘌呤核苷酸，而且大多数是腺苷酸。

$$pppA\text{-}OH + pppN\text{-}OH \rightarrow pppApN\text{-}OH + PP_i$$

注意：第一个核苷酸在形成磷酸二酯键之后，仍然保留其 5′ 端的三磷酸基，直至转录后加工。

（4）释放 RNA 聚合酶全酶催化合成 10nt 的 RNA 片段之后，σ 因子释放，导致核心酶构象改变，与启动子的亲和力下降，于是沿着 DNA 模板链向下游移动（称为启动子清除），把转录带入延伸阶段。

图 14 - 4　原核生物转录起始

二、转录延伸

在这一阶段，核心酶沿着 DNA 模板链 3′→5′ 方向移动（覆盖 30～40bp），使转录区保持约 17bp 解链；同时，NTP 按照碱基配对原则与模板链结合，由核心酶催化，通过 α-磷酸基与 RNA 的 3′-羟基形成磷酸酯键，使 RNA 链以 5′→3′ 方向延伸（50～100nt/s）。这时的转录复合物称为转录泡（transcription bubble）。在转录泡上，RNA 的 3′ 端 8～9nt 与模板链结合，形成 RNA-DNA 杂交体，5′ 端则脱离模板链甩出，已经转录完毕的 DNA 模板链与编码链重新结合。

三、转录终止

RNA 聚合酶核心酶转录到转录终止信号时结束转录，RNA 释放，转录泡解体。转录终止信号又称终止子（terminator），是位于转录区下游的一段 DNA 序列，最后才被转录，所以编码 RNA 前体的 3′ 端。原核基因的终止子有两类：一类不需要转录终止因子 ρ 协助就能终止转录，另一类则需要 ρ 因子协助才能终止转录。

1. 不依赖 ρ 因子的转录终止　这类基因的终止子又称内在终止子（intrinsic terminator），转录产物有两个特征（图 14-5）：

图 14 - 5　不依赖 ρ 因子终止子的转录产物

（1）一段 U 序列，又称 oligo(U)，长 4～8nt，与模板链以最弱的 dA-rU 对结合。

（2）U 序列之前存在富含 G/C 的反向重复序列（约 20nt），可以形成发夹结构。

发夹结构一方面削弱 dA-rU 结合力，使 RNA 容易释放；另一方面改变 RNA 与核心酶的结合，使转录终止。

2. 依赖 ρ 因子的转录终止　这类基因终止子的转录产物可以形成发夹结构，但之后不含 U 序列，所以本身不能终止转录，需要转录终止因子 ρ 的协助。ρ 因子是一种同六聚体蛋白，有依赖 RNA 的 ATP 酶和依赖 ATP 的解旋酶活性，可以与转录产物上游的一个 rut 位点（*rut* site，约 40nt，富含 C 而少含 G）结合，并作用于 RNA 聚合酶和 RNA-DNA 杂交体，使杂交体解链，

RNA 释放。

四、转录后加工

大肠杆菌 mRNA 前体不需要加工，可直接指导蛋白质合成，而 rRNA 前体和 tRNA 前体则需要经过加工才能成为有功能的成熟 RNA 分子，加工方式与真核生物类似。

第四节　真核生物 RNA 的转录后加工

真核生物有完整的细胞核，转录和翻译存在时空隔离；真核基因多数是断裂基因，在转录之后需要把外显子剪接成连续的编码序列。因此，真核生物 RNA 的转录后加工尤为复杂和重要。

一、mRNA 前体

真核生物蛋白基因多数是**断裂基因**（split gene），即其编码序列是不连续的，被一些称为内含子的非编码序列分割成称为外显子的片段。断裂基因中的**内含子**（intron）是指在 RNA 前体剪接时被切除的序列及其对应的 DNA 序列，属于非编码序列。**外显子**（exon）是指在 RNA 前体剪接时被保留的序列及其对应的 DNA 序列，属于编码序列，在转录区及 RNA 前体中与内含子交替连接。

真核生物蛋白基因的初级转录产物称为 mRNA 前体，经过加工得到成熟 mRNA，加工方式主要有加帽、加尾、剪接、编辑和修饰等。

1. 5′端加帽　真核生物大多数 mRNA 的 5′端存在一种特殊结构，由一个 5′-磷酸-7-甲基鸟苷（5′-m⁷GMP）与一个 5′-核苷二磷酸（5′-NDP）通过 5′-5′三磷酸连接形成，该结构称为真核生物 mRNA 的 5′帽子，表示为 m^7GpppN^mpN（图 14-6）。真核生物 mRNA 的 5′帽子结构形成于转录的早期，由加帽酶等催化，当时 RNA 仅合成了 20~30nt。

图 14-6　m^7GpppN^mpN 帽子

5′帽子结构的作用：①参与 5′外显子剪接。②参与 mRNA 向细胞核外转运。③参与蛋白质合成起始，是真核生物翻译起始因子 eIF-4F 的识别和结合位点。④抗磷酸酶或 5′核酸外切酶降解，提高 mRNA 的稳定性。

2. 3′端加尾　除组蛋白 mRNA 外，真核生物其他 mRNA 的 3′端都有聚腺苷酸序列，其长度因不同 mRNA 而异，一般为 200~250nt，该序列称为 poly（A）尾、多聚（A）尾。

poly(A)尾的作用：①可能参与 mRNA 向细胞核外转运。②参与蛋白质合成的起始和终止。③募集 poly(A)结合蛋白（PABP），抗 3′核酸外切酶降解，提高 mRNA 的稳定性。

加尾过程：真核生物蛋白基因的最后一个外显子中有一段保守序列，称为**加尾信号**，其共有序列是 AATAAA。加尾信号下游 10～30bp 处是**加尾位点**（polyadenylation site），加尾位点下游 20～40bp 处还有一段富含 G/T 或 T 的序列：①RNA 聚合酶 Ⅱ 转录过加尾位点之后，核酸内切酶、poly(A)聚合酶、加尾信号识别蛋白等与加尾信号结合，形成剪切/加尾复合物。②核酸内切酶从加尾位点切断 RNA。③poly(A)聚合酶在 RNA 的 3′端合成 200～250nt 的 poly(A)尾（图14-7）。

图 14 - 7　真核生物 mRNA 基因转录终止

3. **剪接**　真核生物经过加工去除 RNA 前体中的内含子，连接外显子，得到成熟 RNA 分子，这一过程称为**剪接**（splicing）。mRNA 前体经过剪接得到 mRNA。

二、rRNA 前体

真核生物 rRNA 基因的转录单位由 18S、5.8S、28S rRNA 基因及外转录间隔区、内转录间隔区组成，在核仁区由 RNA 聚合酶Ⅰ催化转录，合成rRNA 前体（哺乳动物 rRNA 前体为45S），经过修饰与剪切，得到成熟rRNA（图 14-8）。5S rRNA 基因独立

图 14 - 8　真核生物 rRNA 前体转录后加工

表达，由 RNA 聚合酶Ⅲ催化转录。真核生物 rRNA 加工与亚基聚合（即核糖体蛋白结合）同步进行，加工完成即形成核糖体大亚基（60S 亚基）和小亚基（40S 亚基），然后转运到细胞质中，在 mRNA 上形成核糖体，合成蛋白质。

三、tRNA 前体

真核生物 tRNA 基因由 RNA 聚合酶Ⅲ催化转录，得到 tRNA 前体，其后加工包括剪切末端序列，添加 3′端 CCA，修饰核苷酸等（图 14-9）。

NOTE

图 14-9   真核生物 tRNA 前体转录后加工

1. 剪切   tRNA 前体的 5′端由 RNase P 切除，形成成熟的 5′端；3′端由一种核酸内切酶和一组核酸外切酶切除。

2. 加 3′端 CCA   真核生物几乎所有 tRNA 前体都没有 3′端 CCA，要在加工时添加，由 CCA tRNA 核苷酸转移酶催化，不需要模板。

3. 修饰核苷酸   tRNA 的稀有碱基都是在 tRNA 前体水平上由主要碱基通过酶促修饰形成的，修饰方式包括嘌呤碱基甲基化成甲基嘌呤、腺嘌呤脱氨基成次黄嘌呤、尿嘧啶还原成二氢尿嘧啶、尿苷变位成假尿苷或甲基化成胸腺嘧啶核糖核苷等。

4. 剪接   真核生物某些 tRNA 前体由两个外显子与一个内含子构成，需要剪接。

第五节   RNA 合成的抑制剂

一些临床药物及科研试剂是干扰 RNA 合成的抗代谢物或抑制剂，包括碱基类似物、核苷类似物、模板干扰剂、RNA 聚合酶抑制剂等。

1. 模板干扰剂   例如放线菌素 D 是从链霉菌中分离到的含肽抗生素，在与 DNA 非共价结合时，其酚恶嗪酮（phenoxazone）环平面可嵌入碱基对之间，其肽部分在 DNA 的小沟内起阻遏蛋白作用，抑制转录，且对原核生物和真核生物都有效，故用于治疗某些肿瘤。

2. RNA 聚合酶抑制剂   有些抗生素和化学药物能抑制 RNA 聚合酶，从而抑制 RNA 合成。

（1）利福霉素（rifamycin）   是 1957 年从链霉菌中分离到的一类抗生素，强烈抑制革兰阳性菌和结核杆菌，对其他革兰阴性菌的抑制作用较弱。利福平（rifampicin）是 1962 年获得的半合成的利福霉素 B 衍生物，有广谱抗菌作用，对结核杆菌杀伤力更强。利福霉素及其同类化合物的作用机制是与细菌 RNA 聚合酶全酶 β 亚基活性中心旁的 RNA-DNA 结合区特异性结合，抑制其活性，将转录起始阻止在 RNA 只合成 2~3nt 的环节，不能进入延伸阶段。

（2）利迪链菌素（streptolydigin）   与细菌 RNA 聚合酶的 β 亚基结合，抑制转录延伸反应。

（3）α 鹅膏蕈碱（α-amanitin）   是毒鹅膏（A. phalloides）的一种八肽代谢物，可抑制真核生物 RNA 聚合酶，对细菌 RNA 聚合酶的抑制作用极弱。

链接

中药基因组学

　　中药基因组学的含义是把传统中药理论与现代科学理论、现代科技手段相结合，把中药的药性、功能及主治与其对特定疾病相关基因的表达和调控的影响相关联，用现代基因组学特别是功能基因组学和疾病基因组学的理论在分子水平上诠释传统中药理论及其作用机制。

　　中药基因组学的核心内容是研究中药对基因表达的影响，特别是对那些能代表中药适应证的疾病相关基因表达的影响，具体说是中药药性、功能及主治与其对基因表达影响的关系研究。针对上述核心内容首先要研究一些适合上述内容的可行性技术方法，如生物芯片、基因组学和蛋白组学等技术。在上述研究的基础上开展中药基因组学数据库的建立及数据处理方法研究，并对中药基因组学进行理论总结、归纳、分析和综合。

小　结

　　转录是中心法则的关键，是基因表达的首要环节，转录产物 RNA 在 DNA 和蛋白质之间建立联系。

　　无论是原核生物还是真核生物，RNA 的转录合成都需要 DNA 模板、RNA 聚合酶、NTP 原料和 Mg^{2+}（或 Mn^{2+}）。RNA 聚合酶催化核苷酸以 3′,5′-磷酸二酯键连接合成 RNA，合成方向为 5′→3′。

　　转录的基本特征是选择性转录、不对称转录、连续性转录和转录后加工。

　　大肠杆菌 RNA 聚合酶全酶由核心酶和 σ 因子构成：核心酶可催化合成 mRNA、tRNA 和 rRNA，σ 因子是转录起始因子，协助核心酶识别并结合启动子元件。所有真核生物细胞核内都有 RNA 聚合酶 Ⅰ、RNA 聚合酶 Ⅱ、RNA 聚合酶 Ⅲ：RNA 聚合酶 Ⅰ 存在于核仁内，催化合成 18S、5.8S、28S rRNA 前体；RNA 聚合酶 Ⅱ 存在于核质内，催化合成 mRNA、snRNA、调控 RNA 前体；RNA 聚合酶 Ⅲ 存在于核质内，催化合成 tRNA、5S rRNA、snRNA 前体。

　　大肠杆菌 RNA 的转录合成分为起始、延伸、终止和后加工四个阶段。转录起始是基因表达的关键阶段，核心内容就是 RNA 聚合酶全酶识别并结合到启动子上，形成转录起始复合物，启动 RNA 合成。转录延伸阶段核心酶与转录区形成称为转录泡的转录复合物，即核心酶沿着 DNA 模板链 3′→5′ 方向移动，以 5′→3′ 方向延伸合成 RNA。转录终止阶段核心酶读到转录终止信号，结束转录，RNA 释放，转录泡解体，有的转录终止需要 ρ 因子协助。rRNA 和 tRNA 还要进行转录后加工。

　　真核生物 RNA 的转录后加工尤为复杂和重要：①mRNA 前体由外显子与内含子交替连接而成，经过加帽、加尾、剪接、编辑和修饰等加工得到成熟 mRNA。②rRNA 前体由 18S、5.8S、28S rRNA 基因及外转录间隔区、内转录间隔区组成，经过修饰与剪切得到成熟 rRNA。

NOTE

③tRNA 前体经过剪切末端序列、添加 3′端 CCA、修饰核苷酸等加工得到成熟 tRNA。

讨论

1. 原核生物和真核生物 RNA 聚合酶的异同。

2. 试述大肠杆菌基因启动子的特点及作用。

3. 真核生物 mRNA 转录后加工的基本过程和意义。

4. 断裂基因的优势。

第十五章　蛋白质的生物合成

蛋白质是生命活动的执行者。储存遗传信息的 DNA 并不直接指导蛋白质合成，DNA 的遗传信息通过转录传递给 mRNA，mRNA 直接指导蛋白质合成。mRNA 由 4 种核苷酸合成，而蛋白质由 20 种氨基酸合成。发生在核糖体上的蛋白质合成过程是核糖体用 tRNA 从 mRNA 读取遗传信息，用氨基酸合成蛋白质的过程，是 mRNA 碱基序列决定蛋白质氨基酸序列的过程，或者说是把核酸语言翻译成蛋白质语言的过程。因此，蛋白质的合成过程又称翻译（translation）。

第一节　参与蛋白质合成的主要物质

蛋白质的合成过程非常复杂，除了消耗大量氨基酸和高能化合物 ATP、GTP 外，还需要 100 多种生物大分子的参与，包括 mRNA、tRNA、rRNA 和一组蛋白因子，合成反应可表示如下：

$$氨基酸 \xrightarrow[\text{酶，蛋白因子，ATP，GTP}]{\text{mRNA，rRNA，tRNA}} 蛋白质$$

这里先介绍 mRNA、tRNA 和含 rRNA 的核糖体，其他相关酶和蛋白因子将结合在蛋白质合成过程中介绍（表 15-1）。

表 15-1　参与蛋白质合成的主要物质

蛋白质合成阶段	参与蛋白质合成的物质
氨基酸负载	氨基酸，氨酰 tRNA 合成酶，tRNA，ATP，Mg^{2+}
翻译起始	核糖体大、小亚基，mRNA，蛋氨酰 tRNA，翻译起始因子，GTP，Mg^{2+}
翻译延伸	mRNA，核糖体，氨酰 tRNA，翻译延伸因子，GTP，Mg^{2+}
翻译终止	mRNA，核糖体，释放因子，GTP
翻译后修饰	酶、辅助因子和其他成分（用于切除新生肽 N 端、裂解肽链、修饰氨基酸等）

一、mRNA 从 DNA 传递遗传信息

mRNA 传递从 DNA 转录的遗传信息，其一级结构中编码区的密码子序列直接编码蛋白质多肽链的氨基酸序列。

1. mRNA 的一级结构　由编码区和非翻译区构成（图 15-1）。

NOTE

| ① 原核生物mRNA | 5'非翻译区 | 编码区1 | 顺反子间区 | 编码区2 | 3'非翻译区 |

| ② 真核生物mRNA | 5'帽子 | 5'非翻译区 | 编码区 | 3'非翻译区 | poly(A)尾 |

图 15 - 1　mRNA 一级结构

（1）5′非翻译区（5′ UTR）　又称前导序列（leader，>25nt），是从 mRNA 的 5′端到起始密码子之前的一段序列。

（2）编码区（coding region）　又称开放阅读框（ORF），是从起始密码子到终止密码子的一段序列，是 mRNA 的主要序列。原核生物许多 mRNA 有不止一个编码区，相邻编码区被一个顺反子间区（intercistronic region，-1~40nt）隔开，这种 mRNA 称为多顺反子 mRNA（polycistronic mRNA）。真核生物几乎所有 mRNA 只有一个编码区，这种 mRNA 称为单顺反子 mRNA（monocistronic mRNA）。

（3）3′非翻译区（3′ UTR）　又称尾随序列（trailer），是从 mRNA 的终止密码子之后到 3′端的一段序列。

真核生物 mRNA 平均长度 1000~2000nt，5′端有 5′帽子结构，3′端有 poly(A)尾（组蛋白 mRNA 例外）。

2. 密码子　mRNA 编码区从 5′端到 3′端每三个相邻核苷酸一组连续分组，每一组核苷酸组成一个遗传密码，称为密码子（codon）、三联体密码（triplet code）（表 15-2）。密码子不仅决定着蛋白质合成时将连接何种氨基酸，还控制着蛋白质合成的起始和终止。

表 15 - 2　遗传密码表

第一碱基	第二碱基				第三碱基
	U	C	A	G	
U	UUU 苯丙（Phe）	UCU 丝（Ser）	UAU 酪（Tyr）	UGU 半胱（Cys）	U
	UUC 苯丙（Phe）	UCC 丝（Ser）	UAC 酪（Tyr）	UGC 半胱（Cys）	C
	UUA 亮（Leu）	UCA 丝（Ser）	UAA 终止密码子	UGA 终止密码子	A
	UUG 亮（Leu）	UCG 丝（Ser）	UAG 终止密码子	UGG 色（Trp）	G
C	CUU 亮（Leu）	CCU 脯（Pro）	CAU 组（His）	CGU 精（Arg）	U
	CUC 亮（Leu）	CCC 脯（Pro）	CAC 组（His）	CGC 精（Arg）	C
	CUA 亮（Leu）	CCA 脯（Pro）	CAA 谷胺（Gln）	CGA 精（Arg）	A
	CUG 亮（Leu）	CCG 脯（Pro）	CAG 谷胺（Gln）	CGG 精（Arg）	G
A	AUU 异亮（Ile）	ACU 苏（Thr）	AAU 天胺（Asn）	AGU 丝（Ser）	U
	AUC 异亮（Ile）	ACC 苏（Thr）	AAC 天胺（Asn）	AGC 丝（Ser）	C
	AUA 异亮（Ile）	ACA 苏（Thr）	AAA 赖（Lys）	AGA 精（Arg）	A
	AUG 蛋（Met）	ACG 苏（Thr）	AAG 赖（Lys）	AGG 精（Arg）	G
G	GUU 缬（Val）	GCU 丙（Ala）	GAU 天（Asp）	GGU 甘（Gly）	U
	GUC 缬（Val）	GCC 丙（Ala）	GAC 天（Asp）	GGC 甘（Gly）	C
	GUA 缬（Val）	GCA 丙（Ala）	GAA 谷（Glu）	GGA 甘（Gly）	A
	GUG 缬（Val）	GCG 丙（Ala）	GAG 谷（Glu）	GGG 甘（Gly）	G

（1）起始密码子（start codon）　是位于编码区 5′端的第一个密码子，是编码蛋氨酸（又称甲硫氨酸）的，即蛋白质合成都是从蛋氨酸开始的。原核基因的起始密码子绝大多数是

AUG（在编码区内部也编码蛋氨酸），少数是 GUG（在编码区内部编码缬氨酸）、UUG（在编码区内部编码亮氨酸）。真核基因的起始密码子几乎都是 AUG，极少数是 CUG（在编码区内部编码亮氨酸）。

（2）终止密码子 位于编码区 3′端的最后一个密码子不编码任何氨基酸，是终止信号，称为终止密码子（stop codon），是 UAA、UAG 或 UGA。

3. 密码子特点 密码子有以下特点：

（1）方向性 核糖体阅读 mRNA 编码区的方向是 5′→3′，因此：①所有密码子都以 5′→3′方向阅读。②起始密码子位于编码区的 5′端，终止密码子位于编码区的 3′端。

（2）连续性 ①mRNA 编码区的密码子之间没有间隔，即每个核苷酸都参与构成密码子。②密码子没有重叠，即每个核苷酸只参与构成一个密码子。因此，如果发生插入缺失突变，并且插入缺失的不是 3n 个碱基，插入缺失点下游就会发生移码突变，导致蛋白质的氨基酸组成和序列改变。

（3）简并性 密码子共有 64 个，其中 61 个编码标准氨基酸，称为有义密码子（sense codon）。每一个有义密码子编码一种标准氨基酸，但标准氨基酸只有 20 种，所以一种氨基酸可能有不止一个密码子。只有蛋氨酸和色氨酸有单一密码子，其余 18 种氨基酸各有 2~6 个密码子（表 15-2）。编码同一种氨基酸的不同密码子称为同义密码子（synonymous codon）。同义密码子具有简并性（degeneracy），即不同密码子可以编码同一种氨基酸，并且只编码一种氨基酸。大多数同义密码子的第一、二碱基一样，第三碱基不同，称为第三碱基简并性（third-base degeneracy）。例如 GAU 和 GAC 是同义密码子，都编码天冬氨酸，其第一、二碱基都是 GA，第三碱基分别是 U 和 C。

（4）通用性 地球生物采用同一套遗传密码，说明它们由同一祖先进化而来。线粒体 DNA 遗传密码的例外较多（表 15-3）。

表 15-3 人类染色体遗传密码与线粒体遗传密码差异

密码子	AUA	AGA/AGG	UGA
染色体	异亮氨酸	精氨酸	终止密码子
线粒体	蛋氨酸（与 AUG 同义）	终止密码子（与 UAA/UAG 同义）	色氨酸（与 UGG 同义）

4. 阅读框（reading frame） 是 mRNA 分子上从一个起始密码子到其下游第一个终止密码子所界定的一段序列。理论上有的 mRNA 序列中有三套不同的密码子序列，即有三个重叠的阅读框。每个阅读框都从起始密码子开始，到终止密码子结束（图 15-2）。实际上其中只有一个阅读框真正编码蛋白质多肽链，称为开放阅读框（ORF）。一个开放阅读框就是 mRNA 的一个编码区。各种生物 mRNA 编码区所编码肽链的平均长度是 350AA，人的是 440AA。

二、tRNA 既是氨基酸转运工具又是译码器

在蛋白质合成过程中，mRNA 编码区的密码子序列决定着蛋白质多肽链的氨基酸序列，但这种决定是由 tRNA 介导的。实际上密码子与氨基酸并不能相互识别，因此不会直接结合。

1. tRNA 是氨基酸转运工具 每一种氨基酸都有自己的 tRNA，它通过 3′端 CCA 序列的腺

```
mRNA        5'- G A U G C A U G C A U G G G A U A U A G G C C U U A G U U G A C - 3'

阅读框1     5'- G AUG C A U G C A U G G G A U A U A G G C C U U A G U UGA C - 3'
                Met  His  Ala  Trp  Asp  Ile   Gly  Leu  Ser

阅读框2     5'- G A U G C AUG C A U G G G A U A UAG G C C U U A G U U G A C - 3'
                      Met  His  Gly  Ile

阅读框3     5'- G A U G C A U G C AUG G G A U A U A G G C C U UAG U U G A C - 3'
                            Met  Gly  Tyr  Arg  Pro
```

图 15-2　阅读框

苷酸 3′-羟基结合、运输氨基酸并在核糖体上将其连接到肽链的 C 端。

2. tRNA 是译码器　每一种 tRNA 都有一个反密码子（anticodon），它是 tRNA 反密码子环上的一个三碱基序列，可识别 mRNA 编码区的一种密码子，并与之结合（图 15-3）。因此，mRNA 通过碱基配对选择氨酰 tRNA，并允许其将携带的氨基酸连接到肽链上。

图 15-3　tRNA 译码

3. tRNA 译码存在摆动性　反密码子与密码子是反向结合的，即 tRNA 反密码子的第一、二、三碱基分别与 mRNA 密码子的第三、二、一碱基结合。有些反密码子第一碱基与密码子第三碱基并不严格按照碱基配对原则配对，即一种反密码子可能识别几个不同的密码子（当然它们一定是同义密码子），这种现象称为摆动性（表 15-4）。

表 15-4　摆动配对

反密码子第一碱基	A	C	G	U	I
密码子第三碱基	U	G	C、U	A、G	A、C、U

三、核糖体是蛋白质的合成机器

20 世纪 50 年代，Zamecnik 等通过同位素实验证明蛋白质是在核糖体上合成的。在合成蛋白质时，核糖体亚基与氨酰 tRNA、mRNA 形成翻译起始复合物（覆盖约 35nt），核糖体移动阅读 mRNA 的编码区，通过肽基转移酶活性中心和三个 tRNA 结合位点将氨基酸连接到新生肽上。

1. 肽基转移酶活性中心　位于核糖体大亚基上。

2. tRNA 结合位点　有三个：①氨酰位（aminoacyl site）：简称 A 位，结合氨酰 tRNA，跨在小亚基和大亚基上。②肽酰位（peptidyl site）：简称 P 位，结合肽酰 tRNA，跨在小亚基和大亚基上。③出口位（exit site）：简称 E 位，结合脱酰 tRNA，主要位于大亚基上，但与小亚基也有接触（图 15-7）。

原核生物只有一类核糖体，真核生物则有位于细胞不同部位的以下几类核糖体：游离核糖体、内质网核糖体、线粒体核糖体和叶绿体核糖体（植物）。游离核糖体和内质网核糖体实际上是同一类核糖体，它们比原核生物核糖体大，所含的 rRNA 和蛋白质也多。线粒体核糖体和叶绿体核糖体比原核生物核糖体小。不过，这些核糖体的基本结构和功能一致。

第二节　氨基酸负载

原核生物与真核生物的蛋白质合成过程在以下几方面基本一致：①合成蛋白质的直接原料是氨酰 tRNA，氨基酸与 tRNA 的结合由氨酰 tRNA 合成酶催化，这一过程称为负载。②译码从 mRNA 编码区 5′端的起始密码子开始，沿 5′→3′方向进行，到终止密码子结束。③肽链的合成从 N 端开始，在 C 端延伸，整个过程分为起始、延伸和终止三个阶段。

氨基酸负载过程消耗 ATP，使氨基酸与 tRNA 以高能酯键连接，所以氨酰 tRNA 是氨基酸的活化形式，氨基酸负载又称氨基酸活化。每活化一分子氨基酸消耗两个高能磷酸键：

$$\text{氨基酸} + \text{ATP} + \text{tRNA} \xrightarrow[\text{氨酰tRNA合成酶}]{Mg^{2+}} \text{氨酰tRNA} + \text{AMP} + \text{PP}_i$$

1. 负载由氨酰 tRNA 合成酶催化　tRNA 与氨基酸并不能相互识别，它们的正确结合是由氨酰 tRNA 合成酶催化进行的。绝大多数生物基因组编码 20 种氨酰 tRNA 合成酶，每一种氨酰 tRNA 合成酶都催化一种标准氨基酸与其 tRNA 的 3′-羟基连接。氨酰 tRNA 合成酶具有高度专一性，既能识别氨基酸，又能识别相应的 tRNA。

2. 原核生物起始蛋氨酰 tRNA 被甲酰化　原核生物和真核生物都有两种负载蛋氨酸的 tRNA，两种 tRNA 都由同一种 Met-tRNA 合成酶催化负载，负载的蛋氨酸分别用于蛋白质合成的起始和延伸。原核生物的起始蛋氨酰 tRNA 被甲酰化，生成 N-甲酰蛋氨酰 tRNA，反应由转甲酰基酶（transformylase）催化：

$$\text{蛋氨酰tRNA} + N^{10}\text{-甲酰四氢叶酸} \rightarrow N\text{-甲酰蛋氨酰tRNA} + \text{四氢叶酸}$$

3. 氨酰 tRNA 通常用 AA-tRNA^{AA} 表示　如甘氨酰 tRNA 写作 Gly-tRNA^{Gly}。原核生物和真核生物两种负载蛋氨酸的 tRNA 有相应的表示方法（表 15-5）。

表 15-5　蛋氨酰 tRNA

生物	名称缩写	功能
原核生物	fMet-tRNA$_f^{Met}$、fMet-tRNA$_f$、fMet-tRNA$_i^{fMet}$ 或 fMet-tRNA^{fMet}	翻译起始，与核糖体小亚基的 P 位结合
	Met-tRNA$_m^{Met}$	翻译延伸，与 70S 核糖体的 A 位结合
真核生物	Met-tRNA$_i^{Met}$ 或 Met-tRNA$_i$	翻译起始，与核糖体小亚基的 P 位结合
	Met-tRNA^{Met}	翻译延伸，与 80S 核糖体的 A 位结合

第三节　大肠杆菌蛋白质的合成

原核生物和真核生物的蛋白质合成过程在细节上有差异，参与合成的因子及其命名/缩写也不同。以下是大肠杆菌蛋白质合成过程。

一、翻译起始

翻译起始阶段是核糖体在翻译起始因子的协助下与 mRNA、fMet-tRNA$_f^{Met}$ 形成翻译起始复合物的过程。在复合物中，fMet-tRNA$_f^{Met}$ 的反密码子 CAU 与 mRNA 的起始密码子 AUG 正确配对。因此，翻译起始的核心内容就是核糖体从起始密码子启动蛋白质合成（图 15-4）。

图 15-4   大肠杆菌翻译起始

1. mRNA 与小亚基结合   翻译起始复合物的形成是从游离的小亚基开始的。细胞质中存在着核糖体的解聚平衡。大肠杆菌有三种翻译起始因子（IF），其中 IF-1 和 IF-3 参与核糖体解聚：IF-3 与小亚基 E 位结合，促进核糖体解聚。IF-1 与小亚基 A 位结合。mRNA 通过核糖体结合位点与小亚基结合（图 15-4①）。

编码区的 5′端和内部都存在 AUG，某些 mRNA 的 5′非翻译区也有 AUG。只有位于核糖体结合位点内的 AUG 才是起始密码子。

核糖体结合位点（RBS）是指核糖体赖以形成并启动肽链合成的一段 mRNA 序列。大肠杆菌 mRNA 的核糖体结合位点约 30nt，覆盖起始密码子及其上游 8~13nt 处的一段富含嘌呤核苷酸的保守序列，该序列长度 4~9nt，共有序列是 AGGAGGU，用发现者 Shine-Dalgarno 的名字命名为 SD 序列。大肠杆菌核糖体小亚基 16S rRNA 的 3′端有一段富含嘧啶的序列 ACCUCCU，可与 mRNA 的 SD 序列互补结合，从而促成小亚基与 mRNA 的结合（图 15-5）。

图 15-5   核糖体结合位点

2. 30S 复合物形成   fMet-tRNA$_f^{Met}$ 与 mRNA-小亚基结合形成 30S 复合物，需要翻译起始因子 IF-2 协助。IF-2 是一种 G 蛋白（第十二章，249 页），有依赖核糖体的 GTPase（GTP 酶）活性。IF-2 先与 GTP 形成 IF-2·GTP，结合于小亚基 P 位，再募集 fMet-tRNA$_f^{Met}$，并协助其与 P 位结合形成 30S 复合物（TΨC 臂起决定作用）。在 30S 复合物中，fMet-tRNA$_f^{Met}$ 的反密码子 CAU 与 mRNA 的起始密码子 AUG 互补结合，其中密码子 UG 碱基与反密码子 CA 碱基的配对是必需的（图 15-4②）。

3. **翻译起始复合物形成**　大亚基与 30S 复合物结合形成翻译起始复合物，并激活 IF-2·GTP，催化 GTP 水解，IF-2·GDP 释放，IF-1 和 IF-3 也释放（图 15-4③）。

二、翻译延伸

翻译延伸阶段是 mRNA 编码区指导核糖体用氨基酸合成肽链的过程。翻译延伸是一个循环过程，该循环包括进位、成肽、移位三个步骤（图 15-6）。每次循环连接一个氨基酸，每秒钟可连接 15~20 个氨基酸。肽链合成的方向是 N 端→C 端，所以起始 N-甲酰蛋氨酸位于 N 端。肽链延伸消耗 GTP，并且需要**翻译延伸因子（EF）** EF-Tu、EF-Ts 和 EF-G 参与，延伸错误率 10^{-3}~10^{-5}。

图 15-6　大肠杆菌翻译延伸

1. **进位**　即氨酰 tRNA 进入 A 位（图 15-6①）。在翻译起始阶段完成时，翻译起始复合物上三个位点的状态不同：①E 位是空的。②P 位对应 mRNA 的第一个密码子 AUG，结合了 fMet-tRNA$_f^{Met}$。③A 位对应 mRNA 的第二个密码子，是空的。何种氨酰 tRNA 进位由 A 位对应 mRNA 的第二个密码子决定，并且需要翻译延伸因子 EF-Tu（功能是协助氨酰 tRNA 进位）和 EF-Ts（功能是促使 EF-Tu 释放 GDP，结合 GTP）协助，通过进位循环完成进位。

进位循环：①EF-Tu·GTP 与氨酰 tRNA 结合，形成氨酰 tRNA-EF-Tu·GTP 三元复合物。②三元复合物进入 A 位，tRNA 反密码子与 mRNA 密码子结合，其他部位与大亚基结合。③如果进位正确，核糖体变构，激活 EF-Tu·GTP。EF-Tu·GTP 水解其结合的 GTP，转化成 EF-Tu·GDP，从而变构脱离核糖体。④EF-Ts 作为鸟苷酸交换因子（GTP exchange factor）使 GTP 取代 GDP 与 EF-Tu 结合，形成新的 EF-Tu·GTP 复合物，参与下一次进位循环（图 15-7）。

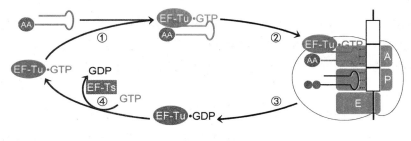

图 15-7　进位循环

2. 成肽　即 P 位 fMet-tRNA$_f^{Met}$ 甲酰蛋氨酸（及之后的肽链）的 α-羧基与 A 位氨酰 tRNA 氨基酸的α-氨基形成肽键。成肽反应由核糖体大亚基的肽基转移酶活性中心催化，既不消耗高能磷酸化合物，也不需要翻译延伸因子（图 15-6②）。23S rRNA 的 A2451 和 P 位肽酰 tRNA 的 3′端 AMP 提供的两个 2′-羟基可能是活性中心中的必需基团。

3. 移位　肽键形成之后，A 位结合的是肽酰 tRNA，P 位结合的是脱酰 tRNA。接下来是核糖体移位，即核糖体向 mRNA 的 3′端移动一个密码子，而脱酰 tRNA 及肽酰 tRNA 与 mRNA 之间没有相对移动。移位后：①脱酰 tRNA 从 P 位移到 E 位再离开核糖体。②肽酰 tRNA 从 A 位移到 P 位。③A 位成为空位，并对应 mRNA 的下一个密码子。④核糖体恢复 A 位为空位时的构象，等待下一个氨酰 tRNA-EF-Tu·GTP 三元复合物进位，开始下一次延伸循环（图 15-6③）。

移位需要翻译延伸因子 EF-G（又称移位酶）与一分子 GTP 形成的 EF-G·GTP。EF-G·GTP 水解其 GTP，转化为 EF-G·GDP，同时推动核糖体移位。

综上所述，蛋白质合成的延伸阶段是一个包括三个步骤的循环过程，每一次循环都会在肽链的 C 端连接 1 个氨基酸。结果，肽链不断延伸，并穿过核糖体大亚基的一个肽链通道（exit channel）甩出核糖体。

蛋白质合成是一个高度耗能过程。每活化一个氨基酸要消耗两个高能磷酸键（来自 ATP），每一次延伸循环在进位和移位时又各消耗一个高能磷酸键（来自 GTP）。因此，在肽链上每连接一个氨基酸要消耗四个高能磷酸键。

三、翻译终止

当核糖体通过移位读到终止密码子时，蛋白质合成进入终止阶段，由释放因子协助终止翻译。

1. 终止过程　需要一组释放因子决定 mRNA-核糖体-肽酰 tRNA 的命运（图 15-8）。

图 15-8　大肠杆菌翻译终止

（1）释放因子 RF-1 或 RF-2 进入核糖体 A 位并与终止密码子结合，导致 P 位肽酰 tRNA 水解，释放肽链。

（2）释放因子 RF-1 或 RF-2 募集 RF-3·GDP，促使其释放 GDP，结合 GTP。RF-3·GTP 引发核糖体变构，RF-1 或 RF-2 释放。之后 RF-3·GTP 水解，RF-3·GDP 释放。

（3）核糖体循环因子（RRF）结合于大亚基 A 位，募集 EF-G·GTP。EF-G 使核糖体移位，大亚基释放。

（4）IF-3 结合于小亚基，使其释放脱酰 tRNA、mRNA（图 15-8）。

2. 释放因子　大肠杆菌有 RF-1、RF-2、RF-3 和 RRF 四种释放因子（RF）：RF-1 识别终止密码子 UAG 和 UAA；RF-2 识别终止密码子 UGA 和 UAA；RF-3 有依赖核糖体的 GTPase 活性，促 RF-1 或 RF-2 释放；RRF 作用于大亚基，促使核糖体复合物解离。

四、多核糖体循环

细胞可以通过以下两种机制提高翻译效率：

1. **形成多核糖体**　在绝大多数情况下，一个 mRNA 分子上会结合不止一个核糖体，相邻核糖体间隔 20nm（80nt），形成**多核糖体**（polysome）结构（图 16-1）。

2. **形成核糖体循环**　一个核糖体在完成一轮翻译之后解离成亚基，可以在 mRNA 的 5′端重新形成翻译起始复合物，启动新一轮翻译，形成**核糖体循环**。

第四节　蛋白质的翻译后修饰

翻译后修饰（post-translational modification）是指对在核糖体上合成的称为前体蛋白的新生肽进行各种加工与修饰，从而改变其结构、性质、活性、分布、稳定性、与其他分子的相互作用。实际上，所有蛋白质在合成后一直经历着各种加工与修饰，直至最后被分解。

翻译后修饰内容丰富，既有一级结构的修饰，例如肽键水解、侧链修饰，又有空间结构的修饰，例如蛋白质折叠、亚基聚合；既有不可逆修饰，例如羟化、糖基化、酰基化，又有可逆修饰，例如磷酸化和去磷酸化。各项修饰进行的时机和场所不尽相同，在蛋白质多肽链的合成过程中、合成完成后、定向运输或分泌过程中、到达功能场所后、参与细胞代谢时、最终被分解时，都可能进行。

一、肽链部分切除

由核糖体合成的肽链称为**前体蛋白**（preprotein）、**新生肽**（nascent peptide）。酶原激活及许多新生肽在形成有天然构象的蛋白质时都要进行特异切割，即由蛋白酶水解特定肽键，切除末端信号肽、内部肽段、末端氨基酸，或者水解成一系列活性片段。这种水解是不可逆的。

1. **末端加工**　新生肽的 N 端都是甲酰蛋氨酸（原核生物）或蛋氨酸（真核生物），但许多（大肠杆菌 50%）成熟蛋白质的 N 端都是其他氨基酸。新生肽 N 端的 N-甲酰蛋氨酸或蛋氨酸都被一种氨肽酶切除，这一事件发生在翻译延伸阶段，此时新生肽长 10~15AA。此外，有些新生肽切除含 N-甲酰蛋氨酸或蛋氨酸的一个肽段。例如：①人组蛋白、肌红蛋白前体在合成后切除 N 端的蛋氨酸。②人溶菌酶 C 原在激活时切除 N 端一个十八肽。③膜蛋白、分泌蛋白前体的 N 端有一段信号肽，该信号肽在完成使命后也被切除。

很多蛋白质 C 端也有氨基酸或肽段切除。例如：①人 *UBC* 基因编码的多聚泛素的 C 端切除一个缬氨酸。②肠碱性磷酸酶原在激活时切除 C 端一个二十五肽。

2. **蛋白激活**　参与食物消化的许多酶及血液循环中的凝血系统、纤溶系统的各种因子必须被激活才能起作用，其激活过程就是蛋白酶水解过程。蛋白酶水解还参与蛋白质及肽类信号分子的形成，例如胰岛素就是从大的前体肽加工形成的。

人胰岛素基因产物经历前胰岛素原（Met1~Asn110）→胰岛素原（Phe25~Asn110）→胰岛素

的翻译后修饰过程。前胰岛素原为 110AA 的肽链，在翻译后修饰过程中先后切除信号肽（Met1~Ala24）、连接肽 1（Arg55~Arg56）、C 肽（Glu57~Gln87）、连接肽 2（Lys88~Arg89），得到由 A 链（Gly90~Asn110）和 B 链（Phe25~Thr54）构成的活性胰岛素（图 15-9）。

图 15-9   人胰岛素一级结构翻译后修饰

二、氨基酸修饰

蛋白质是用 20 种标准氨基酸合成的，然而目前在各种蛋白质中还发现有上百种非标准氨基酸，它们是标准氨基酸翻译后修饰的产物，对蛋白质功能发挥至关重要。氨基酸修饰包括羟化、甲基化、羧化、磷酸化、甲酰化、乙酰化、酰基化、异戊二烯化、核苷酸化等。修饰的意义是改变蛋白质溶解度、稳定性、活性、亚细胞定位、与其他蛋白质的作用等。

1. 羟化   例如前胶原蛋白脯氨酸和赖氨酸羟化成羟脯氨酸和羟赖氨酸（第六章，101 页）。

2. 甲基化   既有 Lys、Arg、His、Gln 的 N-甲基化，又有 Glu、Asp 的 O-甲基化，均以 S-腺苷蛋氨酸为甲基供体，由甲基转移酶催化。例如组蛋白 N 端甲基化可以抗蛋白酶水解，延长其寿命。组蛋白赖氨酸甲基化是基因表达调控的一个环节（第十六章，311 页）。

3. 羧化   例如凝血酶原谷氨酸 γ-羧化，反应由依赖维生素 K 的 γ-羧化酶催化。

4. 磷酸化   主要发生在特定丝氨酸、苏氨酸或酪氨酸的 R 基羟基上，并产生以下效应：①酶和其他功能蛋白的化学修饰调节，例如糖原磷酸化酶 b 磷酸化激活，糖原合酶 a 磷酸化抑制。②磷酸基成为蛋白质的识别标志和停泊位点。③磷酸化改变蛋白质寿命，例如 p27 蛋白磷酸化后被泛素-蛋白酶体系统降解。④磷的储存形式，例如牛奶酪蛋白磷酸化。

5. 乙酰化   发生在肽链 N 端的氨基上或肽链侧链上。乙酰化是蛋白质 N 端最常见的化学修饰，真核生物约 50%（人类>80%）蛋白质的 N 端都发生乙酰化。蛋白质的乙酰化产生以下效应：①组蛋白 Lys 乙酰化参与染色质重塑，且是基因表达调控机制之一（第十六章，311 页）。②酶的化学修饰调节：各重要代谢途径的几乎所有酶都含乙酰化位点。③其他效应，包括调节细胞代谢、信号转导、骨架运动等。④N 端乙酰化意义有待阐明。

三、蛋白质折叠和亚基聚合

蛋白质折叠（protein folding）是指有不确定构象的新生肽通过有序折叠形成有天然构象的功能蛋白的过程。蛋白质的一级结构是其构象的基础。蛋白质多肽链能够自发折叠，形成稳定的天然构象。不过，大多数蛋白质多肽链在体内的折叠是在各种辅助蛋白的协助下进行的。已经阐明的辅助蛋白有折叠酶类和分子伴侣等。

1. 折叠酶类   共价键异构是某些蛋白质折叠的关键步骤，需要相应折叠酶类的催化，目前研究较多的是蛋白质二硫键异构酶和肽基脯氨酰顺反异构酶。

（1）二硫键是蛋白质（特别是分泌蛋白和细胞膜蛋白）三级结构的稳定因素，由蛋白质二硫键异构酶催化形成。**蛋白质二硫键异构酶**（PDI）活性中心含二硫键，催化的是巯基与二硫键的可逆转化，因而有两个功能：①二硫键形成，即催化底物蛋白半胱氨酸巯基形成二硫键。②二硫键纠错，即断开错误的二硫键，形成正确的二硫键。

（2）蛋白质中脯氨酸的亚氨基形成的肽键存在顺反异构。顺反异构影响到蛋白质正确构象的形成。在新生肽中该肽键均为反式结构，在成熟蛋白质中约有 6% 为顺式构型，特别是在 β 折叠中。异构过程由**肽基脯氨酰异构酶**（PPI）催化，可将异构速度提高 10^4 倍以上。

2. **分子伴侣**（molecular chaperone）　是广泛存在于原核生物和真核生物的一类保守蛋白质，分布于细胞的各个区室。它们在细胞内促进多肽链从非天然构象向天然构象的**折叠**（folding）及多体的组装，并且在折叠和组装完毕之后与之分离，并不成为所组装蛋白质的组分。例如 Hsp60、70、90 等各类热休克蛋白（又称热激蛋白）家族。不同分子伴侣作用机制各不相同，可分为 I 类分子伴侣和 II 类分子伴侣。

（1）**I 类分子伴侣**　例如 Hsp70 家族，作用对象是能自发折叠的蛋白质，功能是结合和稳定富含疏水性氨基酸的未折叠肽段，从而：①防止新生肽提前折叠，热变性蛋白错误折叠或聚集。②协助多体组装。③协助线粒体蛋白运输。

（2）**II 类分子伴侣**　又称**伴侣蛋白**（chaperonin），是一类结构复杂的蛋白复合体，例如 TCP1、GroEL，作用对象是不能自发折叠的蛋白质，功能是创造微环境，促进新生肽的正确折叠和亚基的正确聚合。

3. **亚基聚合**　在粗面内质网上合成的许多分泌蛋白和膜蛋白都是多体，其亚基聚合在内质网中按一定顺序进行。结合蛋白质的亚基聚合还涉及辅基结合，例如珠蛋白与血红素构成血红蛋白亚基。

4. **蛋白质构象病**　错误折叠的蛋白质会相互聚集，形成淀粉样沉淀而致病，这类疾病称为**蛋白质构象病**。朊病毒病、阿尔茨海默病、帕金森病等都是蛋白质构象病。

朊病毒（PrP）是能引起同种或异种蛋白质构象改变而使其功能改变或致病的一类蛋白质，具有致病性和感染性。**朊病毒病**（prion disease）**又称传染性海绵状脑病**（transmissible spongiform encephalopathy，TSE），是由朊病毒引发的一类慢性退行性、致死性中枢神经系统疾病，已经报道的人类朊病毒病有库鲁病、克雅氏病（CJD）、致死性家族性失眠症等，其他动物有羊瘙痒病、疯牛病（牛海绵状脑病，BSE）、猫海绵状脑病等。

朊病毒由 Prusiner（1997 年诺贝尔生理学或医学奖获得者）于 1982 年发现并阐明，因为是只有蛋白质而没有核酸的"病原体"，所以并不是传统意义上的病毒，微生物学称之为亚病毒。例如哺乳动物脑组织细胞膜上的一种疏水性糖蛋白就是朊病毒。人 PrP 新生肽 253AA，成熟 PrP 含 208AA，有两种构象：一种是正常的 PrP^C（cellular prion protein）构象，以 α 螺旋为主，以单体形式存在，可被蛋白酶完全水解；一种是致病的 PrP^{Sc}（scrapie prion protein）构象，以 β 折叠为主（图 15-10），以淀粉样聚集体形式存在，不能被蛋白酶完全水解。PrP^{Sc} 分子能"复制"——通过构象链反应（conformational chain reaction）将其他 PrP 的 PrP^C 构象转化成 PrP^{Sc} 构象。遗传性朊病毒病患者的 PrP 存在各种突变。例如：致死性家族性失眠症（FFI）患者的朊病毒蛋白存在 Asp178Asn 突变，突变 PrP 比正常 PrP 容易形成 PrP^{Sc} 构象。

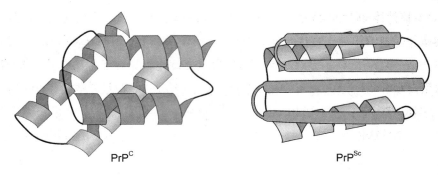

图 15－10　朊病毒构象

第五节　真核生物蛋白质的定向运输

真核生物蛋白质的定向运输（targeting）又称分选（sorting），是指新合成的蛋白质从合成场所运到功能场所的过程。

真核细胞中合成的蛋白质可分为三类，其中两类涉及定向运输：①游离核糖体合成的细胞质蛋白和线粒体、叶绿体核糖体合成的蛋白质，不涉及定向运输。②游离核糖体合成的细胞核蛋白、线粒体蛋白、过氧化物酶体蛋白及内质网核糖体合成的溶酶体蛋白、膜整合蛋白，经历细胞内定向运输。③内质网核糖体合成的分泌蛋白，经历定向运输和分泌。分泌蛋白运输进入内质网腔的过程具有代表性，这里简要介绍。

1. 信号肽　分泌蛋白（secretory protein）新生肽都有信号肽（signal peptide，又称信号序列）。信号肽长 13~36 个氨基酸，位于（或靠近）新生肽 N 端，有以下特征：①有的信号肽 N 端有 1~2 个带正电荷的碱性氨基酸。②中间有 10~15 个疏水性氨基酸。③C 端为蛋白酶剪切位点，含极性氨基酸，靠近剪切位点处为小分子量氨基酸。信号肽的功能是引导新生肽进入内质网，之后被切除，所以成熟的分泌蛋白没有信号肽（图 15－11）。

人血清白蛋白原　　　Met *Lys* Trp Val Thr Phe Ile Ser Leu Leu Phe Leu Phe Ser Ser Ala Tyr Ser•Arg

人胃蛋白酶原　　　　Met *Lys* Trp Leu Leu Leu Leu Gly Leu Val Ala Leu Ser Glu Cys•Ile

人流感病毒 A 蛋白　　Met *Lys* Ala *Lys* Leu Leu Val Leu Leu Tyr Ala Phe Val Ala Gly•Asp

图 15－11　人分泌蛋白信号肽

2. 信号识别颗粒和停靠蛋白　分泌蛋白新生肽的合成是在游离核糖体上开始的，后由信号肽引导核糖体锚定于内质网膜胞质面并继续合成，且新生肽直接进入内质网腔，即合成与运输同时进行，该过程称为共翻译运输（cotranslational translocation）。核糖体锚定于内质网膜的过程需要两种关键成分：信号识别颗粒（SRP）和停靠蛋白（又称信号识别颗粒受体）。信号识别颗粒是控制共翻译运输的信号肽受体蛋白，可与信号肽、核糖体结合。信号识别颗粒的结合抑制肽链合成。只有 mRNA-核糖体-新生肽-信号识别颗粒与内质网膜上的停靠蛋白结合后，信号识别颗粒与新生肽分离，肽链合成才继续进行。

3. 分泌蛋白共翻译运输机制　①核糖体合成信号肽。②核糖体通过信号肽募集信号识别颗粒。③信号识别颗粒与 GTP 结合并中止肽链合成，此时新生肽长约 70AA（肽链过长不利于运输）；mRNA-核糖体-新生肽-信号识别颗粒·GTP 向内质网移动，被内质网膜停靠蛋白（结合有 GTP）募集。④核糖体与核糖体受体、贯穿内质网膜的**转运体**（translocator，又称易位子、**易位蛋白质**，是一类新生肽通道）结合，转运体开放，信号肽引导新生肽通过，同时信号识别颗粒和停靠蛋白水解各自的 GTP，信号识别颗粒释放。⑤新生肽继续合成，并通过转运体进入内质网腔（消耗 ATP），信号肽被内质网中与转运体结合的**信号肽酶**切除。⑥新生肽继续合成，直到终止。⑦核糖体解聚，转运体关闭，新生肽在内质网中修饰（图 15-12）。

图 15－12　共翻译运输

分泌蛋白在内质网中修饰后，以**运输小泡**（transport vesicle）形式向高尔基体顺面（顺面高尔基网）运输，在高尔基体内进一步修饰（包括 O-糖基化、N-寡糖加工），再以分泌小泡形式离开高尔基体反面（反面高尔基网），运到细胞膜，通过胞吐作用分泌到细胞外。

第六节　蛋白质合成的抑制剂

许多影响基因表达的因素最终影响蛋白质合成，其中有些是通过影响 DNA 复制和转录间接影响蛋白质合成。

1. **抗生素**（antibiotic）　是一类生物（特别是细菌、酵母、霉菌）代谢物，对某些生物（特别是病原生物或有害生物）的毒性极大，既可从生物材料提取，又可通过化学工艺制备。有临床价值的抗生素的共同特点是直接抑制病原体蛋白质合成且副作用较少。

（1）**氨基糖苷类**　主要抑制革兰阴性菌的蛋白质合成：①链霉素：与原核生物核糖体小亚基结合，干扰 $fMet\text{-}tRNA_f^{Met}$ 与小亚基的正确结合，导致译码错误。②卡那霉素、庆大霉素：与原核生物核糖体小亚基结合，干扰 tRNA 与 16S rRNA 的相互作用。③阿米卡星：与原核生物核糖体小亚基结合导致核糖体移码。

（2）**四环素和土霉素**　在翻译延伸阶段与原核生物核糖体小亚基结合，从而抑制氨酰tRNA 进位。

（3）氯霉素　属于广谱抗生素，与原核生物核糖体大亚基 23S rRNA 结合，抑制其肽基转移酶活性，从而在翻译延伸阶段抑制细菌的蛋白质合成，对真核生物线粒体的蛋白质合成也有抑制作用。

（4）林可酰胺类　作用于敏感菌核糖体 23S rRNA，抑制其肽基转移酶活性，使肽酰 tRNA 提前释放，从而在翻译延伸阶段抑制细菌的蛋白质合成，例如林可霉素和克林霉素。

（5）放线菌酮　作用于真核生物核糖体大亚基，抑制其肽基转移酶活性。

（6）大环内酯类　抑制葡萄球菌、链球菌等革兰阳性菌的蛋白质合成，机制是作用于核糖体大亚基 23S rRNA，抑制其肽基转移酶活性，此外还抑制核糖体移位，是治疗葡萄球菌肺炎最有效的药物，例如红霉素、阿奇霉素和克拉霉素。

（7）氨基核苷类　例如嘌呤霉素，其结构与酪氨酰 tRNA 相似，可进入核糖体 A 位，获得由肽基转移酶催化从 P 位肽酰 tRNA 转移的肽链，然后脱离核糖体，使新生肽合成提前终止。嘌呤霉素对原核生物和真核生物的蛋白质合成均有干扰作用，所以不适合作为抗菌药物。

2. 干扰素（interferon）　抑制真核生物蛋白质合成，机制之一是诱导合成蛋白激酶，催化翻译起始因子 eIF-2 磷酸化失活。

3. 白喉毒素（diphtheria toxin）　由白喉杆菌合成，可抑制真核生物蛋白质合成。它有 ADP 核糖转移酶活性，可催化 NAD$^+$ 的 ADP 核糖基与翻译延伸因子 eEF-2 的一个组氨酸衍生物——白喉酰胺结合形成 eEF-2-N-(ADP-D-核糖)白喉酰胺，从而抑制 eEF-2 活性。

链接

植物核糖体失活蛋白

核糖体失活蛋白（RIP）是一类主要分布在植物体内的毒蛋白，有 RNA N-糖苷酶（RNA N-glycosidase）活性。核糖体失活蛋白作用于核糖体大亚基 28S rRNA 导致核糖体失活，抑制蛋白质合成，从而对细胞产生毒害作用。目前发现的核糖体失活蛋白主要有两类。

1. I 型核糖体失活蛋白　分子量约 $3×10^4$，为单链结构，具有 RNA N-糖苷酶活性，如天花粉蛋白、商陆毒蛋白和木鳖毒蛋白 S 等。

2. II 型核糖体失活蛋白　分子量为 $6×10^4 \sim 6.5×10^4$，由 A 链和 B 链以二硫键结合形成。A 链有 RNA N-糖苷酶活性。B 链有凝集素活性，能与细胞膜特异糖基结合，介导 A 链进入细胞，催化人 28S rRNA 脱去 A4324，导致翻译延伸因子不能结合，翻译被阻断，如蓖麻毒蛋白（ricin）。

研究表明：核糖体失活蛋白具有广谱的抗病毒活性，有些核糖体失活蛋白还表现出对真菌、昆虫等的抑杀作用，在应用方面可用作杀虫剂，或制备免疫毒蛋白，杀伤肿瘤细胞和抗病毒感染等。

小　结

蛋白质合成由 mRNA 直接指导，除了消耗大量氨基酸和高能化合物 ATP、GTP 外，还需要 100 多种生物大分子的参与，包括 mRNA、tRNA、rRNA 和一组蛋白因子。

mRNA 传递从 DNA 转录的遗传信息，其一级结构包含 5′非翻译区、编码区、3′非翻译区等序列，真核生物 mRNA 还有 5′帽子、3′ poly（A）尾。

编码区即开放阅读框，是 mRNA 的主要序列。原核生物 mRNA 多数是多顺反子 mRNA。真核生物 mRNA 几乎都是单顺反子 mRNA。

密码子是一组三碱基序列，共有 64 个，其中包括 1 个起始密码子 AUG 和 3 个终止密码子 UAA、UAG、UGA。密码子的特点有方向性、连续性、简并性、通用性。

tRNA 既是氨基酸运输工具又是译码器，tRNA 的反密码子与 mRNA 的密码子反向结合，其中反密码子第一碱基与密码子第三碱基的结合存在摆动性。

核糖体是蛋白质的合成机器，在合成蛋白质时核糖体亚基与氨酰 tRNA、mRNA 形成翻译起始复合物，核糖体移动阅读 mRNA 的编码区，通过肽基转移酶活性中心和三个 tRNA 结合位点（氨酰位、肽酰位、出口位）将氨基酸连接到新生肽上。

合成蛋白质的直接原料是氨酰 tRNA，氨酰基与 tRNA 以高能酯键连接，由氨酰 tRNA 合成酶催化，氨酰 tRNA 合成酶有 20 种，具有高度专一性。

原核生物和真核生物都有两种负载蛋氨酸的 tRNA，负载的蛋氨酸分别用于蛋白质合成的起始和延伸。原核生物的起始 Met-tRNA 被甲酰化。

翻译起始阶段是核糖体在翻译起始因子的协助下与 mRNA、fMet-tRNA$_f^{Met}$ 形成翻译起始复合物，从起始密码子启动蛋白质合成，包括 mRNA 与小亚基结合→30S 复合物形成→翻译起始复合物形成。

翻译延伸阶段 mRNA 编码区指导核糖体用氨基酸合成肽链，肽链合成的方向是 N 端→C 端。合成通过一个进位、成肽、移位循环过程进行，消耗 GTP，并且需要翻译延伸因子参与。

当核糖体通过移位读到终止密码子时，蛋白质合成进入翻译终止阶段，由释放因子协助终止翻译。

通过多核糖体循环可以提高翻译效率。

新生肽经过翻译后修饰形成具有天然构象的蛋白质，直至最后被分解。翻译后修饰既有一级结构的修饰，又有空间结构的修饰，既有不可逆修饰，又有可逆修饰。

真核生物新合成的蛋白质通过定向运输从合成场所运到功能场所。

分泌蛋白都有信号肽，其 N 端有带正电荷的碱性氨基酸，中间有疏水性氨基酸，C 端为蛋白酶剪切位点。信号肽完成使命后被切除。

分泌蛋白在游离核糖体上开始合成，之后核糖体被募集到内质网膜上，合成继续进行，新生肽直接通过转运体进入内质网腔，即合成与运输同时进行。

讨论

1. 蛋白质合成所需的物质及其作用。

2. mRNA 一级结构的特点。

3. 密码子的基本特点。

4. 一 mRNA 序列如下：5′UCGCAAUGCCAUCACACGAUAGAAUCGCA3′，请标出其中的起始密码子，其中的 UAG 可否终止该 mRNA 的翻译，为什么？

5. 反密码子与密码子配对的摆动性。

6. 大肠杆菌蛋白质合成过程。

7. 大肠杆菌翻译起始因子 IF-2，延伸因子 EF-Tu、EF-G，释放因子 RF-3，甚至真核生物相应的翻译因子，在参与蛋白质合成时消耗 GTP 而不是 ATP，为什么？

第十六章　基因表达调控

基因表达（gene expression）是 DNA 转录及转录产物翻译过程，即由基因指导 RNA 合成和 mRNA 指导蛋白质合成的过程，体现了 DNA 和蛋白质、基因型和表型、遗传和代谢的关系。

同一个体的不同组织细胞具有相同的基因组，而其基因表达谱各不相同，这就是基因表达调控的结果。基因表达调控（gene regulation）是指细胞或生物体在基因表达水平上对营养状况和环境因素的变化作出反应，它决定细胞的结构和功能，决定细胞分化和形态发生，赋予生物多样性和适应性。

第一节　原核基因表达调控

原核生物是单细胞生物，通过调节其各种代谢适应营养状况和环境因素的变化，并使其生长繁殖达到最优化。原核生物的基因表达与环境因素关系密切，其相关基因形成的操纵子结构有利于对环境变化迅速作出反应。

一、基因组特征

原核生物（如细菌、支原体、衣原体、立克次体、螺旋体、放线菌）有完整的代谢系统，并且可调节代谢以适应营养状况和环境因素的变化。原核生物基因组有以下基本特征：

1. 基因组 DNA 大多数为单一闭环双链分子　原核生物的 DNA 虽然结合有少量蛋白质，但并未形成典型的染色体结构，只是习惯上也称为染色体。

2. 基因组 DNA 只有一个复制起点　真核生物基因组 DNA 有多个复制起点。

3. 基因组序列以编码序列为主　占 85%~90%，非编码序列主要是一些调控元件。

4. 基因组所含基因的数目比病毒多　细菌有 1700~7500 个，较小的支原体也有近 500 个基因。许多基因形成操纵子结构。

二、基因表达的方式

不论是原核生物还是真核生物，其基因组中处于表达状态的基因都只是少数，包括高表达基因（如翻译延伸因子基因）和低表达基因（如 DNA 修复酶类基因）。不同基因可能有不同的表达方式。

1. 组成性表达　有些基因在一个生物体的各种细胞中持续表达，产物在整个生命过程中都是必需的，因而保持一定水平，其表达效率主要由启动子和 RNA 聚合酶决定，受环境因素影响较小，这种表达方式称为组成性表达（constitutive expression），这类基因称为管家基因

NOTE

（housekeeping gene）。管家基因是细胞基本组分编码基因和细胞基本代谢相关基因，哺乳动物可能有10000多种。例如rRNA基因、3-磷酸甘油醛脱氢酶基因、β肌动蛋白基因、微管蛋白基因、核糖体蛋白基因。

2. **调节性表达**　有些基因的表达效率还受其他调控元件和调节因子调控，并受营养状况或环境因素变化影响，例如某些基因在不同营养条件下的表达效率相差1000多倍，这种表达方式称为调节性表达（regulated expression），这类基因称为奢侈基因（luxury gene）（真核生物调节性表达常发生于特定组织细胞，故又称组织特异性表达，相应基因称为组织特异性基因）。根据对环境信号反应结果的不同，调节性表达进一步分为诱导性表达和抑制性表达。

（1）**诱导性表达**　有些基因的基础转录水平很低，受环境信号刺激时启动表达或表达增强，这种表达方式称为诱导性表达（inducible expression），诱导其表达的环境信号称为诱导物（inducer），这类基因称为可诱导基因（inducible gene）。例如别乳糖作为诱导物诱导大肠杆菌乳糖操纵子的表达，DNA损伤诱导表达SOS修复系统。

（2）**抑制性表达**　有些基因的基础转录水平很高，受环境信号刺激时终止表达或表达减弱，这种表达方式称为抑制性表达、阻遏型表达（repressible expression），抑制其表达的环境信号称为辅阻遏物（repressor），这类基因称为可抑制基因、可阻遏基因（repressible gene）。例如色氨酸作为辅阻遏物抑制大肠杆菌色氨酸操纵子的表达。

由管家基因、可诱导基因、可抑制基因编码的酶分别称为组成酶、诱导酶、阻遏酶。

3. **协同表达**　为确保机体代谢有条不紊地进行，在一定机制控制下，功能相关的一组基因无论其为何种表达方式都需协调一致，共同表达，这种表达方式称为协同表达（coordinate expression）。例如：人体各血红蛋白亚基基因的表达必须同步，否则可能导致地中海贫血。

原核生物操纵子、调节子的表达都属于协同表达。例如：编码大肠杆菌核糖体蛋白的52个基因构成的20多个转录单位的表达必须协调一致，属于协同表达。

三、基因表达的特点

每个原核细胞都是独立的生命体，其一切代谢活动都是为了适应环境，更好地生存、生长和繁殖。原核基因表达有以下特点：

1. **基因表达具有条件特异性**　条件特异性是指许多基因（特别是可诱导基因和可抑制基因）的表达水平受营养状况和环境因素影响。例如：①在乳糖充足而葡萄糖缺乏时大肠杆菌乳糖操纵子高表达。②在SOS反应后期大肠杆菌DNA聚合酶Ⅳ和Ⅴ的基因启动表达。

2. **基因转录多以操纵子为单位**　操纵子（operon）由一个启动子、一个操纵基因及其所控制的一组功能相关的结构基因等组成，有些操纵子还有激活蛋白结合位点。操纵子是基因的一种转录单位，转录产物为多顺反子mRNA。

3. **基因转录的特异性由σ因子决定**　大肠杆菌RNA聚合酶全酶由核心酶和σ因子组成。核心酶只有一种（$\alpha_2\beta\beta'\omega$），催化所有RNA的转录合成。已鉴定的大肠杆菌σ因子有σ^{70}、σ^{54}、σ^{38}、σ^{32}、σ^{28}、σ^{24}、σ^{18}（数字表示其分子量大小，例如σ^{70}的分子量为70×10^3）等七种。不同σ因子与核心酶结合，协助其识别不同的启动子，从而启动不同基因的转录。其中，σ^{70}协助识别管家基因的启动子。环境因素可诱导表达特定σ因子，启动特定基因的转录，例如环境温度升高时大肠杆菌合成σ^{32}，协助核心酶启动转录一组热休克基因，合成热休克蛋白。

4. 转录与翻译偶联 原核生物没有细胞核，染色体 DNA 位于细胞质中；此外，原核生物 mRNA 基因的初级转录产物即为成熟 mRNA，其编码区是连续的。因此，原核生物 mRNA 合成与蛋白质合成可以同时进行：新生 RNA（nascent RNA）还未合成到 3′ 端，其 5′ 端就已启动翻译（图 16-1）。

图 16-1 原核生物转录与翻译偶联

四、基因表达调控的特点

和真核生物相比，原核生物的基因表达调控有以下特点：

1. **基因表达在多环节受调控** 基因表达是一个多环节过程，每一个环节都可能受调控。到目前为止的研究集中在以下环节：基因激活、转录（起始、延伸、终止）和转录后加工、RNA 转运和降解、翻译和翻译后修饰、蛋白质定向运输、蛋白质分解。其中转录（特别是转录起始和延伸）是基因表达调控最重要的环节。

2. **转录因子都是 DNA 结合蛋白** 原核基因转录调控是通过转录因子与调控元件的相互作用实现的。转录因子都是 DNA 结合蛋白，通过直接与调控元件结合调控转录。

3. **转录因子的效应包括负调控和正调控** 除 σ 因子外，原核基因转录还需要两类转录因子：起负调控作用的阻遏蛋白和起正调控作用的激活蛋白。负调控和正调控在原核生物中普遍存在。

4. **存在协同调控机制** 协同调控又称协同调节（coordinated regulation），是指一组功能相关基因的表达受到同一因素调控。例如编码大肠杆菌核糖体蛋白的 52 个基因构成 20 多个转录单位，其表达协调一致。

5. **存在衰减调控机制** 某些氨基酸或核苷酸操纵子中含有衰减子序列。

6. **存在应急反应调控机制** 原核生物遇到诸如氨基酸缺乏等紧急情况时会作出应急反应，即停止几乎所有合成代谢。

五、转录水平的调控

基于以下两个因素，转录起始是基因表达调控最重要的环节：①节约能量和原料，避免浪费。②调控对象较少，通常只有一个靶基因，比转录产物的翻译容易调控。

转录水平的调控是对 RNA 合成时机、合成水平的调控。操纵子是原核基因的基本转录单位，经过系统研究而被阐明的乳糖操纵子等已成为研究原核基因表达调控的经典模型。

（一）调控要素

转录调控（transcription regulation）又称转录调节，主要是控制转录起始，本质是控制

RNA 聚合酶与启动子的识别和结合。RNA 聚合酶、调控元件和调节因子是调控转录起始的基本要素。

1. 调控元件（regulatory element） 又称调控区（regulatory region）、调控序列（regulatory sequence），是影响基因表达的 DNA 序列，根据作用机制分为两类：①顺式作用元件（cis-acting element）：是基因序列的一部分，是 RNA 聚合酶或转录因子的结合位点，包括启动子、终止子、原核生物的操纵基因和激活蛋白结合位点、真核生物的增强子和沉默子等。真核生物顺式作用元件比原核生物多，且绝大多数与结构基因（转录区）在同一染色体 DNA 中，可位于结构基因两侧或内部。②反式作用元件（trans-acting element）：即调控基因（regulatory gene），其产物称为调节因子、反式作用因子（trans-acting factor），包括蛋白质（即转录因子）和 RNA（即调控 RNA），以转录因子为主。调控基因产物功能是调控基因表达。真核生物反式作用元件与其靶基因可以在不同染色体 DNA 中。调控元件狭义仅指顺式作用元件。

调控原核基因转录的调控元件既包括启动子和终止子，又包括操纵基因和激活蛋白结合位点（图 16-2）。

| 激活蛋白结合位点 | 启动子 | 操纵基因 | 结构基因（转录区） | 终止子 |

图 16-2 原核基因的调控元件

（1）启动子（promoter） 决定基因的基础转录水平。大肠杆菌基因的启动子包含-35 区和-10 区两段保守序列，分别是 RNA 聚合酶的识别位点和结合位点（图 14-3，278 页）。

（2）操纵基因（operator） 绝大多数与启动子相邻、重叠或包含，是阻遏蛋白结合位点。阻遏蛋白结合于操纵基因可使 RNA 聚合酶不能与启动子结合，或结合后不能启动转录。

（3）激活蛋白结合位点（activator site） 绝大多数位于启动子上游，是激活蛋白的结合位点。激活蛋白结合于该位点时可增强 RNA 聚合酶的转录启动活性。

2. 调节因子（regulatory factor） 包括转录因子和调控 RNA，其中转录因子（TCF）又称基因调节蛋白（gene regulatory protein），是最早阐明的一类反式作用因子，是调控基因编码产物之一，与顺式作用元件有很强的亲和力，是与其他 DNA 序列亲和力的 $10^4 \sim 10^6$ 倍。转录因子通过与顺式作用元件结合调控基因表达，是决定基因表达特异性的主要因素。转录因子调控基因表达产生两种效应：①正调控（positive control）：又称正调节（positive regulation）、上调（up regulation），是指转录因子与调控元件结合后促进基因表达。②负调控（negative control）：又称负调节（negative regulation）、下调（down regulation），是指转录因子与调控元件结合后抑制基因表达。原核生物转录因子都是 DNA 结合蛋白，通过与调控元件结合调控转录，可分为三类：

（1）转录起始因子（transcription initiation factor） 即 σ 因子，决定 RNA 聚合酶与启动子识别和结合的特异性，启动基础水平（basal level）的转录。

（2）阻遏蛋白（repressor） 又称阻遏物、负调节因子（negative regulator），与操纵基因结合，抑制转录，介导负调控。

（3）激活蛋白（activator） 又称激活物、正调节因子（positive regulator），与激活蛋白结合位点结合，激活转录，介导正调控。

（二） 乳糖操纵子

葡萄糖是大肠杆菌的主要能源。当可以得到葡萄糖和其他糖时，大肠杆菌会先利用葡萄糖，这种现象称为葡萄糖效应（glucose effect）。当葡萄糖耗尽后，大肠杆菌会停止生长，经过短暂适应，转而利用其他糖。

针对这种现象，Jacob 和 Monod（1965 年诺贝尔生理学或医学奖获得者）经过研究，于 1960 年提出操纵子模型，该模型被视为阐述原核基因转录调控机制的经典模型。

1. 乳糖操纵子的结构 大肠杆菌乳糖操纵子（lac operon）包含三个结构基因 lacZ、lacY 和 lacA，分别编码参与乳糖分解代谢的 β-半乳糖苷酶、乳糖转运蛋白和半乳糖苷乙酰转移酶。结构基因上游还有操纵基因 lacO、启动子 lacP 和 cAMP 受体蛋白结合位点（简称 CRP 结合位点，CRP）等调控元件（图 16-3①）。

①乳糖操纵子结构

②无乳糖，有葡萄糖（低cAMP），不转录

③有乳糖，有葡萄糖（低cAMP），低转录

④有乳糖，无葡萄糖（高cAMP），高转录

图 16-3 乳糖操纵子调控机制

2. 乳糖操纵子的诱导调控 乳糖操纵子上游存在调控基因 lacI。lacI 组成性表达 LacI 阻遏蛋白。每个细胞内有 10～20 个 LacI 同四聚体。

（1）在没有乳糖时，LacI 同四聚体会与 lacO 结合，亲和力是与其他序列结合的 10^6～10^7 倍，所以结合具有高度特异性。LacI 的结合抑制 RNA 聚合酶与启动子结合，从而抑制转录，导致转录效率极低，仅为基础转录水平的 1/1000，只有 5～10 个 β-半乳糖苷酶分子（图 16-3②）。

（2）在有乳糖时，乳糖被 β-半乳糖苷酶催化水解，同时生成少量副产物别乳糖（半乳糖 β1→6 葡萄糖）。别乳糖作为诱导物与 LacI 结合使其变构，与 lacO 的亲和力下降到原来的 $1/10^3$，因而乳糖操纵子去抑制（derepression），转录效率可以提高到基础转录水平（图 16-3③）。

3. 乳糖操纵子的激活调控 野生型 lacP 为弱启动子（第十四章，278 页），RNA 聚合酶与之识别、结合的效率很低，所以即使解除 LacI 的抑制调控，乳糖操纵子的转录也仅达到基础转录水平，还需要 cAMP 受体蛋白（CRP，又称分解代谢物基因激活蛋白，CAP）的激活调控。CRP 是同二聚体，每个亚基含两个结构域：①N 端结构域：又称 cAMP 结合域，可与 cAMP 结合。②C 端结构域：又称 DNA 结合域，可与 CRP 结合位点（CRP）结合，使 CRP 结合位点弯曲。CRP 必须与 cAMP 结合形成 CRP·cAMP 复合物，才能结合到 CRP 结合位点，激活转录。因此，CRP 的激活效应受 cAMP 水平控制，而 cAMP 水平与葡萄糖水平呈负相关。

NOTE

（1）当葡萄糖缺乏时，cAMP 增加，CRP·cAMP 复合物增加，与 CRP 结合位点结合的效率高，结合时募集 RNA 聚合酶，即通过作用于 RNA 聚合酶 α 亚基促进其与启动子的结合，可以将转录效率在基础转录水平上提高 50 倍。

（2）当葡萄糖充足时，cAMP 减少，CRP·cAMP 复合物减少，与 CRP 结合位点结合的效率低，对乳糖操纵子转录的激活效应弱（图 16-3④）。

4. 乳糖操纵子的双重调控　如上所述，乳糖操纵子的转录受 LacI 和 CRP 的双重调控，只有因存在乳糖而解除 LacI 的抑制调控，同时因缺乏葡萄糖而启动 CRP 的激活调控，才会使乳糖操纵子高效转录，最终使 β-半乳糖苷酶分子从不到 10 个增加到几千个。这种调控机制称为信号整合（signal integration），在原核生物和真核生物广泛存在。

（三）　色氨酸操纵子

大肠杆菌可用分支酸合成色氨酸，合成过程由 3 种酶的 5 种活性中心催化。相应的 5 种编码基因构成色氨酸操纵子（trp operon），其表达受抑制调控和衰减调控双重负调控，调控幅度高达 700 倍。

1. 色氨酸操纵子的结构　色氨酸操纵子包含五个结构基因 trpE、trpD、trpC、trpB 和 trpA。结构基因上游还有操纵基因 trpO、启动子 trpP 和前导序列 trpL（图 16-4①）。

图 16-4　色氨酸操纵子抑制调控机制

2. 色氨酸操纵子的抑制调控　色氨酸操纵子上游存在调控基因 trpR，编码 TrpR 阻遏蛋白同二聚体。

（1）当色氨酸缺乏时，游离的 TrpR 阻遏蛋白不能与操纵基因 trpO 结合，RNA 聚合酶可有效地转录结构基因，维持较高的色氨酸合成速度（图 16-4①）。

（2）当色氨酸充足时，色氨酸作为辅阻遏物与 TrpR 阻遏蛋白结合（每个亚基结合一分子），使其变构成为活性 TrpR·Trp，与操纵基因 trpO 结合。trpO 与启动子 trpP 部分重叠，所以 TrpR·Trp 与 trpO 的结合抑制 RNA 聚合酶与 trpP 结合。已经转录的 mRNA 也很快降解（其半衰期约 3 分钟），最终降低色氨酸的合成速度（约为色氨酸缺乏时的 1/70，图 16-4②）。

3. 色氨酸操纵子的衰减调控　衰减调控又称弱化调控，作用于转录延伸环节，是通过控制一个前导肽的合成来进行的。色氨酸操纵子的前导序列（leader）*trpL* 位于结构基因 *trpE* 与操纵基因 *trpO* 之间，长 162bp，含四段特殊序列，分别编号为序列 1、2、3、4。序列 1 编码一个 14AA 的前导肽（leader peptide），其中第十、十一号氨基酸是两个色氨酸（调节氨基酸）。序列 2 和序列 3 存在互补序列，可以形成发夹结构。序列 3 和序列 4 也存在互补序列，可以形成富含 G-G 的发夹结构，该发夹结构之后有 7 个连续的 U，所以是一个不依赖 ρ 因子的终止子结构，称为衰减子、弱化子（attenuator）、内在终止子（intrinsic terminator）（图 16-5①）。

图 16-5　色氨酸操纵子衰减调控机制

转录与翻译的偶联是衰减调控的基础，色氨酰 tRNA 水平的变化是衰减调控的信号。

（1）当色氨酸缺乏时，色氨酰 tRNA 供给不足，合成前导肽的核糖体停滞于序列 1 的色氨酸密码子位点，序列 2 和序列 3 形成发夹结构，使序列 3 不能和序列 4 形成衰减子结构，下游的结构基因 *trpE* 等可以被 RNA 聚合酶有效转录（图 16-5①），最终合成约 7000nt 的全长 mRNA。

（2）当色氨酸充足时，色氨酰 tRNA 供给充足，核糖体在 RNA 聚合酶完成序列 3 转录之前完成序列 1 的翻译，并对序列 2 形成约束，导致序列 3 不能与序列 2 形成发夹结构，转而与序列 4 形成转录终止子结构——衰减子，使下游正在转录结构基因的 RNA 聚合酶 90% 脱落，转录提前终止（premature transcription termination，图 16-5②），合成的 mRNA 有 90% 为 130~140nt 片段，仅 10% 为全长 mRNA，因此转录效率仅为色氨酸缺乏时的 1/10。

4. 色氨酸操纵子的双重负调控　其抑制调控和衰减调控相辅相成：①抑制调控作用于转录起始环节，衰减调控作用于转录延伸环节。②抑制调控的信号是色氨酸水平的变化，衰减调控的信号是色氨酰 tRNA 水平的变化。③抑制调控有效、经济，衰减调控细微、迅速。

衰减调控广泛存在，仅在氨基酸操纵子中就已鉴定了六种。

六、翻译水平的调控

原核生物基因表达在翻译水平的调控与 mRNA 稳定性、SD 序列、翻译抑制、反义 RNA 等有关。

1. mRNA 稳定性　细菌的繁殖周期是 20~30 分钟，所以细菌代谢活跃，需要快速合成或降解 mRNA 以适应环境变化。细菌不同 mRNA 的半衰期不同，多数为 2~3 分钟（如乳糖操纵子和色氨酸操纵子 mRNA 半衰期约为 3 分钟）。mRNA 主要由 3′核酸外切酶降解，因此如果能形成 3′端发夹结构，就可以抗降解，从而提高 mRNA 稳定性。

2. SD 序列   mRNA 的翻译效率受控于 SD 序列与共有序列的差异、SD 序列与起始密码子的距离。

3. 翻译抑制   大肠杆菌的 52 种核糖体蛋白与其他参与复制、转录、翻译的部分蛋白质由 20 多个操纵子编码。每个操纵子含 2~11 个结构基因，可转录合成一种多顺反子 mRNA，翻译合成一组蛋白质。其中有一种核糖体蛋白可与多顺反子 mRNA 结合而反馈抑制其翻译。这种蛋白质称为翻译抑制因子（translational repressor）。这种在翻译水平上的抑制调控称为翻译抑制、翻译阻遏（translational repression）（图 16-6）。

图 16-6   翻译抑制

4. 反义 RNA（asRNA）   是细菌应答环境压力（氧化压力、渗透压、温度等）而合成的一类小分子单链 RNA，与细胞内相关功能 RNA 序列互补。研究表明，反义 RNA 参与基因表达调控，作用机制包括抑制复制、转录和翻译，促进 mRNA 降解。反义 RNA 在原核细胞中广泛存在（真核细胞中同样存在），染色体、质粒、噬菌体、转座子等 DNA 都含反义 RNA 编码序列。

第二节   真核基因表达调控

原核基因表达调控的一些机制同样存在于真核基因。然而，真核生物是多细胞生物，其细胞在个体生长发育过程中分化，形成各种组织和器官，其形态、结构、功能和生长发育过程比原核生物复杂得多，有精确的发育程序和大量分化的特殊细胞群。因此，真核基因表达调控比原核基因复杂得多。

真核生物基因组庞大，基因的结构和功能更为复杂，其基因表达调控的显著特征是在特定时间或特定条件下激活特定组织细胞中的特定基因，即具有时间特异性、条件特异性和空间特异性，从而实现预定的有序分化发育过程。真核基因表达调控涉及染色质水平、转录水平、转录后加工水平、转录产物转运水平、翻译水平和翻译后修饰水平、mRNA 降解水平等环节，其中转录水平依然是最主要的调控环节。

一、基因组特征

真核生物基因组比原核生物基因组还要大，结构更复杂，并有以下基本特征：

1. **染色体 DNA 是线性分子**　含三种功能元件。

（1）复制起点　功能是启动 DNA 复制。每个染色体 DNA 分子都有多个复制起点，例如酵母每个染色体 DNA 分子平均有 25 个复制起点。

（2）着丝粒 DNA　功能是将染色体均分给子细胞。

（3）端粒　功能是维持染色体结构的独立性和稳定性，参与 DNA 复制完成。

2. **染色体 DNA 形成染色体结构**　染色体数目一定，除了配子是单倍体外，体细胞一般是二倍体。

3. **基因组序列中仅有不到 10% 是蛋白质编码序列**　人类甚至不到 2%。编码序列在基因组序列中的比例是真核生物、原核生物和病毒基因组的重要区别，并且在一定程度上是衡量生物进化程度的标尺。

4. **基因在基因组中散在分布**　相邻基因被称为基因间区（intergenic region，又称基因间序列，intergenic sequence，占人类基因组的 2/3）的非编码序列隔开。很多基因间区的功能尚未阐明。

5. **基因组序列中包含大量重复序列**　重复序列（repetitive sequence）又称重复 DNA（repetitive DNA）。每一种重复序列都是一定拷贝数（copy number，一个细胞内所含某种基因或 DNA 分子、序列的数目）的某种碱基序列（称为重复单位）的集合。重复序列可根据重复单位的连续性分为串联重复序列（tandem repeat）和散在重复序列（interspersed repeat sequence），也可根据重复程度分为高度重复序列、中度重复序列和单一序列。

（1）高度重复序列（highly repetitive sequence）　在基因组中呈串联重复或反向重复排列，且大部分位于异染色质区，特别是除酵母外的端粒和着丝粒区，重复单位长度不到 100bp（通常不到 10bp），拷贝数可达 10^6 个，占哺乳动物基因组序列的不到 10%（人类 3%）。高度重复序列不编码蛋白质或 RNA，其已阐明的功能是参与 DNA 复制、DNA 转座、基因表达调控和细胞分裂时的染色体配对。

（2）中度重复序列（moderately repetitive sequence）　多数散在分布于基因组中，重复单位长度可达 $10^2 \sim 10^3$ bp，拷贝数可达 10^3 个，占哺乳动物基因组序列的 25%~50%（人类 50%），包括一些基因间区、转座子、串联重复序列，也包括 rRNA 基因、tRNA 基因和某些蛋白质基因（如组蛋白、肌动蛋白、角蛋白等）。

（3）单一序列（unique sequence）　又称单拷贝序列，在整个基因组中只有一个或几个拷贝。哺乳动物基因组序列的 50%~60% 是单一序列。蛋白质基因大部分属于单一序列，但只占其一小部分。

6. **基因组中存在各种基因家族**　基因家族成员或形成基因簇，或散在分布。

7. **基因组中含大量转座子**　如人类基因组序列中 45% 为转座子序列，不过其中绝大多数因存在缺陷而没有转座能力。

二、基因表达的特点

与原核生物相比，真核生物的基因表达有以下特点：

1. **基因表达特异性不同于原核生物** 不但具有条件特异性，而且具有时间特异性、空间特异性。

（1）**基因表达的条件特异性** 例如在受到病原体感染时人体表达细胞因子、免疫球蛋白，在长期禁食时人体糖异生途径关键酶基因表达上调。

（2）**基因表达的时间特异性** 时间特异性是指同一基因在生命的不同生长发育阶段的表达水平不同；而不同基因在生命的同一生长发育阶段的表达水平也不同。例如甲胎蛋白基因在胎儿肝细胞表达，合成大量甲胎蛋白，自出生至成年后该基因基本沉默。多细胞生物基因表达的时间特异性与细胞分化、个体发育阶段一致，所以又称**阶段特异性**。

（3）**基因表达的空间特异性** 空间特异性是指在生命的同一生长发育阶段，多细胞生物的同一基因在不同组织器官的表达水平不同；而不同基因在同一组织器官的表达水平也不同。例如胰岛素基因只在胰岛 β 细胞内表达，甲胎蛋白基因只在肝细胞内表达。基因表达的空间特异性是在分化细胞形成的组织器官中体现的，所以又称**细胞特异性、组织特异性**。

2. **以基因为转录单位** 转录产物为单顺反子 mRNA。

3. **转录后加工更复杂** 绝大多数真核生物的绝大多数基因（特别是蛋白基因）都是断裂基因，其 mRNA 前体只是初级转录产物，其后加工是基因表达必不可少的环节。

4. **转录和翻译存在时空隔离** 真核生物的细胞核和细胞质是被核膜分隔的两个不同区室，染色体 DNA 在细胞核内，因此其转录在细胞核内进行。转录合成的 mRNA 前体经过加工后成为成熟 mRNA，转到细胞质中，才能指导蛋白质合成（图 16-7）。因此，真核生物可以通过控制 mRNA 转运调控基因表达。实际上，只有少数 mRNA 最终到达细胞质，指导蛋白质合成。

图 16－7 真核生物转录和翻译存在时空隔离

5. **翻译和翻译后修饰更复杂** 影响真核生物翻译的除了有更多的蛋白因子外，还有各种非编码小 RNA（snmRNA）；翻译后修饰内容丰富，涉及各种修饰因子，修饰场所遍布细胞内各个区室甚至细胞外。

三、基因表达调控的特点

与原核生物相比，真核生物的基因表达调控有以下特点：

1. **既有瞬时调控，又有发育调控** 瞬时调控又称可逆调控，属于适应性调控，是真核生物在内、外环境的刺激下作出的反应，是通过改变代谢物浓度或激素水平，引起细胞内某些酶或其他特异蛋白质水平的改变来进行的，相当于原核细胞对环境变化作出的反应。**发育调控**又称**不可逆调控**，属于程序性调控。在正常情况下，体细胞的生长和分化按照一定程序，使机体的生长和发育顺利进行。细胞的类型不同，所处的发育阶段不同，所表达基因的种类和表达水平也就不同。因此，发育调控决定了真核细胞生长和分化的全过程，是真核基因表达调控的精髓。

2. 调控环节更多　有些环节是原核生物没有的，例如染色质重塑、mRNA 转录后加工、蛋白质定向运输。

3. 染色质结构变化影响转录效率　真核生物 DNA 与蛋白质形成染色质结构。基因表达过程中在转录区发生 DNA 与蛋白质的解离，以暴露特定 DNA 序列。真核生物 DNA 还能根据生长发育的需要进行重排、扩增。

4. 转录调控以正调控为主　真核生物的 RNA 聚合酶对启动子的亲和力极低，其转录依赖多种转录因子的协助。因此，真核生物转录因子虽然也有起负调控作用的，但以正调控为主。

5. 调控元件复杂并且可远离转录区　一个蛋白基因平均含 5~6 个调控元件，这些调控元件与转录起始位点的距离可远至 10^6bp。

6. 转录因子种类多，调控机制更复杂　①真核生物转录因子种类比原核生物多，并且不都是 DNA 结合蛋白，也不都直接作用于 RNA 聚合酶。②可以有十几种甚至几十种转录因子与 RNA 聚合酶形成转录起始复合物，调控一种基因的表达。③**联合调控**（combinatorial control）：几乎所有转录因子都不能单独调控转录，必须由一组转录因子共同作用。

四、染色质水平的调控

真核生物 DNA 与蛋白质形成染色质结构，这种结构控制着 RNA 聚合酶与 DNA 的接触、识别、结合，这些作用受组蛋白修饰、DNA 甲基化等控制。染色质水平调控的本质是改变染色质结构，这种调控稳定而持久。

1. 染色质重塑　转录以改变染色质结构为前提。转录区只有所在染色质结构处于"开放"状态时才能被转录。染色质重塑在启动基因表达时的作用就是暴露启动子、募集转录因子并形成转录起始复合物。

DNA 的结构（特别是压缩程度）决定其转录效率。真核细胞分裂间期染色质包括**常染色质**（euchromatin，约占全部染色质的 90%）和**异染色质**（heterochromatin，约占全部染色质的 10%）。常染色质含活性基因，即正在转录或有潜在转录活性的基因，其所在的染色质区称为**活性染色质**（active chromatin）。活性染色质几乎不含组蛋白 H1，因而含裸露 DNA 序列，长 100~300bp，可被核酸酶切割，称为**超敏感位点**（hypersensitive site）。每个活性基因都有一个或几个超敏感位点，且大多数位于启动子区。超敏感位点通常是 RNA 聚合酶或转录因子的结合位点。

2. 组蛋白修饰　组蛋白是染色质的主要结构蛋白，是基因表达的抑制者。因此，启动基因表达先要疏松所在活性染色质、释放组蛋白、使 DNA 游离，有利于 DNA 与转录因子、RNA 聚合酶的结合。组蛋白修饰影响到染色质重塑和基因转录，是真核基因表达调控的重要环节

NOTE

之一。

组蛋白正电荷和 DNA 负电荷的静电引力是形成染色质结构的主要作用力，因而通过修饰组蛋白减少其所带正电荷，改变构象，可以促进染色质疏松和组蛋白释放。组蛋白修饰位点和修饰方式称为组蛋白密码。修饰位点主要是启动子所在染色质区核心组蛋白的 8 个 N 端（称为组蛋白尾）和 H2A、H2B 的 4 个 C 端，它们都暴露在核小体的表面，被修饰的主要是 Lys、Arg、Ser 等，其中 Lys 最多。修饰方式包括乙酰化、甲基化、磷酸化、ADP 核糖基化、单泛素化、SUMO 化等，以乙酰化、甲基化为主。其中乙酰化是活性染色质的标志，组蛋白乙酰化（特别是组蛋白 H3、H4）导致基因激活，去乙酰化导致基因沉默。

3. DNA 甲基化　主要是 CpG 岛中特定 CpG 序列的胞嘧啶发生 5-甲基化修饰，形成 5-mCpG。

考虑到人类基因组 GC 含量 42%，CpG 序列含量 1%，CpG 序列甲基化率 70%~80%，人类基因组中有 72% 基因的启动子上游到外显子 1 下游之间存在以下序列：长度 300~3000bp，GC 含量 50%~60%，CpG 序列含量可达 4%~10% 且甲基化程度很低。这种序列称为 CpG 岛（CpG island）。人类基因组有 29 000 个 CpG 岛。所有管家基因启动子附近都有 CpG 岛，且都未甲基化。约 50% 调节基因启动子附近有 CpG 岛。

DNA 甲基化程度与转录效率呈负相关，即甲基化程度高的基因转录效率低。因此，DNA 甲基化导致基因沉默（gene silencing，是指在不发生突变的前提下，通过异染色质形成、DNA 甲基化、RNA 干扰等在转录或翻译水平抑制基因表达），例如雌性哺乳动物失活的 X 染色体高度甲基化。沉默机制是修饰调控元件，从而抑制转录激活因子结合，或促进转录抑制因子结合。DNA 去甲基化导致基因激活（gene activation），例如一些激素激活基因、致癌物激活原癌基因，其机制可能就是使 DNA 去甲基化。此外，DNA 甲基化可能与衰老有关。

4. 基因重排　可以使一个基因更换调控元件，例如置于另一个增强子或强启动子的控制下，从而提高表达效率；也可以形成新的基因，使产物呈现多样性，例如免疫球蛋白基因、T 细胞受体基因的重排与表达。1987 年诺贝尔生理学或医学奖获得者 Toneqawa 的研究表明：在 B 细胞分化成浆细胞的过程中，通过 DNA 重排，理论上利用有限的免疫球蛋白基因可编码数十亿种免疫球蛋白。

5. 基因扩增（gene amplification）　又称 DNA 扩增（DNA amplification），是指细胞内选择性复制某个或某些特定基因，从而增加其拷贝数的现象，是生物体为了完成细胞分化和个体发育，或适应营养状况和环境因素的变化，在短时间内大量表达特定基因产物，调节表达活性的一种有效方式。

基因扩增在真核生物基因组中普遍存在：①某些细胞在其生长分化过程中需要大量相关蛋白，常通过基因扩增激活基因表达。例如：非洲爪蟾卵母细胞在成熟过程中大量扩增 rRNA 基因，拷贝数增加 4000 倍，由 500 个扩增到 200 万个，可用于形成 10^{12} 个核糖体，满足卵裂期和胚胎期大量合成蛋白质的需要。②基因扩增赋予肿瘤细胞抗药性。例如：甲氨蝶呤（MTX）抑制肿瘤细胞中二氢叶酸还原酶（DHFR）的活性，使核苷酸合成减少，从而杀死肿瘤细胞。然而，肿瘤细胞在甲氨蝶呤培养基中培养一段时间后，其二氢叶酸还原酶基因扩增，拷贝数可增加 200~250 倍，从而抵抗更大剂量甲氨蝶呤的杀伤作用。③基因扩增是原癌基因激活机制之一。

NOTE

6. 染色质丢失 一些低等真核生物在细胞分化过程中丢失染色质或染色质片段，以达到调控基因表达的目的。某些基因在这些片段丢失前并不表达，丢失后才表达。因此，这些片段的存在可能抑制相关基因的表达。高等生物也有染色质丢失。例如：①马蛔虫在卵裂至 32 个细胞的分裂球的过程中，31 个将分化成体细胞的细胞内全部发生染色质丢失。②晚幼红细胞在成熟过程中丢失整个细胞核。染色质丢失属于不可逆调控。

五、转录水平的调控

有相同遗传信息的不同细胞所表达的基因不尽相同，管家基因是维持细胞基本代谢所必需的，而组织特异性基因只在一些分化细胞中表达，这是细胞分化、生物发育的基础。组织特异性基因的表达调控通常发生在转录水平。转录水平的调控实际上是对 RNA 聚合酶活性进行调控，通过调控元件、调节因子和 RNA 聚合酶相互作用实现。真核生物细胞核内有三种 RNA 聚合酶，其中 RNA 聚合酶 II 催化转录蛋白质基因和大多数调控 RNA 基因，是转录调控的核心。真核基因转录水平的调控以正调控为主。

（一）调控元件

真核生物的调控元件包括启动子、终止子、增强子和沉默子。启动子和终止子是启动和终止转录所必需的；增强子介导正调控作用，激活转录；沉默子介导负调控作用，抑制转录。

1. 启动子（promoter） 真核基因的启动子有三类，蛋白质基因的启动子属于 II 类启动子，它们含 GC 盒、CAAT 盒、TATA 盒、起始子或下游启动子元件等保守序列。其中 TATA 盒作用类似于 Pribnow 盒，富含 A-T 碱基对，容易解链，有利于 RNA 聚合酶结合并启动转录，是 RNA 聚合酶稳定结合的序列（图 16-8）。

图 16-8 真核基因 II 类启动子

2. 增强子（enhancer） 是高等真核生物激活转录的一类调控元件，与启动子可以相邻、重叠或包含，可以募集增强子结合蛋白形成增强体（enhancesome），从而改变染色质构象、激活一种或一组基因的转录。增强子的功能是提高转录启动效率，但增强子不能代替启动子。增强子结合蛋白与增强子的结合决定着基因表达的特异性。

3. 沉默子（silencer） 又称沉默基因（silent gene），是真核基因中抑制转录的调控元件。和增强子相比，已鉴定的沉默子序列很少。沉默子通过募集相应的转录因子使正调控失去作用。沉默子对基因簇的选择性转录起重要作用，沉默子和增强子协调作用可以决定基因表达的时空顺序。

（二）转录因子

转录因子通过识别并结合调控元件等影响 RNA 聚合酶 II 识别并结合启动子，即影响转录起始复合物的形成，从而调控转录。

1. 转录因子分类 真核生物转录起始十分复杂，需要一组转录因子的协助。转录因子与 RNA 聚合酶 II、调控元件形成转录起始复合物，启动转录。真核生物转录因子种类繁多（人类基因组编码的转录因子就有 2000 多种），可分为三类。

NOTE

（1）通用转录因子（general transcription factor，GTF） 是与启动子元件特异性结合并启动转录的转录因子，存在于各种细胞中，决定基础转录效率。

（2）特异转录因子（specifictranscription factor） 是通过与增强子或沉默子结合来调控转录的转录因子，其中与增强子结合激活转录的称为**转录激活因子**（transcription activator）、**增强子结合蛋白**，与沉默子或增强子结合抑制转录的称为**转录抑制因子**（transcription repressor）。

（3）中介分子（mediator） 又称**共调节因子**、**辅助转录因子**，不是直接与 DNA 结合，而是通过蛋白质相互作用介导特异转录因子作用于 RNA 聚合酶Ⅱ-通用转录因子复合物，从而调控转录。其中激活转录的称为**共激活因子**（coactivator），抑制转录的称为**共抑制因子**（core-pressor）。

某些激素的细胞内受体是转录因子，它们与调控元件（激素反应元件）的结合是信号转导的一个效应环节（第十二章，248 页）。

2. **转录因子结构** 转录因子含特定的 DNA 结合域、转录激活结构域或二聚化结构域。

（1）DNA 结合域（DBD） 是突出于转录因子表面的一种较小的结构域，含 60～90AA。DNA 结合域中包含直接与 DNA 调控元件结合的基序，例如螺旋-转角-螺旋、锌指。人类基因组编码的转录因子中有 1500 多种是含 DNA 结合域的 DNA 结合蛋白。

（2）转录激活结构域（TAD） 是转录因子所含组件式结构之一，由 20～100AA 组成，通过蛋白质相互作用与 RNA 聚合酶、通用转录因子或共激活因子结合，促进转录起始复合物的形成。转录激活结构域主要存在于真核生物转录激活因子和共激活因子中，例如酸性结构域、谷氨酰胺结构域、脯氨酸结构域。

（3）二聚化结构域 真核生物的许多转录因子常先形成同二聚体或异二聚体（相比之下，原核生物只形成同二聚体或同四聚体），再通过 DNA 结合域与调控元件结合。某些结构域是形成二聚体所必需的，称为二聚化结构域。目前发现这些二聚化结构域含亮氨酸拉链、螺旋-环-螺旋等基序结构。

3. **转录因子调节** 转录因子通过水平调节、变构调节、化学修饰调节、蛋白质相互作用等方式调控基因表达。

六、转录后加工水平的调控

转录后加工包括加帽、加尾、剪接、转运等也是真核基因表达调控的一个重要环节。

七、翻译水平的调控

翻译水平的调控主要是调节 mRNA 稳定性、翻译起始复合物形成，此外还存在 RNA 干扰、核糖体移码等特殊机制。mRNA 的 5′非翻译区和 3′非翻译区是主要调控位点。

1. **mRNA 稳定性** mRNA 稳定性影响其寿命，从而影响翻译可持续时间，影响翻译效率。真核生物 mRNA 的寿命比原核生物的长，脊椎动物 mRNA 的半衰期平均约为 3 小时，而细菌只有 1.5 分钟。不过，不同 mRNA 的寿命差异显著，短的只有数秒钟，长的可存在数个细胞周期。例如：控制细胞分裂的 *FOS* 基因 mRNA 的半衰期为 10～30 分钟，红系祖细胞血红蛋白、鸡输卵管细胞卵清蛋白 mRNA 的半衰期超过 24 小时。

mRNA 稳定性与其降解效率呈负相关。mRNA 降解效率与其结构、RNA 结合蛋白的保护有关：①5′帽子结构的种类、5′非翻译区的长度和结构、3′非翻译区的结构、poly（A）尾的长度均影响 mRNA 稳定性。②mRNA 与 RNA 结合蛋白形成信使核糖核蛋白（mRNP），可提高其稳定性。

2. **翻译起始复合物形成**　翻译起始复合物的形成是翻译起始阶段的核心事件。形成效率决定翻译启动效率。调节点是 mRNA 识别和 Met-tRNA$_i$ 与小亚基的结合。

（1）5′非翻译区　5′非翻译区长度影响翻译起始效率。当 5′非翻译区的长度不到 12nt 时，有 50% 的小亚基扫描失误而不能组装；当 5′非翻译区的长度是 17~80nt 时，体外翻译启动效率与其长度成正比。5′非翻译区二级结构也影响翻译起始，二级结构太复杂影响小亚基扫描，因而不利于核糖体形成。

（2）上游开放阅读框　有些 mRNA 的 5′非翻译区内有一个或数个 AUG，称为 5′AUG，它们引导一种称为**上游开放阅读框**（uORF）的特殊阅读框。这种阅读框与开放阅读框不一致，很小，翻译产物为无活性短肽。因此，上游开放阅读框通常对翻译起始起负调控作用，使翻译维持在较低水平。上游开放阅读框多存在于原癌基因中，它们的缺失可导致原癌基因激活。

（3）翻译起始因子　翻译调控主要发生在起始阶段。翻译调控的典型机制是翻译起始因子或翻译起始因子调节蛋白磷酸化。例如 eIF-2α 磷酸化抑制翻译起始，eIF-4E 磷酸化促进翻译起始。

（4）翻译抑制因子　许多 mRNA 都有较长的非翻译区，其中含反向重复序列，可形成茎环结构。一些翻译抑制因子是 RNA 结合蛋白，可与这种茎环结构结合，干扰翻译起始复合物的形成，抑制翻译起始。

3. **RNA 干扰**　1993 年，Ambros 和 Lee 等用定位克隆的方法在线虫（*C. elegans*）基因组中克隆出 *lin-4* 基因，通过定点突变发现 *lin-4* 编码一种 61nt RNA，它被切割后得到一种 22nt 的 miRNA（microRNA，微小 RNA），能以不完全互补的方式与其靶基因 *lin-14* mRNA 的 3′非翻译区结合，抑制其翻译，最终导致 lin-14 蛋白质合成减少。这就是 *lin-4* 控制线虫幼虫由 L1 期向 L2 期转化的机制。这种由一类小分子 RNA 介导基因沉默的机制称为 **RNA 干扰**（RNAi）。

八、翻译后修饰与定向运输水平的调控

新生肽合成后通常要经过修饰才能成为天然蛋白质并运到功能场所。蛋白质构象决定其功能，而蛋白质的天然构象是在翻译后修饰过程中形成的。通过修饰控制其功能，通过定向运输控制其亚细胞定位，这些都是基因表达调控的重要内容。

链接

RNA 干扰与药用植物代谢工程

RNA 干扰（RNAi）是一种发生在 mRNA 水平上的基因沉默现象，即抑制成熟 mRNA 的翻译，甚至促使其降解，这种现象又称 siRNA 介导基因沉默。RNA 干扰现象在生物界普遍存在，是一种在进化上十分保守的防御机制。Fire 和 Mello 因为研究 RNA 干扰（1998 年）而获得 2006 年诺贝尔生理学或医学奖。

RNA 干扰现在已经发展为一项分子生物学技术，其基本过程是：①将外源双链 RNA（dsRNA）导入特定细胞，dsRNA 被细胞内的 Dicer（特异性 RNase 家族的一个成员）切割成 20~23bp 的双链短核苷酸片段，称为小干扰 RNA（siRNA）。②siRNA

NOTE

募集核酸内切酶 Argonaute（Ago）等，形成 RNA 诱导沉默复合体（RISC）。③RISC 将 siRNA 双链解链，降解其过客链，保留其引导链，成为活性 RISC。④活性 RISC 依靠 siRNA 识别并结合 3′非翻译区有同源序列的 mRNA。⑤活性 RISC 可直接降解 mRNA、或介导 poly（A）核酸酶降解 poly（A）尾、或抑制翻译，从而抑制内源基因表达，产生 siRNA 介导基因沉默（图 16-9）。

图 17-9　siRNA 介导基因沉默

药用植物代谢工程主要是利用分子生物学方法阐明植物次生代谢产物的合成机制，获得代谢途径相关基因，并利用转基因技术和其他技术在植物细胞、组织或完整的植株中表达这些基因，从而达到调节代谢途径、增加目标产物合成的目的，开发出高产、抗病虫害、耐旱涝酸碱等恶劣条件的药用植物新品种。RNA 干扰技术可以方便、快捷、高效地抑制基因表达，从而调节代谢，最终增加目标产物合成或减少有害产物合成。目前 RNA 干扰技术已经成为药用植物代谢工程研究中的一颗新星，引起研究人员广泛关注。

小　结

基因表达是由基因指导 RNA 合成和 mRNA 指导蛋白质合成的过程，体现了 DNA 和蛋白质、基因型和表型、遗传和代谢的关系。基因表达调控决定细胞的结构和功能，决定细胞分化和形态发生，赋予生物多样性和适应性。

不论是原核生物还是真核生物，其基因组中处于表达状态的基因都只是少数。不同基因可能有不同的表达方式：管家基因在各种细胞中持续表达，产物在整个生命过程中都是必需的，因而保持一定水平，其表达效率主要由启动子和 RNA 聚合酶决定，受环境因素影响较小。组织特异性基因只在特定类型细胞中表达，表达效率还受其他调控元件和调节因子调控，并受营养状况或环境因素变化影响。此外，功能相关的一组基因需协同表达。

原核生物基因组 DNA 大多数为单一闭环双链分子，只有一个复制起点，基因组序列以编码序列为主，基因组所含基因的数目比病毒多。

原核基因表达的特点是基因表达具有条件特异性，基因转录多以操纵子为单位，转录的特异性由 σ 因子决定，转录与翻译偶联。

原核基因表达调控的特点是基因表达在多环节受调控，其中转录（特别是转录起始和延伸）是基因表达调控最重要的环节，转录因子都是 DNA 结合蛋白，转录因子的效应包括负调控和正调控，存在协同调控机制、衰减调控机制、应急反应调控机制。

转录调控主要是控制转录起始，本质是控制 RNA 聚合酶与启动子的识别和结合。RNA 聚合酶、调控元件和调节因子是调控转录起始的基本要素。调控元件包括顺式作用元件和反式作用元件。调节因子包括转录因子和调控 RNA。转录因子通过与顺式作用元件结合调控基因表达，产生正调控或负调控效应。

转录水平的调控是对 RNA 合成时机、合成水平的调控。调控原核基因转录的调控元件既包括启动子和终止子，又包括操纵基因和激活蛋白结合位点。原核生物转录因子都是 DNA 结合蛋白，包括转录起始因子、阻遏蛋白、激活蛋白。

大肠杆菌乳糖操纵子编码参与乳糖分解代谢的三种酶，表达受双重调控：一方面受诱导调控，即别乳糖作为诱导物抑制 LacI 阻遏蛋白，使乳糖操纵子去抑制；另一方面受激活调控，即 cAMP 激活 cAMP 受体蛋白，激活转录。

大肠杆菌色氨酸操纵子编码参与色氨酸合成代谢的三种酶，表达受双重负调控：一方面受抑制调控，即色氨酸作为辅阻遏物激活 TrpR 阻遏蛋白，使其抑制色氨酸操纵子转录起始；另一方面受衰减调控，即色氨酰 tRNA 通过转录翻译偶联机制促使转录产物前导序列形成衰减子结构，抑制色氨酸操纵子转录延伸。

真核生物基因组的特征：细胞核 DNA 是线性分子，形成染色体结构；基因组序列中包含大量转座子和重复序列，仅有不到 10% 是蛋白质编码序列；基因在基因组中散在分布，形成各种基因家族。

真核生物的基因表达具有条件特异性、时间特异性、空间特异性，以基因为转录单位，转录后加工更复杂，转录和翻译存在时空隔离，翻译和翻译后修饰更复杂。

真核基因表达调控的特点：既有瞬时调控，又有发育调控；调控环节更多；染色质结构变化影响转录效率；转录调控以正调控为主；调控元件复杂并且可远离转录区；转录因子种类多，调控机制更复杂。

真核生物染色质水平调控的本质是通过染色质重塑、组蛋白修饰、DNA 甲基化、基因重排、基因扩增、染色质丢失等改变染色质结构，这种调控稳定而持久。

真核基因的转录调控元件包括启动子、终止子、增强子和沉默子，转录因子包括通用转录因子、特异转录因子和中介分子。转录因子含特定的 DNA 结合域、转录激活结构域或二聚化结构域，通过水平调节、变构调节、化学修饰调节、蛋白质相互作用等方式调控基因表达。

讨论

1. 原核生物、真核生物基因组特征。
2. 原核生物、真核生物基因表达的特点。
3. 原核生物、真核生物基因表达调控的特点。
4. 原核生物基因转录水平的调控要素。
5. 大肠杆菌乳糖操纵子的调控机制、色氨酸操纵子的衰减调控机制。

NOTE

第十七章　血液生化

血液（blood）是由血细胞和血浆组成、循环于心血管系统内的流体组织，其功能包括呼吸、营养运输、代谢物运输、激素运输与代谢调节、体温调节、排泄、酸碱平衡、水平衡、防御感染、凝血等。血细胞以红细胞为主，此外还有少量白细胞和血小板等。血浆（plasma）成分包括水、血浆蛋白、电解质、代谢物、营养物质和激素等，占全血体积的55%~60%，可以通过抗凝血离心制备（不包括外加抗凝剂成分）。血清（serum）是指血液在体外凝固后析出的淡黄色透明液体。血清和血浆的主要区别是血清中不含纤维蛋白原及部分其他凝血因子，因为在血液凝固过程中，纤维蛋白原（凝血因子Ⅰ）转化为纤维蛋白，凝结于血块中。

正常人体血量（即血液总量，又称血容量）约占体重的7%（约5000mL）。失血超过20%严重影响身体健康，超过32%（>1600mL）意识模糊、血压测不到，危及生命。血液密度为1.050~1.060g/cm³，pH 为 7.35~7.45，渗透压约为770kPa。

血液在机体各组织器官之间循行并进行物质交换，所以血液成分比较复杂。在生理状态下，各成分含量相对稳定。在病理状态下，某些成分含量会发生特征性变化，所以血液检查具有重要的临床意义。本章简单介绍血浆蛋白和红细胞代谢，水和血浆小分子晶体物质将在第十九章介绍。

第一节　血浆蛋白

血浆中含有1000多种蛋白质，统称血浆蛋白。正常成人血浆蛋白含量 60~80g/L，仅次于水。各种血浆蛋白含量高低不同，高至每升数十克，低至每升几毫克。血浆蛋白几乎都是糖蛋白（白蛋白例外）。分析生理状态下血浆蛋白的种类、含量及其病理状态下的变化，对于疾病诊断、治疗和预后具有重要意义。

一、血浆蛋白分类

血浆蛋白可按分离方法进行分类。

1. **盐析分类法**　根据各种血浆蛋白在不同浓度的盐溶液中溶解度的差异，可将其分级沉淀，例如白蛋白可在饱和硫酸铵（或硫酸钠）溶液中析出，球蛋白可在50%饱和度硫酸铵溶液中析出。盐析法可从血浆蛋白中分出白蛋白（albumin）、球蛋白（globulin）和纤维蛋白原（fibrinogen），其含量依次居血浆蛋白的前三位。

2. **电泳分类法**　各种血浆蛋白分子大小不同、所带电荷多少不同，因此电泳泳动速度不同。例如临床实验室用醋酸纤维薄膜电泳（pH 8.6）分析血浆蛋白，按泳动由快到慢顺序可分出白蛋白、α_1 球蛋白、α_2 球蛋白、β 球蛋白和 γ 球蛋白等（表 17-1）。聚丙烯酰胺凝胶电泳或免疫电泳分辨率更高，可从血浆中分出更多的蛋白质成分。

表 17-1 部分血浆蛋白来源和主要功能

血浆蛋白	来源	主要功能
白蛋白	来自肝脏	维持血浆胶体渗透压，运输代谢物
α_1 球蛋白、α_2 球蛋白	主要来自肝脏	形成血浆脂蛋白
β 球蛋白	大部分来自肝脏	形成血浆脂蛋白
γ 球蛋白	主要来自浆细胞	体液免疫
纤维蛋白原	来自肝脏	凝血因子 I
凝血酶原	来自肝脏	凝血因子 II

血浆白蛋白（A）与球蛋白（G）的正常比值（A/G ratio）为 1.5~2.5。某些疾病引起血浆蛋白质谱改变或出现异常区带，如重度慢性肝炎、肝硬化、肝癌等患者白蛋白合成减少，或多发性骨髓瘤等患者球蛋白合成过多，会出现 A/G 比值下降，甚至倒置。

二、血浆蛋白功能

血浆蛋白是血浆主要成分，在血液沟通内外环境、联系组织器官、维持内环境稳定及物质运输、免疫、凝血和抗凝等方面起着重要作用。

1. **维持血浆胶体渗透压** 血浆蛋白含量为 60~80g/L，而组织液蛋白质含量仅为 0.5~10g/L，因此血浆蛋白含量远高于组织液，这种差异使血浆具有较高的胶体渗透压，而胶体渗透压是控制血管内外水分配、维持血量的重要因素。

正常人血浆含白蛋白（ALB，A）35~55g/L，是血浆中含量最高的蛋白质、含量最高的固体成分，是维持血浆胶体渗透压的主要因素（血浆胶体渗透压的 75%~80% 由白蛋白维持）。

白蛋白在肝细胞内合成。正常成人肝脏每日合成白蛋白约 12g，占肝脏合成蛋白质总量的 1/4，占肝脏分泌蛋白总量的 1/2，所以当机体营养不良或肝脏功能障碍时，血浆白蛋白减少，引起血浆胶体渗透压降低。如果血浆白蛋白低于 30g/L，会导致水潴留，出现水肿。静脉注射白蛋白可促使水从组织液移至毛细血管内，消除水肿。

2. **运输作用** ①运输脂质（含脂溶性维生素、激素）、外源性物质（药物、食品添加剂），例如白蛋白运输脂肪酸、磺胺类药物，脂蛋白运输甘油三酯和胆固醇，转铁蛋白和铜蓝蛋白运输铁。②运输易被细胞摄取并灭活、或损伤细胞的代谢物，例如白蛋白运输未结合胆红素。③与易经肾小球滤过的化合物结合，避免其经肾丢失，延长其血浆半衰期，例如白蛋白运输钙，甲状腺素结合球蛋白运输甲状腺激素，皮质类固醇结合球蛋白运输类固醇激素，肝细胞合成分泌的视黄醇-视黄醇结合蛋白复合物在血浆中与转甲状腺素蛋白（TTR，又称甲状腺素视黄质运载蛋白，TBPA）形成复合体，向肝外组织运输。

3. **凝血、抗凝和纤溶作用** 绝大多数凝血因子、抗凝物质、纤溶系统属于血浆蛋白，且常以无活性前体（酶原、蛋白原）形式存在，在一定条件下被激活后起凝血、抗凝或纤溶作用，维护循环系统。

（1）凝血因子 凝血即血液凝固，是指血液由流体变成凝胶的过程，其生物化学过程是

NOTE

纤维蛋白原（又称血纤蛋白原）被激活成纤维蛋白（又称血纤蛋白），交织成网，把血细胞网罗其中，形成凝块。血浆中直接参与凝血的物质统称凝血因子，共有 14 种，根据发现的先后顺序分别以罗马数字命名为因子Ⅰ（FⅠ，即纤维蛋白原）到因子ⅩⅢ（FⅩⅢ）。FⅥ后被证明是活化的 FⅤ（FⅤa）。除 FⅢ外，其余凝血因子均存在于血浆中。除 FⅣ为 Ca^{2+} 外，其余凝血因子都是蛋白质。除 FⅢ和 FⅣ外，其余凝血因子均由肝细胞合成。因此，肝损伤严重（如肝硬化）患者凝血因子合成不足，会导致凝血功能障碍，出现凝血时间延长和出血倾向。

（2）抗凝物质　①凝血酶抑制剂（thrombin inhibitor）：包括抗凝血酶Ⅲ（AT-Ⅲ，凝血酶抑制剂Ⅲ）、$α_2$ 巨球蛋白、肝素辅因子Ⅱ和 $α_1$ 抗胰蛋白酶。其中抗凝血酶Ⅲ能不可逆地抑制 FⅡa、FⅨa、FⅩa、FⅪa、FⅫa 及 FⅦa-FⅢ复合物，防止血栓形成。②蛋白 C、S：由肝脏合成。蛋白 C（protein C）是一种依赖维生素 K 的丝氨酸蛋白酶，以酶原形式存在，被内皮细胞膜凝血酶-血栓调节蛋白复合物激活后降解 FⅤa、FⅧa，从而抑制 FⅩ、FⅡ激活。③组织因子途径抑制物（TFPI）：直接抑制 FⅩa，进一步抑制 FⅦa。④肝素：激活抗凝血酶Ⅲ。

（3）纤溶系统　主要包括纤溶酶原、纤溶酶原激活物、纤溶抑制物（TAFI）等因子，可使纤维蛋白、纤维蛋白原降解成可溶性寡肽，使纤维蛋白凝块适时溶解、及时清除，保证血管通畅、促进组织修复与再生。

（4）$α_2$ 抗纤溶酶　又称 $α_2$ 纤溶酶抑制剂，在血浆中发现的丝氨酸蛋白酶抑制剂之一，免疫电泳时泳动至 $α_2$ 区。$α_2$ 抗纤溶酶为血液中主要的纤溶酶抑制剂，可迅速地与纤溶酶形成稳定的复合物，从而抑制纤溶酶原激活物诱导的纤维蛋白凝块的溶解。

凝血、抗凝、纤溶、抗纤溶是人体内存在的相互联系、相互制约、对立统一的动态平衡过程。

4. 免疫作用　血浆中存在数千种称为抗体（Ab）或免疫球蛋白（Ig）的糖蛋白，含量可达血浆蛋白的 20%，在体液免疫中的作用是识别并结合抗原，形成抗原-抗体复合物，激活血浆中的另一类免疫蛋白——补体，避免抗原损伤机体。

免疫球蛋白是由浆细胞合成分泌的，结构单位是由两条重链（H 链，450AA）和两条轻链（L 链，210~230AA）以二硫键相连形成的单体，多数属于 γ 球蛋白，分为 IgG、IgA、IgM、IgD、IgE 五大类，其中 IgG、IgD、IgE 是单体，IgA 是二聚体，IgM 是五聚体。

5. 催化作用　血浆中存在的各种酶统称血清酶，其来源不同，作用也不同，包括血浆功能酶、外分泌酶、细胞酶（第五章，96 页）。

6. 营养作用　某些组织细胞（如单核巨噬细胞系统）可以摄取血浆蛋白并分解成氨基酸，用于合成蛋白质和其他含氮化合物，合成糖或氧化供能。

7. 维持酸碱平衡　大部分血浆蛋白的等电点在 4.0~7.3 之间，所组成的缓冲体系占血液缓冲体系的 7%，是维持血液酸碱平衡的重要因素（第十九章，359 页）。

第二节　非蛋白氮

非蛋白氮（NPN）是指血液中除蛋白质外的所有含氮化合物的总氮量，主要来自尿素、尿酸、肌酸、肌酐、氨基酸、肽、胆红素和氨等含氮化合物。这些非蛋白质含氮化合物除氨基酸和肽外几乎都是蛋白质与核酸的代谢终产物，因而是氮的排泄形式，可以经血液运输，经肾脏排泄。因此，血非蛋白氮变化既反映机体蛋白质和核酸的代谢状况，又反映肾脏的排泄功能。

正常成人全血非蛋白氮含量为 14.3~25.0mmol/L。严重肾功能不全会导致血非蛋白氮升高。值得注意的是：机体氮摄入过多，肾血流量（RBF）减少，消化道出血，蛋白质分解增加等，均能引起血非蛋白氮升高。因此，临床上将血非蛋白氮升高称为氮质血症（azotemia）。

1. 尿素　是蛋白质分解代谢的终产物之一，也是血非蛋白氮的主要来源，约占非蛋白氮的 1/2，因而称为血尿素氮（BUN）。血尿素氮和非蛋白氮临床检验的意义一致，均可作为肾功能指标。

2. 尿酸　是嘌呤化合物分解代谢的终产物。核酸分解增多（如白血病、恶性肿瘤等），其他嘌呤化合物分解增多，肾脏排泄功能障碍，或其他疾病，均能引起血尿酸升高。

3. 肌酸　主要存在于肌细胞和脑细胞内，其磷酸化形式磷酸肌酸是高能磷酸基团的储存形式。肌酸代谢终产物及排泄形式是肌酐（creatinine，又称肌酸酐），正常人每日产生一定量的肌酐（主要来自骨骼肌），并经肾脏排泄。正常人血肌酸含量为 228.8~533.8μmol/L，血肌酐含量为 44~97μmol/L。肾功能不全患者肌酐排泄减少，血肌酐升高。临床上常通过检测血肌酐评价肾功能。血肌酐水平不受氮摄入量影响，因而其评价肾功能的临床意义优于血尿素氮。

第三节　红细胞代谢

红细胞占血细胞的 99%。我国成年男性红细胞数为 3.5×10^{12}~5.5×10^{12}/L，女性为 3.0×10^{12}~5.0×10^{12}/L。红细胞的主要成分是血红蛋白，我国成年男性全血血红蛋白浓度为 110~160g/L，女性为 100~150g/L。红细胞的主要功能是运输氧和二氧化碳，维持酸碱平衡。

哺乳动物红细胞和其他血细胞一样均源于造血干细胞，红细胞生成过程依次经历造血干细胞→造血祖细胞→原红细胞→早幼红细胞→中幼红细胞→晚幼红细胞→网织红细胞→红细胞各阶段。红细胞在成熟过程中经历一系列形态和代谢的改变：从原红细胞到晚幼红细胞均为有核细胞，含内质网、线粒体等细胞器，与其他体细胞一样，能合成核酸和蛋白质，可以分裂。晚幼红细胞之后细胞不再分裂，分化过程中细胞核被排出而成为无核的网织红细胞，但还有少量 RNA 及线粒体，仍可合成蛋白质及进行有氧氧化。

一、红细胞代谢特点

红细胞无细胞核及其他细胞器结构，因此代谢简单，不能合成蛋白质，不能进行有氧氧化，只保留对其生存和功能起重要作用的少数代谢途径，如无氧酵解途径、磷酸戊糖途径和 2,3-二磷酸甘油酸支路。

红细胞通过 GLUT1 介导的易化扩散每日从血浆摄取 30g 葡萄糖，其中 90%~95% 消耗于无氧酵解和 2,3-二磷酸甘油酸支路，以获得 ATP 和 2,3-二磷酸甘油酸（2,3-BPG）；5%~10% 消耗于磷酸戊糖途径，以获得 NADPH。

1. 2,3-二磷酸甘油酸支路　是红细胞特有的一个无氧酵解旁路：①无氧酵解中间产物 1,3-二磷酸甘油酸变位成 2,3-二磷酸甘油酸，反应由二磷酸甘油酸变位酶催化。②2,3-二磷酸甘油酸水解脱磷酸，生成 3-磷酸甘油酸，反应由 2,3-二磷酸甘油酸磷酸酶催化（图 17-1）。

图 17-1　2,3-二磷酸甘油酸支路

2,3-二磷酸甘油酸支路特点：①两步反应都是放能反应，且反应不可逆。②二磷酸甘油酸变位酶受 2,3-二磷酸甘油酸反馈抑制，所以只有 15%~50% 的 1,3-二磷酸甘油酸进入该支路。③2,3-二磷酸甘油酸磷酸酶活性低于二磷酸甘油酸变位酶，所以有 2,3-二磷酸甘油酸积累，浓度可达 4~5mmol/L，与血红蛋白浓度（≈5.5mmol/L）相当。

2. 红细胞 2,3-二磷酸甘油酸功能　降低氧合血红蛋白氧合力，促使其释放氧，供组织细胞利用（第四章，48 页）。

3. 红细胞 ATP 功能　①主要为细胞膜钠泵供能，以维持红细胞内外的钠钾平衡、细胞体积、细胞形态。一旦 ATP 缺乏，Na^+ 积累会使红细胞膨胀而溶血。②为细胞膜钙泵供能，维持钙平衡。Ca^{2+} 积累会使红细胞变形、细胞膜僵硬，被脾、肝清除。③为还原型谷胱甘肽（GSH）合成供能。④为膜脂更新供能。

4. 红细胞 NADPH 功能　通过以下机制维持红细胞的结构和功能：①维持高水平 GSH，协助其清除活性氧，保护细胞膜和血红蛋白等。红细胞内谷胱甘肽水平极高，而且几乎都是 GSH（第八章，156 页）。②还原高铁血红蛋白（NADH、抗坏血酸、GSH 都有此功能）

二、血红素合成

血红蛋白是结合蛋白质，由珠蛋白和血红素构成。血红素又称铁卟啉，是 Fe^{2+} 的卟啉配合物（螯合物），卟啉由四个吡咯环构成，Fe^{2+} 位于其中心。血红素有共轭结构，所以性质比较稳定。此外，血红素还是其他血红素蛋白的辅基，有重要的生理功能。

1. 合成原料和场所　血红素的合成原料是琥珀酰辅酶 A、甘氨酸和 Fe^{2+}，约 85% 的血红素在骨髓有核红细胞合成，其余主要在肝细胞合成，此外多数其他组织也能少量合成。血红素合成的起始（图 17-2①）和终末阶段（图 17-2⑥~⑧）在线粒体内进行，中间阶段（图 17-2②~⑤）在细胞质中进行。

2. 合成过程　正常成人每日合成 6g 血红蛋白，需要 210mg 血红素。

（1）琥珀酰辅酶 A 与甘氨酸缩合成 δ-氨基-γ-酮戊酸，反应由 δ-氨基-γ-酮戊酸合成酶催化，该酶以磷酸吡哆醛为辅助因子。

（2）两分子 δ-氨基-γ-酮戊酸脱水缩合成胆色素原，反应由 δ-氨基-γ-酮戊酸脱水酶催化。

δ-氨基-γ-酮戊酸脱水酶是含锌巯基酶，对铅等重金属非常敏感，因此血红素合成被抑制是铅中毒的重要特征。铅中毒会引起尿中 δ-氨基-γ-酮戊酸和粪卟啉增多，但胆色素原不增多。

（3）四分子胆色素原脱氨缩合并水解，生成羟甲基胆色烷，反应由胆色素原脱氨酶催化。

（4）羟甲基胆色烷脱水生成尿卟啉原Ⅲ，反应由尿卟啉原Ⅲ合成酶催化。

Pr: 丙酸基　Ac: 乙酸基　M: 甲基　V: 乙烯基

图 17-2 血红素合成

（5）尿卟啉原Ⅲ的四个乙酸侧链脱羧生成粪卟啉原Ⅲ，反应由尿卟啉原Ⅲ脱羧酶催化。

（6）粪卟啉原Ⅲ的两个丙酸基氧化脱羧生成原卟啉原Ⅸ，反应由粪卟啉原Ⅲ氧化酶催化。

（7）原卟啉原Ⅸ氧化成原卟啉Ⅸ，反应由原卟啉原Ⅸ氧化酶催化。

（8）原卟啉Ⅸ与 Fe^{2+} 螯合成血红素，反应由血红素合成酶（又称亚铁螯合酶）催化。血红素合成酶含两个 [2Fe-2S] 型铁硫中心，可被 NO 抑制，因而是 NO 感受器。

血红素合成后从线粒体转到细胞质中，与珠蛋白结合并聚合成血红蛋白，在其他有核细胞则形成血红素蛋白。

3. **合成调节** δ-氨基-γ-酮戊酸合成酶有 1、2 两种同工酶，同工酶 2 只存在于有核红细胞。同工酶 1 分布广泛，是肝细胞血红素合成途径的关键酶。δ-氨基-γ-酮戊酸合成酶半衰期短（约 1 小时），因而其活性在基因表达水平上受到调节。

（1）**抑制表达** 血红素抑制 δ-氨基-γ-酮戊酸合成酶 1 基因表达，机制是通过激活阻遏蛋白抑制转录，此外还抑制翻译及酶的运输。

（2）诱导表达　①肾脏合成红细胞生成素（EPO），缺氧时释放入血，运至骨髓诱导 δ-氨基-γ-酮戊酸合成酶 2 基因表达，促进血红素、血红蛋白合成及有核红细胞成熟。EPO 不足导致肾性贫血。②某些外源性物质（如致癌物、药物、杀虫剂）诱导表达 P450，消耗血红素，从而间接诱导 δ-氨基-γ-酮戊酸合成酶基因表达，促进血红素合成，以装配 P450，加快生物转化（第十八章）。

🔗 **先天性红细胞生成性卟啉症**（congenital erythropoietic porphyria）　患者尿卟啉原Ⅲ合成酶基因存在缺陷，导致羟甲基胆色烷积累，通过非酶促反应生成大量尿卟啉原Ⅰ、进而生成尿卟啉Ⅰ、粪卟啉Ⅰ、原卟啉Ⅰ等，经肾脏排泄而使尿液呈红色。因为有卟啉沉积，其牙齿在紫外线照射下发出红色荧光，皮肤对光敏感。

链接

中医药与造血调控

红细胞增殖以造血干细胞和造血祖细胞的活动为主。正常有效的造血依赖于两者与造血微环境的相互作用。造血微环境包括骨髓微血管系统、骨髓基质细胞（成体骨髓中的一类多能干细胞。具有分化成骨细胞、软骨细胞、脂肪细胞和其他几种结缔组织细胞的潜能，亦可转分化成心肌细胞、骨骼肌细胞）、细胞外基质（纤维连接蛋白、层粘连蛋白和胶原蛋白等）和多种细胞因子（造血生长因子、趋化因子等）。造血细胞能广泛表达整合素（如 VLA4、VLA5 等，属于黏附分子家族）。骨髓基质细胞除能合成分泌多种细胞因子，还合成分泌细胞外基质。整合素是骨髓基质细胞表达的纤维连接蛋白、血管细胞黏附分子 1 等的受体，通过与配体结合介导造血细胞的迁移和归巢，将造血细胞固定于局部，在局部接受高浓度细胞因子的作用而活化、增殖、分化、成熟。当各种原因导致造血功能障碍时，外周血细胞减少，临床表现为贫血，如肿瘤患者因放化疗所致骨髓抑制等。

中医没有贫血的概念，而是将其列入"血虚"的范畴。放化疗是肿瘤治疗的策略之一，而骨髓抑制、造血功能障碍是其主要并发症。目前，针对中医药在预防及治疗放化疗所致骨髓损伤、促进造血功能恢复等方面已有大量研究报道，其中既涉及治法与方剂研究，也涉及单味药与活性成分研究。在治法方面，包括益气补血、补血活血、补肾益髓、补肾化瘀、健脾益气、活血化瘀等方法，其代表方如当归补血汤、四物汤、十全大补汤、归脾汤、补髓生血颗粒、补肾活血方、复方活血汤等。在单味药研究方面，主要有当归、黄芪、熟地黄、川芎、白芍、人参、制首乌、枸杞、补骨脂、鸡血藤等。而关于补血的活性成分研究则主要集中在中药多糖和糖苷类，如当归多糖、熟地多糖、制首乌多糖、人参多糖、红景天多糖、枸杞多糖等中药多糖，以及人参皂苷、黄芪甲苷、芍药苷、西洋参茎叶皂苷、红景天苷等糖苷类。这些中药复方、单味药以及活性成分的补血作用机制主要有：促进骨髓造血干/祖细胞增殖、抑制其凋亡；促进骨髓基质细胞增殖；促进造血生长因子及其受体的表达；促进骨髓基质细胞黏附分子、细胞外基质的合成分泌等。这些研究为丰富中医补血理论的科学内涵、提高临床疗效提供了一定科学依据。

小 结

血液由血细胞和血浆组成。血浆成分包括水、血浆蛋白、电解质、代谢物、营养物质和激素等。

血浆蛋白可用盐析法分为白蛋白、球蛋白、纤维蛋白原，用醋酸纤维薄膜电泳分为白蛋白、α_1 球蛋白、α_2 球蛋白、β 球蛋白和 γ 球蛋白等。

血浆蛋白是血浆主要成分，在血液沟通内外环境、联系组织器官、维持内环境稳定等方面起重要作用。其功能包括维持血浆胶体渗透压，运输作用，凝血、抗凝和纤溶作用，免疫作用，催化作用，营养作用，维持酸碱平衡。

血非蛋白氮主要来自尿素、尿酸、肌酸、肌酐、氨基酸、肽、胆红素和氨等含氮化合物。血非蛋白氮变化既反映机体蛋白质和核酸的代谢状况，又反映肾脏的排泄功能。

红细胞是数量最多的血细胞，主要功能是运输氧和二氧化碳，维持酸碱平衡。

红细胞无细胞核及其他细胞器结构，因此代谢简单，只保留对其生存和功能起重要作用的少数代谢途径，如无氧酵解途径、磷酸戊糖途径和 2,3-二磷酸甘油酸支路。

红细胞通过 2,3-二磷酸甘油酸支路获得 2,3-二磷酸甘油酸，通过无氧酵解获得 ATP，通过磷酸戊糖途径获得 NADPH，维持红细胞结构及功能。

血红素用琥珀酰辅酶 A、甘氨酸和 Fe^{2+} 合成，在有核红细胞与珠蛋白结合并聚合成血红蛋白，在其他细胞则形成血红素蛋白。δ-氨基-γ-酮戊酸合成酶是血红素合成途径的关键酶，其活性在基因表达水平上受到调节。

讨论

1. 血浆蛋白质功能。
2. 血非蛋白氮来源和去路、临床意义。
3. 红细胞代谢特点。
4. 琥珀酰辅酶 A 的来源和去路。

NOTE

第十八章　肝胆生化

成人肝重 1.2~1.8kg，占体重的 2%~5%，是人体第二大器官、第一大腺体。肝脏是代谢量最大的器官，也是静息状态下产热量最高的器官（约占 56%），其耗氧量占机体总耗氧量的 20%。肝脏不仅在糖、脂质、蛋白质、核酸、维生素和激素的代谢过程中起重要作用，是物质代谢相互联系的重要器官，而且还具有转化、分泌和排泄等重要功能，被誉为"物质代谢的中枢器官"、体内最大的"化工厂"等。肝脏发生疾病会影响机体各种代谢，严重时危及生命。因此，肝功能正常对机体有着举足轻重的意义。

第一节　肝脏的形态结构与化学组成

肝脏在物质代谢中的重要性是由其形态结构和化学组成的特点决定的。

1. **肝脏的形态结构**　肝脏的形态结构有以下特点：

（1）有两条输入通道——肝动脉和肝门静脉　肝脏 25% 供血来自肝动脉，从中获得来自肺的 O_2 和来自其他组织的代谢物；肝脏 75% 供血来自肝门静脉，从中获得来自消化道的各种消化吸收产物，为肝脏进行物质代谢奠定基础。

（2）有两条输出通道——肝静脉与胆道系统　肝静脉汇入体循环，将肝脏的代谢物运到其他组织利用，或排出体外；胆道系统通往肠道，可以排泄胆汁，从而排泄非营养物质及其转化产物。

两进两出这一独特的畅通运输网使肝脏成为代谢中枢。

（3）有丰富的肝血窦　肝动脉和肝门静脉在肝内经反复分支，形成小叶间动脉及静脉，最后均汇入肝血窦。血窦结构使血液流速减慢，与肝细胞的接触面积增大，有利于与肝细胞进行物质交换。

（4）有丰富的细胞器　丰富的线粒体是糖、脂肪和蛋白质等氧化供能的主要区室；大量的内质网是脂质和蛋白质合成的主要区室；富含生物转化酶类的微粒体是生物转化的主要区室。

微粒体是一种近似球形的囊泡结构，直径 20~200nm，在细胞匀浆中由内质网碎片形成，富含羟化酶，可以通过超速离心（离心力大于 10^6g）分离。

2. **肝脏的化学组成**　特点是蛋白质含量高，约占其干重的 50%，其中一部分是膜蛋白，其余主要是酶。丰富的酶类使肝脏在代谢中起重要作用。

第二节　肝脏在物质代谢中的作用

肝脏是代谢最活跃的器官之一，是营养物质的加工厂和调配中心，食物消化吸收的几乎所有单糖和氨基酸及一部分脂质先经肝门静脉进入肝脏，再分配给其他组织，有些还要在肝脏中进行必要的加工改造。

一、肝脏在糖代谢中的作用

肝脏在糖代谢中最重要的作用是通过糖原代谢与糖异生维持血糖稳定。

1. **饱食状态下**　血糖升高，大量的葡萄糖被肝细胞通过葡萄糖转运蛋白 2（GLUT2）摄取，一部分合成肝糖原储存，其余可转化为脂肪，并以极低密度脂蛋白（VLDL）的形式输出，储存于脂肪组织。

2. **空腹状态下**　血糖下降，肝脏将肝糖原分解成葡萄糖，补充血糖，维持血糖稳定。

3. **禁食 12~24 小时后**　肝糖原耗尽，肝脏通过糖异生合成葡萄糖，补充血糖，维持血糖稳定。

肝功能障碍时肝糖原代谢及糖异生减少，难以维持血糖稳定，因而出现进食后高血糖、空腹时低血糖。

二、肝脏在脂质代谢中的作用

肝脏在脂质的消化、吸收、分解、合成和运输等方面均起重要作用。

1. **参与脂质的消化吸收**　肝脏通过胆总管向十二指肠排泄胆汁，参与脂质消化吸收。肝胆疾病时胆汁酸合成分泌减少，或胆道梗阻引起胆汁排泄障碍，会影响脂质消化吸收，出现厌油腻和脂肪泻（steatorrhea，又称吸收不良综合征，日排泄脂肪可达 30g）等临床症状。

2. **是脂肪酸合成、分解和改造的重要场所**　肝内脂肪酸合成代谢和分解代谢十分活跃，这是因为其细胞质中有丰富的脂肪酸合成酶系，线粒体内有丰富的脂肪酸氧化酶系。

3. **是甘油三酯和磷脂合成的主要场所**　肝细胞内质网上有丰富的甘油三酯、磷脂合成酶系。甘油三酯和磷脂在肝内合成最多、最快，合成后进一步形成脂蛋白，向肝外（特别是脂肪组织）输出。

4. **是酮体生成的唯一场所**　肝细胞线粒体可用脂肪酸氧化生成的乙酰辅酶 A 合成酮体，经血液运到肝外组织氧化供能。

5. **是胆固醇代谢的主要场所**　①肝脏合成胆固醇并进一步酯化，向肝外输出胆固醇和胆固醇酯。肝脏合成的胆固醇占全身合成总量的 70%~80%，是血胆固醇的主要来源。②肝脏将胆固醇转化为胆汁酸汇入胆汁。③肝脏合成分泌卵磷脂-胆固醇酰基转移酶（LCAT），与高密度脂蛋白（HDL）共同清除血胆固醇。

6. **其他**　肝脏合成分泌的白蛋白是血浆游离脂肪酸的运输工具，合成的 apo C-Ⅱ 是脂蛋白脂酶的激活剂。

NOTE

三、肝脏在蛋白质代谢中的作用

肝脏的蛋白质代谢和氨基酸代谢非常活跃，主要表现在蛋白质合成、氨基酸分解和尿素合成等方面。

1. 是蛋白质合成的重要场所   肝脏蛋白质合成有三个特点：①合成量多：人体内肝脏蛋白质合成量最多，占全身合成量的 40% 以上。②合成种类多：在血浆蛋白中，除了 γ 球蛋白主要由浆细胞合成外，90% 血浆蛋白由肝细胞合成，例如白蛋白、凝血因子 I、II（表 17-1）。肝脏每日可合成 15~50g 血浆蛋白。③更新快：肝组织蛋白质的平均半衰期为 0.9 天（0.5~150 小时），而肌肉蛋白、血浆蛋白的平均半衰期为 10.7、10 天。

甲胎蛋白（AFP）是胎肝细胞合成的一种血浆蛋白，出生后 AFP 基因沉默，因而正常人血浆中极少检出 AFP（酶联免疫法正常值 ≤25μg/L）。原发性肝癌细胞 AFP 基因激活，患者可检出血浆 AFP，因此检测血浆 AFP 对原发性肝癌有一定的诊断意义，已用于肝癌普查。不过肝炎、肝硬化炎症活动期、孕妇、生殖腺胚胎癌以及少数转移性肿瘤都可出现 AFP 升高，因此 AFP 作为诊断指标有一定局限性。

2. 是氨基酸分解的主要场所   在肝细胞内含有丰富的氨基酸代谢酶，所以氨基酸代谢（包括脱氨基、脱羧基及其他特殊代谢）非常活跃。当肝功能障碍时，肝细胞通透性增加，某些酶（如 GPT）逸出肝细胞，进入血浆，临床上常通过测定血清酶活性或同工酶谱辅助诊断肝病（第五章，95 页；第十章，213 页）。

3. 是尿素合成的唯一场所   肠道吸收的氨和各组织氨基酸分解产生的氨在肝脏合成尿素，以解氨毒。肝功能障碍导致尿素合成减少，血氨升高，会引起氨中毒（第十章，217 页）。

四、肝脏在维生素代谢中的作用

肝脏参与维生素的吸收、运输、活化和储存。

1. 吸收   肝脏分泌的胆汁能促进脂溶性维生素的吸收。胆汁排泄障碍会导致脂溶性维生素吸收不足，甚至引起脂溶性维生素缺乏。

2. 运输   维生素在血浆中与载脂蛋白或特异载体结合运输，例如维生素 A、D 分别由视黄醇结合蛋白、维生素 D 结合蛋白运输，这些蛋白质主要由肝脏合成。

3. 活化   如将胡萝卜素转化成维生素 A，将维生素 D_3 转化成 $25-OH-D_3$，将硫胺素、烟酰胺、泛酸转化为辅助因子。

4. 储存   维生素 A、E、K 和 B_{12} 主要在肝内储存。

五、肝脏在激素代谢中的作用

肝脏参与激素灭活或活化。

1. 激素灭活   激素发挥作用后便被分解或转化，从而降低或失去活性，该过程称为激素灭活（inactivation of hormone）。一种激素灭活 50% 所需的时间称为其半衰期，它反映激素的更新速度。类固醇激素、甲状腺激素主要在肝内灭活，转化成易于排泄的形式，其中大部分经肾脏排泄，少部分随胆汁排出，例如甲状腺激素被 UDP-葡萄糖醛酸或 PAPS 灭活后随胆汁排出（331 页）。肝硬化患者激素灭活能力下降，造成某些激素积累，导致内分泌紊乱。例如：雌激素积累引起蜘蛛痣、男性乳房发育、肝掌（毛细血管扩张）；醛固酮和加压素积累引起水钠潴留而出现水肿或腹水等。

2. **激素活化**　例如四碘甲状腺原氨酸被肝细胞 I 型脱碘酶（催化 T_4 5′-脱碘、T_3 5-脱碘）脱碘，转化为活性更高的三碘甲状腺原氨酸。

第三节　生物转化

体内代谢产生和从体外获取的某些物质既不能构建组织，又不能氧化供能，常被归为非营养物质。有些非营养物质可以直接排出体外，例如二氧化碳，有些则需先进行转化，最终增加其极性和水溶性，使其易于随胆汁排出或经肾脏排泄，这一过程称为生物转化（biotransformation）。

非营养物质根据来源可分为内源性和外源性两类：内源性物质既包括有待灭活的激素和神经递质等活性物质、血红素等机体不再需要的物质，也包括氨等毒物。外源性物质（xenobiotics）又称外来化合物，既包括食品添加剂、药物、毒物和化学污染物等，也包括蛋白质的腐败产物。

肝脏是进行生物转化的主要场所，这是因为在肝细胞质、内质网、微粒体及线粒体内有丰富的生物转化酶类。此外，其他组织如肺、脾、肾、肠也能进行生物转化。

一、生物转化的类型

生物转化涉及各种化学反应，可分为第一相反应和第二相反应。

（一）第一相反应

第一相反应（phase I reaction of biotransformation）是指通过氧化、还原、水解、水化等酶促反应在非营养物质分子结构中引入极性基团，如羟基、羧基、巯基、氨基等，使其极性增加、水溶性增加，易于排出体外，反应在细胞质、内质网、微粒体、线粒体等场所进行。

1. **氧化反应**　是最常见的生物转化反应类型。参与生物转化的各种氧化酶类有 P450 系统、单胺氧化酶和脱氢酶等。

（1）**P450 系统**　参与生物转化的 P450 系统主要位于肝、小肠和肾上腺等的内质网膜和微粒体膜上，专一性较差，能催化各种疏水性非营养物质的羟化，例如催化钙三醇 C-24 羟化而灭活。P450 系统在外源性物质解毒过程中起重要作用，有一半药物是由 P450 代谢的。例如羟化苯巴比妥以增加其水溶性，羟化多环芳烃以便于葡萄糖醛酸化或硫酸化，增加其水溶性。

1,24,25-三羟维生素 D_3

（2）**单胺氧化酶（MAO）**　位于线粒体外膜上，活性中心位于胞质面，以 FAD 为辅助因子，可以催化胺类物质发生氧化脱氨基反应而解毒或灭活，5-羟色胺、儿茶酚胺及组胺、尸胺、酪胺、苯乙胺等腐败产物可通过该反应转化成相应的醛类。

$$RCH_2NHCH_2R' + H_2O + O_2 \rightarrow RCHO + R'CH_2NH_2 + H_2O_2 \qquad R'CH_2NH_2 + H_2O + O_2 \rightarrow R'CHO + NH_3 + H_2O_2$$

（3）**醇脱氢酶（ADH）和醛脱氢酶（ALDH）**　分别催化醇和醛脱氢：①人体有 7 种醇脱

氢酶，位于细胞质中，均以 NAD^+、Zn^{2+} 为辅助因子：醇+NAD^+→醛/酮+NADH+H^+。②人体有多种醛脱氢酶，存在于细胞质、内质网、线粒体内，均以 $NAD(P)^+$ 为辅助因子：醛+$NAD(P)^+$+H_2O→酸+$NAD(P)H$+H^+。

醛脱氢酶可分两型，分别是低 K_m 的线粒体型和高 K_m 的细胞质型。有些人的线粒体型醛脱氢酶因存在突变而低活性，其乙醇代谢物乙醛只能由细胞质型醛脱氢酶代谢，因为后者 K_m 高，所以仅在乙醛积累时才起作用，导致较多的乙醛进入血液循环，引起面部潮红、心动过速等。

2. 还原反应　例如硝基还原酶和偶氮还原酶催化的反应，主要在微粒体内进行。

$$3NAD(P)H + 3H^+ + \text{硝基苯} \longrightarrow \text{苯胺} + 3NAD(P)^+ + 2H_2O$$

硝基苯　　　　　　苯胺

$$2NAD(P)H + 2H^+ + \text{偶氮苯} \longrightarrow 2 \text{苯胺} + 2NAD(P)^+$$

偶氮苯　　　　　　苯胺

3. 水解反应　是由肝细胞质和微粒体内的多种水解酶催化的，可水解脂质、酰胺和糖苷，以消除或减弱其活性，例如普鲁卡因水解。

普鲁卡因　+　H_2O　$\longrightarrow$　对氨基苯甲酸　+　二乙基氨基乙醇

这些水解产物通常还需经过进一步转化（特别是通过第二相反应）才能排出体外。

（二）第二相反应

第二相反应（phase Ⅱ reaction of biotransformation）是指有些非营养物质通过缩合反应与一些内源性极性分子或基团共价结合增加极性和水溶性，易于随胆汁排出或经肾脏排泄。

肝细胞有多种催化结合反应的酶类，所以结合反应的类型也较多，所结合的基团多数来自活性供体（表 18-1）。

表 18-1　结合反应的主要类型

结合反应	结合基团	结合基团供体	催化酶类	结合场所
葡萄糖醛酸结合反应	葡萄糖醛酸基	UDP-葡萄糖醛酸	UDP-葡萄糖醛酸基转移酶	内质网（微粒体）膜
硫酸结合反应	硫酸基	PAPS	磺基转移酶	细胞质
甘氨酸结合反应	甘氨酰基	甘氨酸	酰基转移酶	细胞质
谷胱甘肽结合反应	谷胱甘肽基	GSH	谷胱甘肽-S-转移酶	细胞质、线粒体
甲基结合反应	甲基	SAM	甲基转移酶	细胞质
乙酰基结合反应	乙酰基	乙酰辅酶 A	乙酰基转移酶	细胞质

1. **葡萄糖醛酸结合反应**　是最普遍和最重要的第二相反应，肝细胞内质网（微粒体）膜上富含 UDP-葡萄糖醛酸基转移酶（UDPGT，人类基因组编码的 20 种已鉴定），它们催化 UDP-葡萄糖醛酸与某些药物或毒物分子的羟基、氨基、巯基或羧基缩合成相应的 β-葡萄糖醛酸苷或酯，易于随胆汁排出或经肾脏排泄。常见结合对象有甲状腺激素、类固醇激素、胆红素、2-乙酰氨基芴、苯胺、苯酚、苯甲酸、安宁（眠尔通）。

2. **硫酸结合反应**　各组织细胞质中富含一类磺基转移酶（ST），它们能将硫酸基从 3′-磷酸腺苷-5′-磷酰硫酸（PAPS）转移到各种神经递质、激素、药物、毒物等的羟基或氨基上，生成相应的硫酸酯或磺酰胺，例如与雌酮结合生成雌酮硫酸酯。

3. **甘氨酸结合反应**　非营养物质中的羧基先活化成酰基辅酶 A，再与甘氨酸缩合，例如甘氨胆酸的合成：

胆酰CoA　　　　　　　　　　　　　　　　　　　　　甘氨胆酸

食物添加剂苯甲酸先活化成苯甲酰辅酶 A，再与甘氨酸缩合成马尿酸，经肾脏排泄。

4. **谷胱甘肽结合反应**　肝微粒体、线粒体、内质网膜上及细胞质中富含有一类谷胱甘肽-S-转移酶（GST），它们催化环氧化物、脂质过氧化物、卤代物等与 GSH 结合，之后有两个去向：①汇入胆汁，由胆管细胞进一步转化。②进入血液循环，由肾近曲小管细胞进一步转化。

5. **甲基结合反应**　肝细胞质中富含各种甲基转移酶，例如胺类 N-甲基转移酶（AMT）、组胺 N-甲基转移酶（HMT）、巯基嘌呤 S-甲基转移酶（TPMT）、儿茶酚 O-甲基转移酶（COMT），它们能催化 S-腺苷蛋氨酸将相应的胺类、硫醇类、儿茶酚类甲基化。

6. **乙酰基结合反应**　肝细胞质中富含各种乙酰转移酶，例如芳香胺 N-乙酰转移酶（NAT），它们能催化乙酰辅酶 A 将相应的胺类、肼类乙酰化。

值得注意的是：磺胺类药物乙酰化产物水溶性更差，会从酸性尿中析出，为此服用磺胺类药物时可以同时服用适量小苏打，以增加其溶解度，利于经肾脏排泄。

二、生物转化的特点

生物转化的特点可概括为转化反应的连续性和多样性及解毒致毒两重性。

1. **连续性和多样性**　一种非营养物质的生物转化过程往往需要经过连续反应，产生多种产物，并且大多数先进行第一相反应，再进行第二相反应。例如：①约80%甲状腺激素脱碘排泄，15%在肝脏通过第二相反应结合葡萄糖醛酸或硫酸，随胆汁排出，5%在肝脏或肾脏通过第一相反应转化为三碘甲状腺乙酸和四碘甲状腺乙酸，经肾脏排泄。②阿司匹林（乙酰水杨酸）水解后可直接结合甘氨酸或葡萄糖醛酸，也可先氧化成龙胆酸（羟基水杨酸，约1%），再结合甘氨酸，龙胆酸还可以氧化成醌，所以其经肾脏排泄的转化产物可以有多种形式。

NOTE

乙酰水杨酸

水葡糖苷酸

水解

甘氨酸结合　水杨尿酸　水杨酸　葡萄糖醛酸结合　水杨酰葡萄糖苷酸

羟化

甘氨酸结合　龙胆尿酸　龙胆酸　氧化　醌

2. **解毒致毒两重性**　一种物质经过转化后毒性可能降低（解毒），也可能增加（致毒）。例如：①3,4-苯并芘是烟草中的一种多环芳烃，本身并无致癌性，但可被肝微粒体膜和内质网膜环氧化物水解酶等催化转化为苯并芘-7,8-二氢二醇-9,10-环氧化物，是一种强烈的致癌物，可以与DNA 的鸟嘌呤共价结合，使 DNA 发生 G→T 颠换，诱发肺癌。②某些致癌物硫酸化后毒性增加。

苯并芘　苯并芘-7,8-环氧化物

苯并芘-7,8-二氢二醇-9,10-环氧化物　苯并芘-7,8-二醇

三、生物转化的影响因素

生物转化作用受遗传多态性、年龄、性别、营养、疾病、诱导物和抑制剂等因素的影响。

1. **遗传多态性**　生物转化存在明显的个体差异，如 CYP2C19、CYP2C9、CYP2D6 存在遗传多态性。20% 的亚裔人几乎完全缺乏 CYP2C19。异喹胍的 4-羟化代谢包括强代谢型和弱代谢

型，弱代谢型可能与基因突变引起肝内 CYP2D6 缺乏有关。

2. 年龄 新生儿肝脏的生物转化酶系尚不完善，转化能力较弱，例如其 P450 系统活性仅为成人的 50%，葡萄糖醛酸转移酶在出生时水平很低，3 岁时才达到正常水平，因而对药物和毒物较为敏感，易引起中毒，如新生儿易出现黄疸或氯霉素中毒所致的灰婴综合征（gray baby syndrome）。老人肝脏血流量减少，肾清除率（renal clearance）下降，某些药物的血浆半衰期延长，例如其肌肉注射度冷丁血浆浓度比青年人高两倍，所以应当减量。

3. 性别 肝微粒体某些生物转化酶活性因性别而异，例如氨基比林的男性半衰期为 13.4 小时，女性为 10.3 小时，说明女性转化氨基比林的能力强于男性，这可能与性激素对某些生物转化酶的影响有关。

4. 营养 禁食、低蛋白饮食和维生素 A、C、E 缺乏都会导致肝微粒体生物转化酶系活性降低；维生素 B_2 缺乏导致还原酶活性降低；钙、铜、锌和锰缺乏导致 P450 活性降低。

5. 疾病 肝脏是生物转化的主要器官，肝功能障碍导致其转化能力降低，对药物或毒物的灭活能力下降，所以肝病患者应当谨慎用药。

6. 诱导物 有些药物既是生物转化酶系的诱导物，长期应用诱导其合成增加，又是其底物，被其灭活，导致有效剂量越来越大，产生耐药性。如苯巴比妥能诱导 UDP-葡萄糖醛酸基转移酶合成，促进胆红素排泄，从而减轻黄疸；但也能诱导 P450 合成，使机体对苯巴比妥的转化能力增强，产生耐药性。

7. 抑制剂 有些药物是生物转化酶系的抑制剂，同时应用时抑制其他药物代谢，导致药效增强甚至引起中毒。例如双香豆素抑制苯妥英代谢，从而使苯妥英血药浓度升高，引起中毒。西咪替丁抑制华法林代谢，疗效过高甚至出现出血倾向等。

第四节 胆汁酸代谢

胆汁（bile）约 3/4 来自肝细胞，1/4 来自胆管细胞。初分泌的胆汁称为肝胆汁（hepatic bile），清澈透明，呈金黄色。正常人肝脏每日分泌肝胆汁 800~1000mL，其中 50%（450~500mL）分泌于非消化期，分泌后汇入胆囊（成人胆囊容积 30~50mL）。胆囊壁一方面从中吸收部分水和其他成分，另一方面分泌黏蛋白掺入胆汁，使其浓缩 10~20 倍，成为暗褐色黏稠不透明的胆囊胆汁（gallbladder bile）（表 18-2）。消化期分泌的约 500mL 肝胆汁直接排入十二指肠。

表 18-2 肝胆汁与胆囊胆汁成分比较

参数	肝胆汁	胆囊胆汁	参数	肝胆汁	胆囊胆汁
pH	7.6~8.4	6.0	总脂肪酸（g/L）	2.7	24
Na^+（mmol/L）	141~165	220	胆色素（g/L）	1~2	3
K^+（mmol/L）	2.7~6.7	14	磷脂（g/L）	1.4~8.1	34
Ca^{2+}（mmol/L）	1.2~3.2	15	胆固醇（g/L）	1~3.2	6.3
Cl^-（mmol/L）	77~117	31	蛋白质（g/L）	2~20	4.5
HCO_3^-（mmol/L）	12~55	19	渗透浓度（mmol/L）	300	300
胆汁酸（g/L）	3~45	32			

NOTE

　　胆汁的主要成分是水和胆汁酸、无机盐、黏蛋白、磷脂、胆固醇、胆色素，此外还有药物、毒物等。胆汁功能：①作为乳化剂乳化食物脂质，促进其消化吸收。②作为排泄液将某些非营养物质特别是生物转化产物排出体外。③肝胆汁在十二指肠内中和部分胃酸。

　　1. 胆汁酸种类　胆汁酸（bile acid）是胆汁的主要成分，占其固体成分的 50%。胆汁酸根据结构分为游离胆汁酸和结合胆汁酸：游离胆汁酸包括胆酸等；结合胆汁酸是游离胆汁酸与甘氨酸或牛磺酸等缩合的产物，包括甘氨胆酸等。汇入胆汁的胆汁酸主要是结合胆汁酸，其中与甘氨酸结合者同与牛磺酸结合者含量比约为 3：1。

　　胆汁酸也可根据其生成场所分为初级胆汁酸和次级胆汁酸：初级胆汁酸（primary bile acid）主要是指由胆固醇在肝脏转化生成的胆酸、鹅脱氧胆酸及相应的结合胆汁酸（甘氨胆酸、牛磺胆酸、甘氨鹅脱氧胆酸、牛磺鹅脱氧胆酸）；次级胆汁酸（secondary bile acid）主要是指由胆酸、鹅脱氧胆酸在肠道转化生成的脱氧胆酸、石胆酸及其在肝脏转化生成的结合胆汁酸（甘氨脱氧胆酸、牛磺脱氧胆酸、甘氨石胆酸、牛磺石胆酸）。

　　2. 胆汁酸功能　胆汁酸是胆固醇的主要代谢终产物，水溶性优于胆固醇，既直接参与脂质消化吸收，又是胆固醇的重要排泄形式，还刺激肝胆汁分泌、具有强烈的利胆作用，促进胆固醇的直接排泄。

　　（1）参与脂质消化吸收　见第九章，177 页。

　　（2）抑制胆汁胆固醇析出　正常成人每日有 0.6~0.9g 胆固醇（酯）随胆汁排出，其中胆固醇占 96%。当胆汁在胆囊中进一步浓缩时，胆固醇因疏水而易析出。胆汁酸和磷脂酰胆碱可将胆固醇乳化成微团，抑制其析出，促进其排泄。胆汁胆固醇浓度过高、肝脏胆汁酸合成减少、胆汁酸肠肝循环（335 页）减少等都会造成胆汁中胆汁酸和磷脂酰胆碱与胆固醇的比值下降。如果该比值小于 10，则导致胆固醇析出，形成结石。

　　（3）是胆固醇的重要排泄形式　正常人每日有 0.4~0.8g 胆汁酸随粪便排出，因而会有约 0.5g 胆固醇在肝细胞内转化为胆汁酸以补充。

　　（4）具有极强的利胆作用　可以刺激肝细胞分泌胆汁，临床上常用作利胆剂。

　　3. 胆汁酸代谢及肠肝循环　胆汁酸代谢包括胆汁酸的生成、转化、排泄和重吸收等。

　　（1）初级游离胆汁酸的生成　在内质网（微粒体），胆固醇先被胆固醇 7α-羟化酶催化羟化成 7α-羟胆固醇，再经过 12 步酶促反应生成胆酰辅酶 A 和少量鹅脱氧胆酰辅酶 A，之后可水解成初级游离胆汁酸（胆酸和鹅脱氧胆酸，其中胆酸占多数），或直接与甘氨酸或牛磺酸缩合成相应的初级结合胆汁酸。

　　（2）初级结合胆汁酸的生成　在肝细胞内，新合成和重吸收的初级游离胆汁酸活化后与甘氨酸或牛磺酸（95%以上，少量与硫酸、葡萄糖醛酸）缩合成结合胆汁酸。

　　（3）次级游离胆汁酸的生成　胆汁酸（大部分是结合胆汁酸）由 ABCB11 泵入毛细胆管，

随胆汁排入肠道，参与脂质消化吸收，之后少量在结肠受肠道细菌的作用，水解脱去甘氨酸或牛磺酸，重新生成初级游离胆汁酸。少量初级游离胆汁酸7α-羟基还原脱氧，分别生成脱氧胆酸和石胆酸，它们统称**次级游离胆汁酸**。

鹅脱氧胆酸还会被肠道细菌转化为熊脱氧胆酸（7α-羟基差向异构成7β-羟基），已用于生产药用人工熊胆粉。

（4）**次级结合胆汁酸的生成**　约1/3的脱氧胆酸和极少量的石胆酸在结肠被动重吸收，在肝细胞内活化后与甘氨酸或牛磺酸缩合成次级结合胆汁酸。

（5）**胆汁酸的肠肝循环**　进食时，胆汁酸作为胆汁主要成分排入十二指肠，参与脂质消化吸收，之后95%~99%被重吸收，其余随粪便排出，且主要是石胆酸。重吸收部分主要是结合胆汁酸，在回肠末端通过主动转运机制重吸收，其余是游离胆汁酸，在小肠及结肠被动重吸收。重吸收的胆汁酸与白蛋白结合，经肝门静脉回到肝脏，被肝细胞摄取，其中的游离胆汁酸转化为结合胆汁酸，与重吸收和新合成的结合胆汁酸一起随胆汁排入肠道。上述过程称为**胆汁酸的肠肝循环**（enterohepatic circulation）（图18-1）。

图 18-1　胆汁酸的肠肝循环

4. **胆汁酸代谢调节**　胆固醇7α-羟化酶是控制胆汁酸代谢（及胆固醇代谢）的关键酶。该酶属于P450系统（CYP7A1），位于滑面内质网膜（微粒体膜）表面，其活性受胆汁酸（特别是鹅脱氧胆酸）反馈抑制（水平调节），受胆固醇、葡萄糖和消胆胺诱导（水平调节），受胰岛素、胰高血糖素、糖皮质激素、甲状腺激素、生长激素、维生素C等调节。

（1）成人体内胆汁酸有3~5g，通过每日4~12次的肠肝循环（胆汁酸、磷脂、胆固醇的分泌量分别为12~36g、7~22g、1~2g）可使有限的胆汁酸重复利用，满足脂质消化吸收的需要。实际上，机体每日只需通过胆固醇转化生成0.4~0.8g胆汁酸，补充随粪便排出部分，维持稳定的分泌量即可。

（2）如果胆汁酸重吸收障碍，比如回肠切除，则其合成明显增加，每日可达4~6g。

胆石症（cholelithiasis）　是指在胆囊或胆管内有胆结石形成。胆汁酸、磷脂与胆固醇维持一定比例，可形成微团。一旦胆汁酸、磷脂不足，相对过剩的胆固醇就会形成不稳定的小泡，容易产生胆固醇晶核，形成结石。因此，胆固醇分泌过多、胆汁酸分泌不足、胆汁淤积是胆结石形成的重要原因。此外，未结合胆红素可以与胆汁钙形成不溶性胆红素钙。胆结石可根据形成部位分为**胆管结石**和**胆囊结石**，根据结石成分分为**胆固醇结石**（胆固醇含量50%~80%，多见于胆囊）、**色素性结石**（多见于胆管）和**混合性结石**（多见于胆囊和大胆管）。

第五节　胆色素代谢

　　血红素（heme）是血红蛋白、肌红蛋白、细胞色素、过氧化氢酶和过氧化物酶等血红素蛋白的辅基，其主要转化产物称为胆色素（bile pigment），包括胆绿素（biliverdin）、胆红素（bilirubin）、胆素原（bilinogen）和胆素（bilin）等。

一、胆红素的正常代谢

　　胆红素呈橙黄色，是胆色素的主要成分，也是胆汁中主要的色素成分，这里以胆红素为主介绍胆色素代谢。

（一）未结合胆红素生成

　　正常人每日产生 250~350mg 的胆红素，其中 65%~85% 是衰老红细胞血红蛋白血红素的降解产物（图 18-2），其余来自无效造血（如地中海贫血）及其他血红素蛋白降解。

图 18-2　胆红素代谢

1. **衰老红细胞清除** 被单核巨噬细胞系统吞噬，释放血红蛋白。正常人红细胞寿命 120 天，因此每天有 0.8% 的红细胞因衰老而被清除，释放约 6g 血红蛋白/70kg 体重。

单核巨噬细胞系统（MPS） 旧称网状内皮系统，是血液和骨髓中的单核细胞及其进入组织器官后分化成的巨噬细胞的统称，主要存在于脾脏、骨髓和肝脏。

2. **血红蛋白解聚** 得到珠蛋白和血红素。珠蛋白水解成氨基酸，被机体再利用。

3. **血红素氧化** 生成绿色的胆绿素、CO 和 Fe^{2+}，反应由微粒体血红素加氧酶催化，消耗氧和 NADPH。Fe^{2+} 通过细胞膜铁转运蛋白（ferroportin）释出细胞，汇入铁库，每日约 25mg。

4. **胆绿素还原** 生成橙黄色的胆红素，反应由细胞质胆绿素还原酶催化，消耗 NADPH。这种胆红素将直接释放入血，约占总胆红素的 80%，称为**血胆红素**（hemobilirubin）、**未结合胆红素**（unconjugated bilirubin）、**游离胆红素**（free bilirubin）。

🖐 **血红蛋白尿** 衰老红细胞有 90% 被单核巨噬细胞系统清除，其余 10% 在血液中裂解，释放血红蛋白与血浆结合珠蛋白（haptoglobin）结合，被肝细胞摄取清除。正常人每 100mL 血浆结合珠蛋白可结合 50~140mg 血红蛋白。当血管内红细胞大量裂解，血浆血红蛋白过高、不能全部与结合珠蛋白结合时，游离部分经肾脏排泄，如果超过肾小管上皮细胞通过内吞重吸收蛋白质的能力，就会出现血红蛋白尿。

未结合胆红素通过与亚甲基相连的吡咯环 C、D 的旋转形成折叠构象，由 6 个分子内氢键维持，难溶于水，具有细胞毒性，极易扩散通过细胞膜进入细胞（特别是富含脂质的神经细胞）并损伤细胞。因此，未结合胆红素接下来的运输、转化、排泄过程就是一个解毒过程。

（二）未结合胆红素运输

肝外组织未结合胆红素向肝脏运输。白蛋白与未结合胆红素的亲和力极强，成为其在血浆中的主要运输载体（少量由球蛋白运输）。正常人血浆未结合胆红素不超过 8.6μmol/L（0.5mg/dL），而血浆白蛋白可结合 344~430μmol/L（20~25mg/dL）未结合胆红素。胆红素-白蛋白复合物的形成既促进其在血浆中运输，又限制其逸出血管进入组织细胞，还阻止其经肾小球滤过，因而正常情况下尿中没有未结合胆红素。

以下状态会导致血浆未结合胆红素逸出血管，进入组织细胞，对其造成损伤：①血浆白蛋白减少。②其他物质（如脂肪酸、胆汁酸、镇痛药、抗炎药、利尿剂、磺胺类药物和某些食品添加剂等）竞争性地与白蛋白结合。③各种原因导致未结合胆红素升高，超过血浆白蛋白的结合能力。

（三）结合胆红素生成

肝实质细胞可有效摄取未结合胆红素，并将其转化为结合胆红素，使其极性和水溶性增加，易于随胆汁排入肠道。

1. **胆红素摄取** 胆红素-白蛋白复合物随血液运到肝血窦中，胆红素与白蛋白分离，被肝细胞血窦面转运系统摄取，与细胞质谷胱甘肽-*S*-转移酶 A1（GSTA1，曾称 Y 蛋白）结合形成胆红素-蛋白复合物（1∶1），既阻止其再入血，又向滑面内质网运输。一种脂肪酸结合蛋白（FABP，曾称 Z 蛋白）可能也参与结合、运输。

2. **胆红素转化** 在滑面内质网中，80% 胆红素通过丙酸基与 UDP-葡萄糖醛酸缩合成胆红素葡萄糖醛酸二酯（70%~80%）和少量胆红素葡萄糖醛酸一酯（20%~30%），反应由胆红素特异性 UDP-葡萄糖醛酸基转移酶（UDPGT）催化；10% 胆红素与硫酸结合；其余与甘氨酸或甲基、乙酰基等结合。这些结合产物统称结合胆红素（conjugated bilirubin）、肝胆红素（hepatobilirubin）。

研究表明，单核巨噬细胞系统每日可生成 250～350mg 胆红素，而肝脏每日可摄取和转化约 3000mg 胆红素，所以正常人血胆红素很少。

3. 胆红素分泌　结合胆红素易溶于水，通过毛细胆管细胞膜上一种多药耐药相关蛋白（MRP，又称多特异性有机阴离子转运蛋白，MOAT）的主动转运泵入毛细胆管。这可能是胆红素代谢的限速步骤。

苯巴比妥等药物可诱导 UDPGT 和 MRP 基因表达，促进胆红素转化和排泄。

（四）结合胆红素在肝外代谢

结合胆红素汇入胆汁，成为其主要色素成分，随胆汁排入肠道，在回肠末端和结肠部位由肠道细菌 β-葡萄糖醛酸苷酶催化脱去葡萄糖醛酸（或由相关酶催化脱其他结合基团），进而还原成无色的胆素原，包括 D-尿胆素原（D-urobilinogen）、中胆素原（mesobilinogen，又称 l-尿胆素原）、粪胆素原（stercobilinogen，又称 L-尿胆素原）。

1. 80%～90% 胆素原（40～280mg）随粪便排出，会被氧化成棕色的胆素、包括 D-尿胆素、中胆素和粪胆素，是粪便的主要色素成分。

2. 10%～20% 胆素原（主要是尿胆素原）在回肠末端和结肠部位重吸收，经肝门静脉入肝：①80%～90% 被肝细胞摄取，以原形随胆汁排入肠道，形成胆素原的肠肝循环（enterohepatic circulation of urobilinogen）。②其余 10%～20% 进入体循环，经肾脏排泄，在接触空气后氧化成棕色的胆素（主要是尿胆素），是尿液的主要色素成分。正常人每日经肾脏排泄胆素原 0.5～4mg。临床上将尿中的胆素原、胆素及胆红素合称为尿三胆，作为鉴别黄疸类型的指标。

胆红素代谢过程概括如图 18-3。从中可见胆红素有未结合胆红素和结合胆红素两种形式。结合胆红素没有分子内氢键，可直接与重氮试剂（如对氨基苯磺酸重氮盐）反应，生成紫红色偶氮胆红素（azobilirubin），因此又称直接胆红素（direct-reacting bilirubin）；未结合胆红素有分子内氢键，所以不能直接与重氮试剂反应，必须先用甲醇破坏氢键，才能与重氮试剂反应，因此又称间接胆红素（indirect-reacting bilirubin）（表 18-3）。

图 18－3　胆色素代谢及胆素原的肠肝循环

表 18-3　胆红素性质比较

性质	间接胆红素	直接胆红素	性质	间接胆红素	直接胆红素
其他名称	血胆红素	肝胆红素	重氮试剂反应	慢，间接	快，直接
	未结合胆红素	结合胆红素	通过细胞膜能力	易	难
	游离胆红素		细胞毒性	+	-
结合葡萄糖醛酸	-	+	经肾脏排泄	-	+
水溶性	难溶	易溶			

二、胆红素的异常代谢

在正常情况下，胆红素不断地生成并随胆汁排出，所以其来源和去路保持平衡。某些因素可以使胆红素生成过多超过肝脏转化能力，或在肝脏摄取、转化和排泄的某个环节发生障碍，引起胆红素代谢异常，血浆胆红素升高，超过 17.2μmol/L（1mg/dL），称为高胆红素血症（hyperbilirubinemia）。血浆未结合胆红素升高时会扩散进入组织，出现皮肤、黏膜黄染，临床上称为黄疸（jaundice）。

未结合胆红素可以通过血脑屏障进入中枢神经系统。过多的未结合胆红素与脑部基底核神经元的脂质结合会干扰脑功能，称为胆红素脑病或核黄疸；新生儿血脑屏障发育不全，未结合胆红素更易进入其脑组织，所以对新生儿黄疸和先天性家族性非溶血性黄疸等应谨慎用药。

胆红素与弹性蛋白亲和力较强，因此黄疸多出现在含弹性蛋白较多的巩膜、皮肤和黏膜等表浅部位。黄疸程度取决于血浆未结合胆红素浓度，当血浆未结合胆红素达到 1.5~3mg/dL（25.6~51.3μmol/L）时，肉眼可见巩膜和皮肤黄染，称为显性黄疸。1~1.5mg/dL（17.2~25.6μmol/L）时肉眼未见黄染，称为隐性黄疸。

黄疸的发生是胆红素代谢异常的结果，根据代谢异常环节分为溶血性黄疸、肝细胞性黄疸和阻塞性黄疸。

三类黄疸的血尿便临床检验特征见表 18-4。

表 18-4　黄疸的血尿便临床检验特征

	指标	正常	溶血性黄疸	肝细胞性黄疸	阻塞性黄疸
血清	结合胆红素（mg/dL）	0.1~0.4	轻度升高	中度升高	明显升高
	未结合胆红素（mg/dL）	0.2~0.7	明显升高	中度升高	轻度升高
尿液	胆红素	阴性	阴性	阳性	强阳性
	胆素原（mg/24h）	0~4	明显升高	升高或正常	减少或阴性
粪便	胆素原（mg/24h）	40~280	明显升高	减少	减少或阴性

第六节　药物代谢

广义药物代谢（drug metabolism）即药物体内过程，是指药物在患者（或病原体）体内经历的吸收、分布、转化和排泄过程。其中吸收、分布和排泄是一个改变药物组织定位的物理过程，其核心内容是药物的跨膜转运，转运方式有自由扩散（脂溶性扩散）、易化扩散（载体或通道介导）和主动转运（逆浓度梯度耗能）。药物在靶组织达到适当浓度、产生预期效应，既取决于用药剂量和给药途径，又取决于药物体内过程。因此，药物代谢研究非常重要，可以指导确定用药剂量和给药时间，是药物开发的重要环节。

　　肝脏是药物转化的主要器官、药物排泄的重要器官。药物以一定剂型和一定途径进入血液后，一方面运到靶组织发挥药理作用，另一方面在分布过程中被肝细胞摄取、转化。转化产物进入血液，经肾脏排泄；或汇入胆汁，随粪便排出（图 18-4）。

图 18-4　药物代谢

一、药物吸收

　　药物吸收是指药物自给药部位进入血液循环的过程。多数药物只有经过吸收才能发挥全身作用。不同给药途径有不同的吸收过程、吸收速度和吸收率，且吸收速度和吸收率还受药物性质、药物浓度、吸收面积等因素影响。通常吸收速度由快到慢依次为吸入给药、舌下给药、肌肉注射、皮下注射、口服给药、经皮给药。

　　有些用药只要求在局部起作用，无需吸收，如皮肤局部用药、在胃肠道起作用的抗酸药和缓泻药。

　　1. 口服给药　特点是给药方便，吸收充分，是最常用的给药途径。吸收方式多为自由扩散，故适用于非离子型小分子药物。吸收部位为消化道，以小肠为主（因有极大的吸收面积，小肠对离子型小分子药物吸收量也很大）。

　　影响口服给药吸收的因素：

　　（1）药物方面　理化性质（剂型、颗粒度、溶出度、脂溶性、解离度等）、消化道稳定性、跨膜浓度梯度。

　　（2）胃肠功能　胃肠蠕动度、血流量。

　　（3）首过代谢　消化道吸收药物进入体循环之前大部分经历两个环节：①经过肠上皮细胞。②经过肝脏。药物在肠上皮细胞和肝细胞内会经过药物代谢酶（即生物转化酶）转化灭活，或在肝细胞内直接汇入胆汁排泄，使进入体循环的药量明显减少，药理作用减弱，这一过程称为**首过代谢**（first-pass metabolism）。首过代谢是造成许多口服药物生物利用度偏低的重要原因。首过代谢明显的药物不宜口服，例如硝酸甘油首过代谢率达 90%。

　　（4）其他方面　药物与消化道内容物的相互作用（如四环素类被钙沉淀），消化道 pH 和酶类、肠道细菌的破坏作用（如肽类药物被酶灭活，青霉素类药物被胃酸灭活），药物在消化道内的相互作用，饮水量，是否空腹。

　　2. 注射给药　包括肌肉注射、皮下注射、静脉注射、动脉注射等。

（1）肌肉注射和皮下注射　特点是吸收迅速、完全，显效快，适用于以下药物：①在消化道内难吸收或易灭活的药物，如青霉素 G、庆大霉素。②肝脏首过代谢明显的药物，如利多卡因。

（2）静脉注射和动脉注射　是药物直接进入血液，没有吸收过程。动脉注射属于特殊给药，可以在靶器官形成较高药物浓度。

3. **吸入给药**　适用于气态麻醉药、治疗性气体、易气化药物、以气道为靶点的抗哮喘药（如抗支气管痉挛药）。

4. **经皮给药**　适用于脂溶性药物。给药部位主要在单薄部位，如鼻腔黏膜、耳后、胸前、阴囊皮肤等部位，也可在有炎症或病理改变的部位。经皮给药既可发挥局部作用，又可发挥全身作用。

5. **舌下给药**　虽然吸收面积小，但血流丰富，吸收较快，在很大程度上可以避免首过代谢，适用于硝酸甘油等。

二、药物分布

药物分布是指药物吸收后经血液向各组织器官运输的过程。药物进入靶器官的速度和药量决定药物作用的快慢和强弱。药物进入代谢和排泄器官（如肝脏、肾脏）的速度则决定药物消除的快慢。

影响药物分布的因素：

1. **药物脂溶性**　决定药物在血浆中的存在状态、跨膜转运机制和转运效率。

2. **药物与血浆蛋白亲和力**　大多数药物在血浆中以游离型和结合型（与血浆蛋白、主要是白蛋白结合）两种状态存在。结合型药物不能跨膜转运，所以药物与血浆蛋白的结合不仅影响药物分布，还影响药理作用发挥、药物转化和药物排泄。

药物和药物或药物和其他物质与血浆蛋白的结合可能存在竞争。例如：①保泰松与抗凝药物华法林竞争血浆蛋白，导致游离华法林增加，抗凝效应增强，出血倾向增加。②磺胺异噁唑与未结合胆红素竞争白蛋白，导致游离的未结合胆红素增加，新生儿会发生致死性胆红素脑病。

3. **局部 pH 与药物酸性**　细胞内液 pH 低，细胞外液 pH 高，所以细胞内碱性药物浓度较高，细胞外酸性药物浓度较高。酸性药物苯巴比妥中毒时，用碳酸氢钠碱化血液及尿液，不仅可使脑细胞内苯巴比妥迅速向血液、尿液转移，还能减少其在肾小管的重吸收，从而加速自尿液排泄，使患者脱离危险。

4. **药物转运体的数量和功能状态**　诱导表达药物转运体可加快分布。

5. **组织器官血流量**　肝、肾、脑、肺血流丰富，药物分布快。

6. **特殊组织膜的屏障作用**　包括血脑屏障、血-房水屏障、血胎屏障等。

7. **毛细血管通透性**　增加通透性可加快分布。

三、药物转化

狭义药物代谢仅指药物转化过程。**药物转化**是指药物在体内发生化学结构改变的过程，本质上属于生物转化。

1. **转化意义**　一方面，针对进入体内的药物特别是脂溶性药物，机体会动员各种机制转化、排泄；另一方面，我们可以利用转化系统控制药理活性。

（1）改变理化性质　大多数脂溶性药物经转化后极性和水溶性增加，甚至引入可解离基团，不易被肾小管或肠道重吸收，利于排泄，例如氨基比林、吗啡、苄非他明。

（2）改变药理活性　多数转化导致药物灭活，即转化后药理活性减弱或消失（这些药物作用的持续时间取决于P450系统对其灭活效率）；部分药物（如环磷酰胺、百浪多息、水合氯醛）的转化导致药物活化，即药物本身没有药理活性（前药），转化产物具有药理活性或毒性（如致突变、致癌、致畸）。例如：①阿司匹林水解脱去乙酰基才有药理活性。②胸苷酸合成酶是肿瘤化疗药物靶点，作用于该靶点的5-氟脱氧尿苷酸是由其前药5-氟尿嘧啶通过补救途径合成的。③治疗剂量扑热息痛（对乙酰氨基酚）有95%与葡萄糖醛酸或硫酸结合后经肾脏排泄，5%由P450系统催化转化成对肝脏有毒性作用的N-乙酰-对苯醌亚胺，进一步与GSH结合排泄。如果超过治疗剂量，则较多扑热息痛由P450系统催化转化成N-乙酰-对苯醌亚胺，若GSH不足，则造成N-乙酰-对苯醌亚胺积累，与肝细胞蛋白质反应，引起肝细胞坏死，严重者可致昏迷甚至危及生命。

🖐 扑热息痛作为一种最常用的非抗炎解热镇痛药，是多种感冒退热和镇痛药的主要成分。FDA于2014年1月14日建议医疗保健专业人员停止使用扑热息痛含量超过325mg/单位剂量的复方药物。

2. 转化部位　主要是肝脏，其次是肠、肾、肺、皮肤，其他组织极弱，基本没有实际意义。

3. 转化机制　药物转化过程即第一相反应或第二相反应：①许多药物先后进行第一相反应、第二相反应。②有些药物只进行第一相反应。③个别药物先后进行第二相反应、第一相反应，例如异烟肼先乙酰化生成N-乙酰异烟肼，再水解成乙酰肼（具有肝毒性）和乙酸。

药物转化都是酶促反应，催化转化的药物代谢酶分布在内质网、线粒体、细胞质、溶酶体内或膜上，分为非特异性酶和特异性酶。

（1）非特异性酶　是指分布在肝和肾上腺等内质网（微粒体）膜上的P450系统，特别是CYP1、CYP2、CYP3家族，是催化药物转化的主要酶系。P450系统催化50%以上药物转化。

（2）特异性酶　如乙酰胆碱酯酶（催化乙酰胆碱水解灭活）、单胺氧化酶（催化单胺类药物氧化灭活），所转化药物种类少。

4. 转化影响因素　影响生物转化的因素同样影响药物转化，此外还有药物相互作用（通常是指两种或两种以上药物在患者体内共同存在时产生的一种不良影响）。

（1）同时服用的几种药物与药物代谢酶的作用可能存在竞争，从而影响药物转化，用药时应当注意。

（2）苯巴比妥、苯妥英、利福平、维生素K、口服避孕药、皮质激素、雌激素等诱导肝细胞表达药物代谢酶，加快双香豆素降解，降低其药效，因此双香豆素与上述药物合用时需加大剂量。

（3）通过诱导可以促进转化，例如用苯巴比妥诱导表达UDP-葡萄糖醛酸基转移酶，促进胆红素代谢，治疗新生儿黄疸。

四、药物排泄

药物排泄是指药物及其代谢产物排出体外的过程，是药物代谢的最后环节。肾脏是药物的主要排泄器官，许多非挥发性药物大部分甚至全部经肾脏排泄。其次是肠道，部分药物由肝汇入胆汁，分泌到肠道，随粪便排出。气体及挥发性药物主要经肺呼吸排出。少量脂溶性未解离状态药物随汗液、唾液、泪液、乳汁排泄。

1. **肾脏排泄**　涉及三种跨膜转运机制：

（1）**肾小球滤过**　滤过率取决于分子量和游离浓度，分子量小于 $6×10^4$ 的分子均可滤过。

（2）**肾小管分泌**　近曲小管通过主动转运机制以两种非特异性载体将离子型药物泌入小管液，即酸性药物载体协助分泌酸性药物离子，碱性药物载体协助分泌碱性药物离子。

当几种酸性药物（碱性药物同理）合用时，可相互竞争酸性药物载体，出现竞争性抑制现象，从而使其中一种药物的肾小管分泌减少，肾脏排泄减少，半衰期延长，可延长药效时间，但也会引起药物中毒。例如：①抗痛风药丙磺舒抑制青霉素分泌，从而提高其疗效。②抗凝药物双香豆素抑制降血糖药氯磺丙脲排泄，会出现低血糖。③利尿剂依他尼酸抑制尿酸分泌，与治疗痛风药物合用时应调整后者剂量。

（3）**肾小管重吸收**　肾小球滤液中的药物浓度与血浆相等，但之后经历浓缩过程，在近曲小管还发生主动分泌，因此到远曲小管时高于血浆浓度，药物会以自由扩散方式重吸收。

因为只有脂溶性分子型药物才会重吸收，所以重吸收受解离度影响。尿液 pH 降低有利于酸性药物（如苯巴比妥、阿司匹林、磺胺类药物）重吸收（碱性药物排泄）；尿液 pH 升高有利于碱性药物（如吗啡、苯丙胺、抗组胺药、氨茶碱）重吸收（酸性药物排泄）。据此我们一方面可以控制药效时间，另一方面可以防治药物中毒。如酸性药物苯巴比妥中毒时，通过给予碳酸氢钠碱化尿液，可以使其大量排泄，促进排毒。

肾脏排泄率除了受药物载体竞争、药物重吸收影响外，还与血浆蛋白药物结合率、肾血流量等有关。肾功能不全时其药物排泄能力也下降，应下调肾脏排泄类药物剂量。

2. **粪便排泄**　以胆汁排泄为主，另有少量通过被动扩散自消化道壁进入消化道。此外，肠上皮细胞膜上有一类 P 糖蛋白可以向肠道泵出药物。

血液高浓度碱性药物的胃分泌排泄效率很高，因为胃酸将其离子化，抑制其重吸收；不过药物进入肠道后会被重吸收，因为肠道是一个碱性环境。

某些药物（如洋地黄毒苷、地高辛、地西泮）以原形随胆汁排出后，可以经小肠重吸收，形成肠肝循环，从而延长其半衰期及作用时间，但也会造成药物积累，引起中毒。通过抑制肠肝循环可以缩短药物半衰期及作用时间。例如：强心苷中毒的有效急救措施是口服考来烯胺，在肠道内与强心苷形成络合物，使其不再重吸收，从而增加排泄。

3. **其他排泄**　①乳汁 pH 略小于血液 pH，弱碱性药物（如吗啡、阿托品）的乳汁浓度高于血浆浓度，要考虑泌乳期患者用药对乳儿的影响。②某些药物的唾液浓度与血浆浓度平行，因为采集方便，可以通过测定唾液药物浓度分析血浆药物浓度。

五、药物代谢研究的意义

药物代谢研究是药物开发的核心内容。为了使药物由低效到高效，由短效到长效，需要进行一系列动物实验及临床的药代动力学试验，其中包括药物的吸收、分布、转化、排泄、血浆和组织蛋白结合以及药效和毒性试验等，可见药物代谢研究在为药物开发建立理论基础方面具有重要意义。

六、病原体药物代谢

青霉素等 β-内酰胺类抗生素抑制细菌细胞壁合成。然而，细菌可以合成 β-内酰胺酶，水解 β-内酰胺类抗生素使其失活。为此可以在应用 β-内酰胺类抗生素的同时配以 β-内酰胺酶抑制剂。

第七节　肝功能检查

肝功能检查是根据肝脏参与的各种代谢设计的实验室检查项目，临床上可以通过检验患者血尿便成分的改变检查肝功能，以辅助诊断和治疗疾病，并评价其转归和预后。

肝功能检查注意事项：①肝功能检查有一定的局限性，一项检查结果只能反映其某一方面，不能反映全部。②由于肝脏的代偿能力很强，有时病变已经很明显，但检查结果可能仍在正常范围内。③检查结果与其病理组织学改变可能不一致。④有些检查的特异性和灵敏度都不高。因此，临床诊断中除了参考肝功能检查指标外，还应根据患者的临床表现综合分析，避免诊断的片面性和盲目性。

以下为临床上常用的几类肝功能检查：

1. **蛋白质代谢试验**　包括血浆蛋白电泳、白蛋白（ALB）和总蛋白（TP）含量、白蛋白/球蛋白比值（A/G）、血氨等，是根据肝脏能合成多种血浆蛋白、特别是针对血浆白蛋白的含量占血浆总蛋白约 50% 这一性质设计的。

2. **血清酶检查**　有些酶是肝细胞酶，肝细胞受损时会释放入血，如谷丙转氨酶（GPT）、L-乳酸脱氢酶（LDH）；有些酶是由肝细胞合成的血浆功能酶，肝病导致血浆功能酶减少，如卵磷脂-胆固醇酰基转移酶（LCAT）和凝血因子。

3. **胆色素代谢试验**　如血浆胆红素定量和定性、尿三胆等，主要用于鉴别黄疸。

4. **生物转化及排泄试验**　当肝功能损害时，有些药物和毒物可以在体内积累，引起中毒。如肝脏摄取、转化、排泄的任何一个环节发生障碍都会导致磺溴酞钠（BSP）在血中滞留，所以临床上常用 BSP 试验来检查肝脏的排泄功能，即在注射 BSP 一定时间后，测定血浆 BSP 浓度。不过，有些药物如水杨酸和咖啡因能促进肝脏摄取 BSP，加快其清除速度，所以做该项检查时应当注意。

5. **其他相关试验**　如乙型肝炎病毒（两对半）、甲胎蛋白、血糖、尿糖、血脂和血浆脂蛋白成分的检查。

常见肝功能检查项目和参考值见表 18-5，不同的测定方法可能有不同的参考值。

表 18-5　常见肝功能检查项目和参考值

检查项目	缩写	单位	正常值	检查项目	缩写	单位	正常值
总蛋白	TP	g/L	60~80	L-乳酸脱氢酶	LDH	U/L	155~300
白蛋白	ALB, A	g/L	35~55	单胺氧化酶	MAO	U/L	0.2~0.9
球蛋白	GLO, G	g/L	15~35	碱性磷酸酶	ALP（AKP）	U/L	20~110
白蛋白/球蛋白	A/G		1.5~2.5	γ-谷氨酰转肽酶	GGT（γ-GT）	U/L	11~50
谷丙转氨酶	GPT（ALT）	U/L	0~40	总胆红素	TBIL	μmol/L	3.42~20.5
谷草转氨酶	GOT（AST）	U/L	0~40	直接胆红素	DBIL	μmol/L	0~6.84

链接

肝纤维化

肝纤维化是多种慢性肝病发展成肝硬化的病理学基础，其主要表现为肝脏细胞外基质（ECM）的过度沉积，分布异常。细胞外基质包括胶原、非胶原性糖蛋白和蛋白多糖等，由肝细胞合成分泌，不仅具有支架作用，而且可影响细胞的增殖和分化等，其合成和降解受多种细胞因子调节。目前认为肝纤维化是其细胞外基质、特别是胶原合成增加、降解减少的结果。

中医学理论认为肝纤维化是阴阳失衡所致。因此，肝纤维化这一过程在乙型肝炎的初始阶段即已启动。从理论上推断，中医治疗病毒性肝炎的有效方法同样适用于治疗肝纤维化。

然而，肝纤维化是现代医学病程形态学概念，是所有慢性肝病共同的病理过程，其治疗意义在于抑制肝纤维化进程，降解或吸收已经出现的胶原组织所致纤维化。中医药的治疗虽应达到这一最终目的，但其辨证思路和方法与现代医学截然不同，所以中医对这一病理过程病因、病机的研究成为理论研究的关键点。

有医家认为肝纤维化的病因是感受湿热疫毒和正气不足，病机是热毒瘀结而肝脾损伤，因而提出应当以凉血化瘀解毒为基本方法，在此基础上分型治疗。

从病因上看，湿热疫毒及多种因素造成脏腑功能紊乱是中医病因学的基本认识；病位以肝、脾、肾三脏为主，胆、胃、肠三腑为辅；病机特征乃是气、血、津、液运化失于常度而致，湿、毒、痰、瘀的滞留为害；病证表现上应当与其主病证、即乙型肝炎发展过程中表现出的基本特征相同；其治疗则可以采用解毒、祛湿、清热、理气、益气、活血、滋肾、疏肝、柔肝、养肝等不同法则。概而言之，应当肝脾肾同调，湿痰瘀同祛。

小　结

肝脏是代谢最活跃的器官之一，是营养物质的加工厂和调配中心，食物消化吸收的几乎所有单糖和氨基酸及一部分脂质先经肝门静脉进入肝脏，再分配给其他组织，有些还要在肝脏中进行必要的加工改造。

肝脏是进行生物转化的主要场所。生物转化涉及各种化学反应，可分为第一相反应和第二相反应。第一相反应包括氧化、还原、水解、水化等反应。第二相反应为结合反应，所结合的基团包括葡萄糖醛酸基、硫酸基、甘氨酰基、谷胱甘肽基、甲基、乙酰基等。转化使非营养物质极性和水溶性增加，易于随胆汁排出或经肾脏排泄。生物转化的特点可概括为转化反应的连续性和多样性及解毒致毒两重性。肝脏的生物转化作用受遗传多态性、年龄、性别、营养、疾病、诱导物和抑制剂等因素的影响。

胆汁的主要固体成分是胆汁酸、无机盐、黏蛋白、磷脂、胆固醇、胆色素。胆汁在代谢中起乳化食物脂质、排泄非营养物质和中和胃酸等作用。胆汁酸作为胆汁主要成分参与脂质消化吸收，抑制胆汁胆固醇析出，是胆固醇的重要排泄形式，具有极强的利胆作用。

胆汁酸代谢包括胆汁酸的生成、转化、排泄和重吸收等。胆固醇在肝细胞内先被内质网（微粒体）胆固醇 7α-羟化酶催化羟化成 7α-羟胆固醇，再转化成初级游离胆汁酸，与甘氨酸或牛磺酸缩合成初级结合胆汁酸，随胆汁排入肠道，少量受肠道细菌作用水解重新生成初级游离胆汁酸，少量初级游离胆汁酸还原脱氧生成次级游离胆汁酸，大部分结合胆汁酸及少量游离胆汁酸重吸收回到肝脏，其中的游离胆汁酸转化成结合胆汁酸，所有结合胆汁酸随胆汁排入肠道，形成胆汁酸的肠肝循环。

胆固醇 7α-羟化酶是控制胆汁酸代谢（及胆固醇代谢）的关键酶，其活性受胆汁酸反馈抑制，受胆固醇诱导，受胰岛素、胰高血糖素、糖皮质激素、甲状腺激素、生长激素、维生素 C 等调节。

胆色素是血红素转化产物，包括胆绿素、胆红素、胆素原和胆素等。

胆色素代谢过程：衰老红细胞被单核巨噬细胞系统吞噬，释放血红蛋白，血红蛋白解聚成珠蛋白和血红素，血红素被氧化生成胆绿素，胆绿素被还原生成未结合胆红素。肝外未结合胆红素由血浆白蛋白向肝脏运输，被肝细胞血窦面转运系统摄取，转化成结合胆红素。随胆汁排入肠道后受肠道细菌作用水解重新生成未结合胆红素，进而还原成尿胆素原、粪胆素原。大部分胆素原随粪便排出，氧化成胆素，少量胆素原（主要是尿胆素原）由肠道重吸收。重吸收的胆素原大部分被肝细胞摄取，以原形随胆汁排入肠道，形成胆素原的肠肝循环，其余经肾脏排泄。

某些因素可引起胆红素代谢异常，出现黄疸，根据代谢异常环节分为溶血性黄疸、肝细胞性黄疸和阻塞性黄疸。

药物代谢是指药物在体内经历的吸收、分布、转化和排泄过程。肝脏是药物代谢特别是药物转化的主要器官、药物排泄的重要器官。药物以一定剂型和一定途径进入血液后，一方面运到靶组织发挥药理作用，另一方面在分布过程中被肝细胞摄取、转化。转化产物进入血液，经肾脏排泄；或汇入胆汁，随粪便排出。

讨论

1. 肝脏在糖代谢、脂质代谢、胆固醇代谢、蛋白质代谢、维生素代谢中的作用。
2. 胆汁酸代谢、胆色素代谢、药物代谢过程和意义。

第十九章　水盐代谢和酸碱平衡

水是机体含量最高的物质，是体液的主要成分。几乎所有代谢都是在体液中进行的，为了确保代谢的正常进行及各组织器官生理功能的正常发挥，必须保持内环境稳定。如果体液的组成、浓度和分布异常及酸碱平衡紊乱，就会影响到各组织器官的功能，严重时危及生命。因此，掌握水盐代谢和酸碱平衡的一些基本知识对正确诊断某些疾病和运用体液疗法具有重要的临床意义。

第一节　体液的含量和分布

体液（body fluid）是指分布于细胞内外、含有多种无机盐和有机物的溶液。

一、水的含量和分布

正常成人体液总量约占体重的 60%（女性 50%~55%），以细胞膜为界分为细胞内液（ICF，36%~40%，绝大部分存在于骨骼肌群）和细胞外液（ECF，20%~24%），细胞外液（又称机体的内环境）再以血管壁为界分为血浆（约 5%）和组织液（又称组织间液、细胞间液，15%~18%）、渗细胞液（1.2%，分布于关节囊、颅腔、胸膜腔、腹膜腔、心包腔等密闭腔隙中）。

水是体液的主要成分。正常人体全血含水量为 77%~81%，其黏度为水的 4~5 倍。血浆含水量更高，达 93%，其黏度为水的 1.6~2.4 倍。红细胞含水量较低，约为 65%。

体液含量因性别、年龄、贮脂量与健康状态的不同而异。脂肪组织含水较少，为 10%~30%；肌组织含水较多，为 75%。因此，瘦人体液百分含量高于胖人，对缺水有更大的耐受性。女性机体脂肪含量较高，所以体液百分含量低于男性。体液百分含量随着年龄增加而降低，新生儿、婴儿、未成年人、成人、老人体液含量分别为 75%、70%、65%、60%、50%。新生儿比表面（单位体重表面积）大，新陈代谢旺盛，耗水量也较成人多，而且水盐代谢调节功能尚不完善，容易发生紊乱，所以在临床上对儿童脱水更应重视。

二、电解质的含量和分布

电解质对维持体液分布和平衡起重要作用。体液中的电解质主要是 Na^+、K^+、Ca^{2+}、Mg^{2+}、Cl^-、HCO_3^- 和蛋白质等，其分布与浓度见表 19-1。

表 19 - 1 体液成分及渗透浓度（mOsm/L）

组成	血浆	组织液	细胞内液	组成	血浆	组织液	细胞内液
Na^+	142	139	14	氨基酸	2	2	8
K^+	4.2	4.0	140	肌酸	0.2	0.2	9
游离 Ca^{2+}	1.3	1.2	0.0001	乳酸	1.2	1.2	1.5
总 Ca^{2+}	2.4		1	ATP			5
游离 Mg^{2+}	0.8	0.7	2	磷酸己糖			3.7
总 Mg^{2+}	1.8		20	葡萄糖	5.6	5.6	
Cl^-	108	108	4	蛋白质	1.2	0.2	4
HCO_3^-	24	28.3	10	尿素	4	4	4
$H_2PO_4^-/HPO_4^{2-}$	2	2	11	其他	4.8	3.9	10
SO_4^{2-}	0.5	0.5	1	总渗透浓度	301.8	300.8	301.2
磷酸肌酸			45	有效渗透浓度	282.0	281.0	281.0
肌肽			14	37℃总渗透压（mmHg）	5443	5423	5423

体液电解质分布有以下特点：

1. **体液呈电中性** 细胞内外液的正负电荷量相等。

2. **细胞内液和细胞外液渗透压基本相等** 以半透膜隔开的不同浓度溶液之间有渗透现象，即溶剂会从低浓度侧向高浓度侧转移，在高浓度侧施加一定压力可以维持其渗透平衡，该压力等值于两溶液之间的**渗透压**（osmotic pressure，Π）。溶液中产生渗透效应的溶质粒子统称**渗透活性物质**，其浓度称为**渗透浓度**（osmotic concentration），单位是 Osm/L、mOsm/L。在一定条件下，溶液渗透压大小与其渗透浓度成正比，与粒子大小、是否带电荷无关：

$$\Pi = c_B RT$$

该方程称为 van't Hoff 方程。式中 c_B 是渗透浓度，R 是气体常数，T 是绝对温度。

由小分子渗透活性物质产生的渗透压称为**晶体渗透压**（占血浆渗透压的 99.6%，且 80% 来自 Na^+ 和 Cl^-）。由大分子渗透活性物质产生的渗透压称为**胶体渗透压**（占血浆渗透压的 0.4%，约为 3.30kPa，主要由血浆蛋白产生，且 75%～80% 来自血浆白蛋白）。

正常人细胞内外液的渗透浓度基本相等，为 280～310mmol/L，所以细胞内外液的渗透压基本相等，约为 770kPa。其中细胞内液和组织液渗透压相等，血浆渗透压仅比组织液高 2.66kPa。在临床上，渗透浓度为 280～310mmol/L 的溶液称为**等渗溶液**（isotonic solution），低于 280mmol/L 的溶液称为**低渗溶液**，高于 310mmol/L 的溶液称为**高渗溶液**，例如 5% 葡萄糖和 0.9%NaCl 溶液。输入等渗溶液不会引起溶血。

3. **细胞内外液电解质分布差异很大** 细胞内液阳离子以 K^+ 为主，阴离子以磷酸肌酸、$H_2PO_4^-/HPO_4^{2-}$ 为主。细胞外液阳离子以 Na^+ 为主，阴离子以 Cl^- 为主。

4. **血浆和组织液蛋白质含量差异较大** 血浆蛋白含量为 1.2mOsm/L（60～80g/L），而组织液蛋白含量仅为 0.2mOsm/L（0.5～10g/L），因此血浆蛋白含量远高于组织液，这种差异使血浆胶体渗透压比组织液高 2.90kPa。因为血浆和组织液的小分子水平一致，即晶体渗透压相同，所以胶体渗透压是控制血管内外水分配、维持血量的重要因素。

第二节　体液的生理功能

水的功能有调节和维持体温及协助运输等，电解质则功能多样。

一、水的生理功能

水是机体含量最高的组分，是维持机体代谢重要的营养物质。

1. **是组织成分和体液成分**　水在维持组织器官的形状、硬度和弹性方面起重要作用。体内的水有相当多的一部分是以结合水的形式存在（其余的以自由水的形式存在），即与蛋白质、黏多糖等结合。各种组织器官含自由水和结合水的比例不同，因而坚实程度各异，心肌含水79%，与血液相当，但由于心肌含结合水较多，故其形态坚实，而血液则循环流动。

2. **促进代谢和营养运输**　水是良好的溶剂，能溶解各种代谢物，从而支持代谢。水的介电常数高，可以促进代谢物的解离和化学反应的进行。水的黏度低，流动性强，有利于营养物质的消化、吸收、运输及代谢废物的排泄等。水还直接参与水解反应和水化反应。

3. **调节和维持体温**　水的比热大，1g水温度升高1℃需要吸收4.2J热能，所以水能吸收较多的热能而温度不会有明显改变；水的蒸发热大，1g水在37℃下蒸发可以吸收2.4kJ热能，所以蒸发较少的水就能带走较多的热能；水的流动性强，能随血液循环迅速分布于全身，使物质代谢释放的热能迅速扩散，避免体温局部升高。

4. **是良好的润滑剂**　唾液保持口腔和咽部湿润而有利于吞咽，泪液保持眼球湿润而有利于活动，渗细胞液有利于减少组织间摩擦，呼吸道和消化道黏液有良好的润滑作用，这些都与水的润滑性有关。

二、主要电解质的生理功能

体液的主要电解质是无机盐。人体无机盐含量很低，仅占体重的4%~5%，但种类多，且功能各异。

1. **是组织成分和体液成分**　体液中主要的无机盐有Na^+、K^+、Cl^-、HPO_4^{2-}和HCO_3^-等，各组织器官功能不同，无机盐组成也不同。

2. **维持体液酸碱平衡和渗透压平衡**　正常人组织液及血液pH 7.35~7.45，在血液缓冲体系、肺和肾脏的调节下保持稳定。此外，无机盐在维持体液渗透压和保持体液量方面起重要作用，其中Na^+和Cl^-是维持细胞外液晶体渗透压的主要离子，K^+和HPO_4^{2-}是维持细胞内液晶体渗透压的主要离子。

3. **维持神经肌肉兴奋性、心肌兴奋性**　正常情况下，神经肌肉兴奋性的维持与多种无机离子的含量和比例有关：

$$神经肌肉兴奋性 \propto \frac{[Na^+] + [K^+] + [OH^-]}{[Ca^{2+}] + [Mg^{2+}] + [H^+]}$$

NOTE

当血钙减少或血钾升高及碱中毒时，神经肌肉兴奋性增高，会引起抽搐。反之则神经肌肉兴奋性降低，会出现肌肉软弱无力甚至麻痹。

无机离子特别是 K^+、Na^+ 和 Ca^{2+} 对心肌兴奋性也有影响：

$$心肌兴奋性 \propto \frac{[Na^+] + [Ca^{2+}] + [OH^-]}{[K^+] + [Mg^{2+}] + [H^+]}$$

当血钾升高时，心肌兴奋性降低，导致心动过缓（心率<60 次/分钟）、传导阻滞和收缩力减弱，严重时心跳会停止于舒张状态。当血钾降低时，心脏自律性增高，易出现期前收缩等心律失常症状，严重时心跳会停止于收缩状态。血钠和血钙升高时，心肌兴奋性增高，在一定范围内拮抗血钾对心肌的抑制作用。不过，单纯心肌细胞外 Na^+ 升高时，Na^+-Ca^{2+} 交换增加，导致细胞内 Ca^{2+} 减少，心肌收缩力减弱。

4. 影响酶活性　某些无机离子是酶的激活剂、抑制剂或辅助因子，从而影响代谢，例如 K^+ 是某些 ATP 酶的激活剂，Cu^{2+} 是唾液 α 淀粉酶的抑制剂，Zn^{2+} 是碳酸酐酶的辅助因子。

第三节　水钠代谢

正常成人每日需水 2000～2500mL，以维持其吸收和排泄的平衡，称为日需要量。

正常成人含钠 40～50mmol/kg 体重，其中 50% 存在于细胞外液，40% 存在于骨骼基质，仅有 10% 存在于细胞内液。血浆 Na^+ 浓度（即血钠）为 135～145mmol/L。细胞内液 Na^+ 浓度为 10mmol/L。

一、水吸收

成人每日从消化道吸收水约 2100mL，包括食物水和饮水，因气候、运动量、生理状态和生活习惯不同而异。此外，体内通过生物氧化等代谢每日生成水 200～300mL（每千克糖、脂肪、蛋白质代谢可产生水 600、1070、410mL），这部分水称为代谢水、内生水。代谢水量虽然不多，但相当稳定。严重创伤导致组织破坏时产生更多的代谢水，每破坏 1kg 肌组织可以产生代谢水 850mL。

二、水排泄

每日排泄水 2000～2500mL，排泄途径包括肺呼出、皮肤蒸发、粪便排泄和肾脏排泄。

1. 肺呼出　正常成人每日呼出水 300～400mL，呼出量与呼吸深度、呼吸速度、环境湿度及基础代谢率（BMR）等有关。

2. 皮肤蒸发　①不显汗（insensible perspiration），即水的蒸发，不依赖汗腺。成人每日蒸发不显汗 300～400mL。②显汗（sensible perspiration），即汗腺细胞主动分泌的汗液，通常每日 100mL，但变化较大，与环境温度、运动强度有关，大量出汗时每小时可达 1000～2000mL。与不显汗不同的是：显汗是低渗液，含 NaCl 约 0.2%（受醛固酮调节），是血浆 NaCl 浓度的

1/5~1/2，但含尿素是血浆浓度的4~5倍。显汗中还有少量K^+、Ca^{2+}、Mg^{2+}等，即出汗不但丢失水，也丢失电解质。因此，因出汗而补水时还应注意补充电解质。

3. **粪便排泄** 每日分泌入消化道的各种消化液（如唾液、胃液、胆汁、胰液和肠液）可达8200mL，其中的水大部分被重吸收，仅有100~150mL随粪便排出。

4. **肾脏排泄** 成人每日排尿1000~1500mL，**最低尿量**500mL，多于2500mL称为**多尿**（polyuria），100~400mL称为**少尿**（oliguria），少于100mL称为**无尿**（anuria）。

尿中除水和无机盐外还有各种非蛋白氮（NPN），以尿素氮为主。成人每日经肾脏排泄代谢废物约35g，其中尿素占50%以上。尿液最高浓度6%~8%，所以成人每日至少需要排尿500mL（最低尿量）才能将35g代谢废物全部排出体外，少尿或无尿会导致其在体内积累，血非蛋白氮升高，引起多系统出现严重的中毒症状，称为**尿毒症**（uremia）。

临床上，不能进水的患者每日**标准补水量**2000~2500mL。如果患者有水的额外丢失，还应增加补水量。如果患者因心、肾功能不全不能大量补水，可减量，但应不低于1500mL，此为**最低需水量**（按肺呼出350mL、皮肤蒸发500mL、肠道排泄150mL、肾脏排泄500mL计算）。

三、钠吸收

每日膳食含钠100~200mmol，主要来自食盐（WHO推荐每日摄入钠低于2g或食盐低于5g），吸收量100~110mmol，几乎都通过小肠吸收。

四、钠排泄

钠每日经肾脏排泄约100mmol，随粪便排出5~10mmol，随汗液排泄少量。排钠常伴排氯。

正常人肾脏可以通过重吸收（近曲小管约67%，髓袢约20%，远曲小管和集合管约12%）严格控制排钠。因此，肾脏排钠的特点是多吃多排，少吃少排，不吃几乎不排。排钠常伴排氯，故人体缺钠时尿中少氯或无氯；相反，人体多钠时尿中多氯，临床上常通过检查尿氯水平来辅助判断患者是否有低渗性脱水以及缺盐程度。

五、水钠平衡

机体每日吸收和排泄适量的水钠，使体液维持正常容量和渗透压。

（一）体液交换

代谢离不开体液交换。人体各部分体液彼此隔开又相互沟通，因此每日除与外环境交换外，在各部分体液之间也在进行各种交换，包括水的分配、营养物质的吸收、代谢物的交换以及非营养物质的排泄，所以体液交换在维持生命活动中占有重要地位。若体液中水和电解质的含量发生变化，机体会出现脱水、水肿或电解质紊乱等病理症状。

1. **血浆和组织液交换** 主要在毛细血管壁进行。毛细血管壁是一种半透膜，水和小分子物质如葡萄糖、氨基酸、尿素及无机盐等可以扩散通过，而蛋白质大分子不能扩散通过。因此，血浆内蛋白质浓度远高于组织液，血浆有较高的胶体渗透压（约为3.30kPa，25mmHg），比组织液（约为0.40kPa，3mmHg）约高2.90kPa（22mmHg），称为**血浆有效胶体渗透压**。

水在血浆和组织液之间的分配是由毛细血管血压、组织液静水压、血浆胶体渗透压和组织

NOTE

液胶体渗透压决定的，其代数和称为**有效滤过压**：

有效滤过压 =（毛细血管血压-组织液静水压）-（血浆胶体渗透压-组织液胶体渗透压）

在毛细血管动脉端，有效滤过压为正值，有 0.5%~2% 水从血浆滤出，流向组织液；在毛细血管静脉端，有效滤过压为负值，90% 的滤出水从组织液返回血浆，其余 10% 通过淋巴液返回血浆。

在正常情况下，毛细血管水的滤出量和返回量基本相等。血浆与组织液水的交换很快，每分钟可达 2000mL，并保持平衡，只有这样才能维持血浆与组织液的容量及渗透压平衡，保证营养物质与代谢产物顺利交换。

2. **组织液和细胞内液交换**　属于跨膜转运。细胞膜是一种半透膜，对物质的跨膜转运有严格的选择性：①自由扩散：O_2、CO_2、NH_3、H_2O、甘油、乙醇、尿酸和尿素等中性小分子。②主动转运：Na^+、K^+、Ca^{2+}、Mg^{2+} 和肌酸等逆浓度梯度，依赖 Na^+,K^+-ATP 酶、钙泵、钠钙交换体等。③易化扩散：葡萄糖、氨基酸、核苷酸等中性分子及 Na^+、K^+、Ca^{2+}、Mg^{2+}、Cl^-、HCO_3^- 等无机离子顺浓度梯度。④出胞和入胞：大分子或团块。

晶体渗透压决定着水在细胞内外的分配，水总是由渗透压低的一侧流向渗透压高的一侧，从而维持体液渗透压平衡。临床上解除细胞水肿特别是脑细胞水肿常用高渗溶液如 50% 葡萄糖或 20% 甘露醇快速静脉输入，造成细胞外液高渗，从而使水渗出细胞。

（二）水钠平衡调节

肾脏不仅是重要的排泄器官，还是维持体液平衡的主要器官，调节机制是控制远曲小管和集合管水的重吸收。神经系统、加压素、醛固酮和心钠素在维持体液平衡的过程中起着重要作用。此外，糖皮质激素促进水的排泄，雌激素过量引起水钠潴留。

肾小球滤液（原尿，几乎都是水）$1.8×10^5$mL/日，最终仅排出 $1.0×10^3$ ~ $1.5×10^3$mL，超过 99.2% 都被重吸收（65%~70% 在近曲小管，10% 在髓襻，10% 在远曲小管，10%~20% 在集合管）；每日滤过钠 $2.55×10^4$mmol，最终仅排出约 100mmol，约 99.6% 都被重吸收。

1. **神经系统调节**　中枢神经系统通过感受体液晶体渗透压影响水的吸收。当失水过多（>1%）、高盐饮食或输入高渗溶液时，细胞外液渗透压升高，刺激位于下丘脑视上核的渗透压感受器和侧面的口渴中枢，引起大脑皮层兴奋，产生口渴感觉。此时若给予饮水，则细胞外液渗透压降低。

交感神经还调节肾的水钠排泄和钠重吸收：血量减少、疼痛、应激、外伤、出血都会刺激肾交感神经末梢释放去甲肾上腺素，一方面引起肾入球小动脉和出球小动脉收缩，若刺激较弱，则出球小动脉收缩明显，以肾血流量（RBF）减少为主；若刺激强烈，则入球小动脉收缩更强，所以肾血流量减少，肾小球滤过率（GFR，两肾每分钟形成的超滤液量）下降；另一方面作用于近端小管 α 肾上腺素能受体，激活顶端膜 Na^+-H^+ 交换体和基侧膜 Na^+,K^+-ATP 酶，促进钠重吸收。

2. **加压素调节**　加压素又称抗利尿激素（antidiuretic hormone，ADH），是一种九肽，由下丘脑视上核、室旁核神经元合成，经下丘脑-垂体轴输送到垂体后叶储存，需要时释放入血：①作用于肾远曲小管、髓襻升支粗段和集合管上皮细胞，促进钠和水重吸收，减少尿量，维持体液渗透压稳定。②作用于血管平滑肌细胞，刺激血管收缩、血压升高。

加压素调节机制：①当血浆晶体渗透压升高（如大量出汗）、血量减少或血压下降时，一方面加压素分泌增加，激活肾远曲小管、髓袢升支粗段和集合管上皮细胞膜 V2 受体（V2R，属于 G 蛋白偶联受体），激活蛋白激酶 A 途径，蛋白激酶 A 催化小泡水通道蛋白（如集合管 AQP2）磷酸化，从而回补顶端膜，使肾远曲小管和集合管水重吸收增加，尿量减少，血量增加；另一方面醛固酮分泌减少，引起肾小管钠重吸收减少，分泌增加，从而使细胞外液钠减少，渗透压降低。②当血量增加或细胞外液渗透压降低时，一方面加压素分泌减少，水重吸收减少，尿量增加，血量减少；另一方面醛固酮分泌增加，使肾小管钠重吸收增加，分泌减少，从而使细胞外液钠增加，渗透压升高。

影响加压素分泌或作用的其他因素：精神紧张、疼痛、创伤以及某些体液因子（血管紧张素Ⅱ）和药物（氯磺丙脲、长春新碱、环磷酰胺）能使加压素分泌增加或作用增强。

正常饮水时血浆加压素很少，仅为 $1 \sim 4ng/L$。加压素的分泌量主要受下丘脑视上核和室旁核的渗透压感受器调节，其次受左心房和胸腔大静脉处的容量感受器、颈动脉窦和主动脉弓的压力感受器调节。血浆晶体渗透压升高、血量减少或血压下降通过影响这三种感受器促使加压素分泌增加，促进肾小管水重吸收，从而使血量增加、血压升高、血浆渗透压降低。

加压素分泌与饮水、排尿密切相关：一方面，大量饮水稀释体液，血浆晶体渗透压降低，加压素分泌减少，远曲小管和集合管水重吸收减少，尿量增加；另一方面，加压素分泌减少可引起大量饮水和尿量增加。

3. **醛固酮调节** 醛固酮（aldosterone）属于盐皮质激素，是肾上腺皮质球状带合成分泌的一种类固醇激素，其主要生理功能是促进肾远曲小管和集合管钠重吸收，同时促进 K^+、H^+ 分泌和 Cl^-、HCO_3^-、H_2O 重吸收。

醛固酮调节机制：通过细胞质盐皮质激素受体促进一组基因表达，增加顶端膜钠通道和钾通道数量、基侧膜钠泵数量，促进排氢保钠排钾。

影响醛固酮分泌的主要因素有肾素-血管紧张素系统和血钾、血钠。

（1）肾素-血管紧张素系统 血量减少、血压下降、肾小球滤过率下降和肾交感神经兴奋均刺激球旁细胞（肾小球旁器细胞，又称近球细胞，由入球小动脉平滑肌细胞衍化而成）之颗粒细胞分泌肾素，肾素促进血浆血管紧张素原分解成血管紧张素Ⅰ（十肽），然后由血浆转化酶催化转化成血管紧张素Ⅱ（八肽），发挥以下作用：①作用于肾上腺皮质球状带，刺激醛固酮合成分泌，保钠保水，增加血容量。②作用于肾小管膜受体，通过蛋白激酶 C 途径促进钠重吸收。③使小动脉收缩，血压升高，肾血流量减少，肾小球滤过率下降。血管紧张素起作用后很快被血管紧张素酶灭活。

（2）血钾和血钠 当血钠降低或血钾升高时，$[Na^+]/[K^+]$ 比值下降，会使醛固酮分泌增加，尿钠减少。反之，当血钠升高或血钾降低时，$[Na^+]/[K^+]$ 比值升高，会使醛固酮分泌减少，尿钠增多。

4. **心钠素调节** 心钠素又称心房肽（atrial natriuretic peptide，ANP），是由心房肌细胞合成分泌的一种二十八肽，主要生理功能：①舒张出球小动脉和入球小动脉，从而增加肾血流量和肾小球滤过率，促进排钠排水。②抑制集合管阳离子通道活性，抑制钠重吸收。③高水平心钠素还能降低动脉血压和提高毛细血管渗透率。心钠素受体是一种鸟苷酸环化酶。

六、水钠代谢紊乱

水和钠的代谢紊乱往往同时发生，且相互影响、关系密切，故临床上常合并考虑，并根据

NOTE

体液容量变化分为脱水和水过多。脱水是指水钠丢失，引起细胞外液严重减少。根据水钠丢失比例的不同，可分为低渗性脱水、高渗性脱水和等渗性脱水。水过多是指水钠潴留，引起体液过多，可分为水中毒（低渗性水过多）、盐中毒（高渗性水过多）、水肿（等渗性水过多）。

第四节　钾代谢

钾具有维持细胞代谢和细胞膜电位、调节渗透压等功能。正常成人含钾 50～55mmol/kg 体重，其中 98% 存在于细胞内液，2% 存在于细胞外液（约 70mmol）。钾的吸收和排泄保持平衡，且保持血钾（血浆钾）在正常范围内。

一、钾吸收

正常成人膳食钾的 90%～95% 可以被吸收，只有 5%～10% 随粪便排出。通常每日膳食含钾80～120mmol，可吸收 90mmol。天然食物含钾丰富，故一般膳食钾即可满足机体需要。

二、钾排泄

正常成人由肠道吸收的钾几乎全部由肾脏排泄。

1. 不论膳食钾含量高低，通常肾小球滤液中钾的 80% 被近端小管被动重吸收，10% 被髓袢重吸收。远曲小管和集合管则不同，膳食钾不足时重吸收钾，膳食钾正常或过多时分泌钾，且受到调节。

2. 腹泻严重时，肠道排钾可达正常排钾量的 10～20 倍，因此应当注意补钾。

3. 皮肤通过显汗可微量排钾。

正常成人肾脏可控制钾排泄，但并不严格，在钾吸收极少、甚至不吸收时，肾脏仍可排泄1%～3% 的钾。因此，肾脏排钾的特点是多吃多排，少吃少排，不吃也排，所以禁食时会因排尿引起缺钾。另外，对于长期禁食而需肠外营养者应注意检测血钾并适当补钾。

三、钾平衡

机体通过以下机制维持钾平衡：①通过细胞膜 Na^+,K^+-ATP 酶维持跨细胞膜钾梯度。②通过细胞膜 H^+-K^+ 交换影响跨细胞膜钾梯度。③通过改变肾小管上皮细胞膜电位影响排钾。④通过控制醛固酮分泌及远端小管流速调节肾脏排钾。⑤通过结肠排钾及出汗排钾。

物质代谢影响钾平衡：①在糖原和蛋白质合成增加时（如组织生长旺盛、创伤愈合、静脉输注胰岛素和葡萄糖），Na^+,K^+-ATP 酶转运效率高于钾通道，净效应是 K^+ 泵入细胞，会引起血钾降低，应注意补钾。②在糖原和蛋白质分解增加时（如烧伤、创伤、手术、饥饿、缺氧、感染等应激状态），Na^+,K^+-ATP 酶转运效率低于钾通道，净效应是 K^+ 逸出细胞，会引起血钾升高，在肾功能衰竭时尤为明显。

四、钾代谢紊乱

测定血钾可以采血清或血浆，正常血清钾是 3.5～5.5mmol/L，比血浆钾高 0.3～0.5mmol/L，这是因为凝血过程中血小板释放钾。钾代谢紊乱表现为低钾血症（血清钾低于 3.5mmol/L）或高钾血症（血清钾高于 5.5mmol/L）。

第五节　钙磷代谢

钙盐和磷盐是体内含量最高的无机盐。成人体内钙约 1000g（99%）分布于骨骼、牙齿，10g（1%）分布于细胞内（主要是钙库），1g（0.1%）分布于细胞外液；磷约 600g（85%）分布于骨骼、牙齿，100g（14%~15%）分布于软组织（主要是有机磷，如磷脂、磷蛋白、核酸、核苷酸），0.5g（<1%）分布于细胞外液（无机磷）。

一、生理功能

钙和磷的部分功能是共同的：①是骨骼和牙齿的重要成分：骨骼中的无机盐称为骨盐，骨盐成分的 84% 是钙盐，其中约 60% 是羟磷灰石 $[Ca_{10}(PO_4)_6(OH)_2]$ 结晶，其余是无定型 $CaHPO_4$。骨骼是维持钙稳态的钙库和磷库。②参与凝血：凝血因子Ⅳ即为 Ca^{2+}，血小板因子 3 的主要成分是磷脂。此外钙和磷有各自的功能。

1. 钙的其他生理功能　①降低神经肌肉兴奋性，并参与肌肉收缩。当血钙低于 1.75mmol/L 时，神经肌肉兴奋性增高，可引起抽搐。②增强心肌收缩，并与促进心肌舒张的 K^+ 相拮抗，使心肌在正常工作时的收缩与舒张达到协调和统一。③降低毛细血管壁和细胞膜的通透性，防止渗出，抑制炎症和水肿。④作为第二信使参与信号转导，激活蛋白激酶 C 和钙调蛋白激酶，调节代谢。⑤是某些酶的激活剂（如胰脂肪酶）或抑制剂（如 1α-羟化酶）。⑥参与腺体分泌，调节激素分泌（如甲状旁腺激素）和神经递质释放（如乙酰胆碱）。

2. 磷的其他生理功能　①磷酸构成机体成分，如磷脂、核苷酸和核酸。②磷酸在生物氧化过程中参与能量的获得、利用及储存，如 ATP 和磷酸肌酸。③ATP 为酶的化学修饰调节提供磷酸基。④磷酸盐形成缓冲体系，维持体液酸碱平衡。

二、吸收和排泄

正常成人每日膳食含钙 0.8~1.2g、磷 1.4g。

1. 钙吸收　钙的吸收形式是游离钙（又称离子钙：Ca^{2+}），每日吸收约 0.5g，分泌约 0.325g，净吸收约 0.175g。钙吸收部位是小肠，一部分钙在十二指肠通过主动转运吸收，但主要通过被动扩散吸收，以空肠和回肠吸收能力最强。

影响钙吸收的因素：①钙三醇：是最主要的影响因素（见 357 页）。②肠道 pH：钙盐在酸性条件下易溶，碱性条件下形成难溶性钙盐。因此，食物中凡能增加肠道酸性的物质如胃酸、乳酸、柠檬酸等都促进钙吸收。③食物成分：食物碱性磷酸盐和草酸等在小肠与钙（锌）形成难溶性钙盐，抑制其吸收，因此低磷饮食促进钙吸收。谷物植酸螯合钙，抑制其吸收（酵母含植酸酶，通过发酵可降解植酸）。脂质吸收障碍导致脂肪酸大量积累于小肠，与钙形成难溶性钙盐，抑制其吸收。④血钙血磷：当血钙血磷升高时，钙磷吸收率下降，故低血钙促进钙吸收。此外，孕期、哺乳期吸收增加。钙磷吸收率还与年龄呈负相关。

2. **钙排泄** ①随粪便排出：随粪便排出的钙包括未吸收的食物钙和消化道分泌液中未被重吸收的钙，排泄量因食物钙含量和钙吸收率而异。②经肾脏排泄：肾每日滤过钙约 10g，重吸收 98% 以上，净排泄 0.175g，占机体总排泄量的 35%。

肾脏排钙与血钙量密切相关，血钙升高，则尿钙增加，血钙降低，则尿钙减少，当血钙低于 1.87mmol/L 时尿中无钙，以维持钙稳态。

3. **磷吸收** 磷的吸收形式是 $H_2PO_4^-$，每日吸收约 1.4g，分泌约 0.35g，净吸收约 1.05g（相当于食物磷的 70%），主要通过继发性主动转运吸收（伴随钠吸收），吸收部位是小肠，以空肠吸收能力最强。

影响钙吸收的因素也影响磷吸收，小肠上段肠液 pH 低时促进磷吸收。pH 高时 Ca^{2+}、Mg^{2+}、Fe^{3+} 等与磷酸结合成难溶盐，抑制磷吸收。

4. **磷排泄** 肾是排泄磷的主要器官。当血磷为 1.3mmol/L 时，肾每日滤过磷约 8.19g，重吸收（主要在近端小管）约 7.14g（80%~95%），净排泄约 1.05g，占机体总排泄量的 70%。肾功能不全会出现高血磷。

三、血钙和血磷

血中的钙几乎全部位于血浆中，故血钙通常是指血浆钙。血磷通常是指血浆中的无机磷酸盐。临床检验通常分析血清钙磷。

1. **血钙** 血钙比较稳定，正常人血钙为 2.25~2.75mmol/L，无年龄差异。血钙有三种存在形式：血浆蛋白（主要是白蛋白）结合钙（约 45%）、游离钙（约 45%，1.0~1.3mmol/L）、小分子（磷酸、柠檬酸等）钙（约 10%）。其中血浆蛋白结合钙不能通过毛细血管壁，故称非扩散钙（nondiffusible calcium）。游离钙和小分子钙可以通过毛细血管壁，故称可扩散钙（diffusible calcium）。

血钙中仅游离钙有直接的生理效应，起着降低神经肌肉兴奋性的作用。结合钙虽然没有直接的生理效应，但可以与游离钙相互转化，保持平衡。血浆游离钙浓度受血液酸度影响，血液偏酸促进结合钙解离，增加游离钙；血液偏碱促进游离钙结合，降低游离钙。临床上碱中毒时常伴有抽搐，就是血浆游离钙降低、神经肌肉兴奋性增高所致。

🖐 输库血超过 800ml 时，应注射 10% 葡萄糖酸钙，以防抗凝剂柠檬酸盐导致的暂时性低血钙。

2. **血磷** 血磷的 80%~85% 是 HPO_4^{2-}，其余是 $H_2PO_4^-$。正常成人血磷为 1.1~1.3mmol/L，儿童为 1.3~2.3mmol/L。血磷有三种存在形式：游离磷（$HPO_4^{2-}/H_2PO_4^-$，45%~50%）、磷酸盐（35%~40%）、血浆蛋白结合磷（10%~15%），其中血浆蛋白结合磷不能滤过肾小球。

3. **钙磷浓度积对骨代谢的影响** 钙磷浓度积又称钙磷离子积（I_{sp}），是以 mmol/L 表示的血钙和血磷的乘积，正常成人的钙磷浓度积是一个常数，称为钙磷溶度积（K_{sp}）。

$$K_{sp} = [Ca] \times [P] = 2.5 \sim 3.5$$

如果钙磷浓度积>3.5，钙和磷将以骨盐的形式沉积于骨组织中；如果浓度积<2.5，会影响到骨钙化及成骨过程，甚至发生骨溶解。

四、钙稳态调节

维持钙稳态是为了满足骨矿化、肌收缩、神经传导及其他代谢对钙的需要。钙稳态受甲状旁腺激素、钙三醇和降钙素调节，它们通过合成分泌的变化影响着肾脏的钙磷排泄、骨骼的形成吸收以及小肠的钙磷吸收，从而维持钙稳态。

（一）甲状旁腺激素

甲状旁腺激素（PTH）是由甲状旁腺主细胞合成分泌的一种激素（84AA），具有升高血钙、降低血磷的作用，是维持血钙正常水平最重要的调节因素。甲状旁腺激素的分泌主要受血浆游离钙调节：当血钙升高时，甲状旁腺激素分泌减少；当血钙降低时，甲状旁腺激素分泌增加。此外，钙三醇抑制其合成，降钙素促进其分泌。

甲状旁腺激素作用机制：通过 G 蛋白偶联受体激活蛋白激酶 A 途径，使线粒体钙逸出并泵出细胞，使血钙升高。

1. 对骨的作用　①快速效应：迅速增加骨细胞膜对 Ca^{2+} 的通透性，使骨液中的 Ca^{2+} 通过骨细胞转运到细胞外液。②迟缓效应：少量甲状旁腺激素刺激骨细胞分泌胰岛素样生长因子（IGF），促进胶原和基质合成，有助于成骨；大量甲状旁腺激素增加破骨细胞数量和活性，分泌各种水解酶和胶原酶，并产生大量乳酸和柠檬酸等，促进骨盐溶解，升高血钙。

2. 对肾脏的作用　促进远端小管和集合管重吸收钙，抑制近端小管和远端小管重吸收磷，使尿钙减少，尿磷增加。

3. 对小肠的作用　激活肾近端小管线粒体 1α-羟化酶，促进钙三醇合成，从而间接促进小肠吸收钙磷，效应较慢。

（二）钙三醇

钙三醇是维生素 D_3 的主要活性形式，其在钙磷代谢中的作用是促进小肠钙磷吸收，促进新骨钙化，维持骨质更新，促进肾脏钙磷重吸收。

1. 对小肠的作用　促进小肠对钙磷的吸收和转运，升高血钙血磷。①与维生素 D 受体结合，诱导钙吸收相关蛋白（钙转运蛋白、钙结合蛋白、钠钙交换体）基因表达，提高主动转运效率。②直接促进小肠上皮细胞顶端膜募集钙转运蛋白，增加膜的钙通透性。③激活基侧膜腺苷酸环化酶，激活钙泵，提高主动转运效率。

2. 对肾脏的作用　促进肾远曲小管上皮细胞重吸收钙磷，机制是诱导合成钙结合蛋白。此作用较弱，仅在骨骼生长、修复或钙磷供应不足时作用明显。

3. 对骨的作用　具有促进溶骨和成骨双重作用，既有利于骨骼的生长和钙化，又维持着血钙和血磷的稳定。血钙不足时钙三醇可以增加破骨细胞的数量并提高其活性，促进溶骨，使血钙升高。血钙充足时可以刺激成骨细胞分泌胶原等，促进成骨。

钙三醇水平受肾小管细胞线粒体膜 1α-羟化酶控制。该酶被甲状旁腺激素激活，被降钙素、高血磷抑制，受钙三醇反馈抑制。

（三）降钙素

降钙素（CT）是甲状腺滤泡旁细胞（又称 C 细胞）合成分泌的一种三十二肽，主要生理功能是降低血钙血磷，拮抗甲状旁腺激素。血钙升高刺激降钙素分泌。

1. 对骨的作用　抑制破骨细胞的形成及其活性，抑制骨基质分解和骨盐溶解；促使破骨细胞和间质细胞转化成成骨细胞，并增强其活性，促进成骨，降低血钙血磷。

　　2. 对肾脏的作用　直接抑制肾小管钙磷重吸收，增加尿钙尿磷。

　　3. 对小肠的作用　抑制肾 1α-羟化酶，从而抑制钙三醇生成，间接抑制小肠钙磷吸收。

　　综上可知，在正常人体内，甲状旁腺激素、钙三醇和降钙素三者相互制约、相互协调，共同维持钙稳态（表 19-2）。

表 19 - 2　甲状旁腺激素、钙三醇和降钙素对钙磷代谢的调节作用

激素	肠钙吸收	溶骨作用	成骨作用	肾脏排钙	肾脏排磷	血钙	血磷
甲状旁腺激素	↑	↑↑	↓	↓	↑	↑	↓
钙三醇	↑↑	↑	↑	↓	↓	↑	↑
降钙素	↓	↓	↑	↑	↑	↓	↓

第六节　酸碱平衡

　　酸碱平衡是维持正常代谢的基本要素。健康机体的代谢不但需要适宜的温度，还需要稳定的体液，包括体液的成分、离子强度、渗透压、pH。然而，物质代谢过程会消耗或产生酸（或碱），消化道也有酸性（或碱性）食物（或药物）摄入和吸收，这些都会影响体液 pH。机体通过血液缓冲体系、肺和肾脏来调节体内酸碱含量和比例，维持血液 pH 7.35~7.45（动脉血），该过程称为**酸碱平衡**（acid-base equilibrium）。如果肺和肾功能发生障碍，或者体内酸碱过多，超过了机体的调节能力，就会引起酸碱平衡紊乱。酸碱平衡紊乱多是某些疾病或病理过程的继发性变化，然而一旦发生会使病情加重和复杂，危及生命，因此及时发现和正确处理常常是治疗成功的关键。

一、酸碱质子理论与缓冲液

　　酸碱质子理论由丹麦化学家 BrØnsted 和英国化学家 Lowry 于 1923 年提出：①在化学反应中，**酸**（acid）是能给出质子（H^+，水合氢离子是其实际存在形式，例如 H_3O^+、$H_5O_2^+$、$H_7O_3^+$）的物质，又称质子供体（proton donor），例如 HCl、H_2CO_3、$H_2PO_4^-$、NH_4^+ 等；**碱**（base）是能接受质子的物质，又称质子接受体（proton acceptor），例如 Cl^-、HCO_3^-、HPO_4^{2-}、NH_3 等。②酸和碱是相对的，酸给出质子后余下的部分就是碱，称为其**共轭碱**（conjugate base）；碱接受质子后就成为酸，称为其**共轭酸**（conjugate acid）。

$$共轭酸 \rightleftharpoons H^+ + 共轭碱$$
$$HCl \rightleftharpoons H^+ + Cl^-$$
$$H_2CO_3 \rightleftharpoons H^+ + HCO_3^-$$
$$NH_4^+ \rightleftharpoons H^+ + NH_3$$

　　不同酸碱给出或接受质子的能力不同：①给出质子能力强的是**强酸**（strong acid），例如 $HClO_4$、HNO_3、HCl、H_2SO_4；给出质子能力弱的是**弱酸**（weak acid），例如 HAc、$HClO$、

HCN。②接受质子能力强的是强碱，例如 OH^-；接受质子能力弱的是弱碱，例如 HCO_3^-。③共轭酸给出质子能力越强，其共轭碱接受质子能力越弱，即强共轭酸给出质子后成为弱共轭碱；共轭酸给出质子能力越弱，其共轭碱接受质子能力越强，即弱共轭酸给出质子后成为强共轭碱。

缓冲液是指能够抵抗有限稀释或少量外来酸、碱的影响，保持其 pH 没有明显改变的溶液。缓冲液对有限稀释或少量外来酸、碱的抵抗作用称为**缓冲作用**。缓冲液通常含合适浓度、一定比例的共轭酸碱对，这样的共轭酸碱对称为**缓冲体系**、**缓冲对**。缓冲体系中的共轭酸称为**抗碱成分**，共轭碱称为**抗酸成分**。缓冲体系通常由弱酸和相应的强碱盐或弱碱和相应的强酸盐组成。缓冲液的缓冲机制见血液缓冲体系对酸碱平衡的调节。

二、酸碱来源

体内酸碱大部分是代谢产物，其余来自食物、饮料和药物等。

1. 酸的来源　体内酸包括挥发酸和固定酸。

（1）**挥发酸**　是指 H_2CO_3，其经血液运到肺时可以分解成 CO_2 呼出。成人每日通过糖、脂肪、蛋白质（统称**成酸性食物**）氧化生成的 CO_2 可以与 H_2O 结合，生成 $1.5×10^4$ mmol H_2CO_3，是机体代谢产生最多的酸。

$$CO_2 + H_2O \rightleftharpoons H_2CO_3 \rightleftharpoons H^+ + HCO_3^-$$

（2）**固定酸**　又称**非挥发酸**，是指不易挥发、不会由肺呼出的酸。固定酸主要是蛋白质代谢产生的硫酸、磷酸、尿酸、肌酸等，因此体内固定酸量与食物蛋白摄入量成正比。此外还有其他代谢产生的酮体等，来自食物的醋酸、柠檬酸等，酸性药物阿司匹林等。

2. 碱的来源　体内碱包括代谢产生的碱、来自食物的碱、碱性药物。例如：氨基酸脱氨基作用产生的氨是弱碱，蔬菜和水果中的柠檬酸盐、苹果酸盐、草酸盐等是弱酸盐（因此蔬菜和水果是**成碱性食物**），某些药物如药用碳酸氢钠是碱性药物。

在日常饮食条件下，一方面食物中酸多于碱，因此每日净吸收固定酸约 30mmol（以 H^+ 计，以下同），另一方面每日代谢产生的固定酸多于碱，中和后净剩约 40mmol。因此人体每日净增固定酸约 70mmol（50~100mmol）。

三、酸碱平衡调节

上述 $1.5×10^4$ mmol 挥发酸、70mmol 固定酸最终分别经血液运到肺呼出、运到肾脏排泄。期间不会引起体液特别是血液 pH 的明显改变，因此机体可通过血液缓冲及肺呼吸、肾脏的分泌和重吸收来维持血液酸碱平衡，其中肺和肾脏是维持酸碱平衡的重要器官。

（一）**血液缓冲体系对酸碱平衡的调节**

血中存在各种缓冲体系：①血浆缓冲体系以碳酸氢盐缓冲体系（$NaHCO_3/H_2CO_3$）最为重要，占全血缓冲体系 35%，此外还有血浆蛋白缓冲体系（$NaPr/HPr$）和磷酸盐缓冲体系（Na_2HPO_4/NaH_2PO_4）等。②红细胞缓冲体系以氧合血红蛋白缓冲体系（$KHbO_2/HHbO_2$）、血红蛋白缓冲体系（KHb/HHb）最为重要，占全血缓冲体系 35%，此外还有碳酸氢盐缓冲体系（$KHCO_3/H_2CO_3$）和磷酸盐缓冲体系（K_2HPO_4/KH_2PO_4）等（表 19-3）。

表 19-3 全血各缓冲体系分布与含量

缓冲体系	血浆碳酸氢盐	细胞内碳酸氢盐	（氧合）血红蛋白	血浆蛋白	磷酸盐
含量（%）	35	18	35	7	5

正常人血液 pH 7.4，主要由碳酸氢盐缓冲体系维持：

$$H_2CO_3 \rightleftharpoons H^+ + HCO_3^-$$

$$K_a = \frac{[H^+][HCO_3^-]}{[H_2CO_3]}$$

$$\lg K_a = \lg[H^+] + \lg\frac{[HCO_3^-]}{[H_2CO_3]}$$

$$-\lg[H^+] = -\lg K_a + \lg\frac{[HCO_3^-]}{[H_2CO_3]}$$

$$pH = pK_a + \lg\frac{[HCO_3^-]}{[H_2CO_3]}$$

在 37℃ 时，碳酸 $pK_a = 6.1$，血浆 $[HCO_3^-] = 24mmol/L$，$[H_2CO_3] = 1.2mmol/L$，所以：

$$pH = 6.1 + \lg(24/1.2) = 6.1 + \lg(20/1) = 6.1 + 1.3 = 7.4$$

可见即使血浆 $[HCO_3^-]$ 和 $[H_2CO_3]$ 改变，只要维持 $[HCO_3^-]/[H_2CO_3] = 20:1$，就可以维持其 pH 7.4，即维持血液 pH 稳定。因此，人体维持血浆酸碱平衡的实质主要是维持 $[HCO_3^-]/[H_2CO_3] = 20:1$。

1. 对挥发酸的缓冲作用 在血中，每日有 1.5×10^4 mmol CO_2 以三种主要形式运到肺呼出，期间血液 pH 保持稳定。

（1）碳酸氢盐 占 69%～70%。

当血液流经组织时，由于组织 CO_2 分压高，CO_2 从组织细胞弥散入血浆，进入红细胞，由碳酸酐酶催化与 H_2O 合成 H_2CO_3，H_2CO_3 与 $KHbO_2$（氧和血红蛋白钾盐）反应生成 $KHCO_3$ 和 $HHbO_2$（氧和血红蛋白），$HHbO_2$ 解离释放 O_2，O_2 从红细胞弥散入血浆，进入组织细胞，HCO_3^- 通过与 Cl^- 交换进入血浆。整个过程实现了组织 CO_2 与血液 O_2 的交换，基本不改变血浆 $[H^+]$，所以血液 pH 保持稳定：

当血液流经肺泡时，由于肺泡 O_2 分压高，O_2 从肺泡弥散入血浆，进入红细胞，与血红蛋白（HHb）结合成氧和血红蛋白（$HHbO_2$），$HHbO_2$ 与 $KHCO_3$ 反应生成 $KHbO_2$ 和 H_2CO_3，H_2CO_3 由碳酸酐酶催化分解成 H_2O 和 CO_2，CO_2 从红细胞弥散入血浆，由肺呼出。整个过程实现了血液 CO_2 与肺泡 O_2 的交换，基本不改变血浆 $[H^+]$，所以血液 pH 保持稳定。

（2）**碳酸血红素**　占 14%～23%。碳酸血红素（HOOC-NH-Hb）又称碳酸血红蛋白、氨基甲酸血红蛋白，是 CO_2 与血红蛋白 N 端的氨基（H_2N-Hb）结合的产物，不需酶催化。

$$CO_2 + H_2N-Pr \rightleftharpoons HOOC-\underset{H}{N}-Hb$$

（3）CO_2 分子　占 7%～10%。

2. **对固定酸的缓冲作用**　每日约有 70mmol 固定酸经血液运到肾脏排泄。固定酸进入血液后多数被缓冲成共轭碱形式（如 $H_2PO_4^-$ 缓冲成 HPO_4^{2-}，H_2SO_4 缓冲成 HSO_4^- 等）：

$$KHbO_2 + H_2SO_4 \rightleftharpoons KHSO_4 + HHbO_2$$
$$NaHCO_3 + H_2SO_4 \rightleftharpoons NaHSO_4 + H_2CO_3$$

碳酸氢盐缓冲体系具有以下特点：①缓冲能力最强，血液碳酸氢盐缓冲体系占全血缓冲体系的 53%。②只能缓冲固定酸，不能缓冲挥发酸。③属于开放性缓冲体系，与肺和肾的调节直接联系，缓冲潜力大。

3. **对碱的缓冲作用**　进入血液的碱由各缓冲体系中的抗碱成分缓冲，例如 K_2CO_3：

$$H_2CO_3 + K_2CO_3 \rightleftharpoons KHCO_3 + KHCO_3$$
$$HHbO_2 + K_2CO_3 \rightleftharpoons KHCO_3 + KHbO_2$$
$$KH_2PO_4 + K_2CO_3 \rightleftharpoons KHCO_3 + K_2HPO_4$$

H_2CO_3 是主要抗碱成分，消耗的 H_2CO_3 可以由代谢产生的二氧化碳补充。

（二）肺对酸碱平衡的调节

肺通过控制通气量控制二氧化碳呼出量，从而调节血液 H_2CO_3 量，以维持 $[HCO_3^-]/[H_2CO_3] = 20 : 1$，从而维持血液 pH 7.35～7.45。

1. 当体内二氧化碳增加时，血液二氧化碳分压升高，pH 值下降，刺激延髓化学感受器，兴奋呼吸中枢，使呼吸加深、加快，肺通气量增加，血液 H_2CO_3 减少。

血浆二氧化碳分压正常值 5.32kPa，若升高 50%，则肺通气量增加 10 倍，但若升高超过一倍，呼吸中枢反被抑制，产生二氧化碳麻醉。

2. 当体内二氧化碳减少时，血液二氧化碳分压降低，pH 值升高，抑制呼吸中枢，使呼吸变浅、减慢，肺通气量减少，血液 H_2CO_3 增加。

不过，肺只能调节血液 H_2CO_3 量，对 HCO_3^- 量无调节作用。血浆 HCO_3^- 量由肾脏调节。

（三）肾脏对酸碱平衡的调节

肾脏通过泌氢机制（Na^+-H^+ 交换）重吸收抗酸成分 $NaHCO_3$、排氨（Na^+-NH_4^+ 交换）、排钾（Na^+-K^+ 交换）、排固定酸，从而维持体液酸碱平衡。

1. **Na^+-H^+ 交换**　是指由肾小管细胞顶端膜 Na^+-H^+ 交换体通过继发性主动转运机制向小管液泌 H^+，同时从小管液重吸收 Na^+，是主要的泌氢机制（图 19-1⑦）。Na^+-H^+ 交换泌出的 H^+ 是由碳酸酐酶催化生成的（图 19-1⑤）：$CO_2 + H_2O \rightarrow H_2CO_3 \rightarrow HCO_3^- + H^+$。反应生成的 HCO_3^- 与重吸收的 Na^+ 从基侧膜进入组织液、血液（图 19-1⑥），因此肾小管细胞通过 Na^+-H^+ 交换泌 H^+ 的同时向血液转运等量的 $NaHCO_3$。Na^+-H^+ 交换在近端小管、髓袢、集合管进行，与基侧膜

NOTE

图 19-1 Na⁺-H⁺交换和 NaHCO₃ 重吸收

钠泵偶联。

　　此外，肾小管还通过氢泵（主要在集合管，少量在近端小管、髓袢和远端小管）和 H⁺，K⁺-ATP 酶（在集合管）泌 H⁺。肾小管每日总泌 H⁺ 约 $4.39×10^3$ mmol。

　　肾小管分泌的 $4.39×10^3$ mmol H⁺ 分别与重吸收碳酸氢盐（$4.32×10^3$ mmol）、排氨（40mmol）、酸化固定酸（30mmol）偶联。

　　2. 抗酸成分 NaHCO₃ 重吸收　肾小球每日滤过液 $1.8×10^5$ mL，含 HCO_3^- $4.32×10^3$ mmol。HCO_3^- 是血浆最重要的抗酸成分，因此会被肾重吸收。如果按尿液 pH 5.4（通常为 4.4~8.2）计算，重吸收率可达 99.99%（近端小管、髓袢升支粗段、远曲小管分别重吸收 80%、10%、10%），说明肾脏重吸收 HCO_3^- 的能力很强。HCO_3^- 从小管液回到血液要依次通过顶端膜和基侧膜。

　　（1）顶端膜 NaHCO₃ 重吸收机制　①HCO_3^- 与分泌到小管液的 H⁺ 结合生成 H_2CO_3。②H_2CO_3 分解成 CO_2 和 H_2O，由肾小管细胞顶端膜碳酸酐酶催化。③CO_2 扩散进入肾小管细胞，因此 CO_2 是碳酸氢盐重吸收的主要形式。④CO_2 与 H_2O 结合成 H_2CO_3，由肾小管细胞质碳酸酐酶催化。⑤H_2CO_3 解离成 HCO_3^- 和 H⁺。⑥HCO_3^- 与重吸收的 Na⁺ 一起通过基侧膜进入组织液、血液循环（图 19-1）。

　　（2）基侧膜 NaHCO₃ 转运机制　①大部分在近端小管通过 Na^+-HCO_3^- 同向转运体转运（图 19-1⑥）。②少量在近端小管、髓袢、远端小管通过 Cl^--HCO_3^- 反向转运体转运。

　　3. 排氨　是指将 NH₃ 排入小管液并与 H⁺ 结合成 NH₄⁺，经肾脏排泄：$NH_3+H^+→NH_4^+$。排氨与等量 Na⁺ 的重吸收偶联，所以又称 Na^+-NH_4^+ 交换。成人每日净排氨约 40mmol（同时向血液补充 NaHCO₃ 约 40mmol），所排 NH₃ 几乎全部来自小管（主要是近端小管）上皮细胞谷氨酰胺分解（代谢性酸中毒时分解产氨增加，代谢性碱中毒时分解产氨减少），有极少量 NH₃ 来自血浆。

　　肾脏有三种排氨机制：①小管细胞以自由扩散方式分泌，这是主要方式（图 19-2）。②小管细胞通过 Na^+-H^+ 交换体（NH₄⁺ 取代 H⁺ 交换）分泌，这部分只占少量。③肾小球滤过，这部分只占极少量。前两种分泌大部分发生在近端小管，少量在集合管。

图 19-2 Na⁺-H⁺交换与排氨、固定酸共轭碱酸化

　　肾脏排氨的生理意义：①主要是维持酸碱平衡：NH₃ 的分泌受小管液 pH 影响，pH 越低，NH₃ 越易扩散进入小管液，生成的 NH₄⁺ 越多，经肾脏排泄越多，因此酸中毒越严重尿中铵盐

越多。②排氨解毒。

4. **排固定酸**　是指将血浆中的固定酸（共轭碱形式）滤入小管液并酸化，随尿排出。

肾脏每日排泄约 70mmol 固定酸，它们需在小管液中被酸化，并为此消耗肾小管上皮细胞分泌的 30mmol H^+，其中约 24mmol 用于酸化 HPO_4^{2-}，其余用于酸化肌酸、尿酸等。酸化在近端小管（15mmol）、髓袢（10mmol）、远端小管（5mmol）进行，且同时向血液补充 30mmol HCO_3^-（图 19-2）。

肾通过肾小管细胞调节酸碱平衡：当 H^+ 增多导致 $NaHCO_3$ 减少时，小管细胞通过加快泌氢重吸收 $NaHCO_3$，通过排 NH_4^+、固定酸共轭碱酸化生成新的 $NaHCO_3$，使 $NaHCO_3$ 回升；当 $NaHCO_3$ 过多时，小管细胞减少 $NaHCO_3$ 重吸收、生成，使 $NaHCO_3$ 回落。当血液 pH、血钾、血氯、有效循环血量降低，醛固酮增多，碳酸酐酶活性增加时，肾小管泌氢、重吸收 $NaHCO_3$ 增多。

肾小球每日滤过液 1.8×10^5 mL，含 $NaHCO_3$ 4.32×10^3 mmol，相当于在血浆中增加 H^+ 4.32×10^3 mmol，因此肾功能之一是将 $NaHCO_3$ 完全重吸收（>99.9%），相当于排 H^+ 4.32×10^3 mmol。

5. **Na^+-K^+ 交换**　膳食钾正常或过多时远曲小管与集合管分泌钾，这一分泌与钠的主动重吸收相关，所以称为 **Na^+-K^+ 交换**。Na^+-K^+ 交换与 Na^+-H^+ 交换存在竞争。因此：①细胞外液 K^+ 过多（特别是高血钾）时促进 Na^+-K^+ 交换，抑制 Na^+-H^+ 交换，会引起高钾性酸中毒。②细胞外液 K^+ 不足（特别是低血钾）时 Na^+-K^+ 交换减弱，Na^+-H^+ 交换增强，会引起低钾性碱中毒和反常性酸性尿。

综上所述，人体酸碱平衡主要是由血液缓冲体系、肺和肾脏维持的，三者在作用效率和强度上各有特点：①血液缓冲体系作用最快，但只是缓冲，不能排出。②肺的调节也很快，通常在 pH 改变几分钟内开始，30 分钟时达到高峰，可通过控制通气量调节血液 H_2CO_3 的浓度，但不能排固定酸，而且影响呼吸中枢的因素较多，调节效应受一定限制。③肾脏在 3~4 小时后才发挥调节作用，起作用最慢，但效率高、作用持久，不但可排固定酸，而且还能排氨、排钾、回收碳酸氢盐，是最重要的调节系统。因此，良好的肾功能是维持酸碱平衡的重要保证。

四、酸碱平衡紊乱

酸碱平衡紊乱根据起因不同可分为代谢性紊乱和呼吸性紊乱。由于血浆 $NaHCO_3$ 减少或增加而引起的酸碱平衡紊乱分别称为**代谢性酸中毒**（metabolic acidosis）和**代谢性碱中毒**（metabolic alkalosis）。由肺换气不足或过度导致 H_2CO_3 增加或减少而引起的酸碱平衡紊乱分别称为**呼吸性酸中毒**（respiratory acidosis）和**呼吸性碱中毒**（respiratory alkalosis）。

酸碱平衡紊乱根据紊乱程度可分为代偿性紊乱和失代偿性紊乱。酸碱平衡紊乱的主要原因是体内酸碱过多或不足，或者是肺、肾功能不全。在酸碱平衡紊乱初期，由于体液缓冲和肺、肾脏调节及细胞内外离子交换，可以获得部分代偿，此时虽然 $NaHCO_3$ 和 H_2CO_3 的绝对浓度已经有变化，但比值仍维持在 20∶1 左右，所以血液 pH 尚能维持在正常范围内（7.35~7.45），此时称为**代偿性酸中毒**或**代偿性碱中毒**。当酸碱平衡紊乱、超过人体的代偿能力时，酸碱平衡调节系统虽然已起作用，但 [$NaHCO_3$]/[H_2CO_3] 比值发生改变，血液 pH<7.35 或 >7.45，此时称为**失代偿性酸中毒**或**失代偿性碱中毒**。如果血液 pH < 7.0 或 >7.8，会危及生命。

链接

特发性水肿

特发性水肿（idiopathic edema）又称周期性浮肿、单纯性水钠潴留、水潴留性肥胖等，是因内分泌、循环、神经等诸多系统紊乱而导致的一种水盐代谢紊乱综合征，属中医的"水肿"范畴，多见于20~50岁生育期伴肥胖女性，以水肿和月经周期紊乱及体重增加为主要临床症状，预后良好。

特发性水肿的病因主要有情志内伤，肝失疏泄；先天不足，肾气本虚；后天失调，伤及脾肾，皆使水运失常，溢于肌肤而出现水肿。

特发性水肿的病机为肝、脾、肾损伤，功能紊乱。肝主疏泄，疏泄正常，则气机畅行，血液及水津正常运行。若肝气郁结，气机不畅，则血瘀水阻，水泛肌肤而浮肿。脾主运化，若饮食不节，或后天失养，致脾失健运，则痰湿内阻，溢于肌肤而浮肿。肾为主水之官，若先天不足，或久病及肾，或房劳伤肾，加之经期冲任更需肾精充养，肾精随经血流失，肾阳随之受损，不能化气行水，水湿泛溢肌肤则经期浮肿加剧。此外，湿郁化热，湿热壅盛，郁于肌肤，亦见浮肿。

小　结

人体内几乎所有代谢都是在体液中进行的。体液由水、无机盐和有机物组成，以细胞膜为界分为细胞内液和细胞外液，细胞外液以血管壁为界分为血浆和组织液、渗细胞液。体液电解质分布特点是体液呈电中性，细胞内液和细胞外液渗透压基本相等，细胞内外液电解质分布差异很大，血浆和组织液蛋白质含量差异较大。

水和电解质都是组织成分和体液成分。水促进代谢和营养运输，调节和维持体温，是良好的润滑剂；电解质维持体液酸碱平衡和渗透压平衡，维持神经肌肉兴奋性、心肌兴奋性，影响酶活性。

正常成人体液中的水主要来自食物水、饮水、代谢水，排泄途径是肺呼出、皮肤蒸发、粪便排泄和肾脏排泄。正常成人每日通过膳食吸收钠，排泄钠以肾脏为主。机体每日吸收和排泄适量的水钠，使体液维持正常容量和渗透压。

代谢离不开体液交换，包括血浆和组织液之间的跨毛细血管壁交换，交换由有效滤过压决定；组织液和细胞内液之间的跨细胞膜交换，交换方式包括自由扩散、主动转运、易化扩散、出胞和入胞。

肾脏是维持体液平衡的主要器官，调节机制是控制远曲小管和集合管水的重吸收。神经系统、加压素、醛固酮和心钠素在维持体液平衡的过程中起着重要作用。此外，糖皮质激素促进水的排泄，雌激素过量引起水钠潴留。

机体内钾大部分存在于细胞内液。正常成人由肠道摄取的钾几乎全部由肾脏排泄，以维持钾平衡。物质代谢影响钾平衡：糖原合成和蛋白质合成增加时钾净入细胞，糖原分解和蛋白质分解增加时钾净出细胞。

　　钙盐和磷盐是体内含量最高的无机盐，是骨骼和牙齿的重要成分，参与凝血及各种代谢。

　　钙稳态受甲状旁腺激素、钙三醇和降钙素调节，机制是调节肾脏的钙磷排泄和重吸收、骨组织和体液间钙磷平衡及新骨钙化和骨质更新、小肠钙磷吸收。

　　酸碱平衡是维持正常代谢的基本要素。体内酸碱大部分是代谢产物，其余来自食物、饮料和药物等。体内酸包括挥发酸和固定酸。挥发酸来自成酸性食物。固定酸主要是蛋白质代谢产生的硫酸、磷酸、尿酸、肌酸等。碱主要来自成碱性食物。机体可通过血液缓冲及肺呼吸、肾脏的分泌和重吸收来维持血液酸碱平衡，其中肺和肾脏是维持酸碱平衡的重要器官。

　　肺通过控制通气量从根本上调节血液 H_2CO_3 的浓度，但不能排泄固定酸，而且影响呼吸中枢的因素较多，调节效应受一定限制。

　　肾脏通过泌氢机制（Na^+-H^+交换）重吸收抗酸成分 $NaHCO_3$、排氨（Na^+-NH_4^+交换）、排钾（Na^+-K^+交换）、排固定酸，从而维持体液酸碱平衡，调节效率高、作用持久。

讨论

1. 水、主要电解质、钙、磷的生理功能。
2. 水钠平衡调节机制。
3. 甲状旁腺激素、钙三醇、降钙素调节钙稳态机制。
4. 小管液抗酸成分 $NaHCO_3$ 重吸收机制。
5. 肾脏排氨的生理意义。

第二十章　生物化学与分子生物学常用技术

　　自二十世纪 40 年代以来生物化学联合遗传学等对核酸的研究取得了一系列重大突破，并形成了一个新的学科——分子生物学。

　　分子生物学（molecular biology）是在分子水平和整体水平上研究生命现象、生命本质、生命活动及其规律的一门学科，其研究对象是核酸和蛋白质等生物大分子，研究内容包括生物大分子的结构、功能及其在遗传信息和代谢信息传递中的作用和作用规律。分子生物学是生物化学与其他学科相互交叉和相互渗透而形成的一门新兴学科。生物化学和分子生物学相互促进、密不可分，且离不开一系列大分子技术的建立和发展。其中离心技术、电泳技术、层析技术等已在蛋白质化学一章简单介绍，本章简单介绍印迹杂交技术、聚合酶链反应技术、DNA 测序技术、重组 DNA 技术、转基因技术和基因打靶技术等。

第一节　印迹杂交技术

　　印迹杂交技术是将电泳分离的样品从凝胶转移至印迹膜上，然后与标记探针进行杂交，并对杂交体作进一步分析。印迹杂交技术是分子生物学的基本技术，广泛应用于克隆筛选、核酸分析、蛋白质分析和基因诊断等。

一、印迹杂交基本原理

　　印迹杂交技术包括电泳分离、样品转移和杂交分析三项基本操作。

　　1. 电泳分离　用凝胶电泳分离样品（第三章，53 页）。

　　2. 样品转移　将核酸和蛋白质等样品用类似于吸墨迹的方法从凝胶等电泳介质中转移到合适的印迹膜上，称为印迹。样品在印迹膜上的相对位置与在凝胶中时一样。目前常用的印迹膜有硝酸纤维素膜、尼龙膜、聚偏氟乙烯膜和活化滤纸等，常用的印迹方法有电转移法、毛细管转移法和真空转移法。

　　（1）电转移法　是通过电泳使凝胶中的带电荷样品沿着与凝胶平面垂直的方向泳动，按原位从凝胶中转移到印迹膜上（图 20-1），是一种简便、高效的转移方法。

　　（2）毛细管转移法　是通过虹吸作用使缓冲液定向渗透，带动样品按原位从凝胶中转移到印迹膜上。

　　（3）真空转移法　是通过真空作用使缓冲液从上层储液器中透过凝胶和印迹膜转移到下

图 20-1　电转移法

层真空室内，同时带动样品按原位从凝胶中转移到印迹膜上。

3. **杂交** 用核酸探针与印迹膜上的待测核酸样品进行杂交，以分析该样品中是否存在特定基因序列、突变序列，或研究目的基因的表达情况。核酸探针是否合适是决定核酸杂交分析能否成功的关键。

核酸探针（probe）是带有标记物且序列已知的核酸片段，能与待测核酸中的靶序列特异杂交，形成的杂交体可以检测。根据来源和性质的不同，可把核酸探针分为基因组探针、cDNA 探针、RNA 探针和寡核苷酸探针等

（1）**基因组探针** 包含目的基因的全部序列或部分序列，是最常用的 DNA 探针。制备基因组探针应尽量选用编码序列，避免选用非编码序列，因为非编码序列特异性差，会得到假阳性结果。

（2）**cDNA 探针** 不含内含子等非编码序列，所以特异性高，是一类较为理想的核酸探针，可用于研究基因表达。

（3）**RNA 探针** 是单链探针，杂交效率更高，特异性高，杂交体的稳定性更好。

（4）**寡核苷酸探针** 是根据已知核酸序列人工合成的 DNA 探针，或根据基因产物氨基酸序列推导并合成的探针，可用于分析点突变。

核酸杂交体的检测依赖于灵敏而稳定的核酸探针标记物，包括放射性标记物（^{32}P、^{3}H 和 ^{35}S 等）和非放射性标记物（生物素、地高辛、二硝基苯、雌二醇等半抗原类，荧光素类和酶类）。

二、常用印迹杂交技术

根据分析样品的不同有 DNA 印迹法、RNA 印迹法、蛋白质印迹法等。

1. **DNA 印迹法** 分析的样品是 DNA，1975 年由英国爱丁堡大学的 Southern 发明，又称 Southern blot。

基本过程（图 20-2）：①样品制备：提取基因组 DNA，用限制性内切酶（375 页）消化，获得长度不等的待测 DNA 片段混合物。②电泳分离：用琼脂糖凝胶电泳将待测 DNA 片段按长度分离。③变性：用碱液处理电泳凝胶，使待测 DNA 片段原位变性解链。④印迹和固定：将变性的待测 DNA 片段从凝胶转移到印迹膜上，80℃烘烤两小时，将 DNA 固定于印迹膜上。⑤预杂交、杂交和漂洗：用封闭物（非特异的 DNA 分子等）封闭印迹膜上未结合 DNA 的位点，以避免 DNA 探针的非特异性吸附，然后漂洗去除未结合的封闭物。用 DNA 探针杂交液浸泡结合了待测DNA 的印迹膜，孵育，DNA 探针即与待测 DNA 片段进行杂交，形成探针-靶序列杂交体。用漂洗液漂洗印迹膜，去除未杂交的和形成非特异性杂交体的探针。⑥分析：用放射自显影或显色反应等方法分析印迹膜上的杂交体，进而分析样品 DNA 的有关信息。

图 20－2 DNA 印迹法

DNA 印迹法是最经典的基因研究方法，可用于分析 DNA 长度、DNA 指纹、DNA 克隆、DNA 多态性、限制性酶切图谱、基因拷贝数、基因突变和基因扩增等，从而用于基础研究和基因诊断。

2. RNA 印迹法　　分析的样品是 RNA，1977 年由美国斯坦福大学的 Alwine 等发明，又称 Northern blot。

RNA 印迹法与 DNA 印迹法基本一致，所不同的是：①为了使 RNA 呈单链状态进行电泳，以使 RNA 按长度分离，RNA 样品需先变性后电泳。②RNA 只能用甲醛等变性，不能用碱变性，因为碱会导致 RNA 降解。

RNA 印迹法可用于定性或定量分析组织细胞总 RNA 或某一特定 RNA，特别是分析 mRNA 的长度和含量，从而研究基因结构和基因表达。

3. 蛋白质印迹法　　又称免疫印迹法（immunoblotting），分析的样品是蛋白质，包括以下两种方法：①Western blot：是将蛋白质从 SDS-聚丙烯酰胺凝胶电泳（SDS-PAGE）凝胶转移到印迹膜上进行免疫学分析，1979 年由瑞士米歇尔研究所的 Towbin 等发明。②Eastern blot：是将蛋白质从等电聚焦电泳（IEF）凝胶转移到印迹膜上进行免疫学分析，可用于研究蛋白质的翻译后修饰，1982 年由美国宾夕法尼亚大学的 Reinhart 等发明。

蛋白质印迹法与 DNA 印迹法、RNA 印迹法类似，也包括电泳、印迹和杂交等基本操作，但有以下不同：①只能用聚丙烯酰胺凝胶电泳分离样品。②只能用电转移法印迹。③"探针"是能与目的蛋白特异性结合的标记抗体。

蛋白质印迹法综合了聚丙烯酰胺凝胶电泳分辨率高和固相免疫分析特异性高、灵敏度高等优点，可用于定性和半定量分析混合物中的蛋白质。

三、生物芯片

生物芯片又称**生物微阵列**，是以生物分子相互作用特异性为基础、将一组已知核酸片段、多肽、蛋白质、组织或细胞等生物样品有序固定在惰性载体（硅片、玻片、滤膜等，统称基片、固相载体）表面，组成高密度二维阵列的微型生化反应分析系统。

生物芯片的特点是高通量、集成化、标准化、微量化、微型化、平行化、自动化。由于芯片上可以固定数十到上百万个探针点（dot），因此可以批量分析生物样品，快速准确地获取样品信息。生物芯片用途广泛，可用来对基因、抗原或活细胞、组织等进行检测分析，已成为生物学和医学等各研究领域最有应用前景的一项生物技术。

1. **基因芯片（gene chip）**　　又称 **DNA 芯片**（DNA chip）、**DNA 微阵列**（DNA microarray）、**寡核苷酸微阵列**（oligonucleotide array）等，是高密度、有序固定了寡核苷酸或 cDNA 探针阵列的生物芯片。基因芯片技术的基本原理和 DNA 印迹法、RNA 印迹法一样，不同的是：①探针固相化、集成化并且不被标记。②DNA 样品游离于液相并且被标记。

基本操作：①样品制备：从组织细胞中提取 RNA 或基因组 DNA 样品，对样品进行扩增、标记和纯化。②分子杂交：标记样品与芯片探针点进行杂交。③检测分析：用专门仪器检测芯片上的杂交信号，用专业软件分析处理，获得 DNA 样品的各种信息（图 20-3）。

基因芯片技术自发明以来，在生物学和医学领域的应用日益广泛，主要用于基因表达分析

图 20-3　基因芯片技术

和 DNA 测序。在此基础上，基因芯片技术已经应用于基因组研究（包括基因表达谱分析、基因鉴定、多态性分析、点突变检测、基因组作图等）、疾病机制研究、基因诊断、个体化治疗、药物开发、卫生监督、法医学鉴定和环境监测等。

2. **蛋白芯片**（protein chip）　又称**蛋白质微阵列**（protein microarray），是在基因芯片基础上研发的用于分析蛋白质（或其他生物分子）的新型生物芯片，即在几平方厘米的基片表面有序固定多达数万个蛋白质或多肽探针点，可以进行以抗原抗体反应、蛋白质相互作用等为基础的规模化分析。

蛋白芯片广泛用于蛋白质功能研究、基因表达谱分析、疾病机制研究、临床诊断、靶点确证及药物开发、中药鉴定等领域。

四、印迹杂交技术与基因诊断

基因诊断（gene diagnosis）是指直接检测基因组中致病基因或疾病相关基因的结构异常或表达水平的改变，或病原体基因的存在，从而对健康作出评价，或对疾病作出诊断。基因诊断以已知基因作为检测对象，检测物是 DNA 和 RNA，DNA 用于分析内源基因结构是否正常，或者是否存在外源基因；mRNA 则用于分析基因的结构和表达是否正常。例如用**等位基因特异性寡核苷酸杂交法**（ASOH）诊断苯丙酮尿症。

苯丙酮尿症（PKU）是一种常染色体隐性遗传病，主要遗传基础是苯丙氨酸羟化酶基因发生点突变，不表达苯丙氨酸羟化酶、表达的苯丙氨酸羟化酶无活性或很快降解。根据某个突变位点（如 Arg243Gln）设计两种探针：

野生型探针：TTCCGCCTCC**G**ACCTGT
突变探针：　TTCCGCCTCC**A**ACCTGT

用两种探针分别与待测 DNA 杂交，野生型纯合子只与野生型探针杂交，杂合子与野生型探针和突变探针都杂交，突变纯合子只与突变探针杂交，因此根据杂交结果可以判断待检个体的基因型，如图 20-4 所示的杂交结果：①a/b/d/g 与野生型探针、突变探针都形成杂交点，为突变携带者，基因型是杂合子。②e/h 只与野生型探针形成杂交点，为正常人，基因型是野生型纯合子。③c/f 只与突变探针形成杂交点，为苯丙酮尿症患者，基因型是突变纯合子。

亲代基因型

子代基因型

野生型探针

突变探针

a b c d e f g h

图 20-4   ASOH 检测苯丙酮尿症

基因诊断是继形态学检查、生化检查和免疫学检查之后的第四代诊断技术，具有特异性高、灵敏度高、早期诊断、采样方便、安全高效、应用广泛等特点。目前，基因诊断主要应用于遗传性疾病、肿瘤、感染性疾病的诊断及筛查，法医学鉴定，器官移植的组织配型（HLA 分型）等。

第二节   聚合酶链反应技术

聚合酶链反应技术（PCR）是一种在体外扩增特定 DNA 片段的方法，可用很短时间使微量 DNA 样品扩增几百万倍。该技术由 Mullis（1993 年诺贝尔化学奖获得者）于 1983 年发明，有特异性高、灵敏度高、简便快捷等优点，在基础研究和临床实践中得到广泛应用，成为分子生物学研究的重要技术之一。

一、PCR 基本原理

PCR 体系由 DNA 聚合酶、DNA 引物、dNTP、目的 DNA（待扩增 DNA 及其扩增产物）和含有 Mg^{2+} 的缓冲液等组成。PCR 与细胞内 DNA 半保留复制的化学本质一致，但过程更简便，是用一对单链寡脱氧核苷酸作为引物（引物对），通过变性、退火、延伸三个基本步骤的数十次循环，使目的 DNA 得到扩增（图 20-5）。

1. 变性   根据 DNA 高温变性的原理，将反应体系温度升至变性温度（高于模板熔点，约 95℃），使目的 DNA 双链解链成 PCR 模板。

2. 退火   将反应体系温度骤降至退火温度（低于引物熔点，约 50℃），使 PCR 引物与 PCR 模板 3′端杂交，这一步骤称为退火。

3. 延伸   将反应体系温度升至延伸温度（约 72℃），DNA 聚合酶按照碱基配对原则在引物 3′端以 5′→3′方向催化合成 PCR 模板新的互补链，使目的 DNA 拷贝数增加 1 倍。

图 20-5   聚合酶链反应

DNA 聚合酶在延伸过程中起关键作用。在 PCR 技术应用的各种 DNA 聚合酶中，耐热的 Taq 酶最经典，它有以下特点：①有 5′→3′聚合酶活性。②有 5′→3′外切酶活性，但无 3′→5′

外切酶活性，因此没有校对功能。③有类似末端转移酶的活性，可不依赖模板地在双链 DNA 的 3′末端加接一个脱氧核苷酸，并且优先加接 dAMP。④最适温度是 75℃~80℃。

以上变性、退火、延伸三个基本步骤构成 PCR 循环，每次循环的产物都是下一循环的模板，这样每次循环都使目的 DNA 的拷贝数增加 1 倍。PCR 一般需要循环 30 次，理论上能将目的 DNA 扩增 2^{30}（$\approx 10^9$）倍，但实际扩增效率略低，为 75%~85%，能扩增数百万倍。

二、常用 PCR 技术

PCR 技术自发明以来在各领域得到广泛应用，PCR 技术本身也在不断发展和完善，目前已衍生出各种特殊的 PCR 技术，例如逆转录 PCR 和定量 PCR，广泛应用于基础研究和临床检验。

1. 逆转录 PCR（RT-PCR）　是逆转录与 PCR 的联合，即先以 RNA 为模板，用逆转录酶催化合成其 cDNA，再以 cDNA 为模板，用 Taq 酶进行 PCR 扩增。

逆转录 PCR 可检测低丰度 mRNA（不到 10 个拷贝），常用于基因表达分析、cDNA 克隆、cDNA 探针制备、转录体系制备、遗传病诊断、RNA 病毒检测。

2. 定量 PCR（Q-PCR）　是一种通过实时监测 PCR 进程对 DNA 进行定量分析的方法，即在 PCR 体系中加入一种荧光探针，扩增过程中进行荧光检测，荧光强度与扩增产物水平成正比，所以通过对荧光强度的实时监测可跟踪 PCR 进程，最后根据连续监测下获得的 PCR 动力学曲线可定量分析模板的初始水平（图 20-6）。

图 20-6　定量 PCR

（1）Taqman 探针　定量 PCR 的关键是在 PCR 体系中加入一种荧光探针。以 TaqMan 荧光探针法为例：TaqMan 探针（18~22nt，T_m 值比引物高 10℃）的 5′端标记有一个荧光报告基团（R），3′端标记有一个荧光淬灭基团（Q）。探针完整时，报告基团 R 与淬灭基团 Q 之间发生荧光淬灭，报告基团 R 不能产生特定荧光。在 PCR 退火时，探针与模板杂交。在 PCR 延伸遇到探针 5′端时，DNA 聚合酶的 5′→3′外切酶活性将探针降解，报告基团 R 和淬灭基团 Q 分离。游离报告基团 R 被激光激发时产生特定荧光。每增加一条 DNA 链就产生一个游离报告基团 R，实现了扩增产物数量与荧光强度的同步化。

（2）定量 PCR 应用　与逆转录联合可以定量分析 mRNA 以研究基因表达，是最快速、最简便、最常用的 RNA 定量方法，广泛应用于基础研究（等位基因、细胞分化、药物作用、环境影响）和临床诊断（肿瘤、遗传病、病原体）。

第三节　DNA 测序技术

DNA 是遗传物质，其碱基序列包含遗传信息。因此，要想解读遗传信息就要进行 DNA 测序（DNA suquencing）。1975 年 Sanger 建立的链终止法和 1977 年 Maxam 和 Gilbert 建立的化学降解法使 DNA 测序有了划时代的突破。1977 年，第一个基因组——ΦX174 噬菌体长 5386nt 的环状单链 DNA 由 Sanger 等完成测序。1980 年，Gilbert 和 Sanger 获得诺贝尔化学奖。

在两种测序方法中，Sanger 链终止法更常用，并且已经自动化，这里简单介绍。

1. 制备标记片段组　需要建立四个链终止反应体系，每个体系都含 DNA 聚合酶、引物（20~30nt）和 2'-dNTP，可用待测序 DNA 作为模板，合成其互补链（图 20-7）。

链终止法的关键是在每个反应体系中加入一种 2',3'-双脱氧核苷三磷酸（ddNTP）。以 ddATP 为例：它和 2'-dATP 一样可以与模板 TMP 配对，把 ddAMP 连接到新生链的 3'端；但是 ddAMP 没有 3'-羟基，所以下一个 dNMP 不能连接，DNA 链的合成终止于 ddAMP，即最后合成的 DNA 片段的 5'端是引物序列，3'端是 ddAMP。

由于 ddATP 的掺入是随机的，通过优化反应体系中 2'-dATP 和 ddATP 的比例，在 DNA 聚合酶读模板序列的任何一个 TMP 时都可能催化 ddATP 的掺入。因此，在模板序列中有多少个 TMP，该反应体系最终就会合成多少种 DNA 片段，它们的 5'端都是引物序列，3'端都是 ddAMP。这样，只要分析该组片段的长度就可以确定 TMP 在待测序 DNA 中的位置。

图 20-7　Sanger 链终止法

为了便于接下来的分析，链终止法合成的 DNA 片段必须进行标记，例如将引物用荧光素或放射性同位素进行标记。

2. 电泳　将四个反应体系合成的 DNA 片段在聚丙烯酰胺凝胶的四个分离通道上进行变性凝胶电泳，DNA 片段按照长度分离，可以形成梯状条带。

3. 显影　显影方法因标记物而异，用荧光标记的 DNA 片段可用 CCD 扫描法，用放射性同位素标记的 DNA 片段可用放射自显影法。

4. 读序　从显影图谱上读出碱基序列。因为 DNA 的合成方向为 5'→3'，所以 DNA 链终止得越早，终止位点离 5'端越近。因此，按照从小到大顺序读出的是合成片段 5'→3'方向的碱基序列，是待测序 DNA 的互补序列。

第四节　重组 DNA 技术

重组 DNA 技术（recombinant DNA technology）又称基因工程（genetic engineering），是 DNA 克隆所采用的技术和相关工作的统称。DNA 克隆（DNA cloning）又称分子克隆（molecular cloning），是重组 DNA 技术的核心，即将某种 DNA 片段（目的 DNA）与 DNA 载体连接成重组 DNA，导入细胞进行复制，并随细胞分裂而扩增，最终获得该 DNA 片段的大量拷贝。

重组 DNA 技术通常包括以下基本步骤：①目的 DNA 制备：可从组织细胞提取、逆转录合成、PCR 扩增或化学合成。②载体选择：根据研究目的和目的 DNA 的特点选择。③体外重组：用限制性内切酶联合 DNA 连接酶将目的 DNA 与载体连接，形成重组体。④基因转移：用重组体转化合适的宿主细胞。⑤细胞筛选和 DNA 鉴定：检出携带目的 DNA 的宿主细胞。⑥应用：扩增、表达及其他研究（图 20-8）。

图 20-8　重组 DNA 技术基本过程

一、目的 DNA 制备

制备目的 DNA 就是要保证目的 DNA 的量、结构和纯度能符合要求。常用的制备方法有从组织细胞提取、逆转录合成、PCR 扩增和化学合成。

二、载体选择

大多数目的 DNA 很难自己进入宿主细胞，更不能自我复制。因此需要选择一种合适的载体，携带其进入宿主细胞，并在宿主细胞内复制甚至表达。

1. 载体结构　重组 DNA 技术的载体（vector）是一种 DNA 分子，由质粒、噬菌体或病毒 DNA 改造而成，可以与目的 DNA 重组，导入宿主细胞，使目的 DNA 在细胞内独立和稳定地复制甚至表达，并据此分为克隆载体和表达载体（图 20-9）。

（1）克隆载体（cloning vector）　是用来克隆和扩增目的 DNA 的载体，含以下基本元件：①复制起点：能利用宿主的 DNA 复制系统启动载体复制，目的 DNA 也随之复制。②克隆位点：

NOTE

图 20-9　载体基本结构

目的 DNA 的插入位点，为某种限制性内切酶的单一酶切位点，或多种限制性内切酶的单一酶切位点。③选择标记和筛选标记：选择标记决定宿主能否存活。筛选标记不影响宿主代谢，但赋予宿主某种表型，便于筛选重组 DNA 克隆。克隆载体适用于目的 DNA 的重组、克隆和保存。

（2）表达载体（expression vector）　是用来表达目的基因的载体，除了含克隆载体的基本元件外，还含启动子、终止子、核糖体结合位点等表达元件，这些元件能被宿主表达系统识别，从而调控转录和翻译。因此，表达载体可以利用宿主表达系统表达其携带的目的基因。

2. 质粒 pBR322 载体　是第一种人工构建的克隆载体，含以下元件：①一个复制起点（ori）。②两个抗性基因：氨苄青霉素（又称氨苄西林）抗性基因（amp^R）和四环素抗性基因（tet^R）。③多种限制酶的单一酶切位点：其中有的位于 tet^R 或 amp^R 基因内，插入目的 DNA 会导致抗性基因失活（图 20-10）。

3. pUC 载体　用质粒 pBR322 与 M13 噬菌体构建而成，含以下元件：①复制起点（ori）：来自质粒 pBR322。②amp^R：来自质粒 pBR322。③lacZ'：来自噬菌体 M13mp18/19，包含大肠杆菌乳糖操纵子的 CRP 结合位点、启动子 lacP、操纵基因 lacO 和结构基因 lacZ 的 5′端部分序列（编码 β-半乳糖苷酶 N 端的 146AA）。④多克隆位点：位于 lacZ'编码区内。⑤调控基因 lacI：来自大肠杆菌乳糖操纵子（图 20-10）。

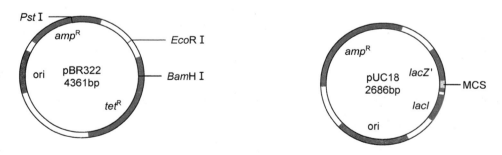

图 20-10　质粒载体 pBR322 和 pUC18

不同载体有不同特点和用途，可根据需要选择使用。

三、体外重组

在重组 DNA 技术中，目的 DNA 与载体在体外连接的过程称为体外重组（in vitro recombination）。体外重组的产物称为重组 DNA（rDNA）、重组体（recombinant）。DNA 重组包括两个基本环节：切——用限制酶切割目的 DNA 和载体，形成合适的末端；接——用连接酶连接目的 DNA 和载体，构建重组 DNA。限制酶和连接酶是重组 DNA 技术最重要的工具酶。

1. **限制性内切酶**　又称限制性酶、限制酶，是一类序列特异性核酸内切酶，主要由原核生物（特别是细菌）基因编码，能识别双链 DNA 的特定序列，水解该序列内部或一侧特定位点的磷酸二酯键，得到一组 DNA 片段，称为限制性片段（restriction fragment）。限制性内切酶识别的特定序列称为限制性酶切位点、限制位点。

已报道的限制性内切酶有一万多种，分为 Ⅰ 型、Ⅱ 型、Ⅲ 型三类。重组 DNA 技术常用的是 Ⅱ 型限制性内切酶，它有两个特点：①其限制性酶切位点通常含 4~8bp，且多为回文序列或反向重复序列。②限制性内切酶水解限制性酶切位点特定的 3′,5′-磷酸二酯键，形成平端（blunt end）或黏性末端（cohesive end，包括 5′黏性末端和 3′黏性末端）。例如：

限制性内切酶 *Eco*R Ⅰ 切割 *Eco*R Ⅰ 位点对称中心 5′ 侧，形成 5′黏性末端。

```
5' — G·A-A-T-T-C — 3'     EcoR I      5' — G 3'              5' A-A-T-T-C —— 3'
3' — C-T-T-A-A·G — 5'    ———————>    3' — C-T-T-A-A 5'   +              3' G — 5'
```

限制性内切酶 *Pst* Ⅰ 切割 *Pst* Ⅰ 位点对称中心 3′ 侧，形成 3′黏性末端。

```
5' — C-T-G-C-A·G — 3'     Pst I       5' — C-T-G-C-A 3'            5' G —— 3'
3' — G·A-C-G-T-C — 5'    ———————>    3' — G 5'          +    3' A-C-G-T-C —— 5'
```

限制性内切酶 *Sma* Ⅰ 切割 *Sma* Ⅰ 位点对称中心处，形成平端。

```
5' — C-C-C·G-G-G — 3'     Sma I       5' — C-C-C 3'              5' G-G-G —— 3'
3' — G-G-G·C-C-C — 5'    ———————>    3' — G-G-G 5'      +       3' C-C-C —— 5'
```

2. **连接酶**　常用大肠杆菌 DNA 连接酶和 T4 DNA 连接酶：①它们的催化活性相同：都是催化 DNA 切口处的 5′-磷酸基与 3′-羟基缩合，形成磷酸二酯键。②它们催化反应消耗的高能化合物不同，用途也有差异：大肠杆菌 DNA 连接酶消耗 NAD^+，用于连接 DNA 切口或互补黏性末端；T4 DNA 连接酶消耗 ATP，用于连接 DNA 平端或互补黏性末端。

3. **连接方法**　常用的连接方法有平端连接、互补黏性末端连接、同聚物加尾连接、加人工接头连接。不同的 DNA 可用不同的连接方法重组。

（1）平端连接　凡是有 3′-羟基和 5′-磷酸基的平端 DNA 都可由 T4 DNA 连接酶催化，直接形成磷酸二酯键，这就是平端连接。

（2）互补黏性末端连接　目的 DNA 和载体由同一种限制性内切酶消化，产生相同的黏性末端，因而彼此互补，称为互补黏性末端（complementary sticky end）。在适当条件下，互补黏性末端退火，由 DNA 连接酶催化以磷酸二酯键连接成重组 DNA，这就是互补黏性末端连接。

（3）同聚物加尾连接　利用末端转移酶在线性载体 DNA 的两端加接同聚物，例如 oligo（dA），在目的 DNA 的两端加接互补同聚物，例如 oligo（dT）。两者混合，即可通过同聚物退火。用 DNA 聚合酶催化填补缺口，再用 DNA 连接酶催化连接成重组 DNA。

（4）加人工接头连接　人工接头（linker）是一种化学合成的双链寡核苷酸，含有一种或多种限制性酶切位点，可用 T4 DNA 聚合酶催化连接到目的 DNA 的平端，然后用相应的限制性内切酶消化，形成的黏性末端与载体互补，即可进行互补黏性末端连接。

四、基因转移

基因转移（gene transfer）是指将外源 DNA 导入细胞（包括体外培养细胞或体内细胞、真核细胞或原核细胞）的过程。在重组 DNA 技术中，重组体对宿主细胞而言属于**外源 DNA**。外源 DNA 导入宿主细胞，使其获得新的遗传表型，称为 **DNA 转化**（transformation），被转化的细胞称为**转化子**（transformant）。其中，通过噬菌体或病毒完成的转化称为**转导**（transduction）或**感染**（infection），被转导的细胞称为**转导子**（transductant）；外源 DNA 转化培养的真核细胞称为**转染**（transfection），被转染的细胞称为**转染子**（transfectant）。

1. 宿主细胞选择　重组 DNA 的宿主细胞既有原核细胞又有真核细胞。常用的原核细胞包括大肠杆菌、枯草杆菌和链球菌等，可用于构建基因组文库、扩增目的 DNA、表达目的基因；常用的真核细胞包括酵母、昆虫和哺乳动物细胞等，一般只用于表达目的基因。

2. 常用转移方法　有许多方法可以将重组 DNA 导入宿主细胞内，例如氯化钙法、噬菌体感染法、完整细胞转化法、原生质体转化法、电穿孔法、显微注射法。各种方法都有其适用对象、适用条件。可根据目的 DNA、载体、宿主细胞等的特性采用合适的转化方法。

五、细胞筛选和 DNA 鉴定

宿主细胞被重组体转化之后，经过培养，可以形成许多细胞克隆，需要进行细胞筛选和 DNA 鉴定。在重组 DNA 技术中筛选特指选出特定克隆，例如细胞克隆、分子克隆。鉴定是指分析目的 DNA 结构是否存在变异、重组过程是否受到损伤，目的基因是否得到表达、表达产物结构及活性是否正常。筛选鉴定方法的选择与设计主要根据载体、重组体、目的 DNA、宿主细胞的遗传学特性和生物学特性。

1. 插入失活　许多载体的选择标记内有限制性酶切位点，插入目的 DNA 将导致该选择标记失活，称为**插入失活**（insert inaction）。例如 pBR322 有 amp^R 和 tet^R 两个抗性基因，若将目的 DNA 插入 amp^R 序列，会使 amp^R 失活，其转化菌不能在含有氨苄青霉素的培养基上生长（图 20-11）。

图 20-11　插入失活

2. 蓝白筛选　pUC18 的选择标记 $lacZ'$ 编码产物为 β-半乳糖苷酶 N 端的 146AA（称为 α 肽），其宿主菌的 $lacZ$ 有缺陷，编码的 β-半乳糖苷酶缺少 11~41 号氨基酸肽段（称为 ω 肽）。两种编码产物都没有酶活性，但相互结合则形成有活性的 β-半乳糖苷酶，这一现象称为 **α 互补**（α-complementation）。如果在培养基中加入人工底物 5-溴-4-氯-3-吲哚-β-D-半乳糖苷（BCIG），BCIG 可被 pUC18 转化菌吸收，由通过 α 互补形成的 β-半乳糖苷酶催化水解，生成的 5-溴-4-氯-3-羟基吲哚自发二聚化氧化，产物呈蓝色，因而使克隆呈蓝色；另一方面，pUC18

重组体的 *lacZ'* 因插入失活，其转化菌不能形成 β-半乳糖苷酶，克隆呈白色。因此，可根据显色鉴定 pUC18 重组体克隆，这一方法称为**蓝白筛选**（图 20-12）。

图 20-12 蓝白筛选

3. **遗传互补** 又称标志补救，是指载体选择标记（或目的基因）的表达产物恰好可弥补宿主细胞的遗传缺陷，从而使宿主细胞可以在选择性培养基中生长。例如中国仓鼠卵巢细胞（CHO）二氢叶酸还原酶缺陷型（*Dhfr⁻*）不能在未加胸腺嘧啶的选择性培养基中生长，被 *Dhfr⁺* 载体或重组体转化后则可以生长。

4. **核酸杂交分析** 要想鉴定携带目的 DNA 的转化子，可通过核酸杂交，即从转化子提取核酸，与目的 DNA 探针进行杂交。该方法常用于从基因组文库或 cDNA 文库中鉴定目的 DNA。

5. **PCR 分析** 根据目的 DNA 或克隆位点序列设计引物对，从转化菌落（或噬菌斑）取样，进行 PCR 扩增，用琼脂糖凝胶电泳分析扩增产物，并进一步测序或分析限制性酶切图谱，从而鉴定含目的 DNA 的转化子。

6. **表达产物分析** 如果目的基因在转化子中有表达，并且表达产物已经阐明，有酶、激素等活性或免疫原性，则可根据酶-底物作用、激素-受体结合或抗原抗体反应，用显色反应、化学发光、免疫化学等方法鉴定表达产物，从而间接鉴定携带目的 DNA 的转化子。

六、目的基因表达

通过表达目的基因可以研究基因功能、研究基因产物结构、制备和应用基因产物。重组 DNA 技术的主要内容之一就是要获得目的基因产物。目前已经用原核细胞、真菌、植物细胞、昆虫细胞、哺乳动物细胞等构建了各种表达系统。它们具有遗传背景清楚、对人和环境安全等优点，在理论研究和生产实践中有较高的应用价值。

大肠杆菌表达系统是建立最早、研究最详尽、应用最广泛、发展最成熟的原核表达系统，既可用于表达原核基因，又可用于表达真核基因，且有以下特点：①遗传背景和生理特点已研究得非常清楚，有很多有不同抗药性、不同营养缺陷型、不同校正突变型的菌株可供选用。②增殖迅速，在对数生长期每 20~30 分钟即可分裂一次。③表达水平通常高于真核表达系统，并且表达易于调控。④培养条件简单，培养成本低廉，适用于大规模生产。⑤实验室应用株是感染寄生缺陷型，只能在实验室条件下生存，比较安全。⑥其寄生型或共生型质粒、噬菌体可

NOTE

以携带异源基因。

大肠杆菌表达系统已可大规模生产真核基因产物,目前是生产人体蛋白最主要的表达系统,部分产品(如胰岛素、干扰素等)已上市。

七、应用

重组 DNA 技术是分子生物学的核心技术,与其他技术联合应用于分子生物学和医药、农业、林业、国防等相关领域。

1. **基因文库构建**　基因文库(gene library)又称 DNA 文库(DNA library),是一个基因克隆群,可用于基因组测序、基因发现、基因功能和蛋白质功能研究。基因文库包括基因组文库和 cDNA 文库等。

(1)基因组文库(genomic library)　是用重组 DNA 技术构建的一个克隆群,它携带了一种生物的基因组全序列,即以序列片段形式储存着该生物的全部基因组信息。基因组文库可用于基因组 DNA 制备、基因结构分析、基因组作图。

(2)cDNA 文库(cDNA library)　是用重组 DNA 技术构建的一个克隆群,它包含了一种生物的某种细胞在特定状态下表达的全部基因(约占基因组全部基因的 15%)的 cDNA 序列。cDNA 文库可用于目的基因鉴定、基因序列分析、基因芯片检测等。迄今已阐明的蛋白质基因大多数是从 cDNA 文库中鉴定的。

2. **基因治疗**　是指在基因水平上治疗疾病,包括基因添加、基因置换、基因修复、基因干预、自杀基因治疗、免疫基因治疗等。其中**基因添加**又称**基因增补**、**基因增强治疗**,是指针对病变细胞的缺陷基因(例如 $F8$ 基因)或不表达基因(例如细胞因子基因)导入相应的正常基因,其表达产物可以纠正或改善细胞代谢,使表型恢复正常。正常基因导入之后可能随机整合到基因组中,缺陷基因并未去除。基因添加已经成功地应用于治疗腺苷脱氨酶缺乏症和血友病 B 等。

3. **基因工程技术制药**　基因工程技术是现代生物技术的核心,目前临床应用的重组蛋白质等生物技术药物都是用基因工程技术生产的。

(1)**基因工程药物种类**　**基因工程药物**是指利用基因工程技术生产的细胞因子、生长因子、激素、酶、疫苗、单克隆抗体等,基本上都是分泌蛋白。国内已经上市的基因工程药物有红细胞生成素(EPO)、干扰素(IFN)、粒细胞集落刺激因子(G-CSF)、链激酶(SK)、表皮生长因子(EGF)、神经生长因子(NGF)、血小板源性生长因子(PDGF)等十余种。

(2)**基因工程技术制药的优点**　①解决来源问题:适合于生产低表达产物(如许多细胞因子)、珍稀濒危生物表达产物。②解决安全问题:适合于生产危险生物(如毒蛇)和病原体(如细菌、病毒)代谢物,避免动物来源的药物蛋白存在病原体感染风险。

第五节　转基因动物技术和基因打靶技术

转基因技术(transgenic technology)是以非自然途径把一种生物的特定基因作为外源基因

整合到另一种没有该基因的生物的基因组中，使其获得新的性状并稳定地遗传给子代的基因操作技术。转基因技术所转的外源基因称为转基因（transgene）。

基因打靶技术（gene targeting technology）是在转基因技术基础上建立的基因操作技术，基本内容是通过同源重组定点改造生物体某一内源基因，可导致基因删除、基因插入、基因置换、基因突变等，从而在活体内研究基因、应用基因。

一、转基因动物技术

转基因动物技术是培育携带转基因的动物所采用的技术，所培育的动物称为转基因动物（transgenic animal）。

培育转基因动物包括以下几个环节：①选择转基因（目的基因）和载体，构建重组转基因。②将重组转基因导入受精卵细胞或胚胎干细胞等宿主细胞，使转基因整合到宿主基因组中。③将受精卵细胞植入受体动物假孕输卵管或子宫；或先将胚胎干细胞注入受体动物胚泡腔，再将胚泡（卵生动物称为囊胚）植入假孕子宫。④鉴定转基因胚胎的发育和生长，筛选转基因动物品系。⑤检验转基因的整合率和表达效率。

培育转基因动物的关键是基因转移。早期培育转基因动物都是用显微注射法把转基因导入小鼠体内，并且目前仍然是最广泛、最可靠的动物转基因方法。

显微注射法（microinjection）是在显微操作仪下将转基因用微量移液器（直径0.1mm）注入原核期受精卵的原核中，使其整合到宿主细胞基因组中（图20-13）。

图 20-13　显微注射法培育转基因鼠

1. **构建重组转基因**　①转基因载体通常包含结构基因和调控元件，要根据研究目的选择调控元件。②多数转基因载体携带报告基因，称为报告基因载体。报告基因编码产物易于检测，可用来跟踪转基因的去向及其在转基因动物体内的表达情况。③线性DNA比环状DNA更容易整合到基因组中，因此一些环状重组转基因要用限制性内切酶消化成线性结构。

2. **同步制备供体雌鼠和假孕雌鼠**　前者是雌鼠取卵前3天先腹腔注射孕马血清促性腺激素（PMSG），取卵前1天再注射人绒毛膜促性腺激素（HCG）以促排卵（可排约35枚），再与正常雄鼠交配而成；后者是让发情期雌鼠与结扎雄鼠交配而成。

3. **基因转移**　从供体雌鼠取受精卵培养。刚受精的鼠卵有两个原核（pronuclei），分别来自精子和卵子，用微量移液器将重组转基因注入雄原核，约2%的受精卵中会有转基因随机整合到染色体DNA中。

NOTE

4. **受精卵移植**　将显微注射后经鉴定存活的受精卵（或培养过的存活胚胎）通过手术植入假孕输卵管（或子宫），每只植入 10～15 个，有 10%～30% 将生长发育成子鼠，其中 10%～20% 为转基因鼠，其每个细胞（包括生殖细胞）都携带转基因，其转基因可遗传。

5. **筛选和鉴定**　可从三方面鉴定转基因鼠：①整合检测：应用斑点杂交、DNA 印迹或 PCR 等技术从子鼠基因组 DNA 中鉴定转基因。②转录检测：应用 RNA 印迹和 RT-PCR 等技术研究转基因转录水平。③表达检测：应用蛋白质印迹和免疫组织化学等技术研究转基因产物。

6. **建立转基因动物品系**　使转基因鼠近交繁殖（inbred），可培育出纯合子转基因鼠。

二、基因打靶技术

基因打靶（gene targeting）又称**基因靶向**，是通过同源重组定点改造生物体特定基因座。基因打靶可能产生两种效应：①利用靶基因使基因组打靶位点内源基因失活，称为**基因敲除**（gene knock-out）；②将靶基因植入基因组打靶位点，或置换该位点的内源基因，称为**基因敲入**（gene knock-in）。其中基因敲入本质上属于转基因技术，所以植入的靶基因属于转基因。

基因敲除和基因敲入等基因打靶技术是在转基因技术的基础上先后建立起来的，其原理与转基因技术基本一致，只是所用载体的结构及其在宿主细胞内的转化机制不同，转基因载体是通过非同源重组转化，而打靶载体是通过同源重组转化。以基因敲除为例：

1. **构建打靶载体**　打靶载体由打靶位点内源基因改造而成，因而携带打靶位点两段同源序列。

2. **基因打靶**　用电穿孔法将打靶载体导入培养的小鼠胚胎干细胞，极少数（10^{-2}～10^{-5}）会与染色体 DNA 发生同源重组。

3. **筛选同源重组细胞**　用选择性培养基培养打靶胚胎干细胞，存活并增殖的都是同源重组细胞。

4. **培育嵌合体**　将同源重组细胞注入胚泡腔，再植入假孕子宫，孕育成打靶嵌合体。

5. **培育打靶纯合子**　令嵌合体近交繁殖，可得到纯合子品系（图 20-14）。

图 20-14　基因敲除技术

小　结

　　印迹杂交技术是将电泳分离的样品从凝胶转移至印迹膜上，然后与标记探针进行杂交，并对杂交体作进一步分析。印迹杂交技术广泛应用于克隆筛选、核酸分析、蛋白质分析和基因诊断等。

　　聚合酶链反应技术是一种在体外扩增特定 DNA 片段的方法，通过变性、退火、延伸三个基本步骤的数十次循环，可用很短时间使微量 DNA 样品扩增数百万倍，有特异性高、灵敏度高、简便快捷等优点，在基础研究和临床实践中得到广泛应用。

　　Sanger 链终止法在链终止反应体系中加入 2′,3′-双脱氧核苷三磷酸，使扩增产物具有共同特征，通过扩增、电泳、显影、读序即可从显影图谱上读出碱基序列，成为 DNA 测序的经典方法。

　　重组 DNA 技术是分子生物学的核心技术，与其他技术联合应用于分子生物学（如基因文库构建）和医药（如基因治疗和基因工程技术制药）、农业、林业、国防等相关领域。

　　转基因技术是以非自然途径把一种生物的特定基因作为外源基因整合到另一种没有该基因的动物、植物或微生物的基因组中，使其获得新的性状并稳定地遗传给子代。转基因技术所转的外源基因称为转基因，所培育的动物称为转基因动物。

　　基因打靶技术是通过同源重组定点改造生物体某一内源基因，可导致基因删除、基因插入、基因置换、基因突变等，从而在活体内研究基因、应用基因。

讨论

1. DNA 印迹法基本过程。

2. PCR 基本原理。

3. 重组 DNA 技术基本步骤。

4. 在重组 DNA 技术中细胞筛选和 DNA 鉴定的方法有哪些？

5. 如何面对转基因技术及转基因产品？

NOTE

附录一　WHO 推荐人体维生素和元素日摄取量（1998）

年龄/性别		Ca mg	Se μg	Mg mg	Zn mg	Fe mg	I μg	C mg	B_1 mg	B_2 mg	PP mg	B_6 mg	泛酸 mg	生物素 μg	B_{12} μg	叶酸 μg	A μg	D μg	E mg	K μg
婴幼儿	1~6个月	300~400	6	26~36	1.1~6.6	0	90	25	0.2	0.3	2	0.1	1.7	5	0.4	80	375	5	2.7	5
	7~12个月	400	10	54	0.8~8.4	6.2~18.6	90	30	0.3	0.4	4	0.3	1.8	6	0.7	80	400	5	2.7	10
儿童	1~3岁	500	17	60	2.4~8.3	3.9~11.6	90	30	0.5	0.5	6	0.5	2	8	0.9	150	400	5	5	15
	4~6岁	600	22	76	2.9~9.6	4.2~12.6	90	30	0.6	0.6	8	0.6	3	12	1.2	200	450	5	5	20
	7~9岁	700	21	100	3.3~11.2	5.9~17.8	120	35	0.9	0.9	12	1	4	20	1.8	300	500	5	7	25
青少年	女	1300	26	220	4.3~14.4	9.3~65.4	150	40	1.1	1	16	1.2	5	25	2.4	400	600	5	7.5	35~55
10~18岁	男	1300	32	230	5.1~17.1	9.7~37.6	150	40	1.2	1.3	16	1.3	5	25	2.4	400	600	5	10	35~55
成年	女	1000	26	220	3.0~9.8	19.6~58.8	150	45	1.1	1.1	14	1.3	5	30	2.4	400	500	5	7.5	55
19~50岁	男	1000	34	260	4.2~14.0	9.1~27.4	150	45	1.2	1.3	16	1.3	5	30	2.4	400	600	5	10	65
成年	女	1300	26	220	3.0~9.8	7.5~22.6	150	45	1.1	1.1	14	1.5	5	30	2.4	400	500	10	7.5	55
51~65岁	男	1000	34	260	4.2~14.0	9.1~27.4	150	45	1.2	1.3	16	1.7	5	30	2.4	400	600	10	10	65
中老年	女	1300	25	190	3.0~9.8	7.5~22.6	150	45	1.1	1.1	14	1.5	5	30	2.4	400	600	15	7.5	55
65岁以上	男	1300	33	224	4.2~14.0	9.1~27.4	150	45	1.2	1.3	16	1.7	5	30	2.4	400	600	15	10	65
孕妇孕期	1~3个月	220		220	3.4~11.0	100(片剂)	200	55	1.4	1.4	18	1.9	6	30	2.6	600	800	5	?	55
	4~6个月	220	28	220	4.2~14.0	199	200	55	1.4	1.4	18	1.9	6	30	2.6	600	800	5	?	55
	7~9个月	1200	30	220	6.0~20.0	100	200	55	1.4	1.4	18	1.9	6	30	2.6	600	800	5	?	55
哺乳期妇女	0~3个月	1000	35	270	5.8~19.0	10.0~30.0	200	70	1.5	1.6	17	2	7	35	2.8	500	850	5	?	55
	3~6个月	1000	35	270	5.3~17.5	10.0~30.0	200	70	1.5	1.6	17	2	7	35	2.8	500	850	5	?	55
	7~12个月	1000	42	270	4.3~14.4	10.0~30.0	200	70	1.5	1.6	17	2	7	35	2.8	500	850	5	?	55

NOTE

K

NOTE

附录三　缩写符号

2,3-BPG	2,3-bisphosphoglyceric acid	2,3-二磷酸甘油酸
5-FU	fluorouracil	5-氟尿嘧啶
6-MP	mercaptopurine	6-巯基嘌呤
A	adenine, adenosine	腺嘌呤，腺苷
A	albumin	白蛋白
ACAT	acyl-CoA-cholesterol acyl transferase	脂酰辅酶 A 胆固醇酰基转移酶
ACP	acyl carrier protein	酰基载体蛋白
AFP	α-fetoprotein	甲胎蛋白
ALB	albumin	白蛋白
apo	apolipoprotein	载脂蛋白
Ara	arabinose	阿拉伯糖
AS	atherosclerosis	动脉粥样硬化
ASOH	allele specific oligonucleotide hybridization	等位基因特异性寡核苷酸杂交法
AST	aspartate aminotransferase	天冬氨酸转氨酶
ATP	adenosine triphosphate	三磷酸腺苷
AZT	azidothymidine	叠氮胸苷
BCIG	5-bromo-4-chloro-3-indolyl-beta-D-galactopyranoside	5-溴-4-氯-3-吲哚-β-D-半乳糖苷
BMI	body mass index	体重指数
BPH	benign prostatic hyperplasia	良性前列腺增生
BSP	sulfobromophthalein sodium	磺溴酞钠
BUN	blood urea nitrogen	血尿素氮
C	catalytic subunit	催化亚基
C	cytosine, cytidine	胞嘧啶，胞苷
cAMP	cyclic adenosine monophosphate	环磷酸腺苷
CAP	catabolite gene activator protein	分解代谢物基因激活蛋白
Cdc6	cell division cycle 6	细胞分裂周期蛋白 6
cDNA	complementary DNA	互补 DNA
Cdt1	cdc10-dependent transcript 1	Cdc10 依赖性转录因子 1
cGMP	cyclic guanosine monophosphate	环磷酸鸟苷
CK	creatine kinase	肌酸激酶

CM	chylomicron	乳糜微粒
CoA	coenzyme A	辅酶 A，酰基辅酶
COMT	catechol *O*-methyltransferase	儿茶酚 *O*-甲基转移酶
CoQ	coenzyme Q	辅酶 Q，泛醌
CPS-I	carbamoyl phosphate synthetase I	氨甲酰磷酸合成酶 I
CRF	chronic renal failure	慢性肾功能衰竭
CT	calcitonin	降钙素
CYP	cytochrome P450	细胞色素 P450 家族
Cyt	cytochrome	细胞色素
Da	dalton	道尔顿，原子/分子质量单位
DAG	diacylglycerol，diglyceride	二酰甘油，甘油二酯
DBD	DNA-binding domain	DNA 结合域
DBIL	direct bilirubin	直接胆红素
DBP	DNA-binding protein	DNA 结合蛋白
DDC	2′,3′-dideoxycytidine	双脱氧胞苷
DDI	2′,3′-dideoxyinosine	双脱氧肌苷
ddNTP	2′,3′-dideoxy nucleoside triphosphate	2′,3′-双脱氧核苷三磷酸
DHA	docosahexaenoic acid	二十二碳六烯酸
DHFR	dihydrofolate reductase	二氢叶酸还原酶
DHT	dihydrotestosterone	双氢睾酮
DHU	dihydrouracil	5,6-二氢尿嘧啶
DNA	deoxyribonucleic acid	脱氧核糖核酸
dNDP	deoxynucleoside diphosphate	脱氧核苷二磷酸
dNMP	deoxynucleoside monophosphate	脱氧核苷一磷酸
dNTP	deoxynucleoside triphosphate	脱氧核苷三磷酸
Dopa	3,4-dihydroxyphenylalanine	3,4-二羟苯丙氨酸，多巴
DPA	docosapentenoic acid	二十二碳五烯酸
dscDNA	double-strand cDNA	双链互补 DNA
dsRNA	double-stranded RNA	双链 RNA
E	enzyme	酶
EAA	excitatory amino acid	兴奋性氨基酸
IAA	inhibitory amino acid	抑制性氨基酸
ECM	extracellular matrix	细胞外基质
EF	elongation factor	延伸因子
EGF	epidermal growth factor	表皮生长因子
EPA	eicosapentaenoic acid	二十碳五烯酸
EPO	erythropoietin	红细胞生成素

ETS	external transcribed space	外转录间隔区
FAD	flavin adenine dinucleotide	黄素腺嘌呤二核苷酸
FAO	Food and Agriculture Organization	联合国粮农组织
Fe-S	iron-sulfur cluster	铁硫中心
FH_4	tetrahydrofolic acid	四氢叶酸
FMN	flavin mononucleotide	黄素单核苷酸
FN	fibronectin	纤连蛋白
G	globulin	球蛋白
G	guanine，guanosine	鸟嘌呤，鸟苷
GABA	γ-aminobutyric acid	γ-氨基丁酸
G-CSF	granulocyte-colony stimulating factor	粒细胞集落刺激因子
GGT	gamma glutamyl transferase	γ-谷氨酰转肽酶
G_i	inhibitory G protein	抑制型三聚体 G 蛋白
Gla	gamma-carboxyglutamic acid	γ-羧基谷氨酸
GLO	globulin	球蛋白
GLUT	glucose transporter	葡萄糖转运蛋白
GM1	monosialotetrahexosylganglioside	一种神经节苷脂
GOT	glutamate-oxaloacetate transaminase	谷草转氨酶
GPT	glutamate-pyruvate transaminase	谷丙转氨酶
G_s	stimulatory G protein	激活型三聚体 G 蛋白
GSD	glycogen storage disease	糖原累积病
GSH	glutathione	谷胱甘肽
GTT	glucose tolerance test	糖耐量试验
H	histone	组蛋白
Hb	hemoglobin	血红蛋白
HbA	adult hemoglobin	正常成人血红蛋白
HbS	sickle hemoglobin	镰状血红蛋白
HCG	human chorionic gonadotropin	人绒毛膜促性腺激素
HDL	high density lipoprotein	高密度脂蛋白
HIF-1	hypoxia-inducible factor	缺氧诱导因子
HIV	human immunodeficiency virus	人类免疫缺陷病毒
HLH	helix-loop-helix	螺旋-环-螺旋
HMG-CoA	β-hydroxy-β-methylglutaryl-CoA	羟甲基戊二酰辅酶 A
HMT	histamine *N*-methyltransferase	组胺 *N*-甲基转移酶
HRE	hormone response element	激素反应元件
HSL	hormone-sensitive lipase	激素敏感性脂肪酶
I	inhibitor	酶的抑制剂

NOTE

I	hypoxanthine，inosine	次黄嘌呤（核苷）
IDD	iodine deficiency disorder	碘缺乏病
IDL	intermediate density lipoprotein	中密度脂蛋白
IF	initiation factor	翻译起始因子
IFN	interferon	干扰素
Ig	immunoglobulin	免疫球蛋白
IL-2	interleukin-2	白细胞介素 2
IP_3	inositol trisphosphate	三磷酸肌醇
IR	inverted repeat	反向重复序列
ITS	internal transcribed space	内转录间隔区
IUBMB	International Union of Biochemistry and Molecular Biology	国际生物化学与分子生物学联合会
IUPAC	International Union of Pure and Applied Chemistry	国际纯粹与应用化学联合会
kat	katal	催量
K_{sp}	solubility product	溶度积
LBD	ligand binding domain	配体结合域
LCAT	lecithin-cholesterol acyl transferase	卵磷脂-胆固醇酰基转移酶
LDH	L-lactate dehydrogenase	L-乳酸脱氢酶
LDL	low density lipoprotein	低密度脂蛋白
LPL	lipoprotein lipase	脂蛋白脂酶
LRP	LDL receptor-related protein	LDL 受体相关蛋白
LSD	lysosomal storage disease	溶酶体贮积症
LT	leukotriene	白三烯
MAO	monoamine oxidase	单胺氧化酶
mRNA	messenger RNA	信使 RNA
mRNP	messenger ribonucleoprotein	信使核糖核蛋白
MSUD	maple syrup urine disease	槭糖尿病
mtDNA	mitochondrial DNA	线粒体 DNA
MTX	methotrexatum	氨甲蝶呤，甲氨蝶呤
NAD	nicotinamide adenine dinucleotide	烟酰胺腺嘌呤二核苷酸，辅酶 I
NADP	nicotinamide adenine dinucleotide phosophate	烟酰胺腺嘌呤二核苷酸磷酸，辅酶 II
NAT	arylamine N-acetyltransferase	芳香胺 N-乙酰基转移酶
NDP	nucleoside diphosphate	核苷二磷酸
NGF	nerve growth factor	神经生长因子
NMP	nucleoside monophosphate	核苷酸，核苷一磷酸
NPN	non-protein nitrogen	非蛋白氮
NSAID	nonsteroidal antiinflammatory drug	非类固醇抗炎药物

NOTE

NTP	nucleoside triphosphate	核苷三磷酸
ORC	origin recognition complex	起始识别复合物
ORF	open reading frame	开放阅读框
ori	origin of replication	复制起点
OTCase	ornithine transcarbamoylase	鸟氨酸氨基甲酰转移酶
P	product	产物
P450	cytochrome P450 hydroxylase	细胞色素 P450 羟化酶
P450R	cytochrome P450 reductase	细胞色素 P450 还原酶
PAGE	polyacrylamide gel electrophoresis	聚丙烯酰胺凝胶电泳
PAM	pyridine aldoxime methyliodide	解磷定
PAPS	3′-phosphoadenosine-5′-phosphosulfate	3′-磷酸腺苷-5′-磷酰硫酸
PC	phosphatidylcholine	磷脂酰胆碱
PCNA	proliferating cell nuclear antigen	增殖细胞核抗原
PCR	polymerase chain reaction	聚合酶链反应
PDGF	platelet-derived growth factor	血小板源性生长因子
PDI	protein disulfide isomerase	蛋白质二硫键异构酶
PE	phosphatidylethanolamine	磷脂酰乙醇胺
PG	prostaglandins	前列腺素
PGHS	prostaglandin H synthase	前列腺素 H 合酶
pI	isoelectric point	等电点
PI	phosphatidylinositol	磷脂酰肌醇
PKA	protein kinase A	蛋白激酶 A
PKC	protein kinase C	蛋白激酶 C
PKU	phenylketonuria	苯丙酮尿症
PLC	phospholipase C	磷脂酶 C
PLP	pyridoxal phosphate	磷酸吡哆醛
PPI	peptidyl-prolyl isomerase	肽基脯氨酰异构酶
prion	proteinaceous infectious only	朊病毒
PRPP	phosphoribosyl pyrophosphate	5-磷酸核糖焦磷酸
PTGS	post-transcriptional gene silencing	转录后基因沉默
PTH	parathyroid hormone	甲状旁腺激素
Q	quencher	荧光淬灭基团
Q	ubiquinone	泛醌
QH_2	ubiquinol	二氢泛醌
Q-PCR	quantitative real time PCR	实时定量 PCR

R	fluorophore	荧光报告基团
R	regulatory subunit	调节亚基
R	unspecified purine nucleoside	嘌呤（核苷）
R-5-P	ribose-5-phosphate	5-磷酸核糖
RBF	renal blood flow	肾血流量
rDNA	recombinant DNA	重组 DNA
RFC	replication factor C	复制因子 C
RIP	ribosome-inactivating protein	核糖体失活蛋白
RISC	RNA-induced silencing complex	RNA 诱导沉默复合体
RNA	ribonucleic acid	核糖核酸
RNAi	RNA interference	RNA 干扰
RPA	replication protein A	复制蛋白 A
rRNA	ribosomal RNA	核糖体 RNA
RT-PCR	reverse transcription PCR	逆转录 PCR
rut	rho utilization	依赖 ρ 因子的终止子元件
RXR	retinoid X receptor	维甲酸 X 受体
S	substrate	底物
SAM	S-adenosylmethionine	S-腺苷蛋氨酸
SCID	severe combined immunodeficiency	重症联合免疫缺陷
SCP	sterol carrier protein	固醇载体蛋白
scRNA	small cytoplasmic RNA	胞质小 RNA
SDS	sodium dodecyl sulfate	十二烷基硫酸钠
SH2	Src homology 2 domain	SH2 结构域
SH3	Src homology 3 domain	SH3 结构域
SI	systeme international	国际单位制
siRNA	small interfering RNA	小干扰 RNA
SK	streptokinase	链激酶
snoRNA	small nucleolar RNA	核仁小 RNA
snRNA	small nuclear RNA	核内小 RNA
snRNP	small nuclear ribonucleoprotein	核小核糖核蛋白
SOD	superoxide dismutase	超氧化物歧化酶
Src	v-src sarcoma viral oncogene	src 癌基因编码的蛋白激酶
SRP	signal recognition particle	信号识别颗粒
SRS-A	slow-reacting substance of anaphylaxis	过敏性慢反应物质
SSB	single-stranded DNA binding protein	单链 DNA 结合蛋白

sscDNA	single-stranded cDNA	单链互补 DNA
ST	sulfotransferase	磺基转移酶
T	thymine，ribosylthymine	胸腺嘧啶，胸苷
T_3	3,5,3'-triiodothyronine	三碘甲状腺原氨酸
T_4	tetraiodothyronine	四碘甲状腺原氨酸
TAD	trans-activating domain	转录激活结构域
TAG	triacylglycerol	三酰甘油
TBIL	total bilirubin	总胆红素
TC-1	transcobalamin I	转钴胺素 I，钴胺传递蛋白 I
T_m	melting temperature	熔点
TP	total protein	总蛋白
TPMT	thiopurine S-methyltransferase	巯基嘌呤 S-甲基转移酶
TPP	thiamine pyrophosphate	焦磷酸硫胺素
TR	thyroid hormone receptor	甲状腺激素受体
tRNA	transfer RNA	转移 RNA
TSH	thyroid stimulating hormone	促甲状腺激素
TX	thromboxane	血栓素
U	unit	酶活力单位
U	uracil，uridine	尿嘧啶，尿苷
UA	uric acid	尿酸
UCP	uncoupling protein	解偶联蛋白
UDPGT	UDP-glucuronosyltransferase	UDP-葡萄糖醛酸基转移酶
UTR	untranslated region	非翻译区
V_0	initial rate	初始速度
VCAM-1	vascular cell adhesion molecule	血管细胞黏附分子 1
VDR	vitamin D receptor	维生素 D 受体
Vit	vitamin	维生素
VLDL	very low density lipoprotein	极低密度脂蛋白
V_{max}	maximum velocity	最大反应速度
WHO	World Health Organization	世界卫生组织
X	xanthosine	黄嘌呤（核苷）
XP	xroderma pigmentosa	着色性干皮病
Y	unspecified pyrimidine nucleoside	嘧啶（核苷）
Ψ	pseudouridine	假尿嘧啶核苷

附录四　主要参考书目

1. Boron WF, Boulpaep EL. Medical Physiology. 2nd ed. Saunders，2009

2. John E. Hall. Textbook of Medical Physiology. 第 12 版. 北京：北京大学医学出版社，2012

3. Lodish H，et al. Molecular Cell Biology. 7th ed. W. H. Freeman and Company，2012

4. Nelson DL，Cox MM. Lehninger Principles of Biochemistry. 6th ed. Worth Publishers，2013

5. Rodwell VW，Bender DA. Harper's Illustrated Biochemistry. 30th ed. McGraw-HillCompanies，Inc.，2015

6. Stryer L. Biochemistry. 7th ed. New York：W. H. Freeman and Company，2011

7. Thomas M. Devlin. Textbook of Biochemistry with Clinical Correlations. 7th ed. New York：John Wiley&Sons，Inc.，2011

8. Weaver R. Molecular Biology. 第 5 版. 北京：科学出版社，2013

9. 陈誉华. 医学细胞生物学. 第 5 版. 北京：人民卫生出版社，2013

10. 李凡，徐志凯. 医学微生物学. 第 8 版. 北京：人民卫生出版社，2013

11. 李玉林. 病理学. 第 8 版. 北京：人民卫生出版社，2013

12. 刘树伟，李瑞锡. 局部解剖学. 第 8 版. 北京：人民卫生出版社，2013

13. 王建枝，殷莲华. 病理生理学. 第 8 版. 北京：人民卫生出版社，2013

14. 杨宝峰. 药理学. 第 8 版. 北京：人民卫生出版社，2013

15. 查锡良，药立波. 生物化学与分子生物学. 第 8 版. 北京：人民卫生出版社，2013

16. 朱大年，王庭槐. 生理学. 第 8 版. 北京：人民卫生出版社，2013